疑难重症肝病诊治实录

Challenging Cases in Liver Diseases

（第1辑）

主　审　王福生

主　编　游绍莉　朱　冰　辛绍杰

副主编　吕　飒　李　进　李元元

科学出版社

北京

内 容 简 介

本书组织了军内外数十位临床经验丰富的肝病医师，整理汇聚具有代表性、临床工作中亲自诊治的 80 例疑难、重症肝病病例，采用病程实时记录的形式，把诊治的过程、经验、体会，甚至失败的教训及专家评述生动地展现给读者，涉及有一定诊治难度的肝炎、肝硬化、肝脏肿瘤、自身免疫性肝病、遗传代谢性肝病、肝脏血管性疾病等，侧重于临床诊治思维的提升。

本书适合肝病内外科、消化科及感染科等各类可能接触肝病的临床医务人员，以及研究生、进修生等参考阅读。

图书在版编目（CIP）数据

疑难重症肝病诊治实录. 第 1 辑 / 游绍莉，朱冰，辛绍杰主编 . -- 北京：科学出版社，2019.11
ISBN 978-7-03-062549-6

Ⅰ . 疑… Ⅱ . ①游… ②朱… ③辛… Ⅲ . 肝疾病—疑难病—诊疗 Ⅳ . R575

中国版本图书馆 CIP 数据核字（2019）第 222580 号

责任编辑：肖 芳 / 责任校对：郭瑞芝
责任印制：赵 博 / 封面设计：牛 君

科 学 出 版 社 出版
北京东黄城根北街 16 号
邮政编码：100717
http://www.sciencep.com

天津市新科印刷有限公司 印刷
科学出版社发行 各地新华书店经销

*

2019 年 11 月第 一 版 开本：787×1092 1/16
2019 年 11 月第一次印刷 印张：24
字数：592 000

定价：138.00 元
（如有印装质量问题，我社负责调换）

编者名单

主　审　王福生
主　编　游绍莉　朱　冰　辛绍杰
副主编　吕　飒　李　进　李元元
编　委　（按姓氏拼音字母排序）

安维民	常彬霞	陈大为	陈国凤	陈金旭
程勇前	邓国宏	董　漪	董景辉	段学章
范　荣	冯　卉	冯丹妮	福军亮	皋月娟
高银杰	郭　聪	韩聚强	贺　希	贺庆娟
胡瑾华	黄　睿	吉英杰	纪　冬	金吉春
靳伟廷	来文辉	李　晨	李　会	李　佳
李　进	李　猛	李爱芹	李东泽	李国安
李佳奇	李晓东	李元元	李园园	李志艳
林　芳	林　沪	刘　晖	刘　渊	刘福全
刘洪金	刘鸿凌	刘利利	刘利敏	刘婉姝
刘晓燕	刘振文	吕　飒	孟繁平	牟劲松
聂为民	牛晓峰	强春倩	饶慧英	任　彬
任永强	申力军	宋芳娇	苏海滨	孙　颖
唐子淋	田　华	王　卉	王　磊	王　玫
王　璞	王　帅	王福川	王海波	王洪波
王建军	王开利	王嗣予	夏　杰	肖　珑
辛绍杰	徐天娇	闫　涛	阳　薇	杨　斌
尹凤鸣	尹迎辉	游绍莉	于双杰	俞仁涛
臧　红	曾　珍	张达利	张大鹍	张海燕
张文辉	张文瑾	张晓峰	张新伟	赵　军
赵　敏	赵　平	钟志强	周　霞	周光德
周友乾	朱　冰	朱世殊	朱震宇	邹正升

序

随着我国人民生活水平的提高、民众生活方式的改变及医疗水平的提升，我国肝脏疾病谱发生了明显的变化。最常见的乙型肝炎占比不断下降，丙型肝炎逐渐消失，不明原因肝炎、酒精性肝炎、药物性肝炎逐渐增多，因此疑难肝病越来越受到重视。对于这些疑难肝病，一方面既往在临床少见，缺乏足够的研究基础，因此临床诊治经验不足，目前迫切需要开展相应的研究及临床经验推广；另一方面，随着医学检测技术的提高，例如基因检测、影像学进展，既往的一些疑难疾病逐步浮出水面，得以明确诊断，这些宝贵的诊断思路及技术方法需要得到推广及学习，从而不断更新疑难重症肝病诊治知识，提高对疑难重症肝病的救治能力。

解放军总医院第五医学中心辛绍杰教授带领朱冰博士及其研究团队，依托解放军总医院第五医学中心，开展疑难重症肝病诊治20余年，其相关疑难重症肝病研究成果获军队医疗成果二等奖。在此基础上，游绍莉主任组织全军传染病专业委员会青年委员积极参加该书的编撰，丰富了书中病例来源的地域和病种，也提供了更多样化的诊治思路和病例分析风格。

该书与既往出版的著作不同，它忠实于临床实际诊治经过，展现了临床诊治过程中正确的临床思维，也展示了错误或不足的诊治历程。这样，让阅读者有更好的体验感和亲切感，更容易从错误中警醒。该书在每个病例后面附有专家评述，用简洁的语言概述该疾病的诊断标准、治疗方法及研究前沿等，在诊治经历后进行学习，身临其境，印象深刻。

该书初稿经过解放军总医院第五医学中心进修生阅读分享，在座谈会上基层传染科、消化科、肝胆外科及全科医师表示该书对提高临床实际工作经验具有较大的帮助。相信读者在阅读过程中会获得酣畅淋漓的感受和耳目一新的体验。

王福生院士

解放军总医院第五医学中心

前言

　　肝脏疾病是危害我国人民健康的重大疾病，每年国家在其诊治中消耗较大的医疗资源。幸运的是，随着我国医疗水平的提高，疫苗的接种及抗乙肝、丙肝药物的出现，病毒性肝炎患者数量急剧下降。但是随着饮酒人群的增多、生活环境的变化，酒精性肝病、药物性肝病、不明原因肝病等其他肝病越来越多见，加之医疗水平的提高，基层检测技术的普及和先进检测技术的出现，我国的肝病谱发生了巨大的改变，临床发现罕见、疑难肝病占比不断升高，给临床诊治带来更多的挑战。

　　我们编写团队依托解放军总医院第五医学中心 10 余个科室、全军传染病专业委员会青年委员会、北京世纪坛医院介入科、北京大学人民医院感染科、北京佑安医院病理科等，积极提供疑难病例，倾情参与本书的编撰，尽力展示近几年在临床工作中遇到的疑难肝病诊治过程，供大家学习、讨论。

　　在撰写本书的过程中，团队进行了充分的讨论。首先，在前辅文目录上我们只做简单的引导，不展现疾病明确的诊断，让读者跟随诊治经过慢慢体会诊治的过程，防止通过目录了解诊断，影响阅读的兴趣和削弱读者的主动思考。但考虑到读者在阅读后可能需要按照具体疾病的思维回顾病例诊治经过，我们在书末特别编排了一份带有相应疾病诊断的目录，以便快速查询。其次，在病程进展过程中，我们忠实病程进展的时间顺序，让读者感受患者病情变化及医疗处置的时效性。同时，我们根据患者病情变化的特点，尽量对复杂病例进行分阶段描述，让读者能更清晰地了解病情变化特点及亟待解决的问题。最后，我们在书稿中增设了专家评述，一方面对诊断的疑难肝病特点、进展进行简洁明了的点评；另一方面也对该病情诊治经过进行总结，提出优点及不足之处，以助读者从诊治实录中不仅学习到经验，还总结到教训。

　　本书在编撰过程中也遇到了很多困难，例如各个医院提供的病历格式、描述病情的风格、辅助检查报告的解读等不同，经过讨论我们认为尽量忠实原病历，不做过多修改以有利于大家学习更多的病历书写模式和加强诊治经过的体验感；例如有的病例最后诊断结果依据仍然不够充分，还融入了作者个人的临床经验与体会，不一定精准，但是展现了医师诊治的思路和解决问题的方法，我们依然保留该病例提供给大家学习；例如因为受篇幅影响及为了使读者更清晰、更快速了解患者病情的进展，病程记录我们做了删减，这难免会造成对患者某些信息的丢失；再例如很多病例因为时间久远及各种困难，不能提供影像学、病理学图片，可能带给阅读者一些缺失感。总之，本书撰写尚存一些不尽如人意的地方，希望读者能和我们一起讨论和学习，从这些疑难病例中挖掘出更多值得学习、值得研究的问题。

本书在辛绍杰教授的指导下组织撰写，得到了解放军总医院第五医学中心各个科室的积极配合和帮助；在王福生院士的大力支持下，全军传染病专业委员会青年委员会成员积极参与，王院士在百忙之中亲自为此书作序；在疑难肝病诊治过程中得到了北京世纪坛医院介入科刘福全主任、北京佑安医院病理科刘晖主任等给予的大力协助，在此一并表示衷心的感谢。

医疗技术不断更新，医疗经验不断总结。此书为我们疑难肝病诊治实录的第 1 辑，希望读者阅读后就不当之处与我们交流，同时也希望致力于疑难肝病诊治的专家能加入我们的团队，参与第 2 辑的编撰。

游绍莉

解放军总医院第五医学中心

常见化验指标缩略词表

英文缩写	英文名称	中文名称
A/G	A-G ratio	白 / 球比值
ALT	Alanine aminotransferase	丙氨酸氨基转移酶
ALB	Albumin	白蛋白
ALP	Alkaline phosphatase	碱性磷酸酶
AFP	Alpha-fetoprotein	甲胎蛋白
AMY	Amylase	淀粉酶
AST	Aspartate aminotransferase	天冬氨酸氨基转移酶
BLA	Blood ammonia	血氨
BUN	Blood urea nitrogen	血尿素氮
CHE	Choline esterase	胆碱酯酶
CRP	C-reactive protein	C 反应蛋白
CRE	Creatinine	肌酐
DBIL	Direct bilirubin	直接胆红素
EO	Eosinocyte	嗜酸细胞
ESR	Erythrocyte sedimentation rate	红细胞沉降率
FT_4	Free thyroxine	游离甲状腺素
FT_3	Free triiodothyronine	游离三碘甲状腺原氨酸
GGT	γ-glutamyl transpeptadase	γ- 谷氨酰胺转移酶
GLO	Globulin	球蛋白
GLU	Glucose	血糖
HCT	Hematocrit	红细胞比容
Hb	Hemoglobin	血红蛋白
INR	International normalized ratio	国际标准化比值
LA	Lactic acid	乳酸
LDH	Lactic dehydrogenase	乳酸脱氢酶
LY	Lymphocyte	淋巴细胞
MCHC	Mean corpuscular hemoglobin concentration	平均血红蛋白浓度
MCV	Mean corpuscular volume	红细胞平均体积
N	Neutrophil	中性粒细胞

英文缩写	英文名称	中文名称
PLT	Platelet	血小板
PCT	Procalcitonin	降钙素原
PTA	Prothrombin activity	凝血酶原活动度
PT	Prothrombin time	凝血酶原时间
RBC	Red blood cell	红细胞
Ret	Reticulocyte	网织红细胞
TSH	Thyroid-stimulating hormone	促甲状腺素
T_4	Thyroxine	甲状腺素
TBA	Total bile acid	总胆汁酸
TBIL	Total bilirubin	总胆红素
TC	Total cholesterol	总胆固醇
TG	Triglyceride	三酰甘油
T_3	Triiodothyronine	三碘甲状腺原氨酸
WBC	White blood cell	白细胞

目录

第一章

肝功能异常

病例 1　一例特殊慢加急性肝衰竭患者的临床诊治

【病例诊治经过介绍】

（一）病例基本情况

患者牛某，女，34 岁。因"发现 HBsAg 阳性 6 年，尿黄 3 个月"于 2016 年 9 月 21 日入院。

1. **现病史**　患者于 2010 年怀孕体检时发现 HBsAg 阳性，HBV–DNA 10^6U/ml，转氨酶轻度升高，给予"双环醇、甘草酸二铵"保肝、降酶治疗。2012 年化验 HBV–DNA 10^4U/ml，并定期复查肝功能 ALT 60 ～ 70U/L，未抗病毒治疗。2014 年再次复查 HBV–DNA 阴性，肝功能仍轻度异常，未特殊治疗。2016 年 5 月于当地医院检查 ALT 150U/L，TBIL 正常，HBV–DNA 定量阴性，再次"双环醇"等保肝治疗。3 个月前开始出现尿黄眼黄，当地检查提示 TBIL 65μmol/L，ALT 200U/L，遂住院治疗。住院期间：TBIL 181μmol/L，DBIL 101μmol/L，ALT 112U/L，AST 691U/L，ALB 28g/L，PT 21.4s，PTA 45 ％，INR 1.65，WBC 6.42×10^9/L，Hb 97g/L，PLT 165×10^9/L。腹部 CT 平扫＋增强示：脾大，侧支循环建立，门静脉高压症，胆囊炎。腹部 MRI 示：肝脏体积减小，脾大，少量腹水，肝硬化早期待排。磁共振胰胆管成像（MRCP）未见胆道梗阻征象。给予保肝、降酶、恩替卡韦抗病毒等治疗，复查：TBIL 44μmol/L，DBIL 23μmol/L，ALT 174U/L，AST 168U/L，ALB 31g/L，PT 19.3s，PTA54 ％，INR 1.46，WBC 3.33×10^9/L，Hb 101g/L，PLT 151×10^9/L，病情好转出院。出院后坚持抗病毒、保肝、降酶治疗。9 月 12 日复查肝功能再次出现明显异常：TBIL 109 μmol/L，DBIL 63μmol/L，ALT 51U/L，AST 301U/L。因病情反复为进一步治疗来我院就诊。此次发病以来，精神及食欲较差，体力一般，睡眠正常，无灰白便，体重无明显变化。

2. **流行病学史**　无"肝炎"患者密切接触史。病前 6 个月内无输血及血制品应用史，病前 3 个月内无不洁饮食史。

3. **既往史**　无"伤寒、结核、猩红热"等传染病病史，无"心、脑、肺、肾"等脏器慢性病病史，无手术外伤史，无药物及食物过敏史。预防接种史不详。

4. **个人史**　生于原籍，无血吸虫病疫水接触史，无烟酒嗜好。无冶游史。婚育史：适龄结婚，月经史、家族史无特殊。

5. **查体**　体温 36.5℃，脉搏 90 次 / 分，呼吸 18 次 / 分，血压 118/77mmHg，营养中等，步入病房，自动体位，查体合作。神志清楚，精神尚可，应答切题，定向力、记忆力、计算力正常。面色晦暗，皮肤、巩膜重度黄染，未见瘀点、瘀斑，肝掌阳性，颈部见蜘蛛痣 2 枚。全身浅表淋巴结未扪及增大。心、肺未见异常。腹部平，未见腹壁静脉曲张，全腹软，无压痛、反跳痛，肝右肋下未触及，剑突下未触及，墨菲征阴性，肝、脾肋下未触及，移动性浊音可疑阳性，双下肢无水肿。扑翼样震颤阴性。

6. 初步诊断　①乙型肝炎肝硬化失代偿期；②贫血。

（二）入院诊治第一阶段——病因诊断

1. 2016 年 9 月 22 日　入院化验：ALT 30U/L，AST 108U/L（↑），GGT 97U/L（↑），ALB 22g/L（↓），TBIL 198.4μmol/L（↑），DBIL 88.5μmol/L（↑），CHE 1728U/L（↓），CHOL 1.68mmol/L（↓），WBC 3.75×10^9/L，N 44.5%（↓），RBC 2.68×10^{12}/L（↓），Hb 81g/L（↓），PLT 93×10^9/L（↓），RET 3.43%（↑），PT 22.6s（↑），INR 2.01（↑），PTA 31.8%（↓），AFP 325.60ng/ml（↑），BLA 33.7μmol/L（↑），CA 125 53.53U/ml↑，CA19-9 112.1U/ml（↑），HBsAg（+），抗 -HBc（+），HBsAg 定量 8.55U/ml（↑），HBV-DNA（cobas）＜ 20U/ml，抗 -HCV（-），抗 -ANA 1∶100（+），抗 -SMA 1∶100（+），抗 -AMA（-），IgG 30g/L（↑），类风湿因子 24U/ml（↑）、红细胞沉降率正常、粪便隐血试验弱阳性，肾功能正常，甲状腺功能正常，肝脏硬度值 70.6kPa，X 线胸片正常。

上级医师查房指出：患者既往 HBsAg 阳性，反复肝功能异常，近 3 个月出现肝功能明显异常，INR ＞ 1.5，PTA ＜ 40%，TBIL ＞ 171μmol/L，符合肝衰竭诊断标准，且从影像学看有肝硬化腹水表现，血红蛋白降低，因此诊断为乙型肝炎肝硬化失代偿期、慢加急性肝衰竭、贫血。积极给予输血浆、保肝、降酶、退黄治疗。但仔细回顾患者病史，发现患者虽然既往有 HBsAg（+），HBV-DNA 阳性，但从 2014 年开始未抗病毒治疗，HBV-DNA 自行转阴的情况下，肝功能仍反复异常，而且近期在恩替卡韦抗病毒治疗以后，肝功能仍然进行性恶化，需要寻找其他可能引起肝损害的因素。其抗 -ANA（+），抗 -SMA 1∶100（+），IgG 明显升高，依据 1999 年国际自身免疫性肝炎小组（International Autoimmune Hepatitis Group，IAIHG）制定的评分标准进行评分为 9 分，2008 年简化评分标准评分为 5 分，自身免疫性肝炎（autoimmune hepatitis，AIH）诊断依据不足，需要进一步完善检查，必要时行肝穿刺病理检查。

2. 2016 年 9 月 26 日　患者精神及食欲一般，给予常规保肝输血浆等支持治疗。化验：铜蓝蛋白 0.13g/L（↓），血清铜 7.9μmol/L（↓），总补体溶血活性 11U/ml（↓），甲醛敏感的 p-ANCA（-），甲醛抗性的 p-ANCA（-），肝脏储备功能：ICG 15min 滞留率（IR 15）54.9%。腹部 CT：肝硬化，脾大，腹水，脾静脉曲张，附脐静脉开放，左侧胸腔积液。胃镜：胆汁反流性胃炎，十二指肠球炎。眼科会诊无 K-F 环。

上级医师查房指出：患者虽铜蓝蛋白及血清铜降低，但其 K-F 环阴性，无肝豆状核变性家族史，无神经系统改变，考虑指标异常与其肝功能损害重、蛋白合成能力下降有关，必要时行尿铜检测及肝穿刺病理检查。其行 ICG 检查，IR 15 明显升高，提示肝脏储备功能很差，病情较重。另外，目前检查高度提示 AIH 可能，但根据 AIH 评分标准不够确诊甚至是疑诊，因此与患者及其家属交代肝穿刺病理检查的必要性。

（三）入院诊治第二阶段——病情确诊

1. 2015 年 9 月 27 日　患者活动度低，不符合普通经皮肝穿刺活检（PLB）要求，但符合经颈静脉肝穿刺活检（TJLB）的适应证，无禁忌证。向患方交代肝穿刺的必要性及风险，签订知情同意书后，在放射科 CT 室行 TJLB，获得 3 条长 1.5 ～ 1.9cm 的肝组织进行病理检查，术中测肝静脉楔压 39.7cmH$_2$O，明显升高，符合门静脉高压诊断。术后安返病房。

2. 2015 年 9 月 30 日 患者精神可，无特殊不适。病理结果回报：肝小叶结构紊乱，假小叶结构形成。肝细胞弥漫性水样变性，区域性气球样变，散在点灶状坏死，可见融合灶状坏死及桥接坏死；窦周炎较明显；汇管区明显扩大，纤维组织增生，纤维间隔易见，大量炎症细胞（包括淋巴细胞及浆细胞）浸润，轻度界面炎。提示诊断：肝硬化，活动期，Laennec 分期 F4A；慢性病毒性肝炎，乙型；结合临床不除外重叠自身免疫性肝炎；炎症病变较活跃，请临床注意肝衰竭发生的可能。免疫组化：HBsAg（−），HBcAg（−），Hep（+），CD34 血管（+），mum−1（少数 +），CD3（+），CD10（+），CD20（+），CD68（散 +），CK7/CK19（胆管 +）。铜染色（−），PAS（未见异常糖原沉积），铁染色（−）。乙型肝炎病毒 cccDNA 组织定量 < 0.01 copies/cell。

上级医师查房指出：结合患者病理表现，其肝硬化、肝衰竭诊断明确。铜染色阴性，进一步除外肝豆状核变性。从肝脏免疫组化分析其 HBsAg（−），HBcAg（−），乙型肝炎病毒 cccDNA 组织定量结果 < 0.01 copies/cell，进一步明确患者目前的炎症活动不是由 HBV 活动性复制引起。因可见大量炎症细胞（包括淋巴细胞和浆细胞）浸润，且有界面炎表现，重新进行 1999 年 IAIHG 制定的评分标准评分为 13 分，2008 年简化评分标准评分为 6 分，因此符合 AIH 诊断。

（四）入院诊治第三阶段——激素治疗

1. 2016 年 10 月 1 日 经过与患者及其家属详细交代病情，解释应用激素的益处及可能引起的副作用，患方表示充分理解并同意使用激素，表示积极配合治疗。为避免应用激素引起的副作用，进行结核 PPD 试验（−），结核抗体筛查（−），复查抗 −CMV−IgM（−），抗 −CMV−IgG（+），抗 −EBV−IgM（−）。骨密度检查提示骨量基本正常，肺 CT 检查示左侧胸腔积液伴左肺下叶局限性肺不张。

2. 2016 年 10 月 2 日 根据 AIH 治疗指南开始应用醋酸泼尼松龙 60mg，计划治疗方案（60mg → 40mg → 30mg → 20mg，各 1 周），以后根据化验结果及病情进行调整。注意观察有无细菌、真菌感染，警惕骨质疏松、消化性溃疡、出血等并发症，给予补钙、抑酸等辅助治疗。虽然其 HBV−DNA、乙型肝炎病毒 cccDNA 组织定量阴性，乙肝稳定，但考虑到其可能需要长期应用激素，为防止 HBV 激活，继续恩替卡韦抗病毒治疗。

3. 2016 年 10 月 5 日 患者应用激素治疗第 4 天，自觉精神佳，食欲好，睡眠好。复查肝功能：ALT 43U/L（↑），AST 81U/L（↑），GGT 80U/L（↑），ALB 30g/L（↓），TBIL 65.4μmol/L（↑），DBIL 58.2μmol/L（↑），CHE 2435U/L（↑），PT 16.8s（↑），INR 1.48（↑），PTA 47.1%（↓），AFP 213.7ng/ml（↑）。患者应用激素治疗 3d 后评估，胆红素明显下降，PT 升高，治疗有效，继续原计划治疗。

4. 2016 年 10 月 9 日 患者应用激素治疗第 7 天，自觉精神状态、食欲及体力均明显恢复。复查 PT 16.9s（↑），INR 1.49（↑），PTA 46.7%（↓），GGT 75U/L（↑），ALT 48U/L（↑），AST 30U/L，DBIL 43.6μmol/L（↑），TBIL 48.2μmol/L（↑），ALB 28g/L（↓），CHOL 2.59mmol/L（↓）。患者应用激素治疗 1 周后评估，病情继续好转，无不良反应发生，将激素减量至 40mg 每日口服。

5. 2016 年 10 月 13 日 患者应用激素治疗第 11 天，化验：PT 13.9s，INR 1.22（↑），PTA 64%（↓），GGT 75U/L（↑），ALT 56U/L（↑），AST 50U/L（↑），DBIL 36.8μmol/L（↑），

TBIL 41.7μmol/L（↑），ALB 29g/L（↓）。因病情明显好转，患者要求带药出院，向患者交代激素应用方案及注意事项，患者出院。

6. 最后诊断　①自身免疫性肝炎肝硬化、慢加急性肝衰竭合并腹水、胸腔积液；②乙型肝炎肝硬化失代偿期；③贫血；④胆汁反流性胃炎；⑤十二指肠球炎；⑥胆囊炎。

（五）随访

2017 年 1 月 17 日，患者出院后 3 个月来院复查，精神状态佳，食欲体力均正常。在院外已经根据化验结果调整为醋酸泼尼松龙 10mg 每日 1 次口服。查体：皮肤巩膜无黄染，面色明显恢复，肝脾不大，移动浊音阴性。WBC $4.17×10^9$/L，N 50.3%，Hb 79g/L（↓），RBC $3.49×10^{12}$/L（↓），PLT $139×10^9$/L（↓），INR 1.14（↑），PTA 72.4%（↓），GGT 57U/L（↑），ALT 17U/L（↑），AST 57U/L（↑），TBIL 8.6μmol/L（↑），ALB 33g/L（↓），CHE 3350U/L（↓）。腹部 CT：肝硬化，脾大、脾静脉曲张，附脐静脉开放，胆囊炎。继续口服醋酸泼尼松龙 10mg 每日 1 次，嘱患者定期复查。

【专家评述】

（一）专家 1 点评

1. AIH 是机体针对肝细胞的自身免疫反应所介导的肝脏实质性炎症，以自身抗体阳性、高免疫球蛋白 IgG 和（或）γ- 球蛋白血症为特点，可以导致肝硬化甚至肝衰竭。到目前为止，没有大宗流行病学调查资料显示我国 AIH 的发病情况。但从我院近 10 年住院患者的统计数据来看，AIH 的发病率和确诊率逐年提高，是非感染性肝病的重要组成病种。

2. AIH 发生肝衰竭的比例世界各地报道不同，从 2%～16% 不等，平均约 6%。从我院近 10 年 4082 例肝衰竭患者发病原因调查分析，有 1% 的肝衰竭是由自身免疫性肝病引起的。虽然比例很低，但仍然需要引起临床医师的关注。尤其一些患者可能在发病时不具备 AIH 各种典型的临床特征，自身抗体阴性，或达不到 IAIHG 制定的 AIH 评分标准，难以确诊，给治疗方案的选择带来挑战。

3. 本例患者入院检查后经过 IAIHG 评分，均未达到确诊或可能诊断的标准，此时，病理检查结果就显得尤为重要。国内外指南均指出，肝组织学检查可能是自身抗体阴性患者确诊的唯一依据，而且有助于与其他自身免疫性肝病、药物性肝炎等相鉴别，并可协助判断合适的激素治疗停药时机。AIH 特征性肝组织学表现包括界面炎、淋巴细胞和浆细胞浸润、肝细胞玫瑰花环样改变、淋巴细胞穿入现象和小叶中央坏死等。本患者能够得到最终确诊就是依赖于肝病理检查，发现了淋巴细胞、浆细胞浸润及界面炎的改变，从而明确了 AIH 诊断。

（二）专家 2 点评

1. 肝脏病理检查对于本例患者的诊断非常重要。但因为患者凝血功能下降，行普通经皮肝穿刺活检（PLB）风险极大，因此应用经颈静脉肝穿刺活检（TJLB）得到了符合病理诊断要求的肝组织。早在 20 世纪 60 年代国外就有学者通过动物实验及临床验证 TJLB，证明这是一种安全有效的穿刺手段，在国外已经是一种非常普及的检查项目。在我国，穿刺所用的器械进入国内时间较晚，因此未常规开展。TJLB 尤其适用于不适宜行 PLB 的患者，有凝血障碍、腹水或两者兼有的情况，包括但不限于：① INR > 1.5；②血小板水平低于 $50×10^9$/L；③大量腹水；④需要测量肝静脉或右心房、下腔静脉压力；⑤使用抗凝血药物或抗血小板凝集药物无法停药

⑥既往行 PLB 失败，存在重度肥胖、肝脏明显缩小、肝淀粉样变性、淤血肝、肾功能不全、紫癜肝病、遗传性出血性毛细血管扩张等能引起出血高风险的情况。禁忌证包括：①右颈静脉或肝静脉内血栓；②肝包虫病；③肝内胆管梗阻或胆道感染；④存在心脏严重疾病；⑤存在可能增加穿刺后出血风险的情况。因此，本例患者完全符合 TJLB 的适应证，并且成功进行了肝病理检查。

2. 任何一项有创检查都有发生并发症的可能，对 TJLB 并发症情况进行 Meta 分析结果表明总体发生率为 7.1%，比常规 PLB 发生率低，其中轻微并发症发生率为 6.5%，严重并发症发生率不到 1%，主要并发症有腹痛、肝被膜穿孔、发热、颈部血肿、肝内小血肿、胆漏等。TJLB 导致的死亡主要是由于腹腔内出血、室性心律失常引起的。因此，充分的术前讨论及熟练的操作技能是避免发生严重并发症的关键。

（三）专家 3 点评

1. 本例患者虽然 HBsAg 阳性，但从整个病史回顾，其未进行抗病毒治疗，HBV-DNA 自行转阴后肝功能仍然反复异常，甚至发展为肝衰竭，这用 HBV 造成的肝损害理论难以解释，从其在当地医院进行恩替卡韦抗病毒治疗效果仍然不佳也进一步得到验证。因此临床医师不能惯性思维，需要从其发病过程、化验检查结果中找到蛛丝马迹，才能顺藤摸瓜，找到真正的致病因素。

2. 虽然这个病例治疗非常成功，还应该注意毕竟这是一例 HBsAg 阳性患者，虽然其 HBV-DNA 阴性，但因为 AIH 需要应用激素进行长期治疗，属于乙型肝炎防治指南中提到的使用免疫抑制药的特殊患者，为预防治疗过程中 HBV 再激活，使用强效且低耐药的抗病毒药物是非常重要的。因此本例患者在应用激素治疗过程中一直使用恩替卡韦，保证了健康的顺利恢复。

（解放军总医院第五医学中心 吕 飒 朱 冰 游绍莉）

参考文献

罗泽龙，冯超，赵剑波. 2015. 经颈静脉肝穿刺活检术 12 例. 介入放射学杂志，24（5）：446-448.

Cholongitas E, Burroughs AK. 2012. Liver：transjugular liver biopsy yields high-quality samples. Nat Rev Gastroenterol Hepatol, 9（9）：491-492.

Kis B, Pamarthi V, Fan CM，et al. 2013. Safety and utility of transjugular liver biopsy in hematopoietic stem cell transplant recipients. J Vasc Interv R adiol, 24（1）：85-89.

Pathak K, Gopinath M, Salgotra KR. 2013. Transjugular liver biopsy. Med J Armed Forces India, 69（4）：384-387.

病例 2　一例肝衰竭合并血细胞急剧下降患者的治疗

【病例诊疗经过介绍】

（一）病例基本情况

患者吕某，男，36 岁。主因"发现乙肝表面抗原阳性 10 年，尿黄 1 个月"于 2015 年 5 月 26 日入院。

1. 现病史　缘于 2005 年体检时发现乙肝表面抗原阳性，查肝功能异常（具体不详），给予拉米夫定联合阿德福韦酯抗病毒治疗，经治疗患者肝功能恢复正常，HBV-DNA 阴性。出院后坚持服用拉米夫定及阿德福韦酯抗病毒治疗，病情稳定，后定期来我院复查肝功能，肝功能正常，HBV-DNA 反复阳性，多次查 HBV-DNA 序列未见耐药位点。遂继续应用拉米夫定、阿德福韦酯抗病毒治疗，病情稳定。2014 年 12 月自行停用抗病毒治疗。2015 年 4 月自觉尿黄，渐觉乏力、食欲缺乏、身目黄染，5 月 26 日为进一步诊治前来我院。门诊化验肝功能：ALB 26g/L，TBIL 142μmol/L，ALT 1073U/L，AST 1018U/L，CHE 2764U/L，CRE 88μmol/L，AFP 374ng/ml，HBV-DNA $9×10^7$U/ml。腹部超声示：慢性肝损害伴轻度脂肪肝、脾大，胆囊炎性改变。门诊以"慢性乙型肝炎，慢加急性肝衰竭？"收入我科治疗。

2. 流行病学史　无"肝炎"患者密切接触史。发病前 6 个月内无输血及血制品应用史，发病前 3 个月无不洁饮食史。

3. 既往史　个人史无特殊。

4. 查体　生命体征正常，营养中等。面色晦暗，皮肤、巩膜重度黄染，未见瘀点、瘀斑，肝掌阳性，未见蜘蛛痣。全身浅表淋巴结未扪及增大。心、肺未见异常。腹部饱满，未见腹壁静脉曲张，全腹软，无压痛、反跳痛，肝右肋下未触及，剑突下未触及，墨菲征阴性，脾左肋下未触及，肝上界位于右锁骨中线第 5 肋间，肝、脾、双肾区无叩痛，移动性浊音阴性，双下肢无水肿。生理反射存在，病理征未引出。扑翼样震颤阴性。

5. 初步诊断　①慢性乙型病毒性肝炎（重度）；②脂肪肝。

（二）入院诊治第一阶段——肝衰竭治疗

1. 2015 年 5 月 26 日　化验：WBC $5.75×10^9$/L，Hb 138g/L，N 63.8 %，PLT $129×10^9$/L；ALT 817U/L（↑），AST 640U/L（↑），GGT 176U/L（↑），TBIL 114.9μmol/L（↑），DBIL 82.3μmol/L（↑），ALB 23g/L（↓），CHE 2532U/L（↓），TBA 122μmol/L（↑），GLU 4.2mmol/L，ALP 242U/L（↑），Ca^{2+} 1.93mmol/L（↓），P 0.87mmol/L（↓）；PTA 39.5%（↓），PT 20.3s（↑）；乙型肝炎核心抗体、乙型肝炎 e 抗原、乙型肝炎表面抗原均为阳性；尿、便常规正常，梅毒、HIV 抗体阴性，自身免疫性抗体阴性。心电图提示：窦性心律，正常心电图。腹部 CT 提示：肝硬化，脾大，腹水（少量），建议：定期复查；胆囊结石，胆囊炎。

上级医师查房指出：患者凝血活动度下降，胆红素升高，有肝衰竭表现，立即给予恩替卡韦抗病毒，保肝、退黄、输血浆等对症支持治疗。

2. 2015 年 6 月 1 日　患者精神差，乏力明显。化验：ALT 542U/L（↑），AST 431U/L（↑），

TBIL 125.3μmol/L（↑），DBIL 79.6μmol/L（↑），ALP 182U/L（↑）。查体：扑翼样震颤可疑阳性。患者出现肝性脑病表现，给予脱氨、灌肠等治疗，肝性脑病好转。

3. 2015 年 6 月 5 日，2015 年 6 月 15 日，2015 年 6 月 23 日　先后 3 次行人脐带间充质干细胞移植治疗，在这期间因输注血浆曾出现一过性皮疹，处理后缓解。

4. 2015 年 6 月 13 日　患者发热 38.5℃。查体：双肺听诊未闻及异常，全腹无压痛、反跳痛，墨菲征阳性，移动性浊音阴性，考虑慢性胆囊炎急性发作，给予左氧氟沙星治疗。2015 年 6 月 15 日输注左氧氟沙星后四肢出现广泛红色皮疹伴瘙痒，地塞米松抗过敏治疗，结合墨菲征阴性考虑胆囊炎已控制，遂停用左氧氟沙星。化验：WBC $7.01×10^9$/L，N 83.8%，Hb 123g/L，PLT $90×10^9$/L，ALT 39U/L（↑），AST 37U/L（↑），TBIL 122.8μmol/L（↑），DBIL 100.1μmol/L（↑），PTA 29.4%（↓），PT 23.3s（↑）。

5. 2015 年 6 月 25 日　患者体温正常。化验：WBC $1.44×10^9$/L，Hb 116g/L，N $0.65×10^9$/L，N 45.1%，PLT $41×10^9$/L，ALT 33U/L（↑），AST 41U/L（↑），TBIL 136.7μmol/L（↑），DBIL 110.3μmol/L（↑）；PTA 42%（↓），PT 18.3s（↑）。

6. 2015 年 6 月 26 日　复查化验：WBC $0.91×10^9$/L（↓），N $0.28×10^9$/L↓，PLT $38×10^9$/L，Ret $0×10^{12}$/L（↓），Ret% 0.11%（↓）。患者血象明显下降，行骨髓穿刺术。请解放军第 307 医院血液科会诊考虑：急性造血功能停滞或再生障碍性贫血；脾功能亢进作用不除外。恩替卡韦所致三系减少情况罕见，且患者已应用恩替卡韦 1 个月余，暂不考虑恩替卡韦药物所致因素。停用苦黄、前列地尔、门冬氨酸鸟氨酸等药物，减少药物因素。给予粒细胞集落刺激因子皮下注射提高白细胞。

7. 2015 年 6 月 27 日　患者出现发热，体温最高达 40.5℃。化验：WBC $0.3×10^9$/L（↓），N $0.056×10^9$/L（↓），Hb 122g/L（↓），PLT $27×10^9$/L（↓），CPR 13.38mg/L（↑），PCT 0.477ng/ml。病情进展迅速，转入 ICU 继续诊治。

（三）入院诊治第二阶段——造血异常的治疗

1. 2015 年 6 月 27 日　转入 ICU 后，化验：血气 pH 7.46，PCO_2 30mmHg，PO_2 103mmHg，BE −2.5mmol/L，HCO_3^- 21.3mmol/L，Lac 3.8mmol/L，$A-aDO_2$ 41mmHg；ALT 30U/L，TBIL 127.6μmol/L，DBIL 99.2μmol/L，AMY 136U/L，BUN 6.57mmol/L，CRE 136μmol/L，BLA 86.2μmol/L，PCT 26.13ng/ml，BNP 104.8pg/ml；PTA 31.4%，PT 22.3s；发光法肌酸激酶同工酶 MB 0.344ng/ml，发光法肌红蛋白 50.98ng/ml，发光法高敏肌钙蛋白 T 0.006ng/ml。X 线胸片示：双肺炎症可能，建议结合临床；心影饱满，与 2015 年 5 月 28 日 X 线片比较考虑系体位所致。腹部 B 超示：肝实质弥漫性损害（有无肝硬化结合临床）、脾大、腹水；胆囊炎症样改变；右侧胸腔积液（少量）。

上级医师查房指示：停用一切可疑引起造血功能障碍药物；积极排查感染，留取相关病原学培养标本，给予哌拉西林钠他唑巴坦钠、替考拉宁、氟康唑预防感染治疗；粒细胞缺乏，入住隔离病房，给予注射粒细胞生成素、输血浆血小板治疗；给予适当补液改善肾灌注。

2. 2015 年 6 月 28 日　最高体温 39.4℃。化验：WBC $0.29×10^9$/L，Hb 103g/L，N 2.60%，PLT $28×10^9$/L，PCT 23.66ng/ml。上级医师查房指示：仍高热，严重粒细胞缺乏，易合并真菌等感染，将氟康唑调整为伏立康唑抗感染。

3. 2015 年 6 月 29 日　最高体温 39.2℃。化验：WBC $0.25×10^9$/L（↓），Hb 100g/L（↓），N 0.7%（↓），PLT $5×10^9$/L（↓），PCT 16.25ng/ml。肺部 CT 提示双肺炎症。全科行疑难病

例讨论。结合讨论意见，考虑严重感染，将哌拉西林钠他唑巴坦钠调整为亚胺培南西司他丁钠、替考拉宁调整为万古霉素，同时联合伏立康唑抗感染治疗；重组人血小板生成素注射液 15 000U 皮下注射，重组人粒细胞刺激因子注射液（进口）7.5 ～ 10μg/（kg·d）皮下注射；输血浆、血小板；给予注射用甲泼尼龙琥珀酸钠（进口）2mg/（kg·d）静脉滴注。

4. 2015 年 6 月 30 日　体温高峰逐渐下降至正常。化验：WBC 0.29×10^9/L，N 0.01×10^9/L，Hb 90g/L，PLT 6×10^9/L（↓），Ret 0.003×10^{12}/L；TBIL 216.6μmol/L，DBIL 136.9μmol/L，ALT 28U/L，CRE 92μmol/L，BUN 5.45mmol/L，BLA 127.5μmol/L，PCT 8.91ng/ml，CPR 106.87mg/L；PT 27.7s，PTA 22.8％；肾功能：微量白蛋白 199mg/L，β_2 微球蛋白 8.32μg/ml（↑），N- 乙酰 -β-D- 氨基葡糖苷酶 77.6U/L，Na^+ 14mmol/L；血培养（6 月 27 日）示大肠埃希菌。骨髓穿刺结果：建议骨髓活检或动态监测网织红细胞变化，以排除急性造血功能停滞或再生障碍性贫血的可能。诊断为脓毒血症，目前体温降至正常，考虑激素及抗感染有效，继续治疗。

5. 2015 年 7 月 3 日　体温波动在 36.8 ～ 37.2℃，无明显不适主诉。化验：WBC 0.51×10^9/L，Hb 74g/L，N 0.02×10^9/L，PLT 15×10^9/L，Ret 0.005×10^{12}/L，TBIL 210μmol/L，DBIL 116μmol/L，ALT 15U/L，PCT 2.6ng/ml。白细胞稍增高，治疗有效，继续原治疗方案。

6. 2015 年 7 月 6 日　体温波动在 36.5 ～ 36.8℃，偶咳嗽，少量黄痰。化验：WBC 1.07×10^9/L，N 0.65×10^9/L，Hb 67g/L，N 59.8 ％，PLT 15×10^9/L；TBIL 184.4μmol/L，DBIL 97.7μmol/L，ALT 17U/L，CRE 71μmol/L，BUN 7.79mmol/L，BLA 113.5μmol/L，PCT 1.06ng/ml；PT 29.4s，PTA 20.9％。复查 X 线胸片检查印象：与 2015 年 7 月 4 日 X 线片比较，双肺感染较前好转；双侧胸腔积液不除外，请结合临床。

血液科会诊，考虑急性再生障碍性贫血，建议激素治疗。上级医师结合血液科意见指示：调整注射用甲泼尼龙琥珀酸钠（进口）120mg×3d → 80mg×5d → 40mg×7d →逐步停用；HBV-DNA 6×10^4U/ml，加替诺福韦抗病毒；继续输注血小板支持治疗。

7. 2015 年 7 月 7 日　体温波动在 36.1 ～ 36.6℃，查体：左下肺可闻及少量湿啰音。化验：WBC 1.41×10^9/L，Hb 77g/L，N 0.9×10^9/L，N 63.8 ％，PLT 22×10^9/L，Ret 0.02×10^{12}/L；G 试验 121.3 pg/ml，GM 试验 0.08。体温恢复正常，无真菌感染证据，停用伏立康唑。

8. 2015 年 7 月 9 日　体温波动在 36.6 ～ 37℃，无明显不适主诉。化验：WBC 2.66×10^9/L（↓），N 2.01×10^9/L，PLT 18×10^9/L（↓），Ret 0.042×10^{12}/L；PCT 0.518ng/ml（↑）；PTA 20.8％（↓），PT 29.5s（↑）；腹水常规：细胞总数 341×10^6/L，白细胞总数 41×10^6/L；痰培养示嗜麦芽寡养单胞菌。肺部 CT 示：双肺感染，较前无明显变化。

上级医师查房指出：升白细胞治疗有效，继续原治疗；痰培养示嗜麦芽寡养单胞菌感染，不能完全排除该感染所致血液系统改变。结合药敏试验结果，比对药品说明书及不良反应等，考虑磺胺类药物致血液系统病变风险较米诺环素高，米诺环素说明书中提示该药罕见血液系统影响，遂给予加用米诺环素抗感染，将亚胺培南西司他丁钠改为哌拉西林钠他唑巴坦钠，停用万古霉素。

（四）入院诊治第三阶段——凝血障碍的治疗

1. 2015 年 7 月 14 日　体温波动在 36 ～ 37℃，查体：左下肺仍可闻及少量湿啰音。化验：WBC 4.28×10^9/L，N 3.37×10^9/L，Hb 81g/L，N 78.6 ％，PLT 31×10^9/L；TBIL 92.6μmol/L，ALT 57U/L，CPR 2.9mg/L，PCT 0.341ng/ml，CRE 64μmol/L，BUN 6.01mmol/L，G 试验 20.7pg/ml，GM 试验 0.06；PT > 120s，PTA < 5 ％，D- 二聚体 2.28mg/L，APTT > 180s。复查：PTA < 5％，PT > 120s、国际标准化比值干扰、活化部分凝血活酶比率 > 5。行血栓弹力图提

示凝血功能差。

上级医师查房，患者出现活动度测不出，严重凝血功能障碍，追踪近几日加用药物，首先考虑抗生素副作用可能性大，既往于 6 月 25 日用哌拉西林钠他唑巴坦钠期间曾出现凝血功能恶化，高度怀疑药物所致，停用，加用亚胺培南西司他丁钠抗感染治疗，并予以凝血酶原复合物输入，绝对卧床，避免剧烈活动，减少出血可能，监测出血倾向。

2. 2015 年 7 月 17 日　体温波动在 36.6 ～ 37℃，查体：双肺呼吸音清，未闻及啰音。化验：WBC 5.77×10^9/L，N 4.52×10^9/L，Hb 81g/L，PLT 44×10^9/L；DBIL 93.6μmol/L，TBIL 163.5μmol/L，ALT 46U/L，CRE 56μmol/L，BUN 5.14mmol/L，PCT 0.448ng/ml，CPR 9.56mg/L；PTA ＜ 5%，PT ＞ 120s。肺部 CT 示：双肺多发斑片状影，考虑感染性病变，与 2015 年 7 月 9 日 CT 片比较，病变吸收好转；双侧少量胸腔积液、双肺膨胀不全，与以前摄片比较变化不大。感染好转，停用抗生素；活动度低，加强输血支持治疗；粒细胞正常，激素按剂量逐步减量；拟转回普通病房继续治疗。

3. 2015 年 7 月 24 日　转回普通病房后，继续给予抗病毒、输血等对症支持治疗。

4. 2015 年 7 月 30 日　化验：WBC 6.33×10^9/L，N 4.36×10^9/L，Hb 100g/L（↓），PLT 41×10^9/L（↓）；ALT 57U/L，AST 75U/L（↑），DBIL 47.9μmol/L（↑），TBIL 36.6μmol/L（↑），CRE 51μmol/L（↓）；PTA 41.7%（↓），PT 18.4s（↑）。

5. 2015 年 8 月 15 日　患者一般情况好，无特殊不适，化验：WBC 4.44×10^9/L，N 2.8×10^9/L，Hb 93g/L（↓），PLT 41×10^9/L（↓）；ALT 38U/L，AST 56U/L（↑），DBIL 28.4μmol/L（↑），TBIL 54.5μmol/L（↑），CRE 60μmol/L（↓），PTA 51.7%（↓），PT 15.9s（↑）。遂于 8 月 18 日出院。

6. 最终诊断　①乙型肝炎肝硬化，慢加急性肝衰竭合并腹水、低蛋白血症、肝性脑病Ⅰ期、低钾血症；②急性再生障碍性贫血；③肺部感染；④脓毒血症；⑤急性肾损伤；⑥胆囊结石伴胆囊炎；⑦脂肪肝；⑧贫血（中度）。

（五）随访

1. 患者出院后间断来院复查，病情逐步好转。

2. 2016 年 11 月 24 日，在我院住院复查化验：WBC 5.08×10^9/L，N 3.2×10^9/L，Hb 165g/L，PLT 126×10^9/L，肝功能：ALT 24U/L，CHE 8005U/L，TBIL 13.4μmol/L，PTA 93.0%，HBV-DNA 4.36×10^{1}U/ml。肺部 CT：双肺下叶结节，建议定期复查；左肺尖陈旧性病变；左侧肺门钙化灶。腹部超声：肝硬化（结合临床）、脾大。无创肝：肝脏硬度值 10.3kPa，肝纤维化程度较重，相当于肝组织病理纤维化 F$_2$ ～ F$_3$。腹部磁共振：肝硬化、多发再生结节，脾稍大。

【专家评述】

（一）专家 1 点评

1. 再生障碍性贫血是一种获得性骨髓造血功能衰竭症，临床主要表现为骨髓造血功能低下，全血细胞减少及较严重的贫血、出血和感染征象。再生障碍性贫血分为原发性和继发性两大类，原发性病因未明，继发性再生障碍性贫血病因复杂。又可根据病情缓急分为急性和慢性再生障碍性贫血。慢性再生障碍性贫血：发病缓慢，多数以逐渐贫血为首发。皮肤及黏膜可见出血点，出现牙龈出血及鼻衄等。病程较长，一般在 4 年以上。急性再生障碍性贫血：起病急剧，进展快，多以出血、感染、高热发病，出现严重贫血，易合并败血症、肺炎、脑出血等，病死率高。

2. 急性再生障碍性贫血的诊断：往往起病急，进展迅速。血象诊断标准：网织红细胞计数 < 0.01、绝对值 < 15×10^9/L，中性粒细胞绝对值 < 0.5×10^9/L，血小板计数 < 20×10^9/L。骨髓象提示骨髓增生重度减低。

3. 急性再生障碍性贫血的治疗包括支持对症治疗、激素治疗及预防并发症治疗，特别是预防感染和出血。

（二）专家 2 点评

1. 引起急性再生障碍性贫血的原因多样，继发性一般有以下几方面原因：①药物及化学物质中毒。药物如氯霉素、苯妥英钠、氯丙嗪、抗癌药物等；化学物质以苯最为常见，其次为重金属盐。②放射线损伤。③病毒或细菌感染等。

2. 肝炎并发再生障碍性贫血：自 1955 年 Lorenz 首次报道再生障碍性贫血发生于病毒性肝炎后，肝炎与再生障碍性贫血发病的关系日益受到临床重视。病毒性肝炎相关的再生障碍性贫血是一种与病毒性肝炎相关的骨髓造血组织减少、造血功能衰竭的最严重的并发症，发病率 0.1%～0.9%，占再生障碍性贫血患者的 3.2%。引起再生障碍性贫血的肝炎病毒类型目前尚未明确，其中 80% 由非甲非乙型肝炎病毒所致。

3. 就该例患者而言，急性再生障碍性贫血的病因考虑与药物及感染有关，患者在发热后出现造血功能异常，特别是患者应用左氧氟沙星后出现过敏现象，高度怀疑与此有关，当然不排除乙型肝炎病毒相关再生障碍性贫血。干细胞移植在我院进行研究中，入组病例从未出现相似表现，也未见相关报道，分析与干细胞移植无相关性。

（三）专家 3 点评

1. 该病例在血液科会诊中提出考虑急性造血功能停滞或再生障碍性贫血可能，这在临床早期往往较难鉴别。急性造血功能停滞往往仅以红系减低为主，骨髓片尾可以看到巨大的原始红细胞是其特点之一，巨核细胞系可没有减少，粒系可正常、减少或相对增多；血清铜增高，红细胞铜减低；随着治疗和观察发现急性造血功能停滞病程有自限性，而再生障碍性贫血的骨髓中巨核细胞均有减少，并且贫血和出血症状难以恢复。该患者从骨髓检查及临床特点分析，不支持急性造血功能停滞。

2. 急性再生障碍性贫血治疗过程中往往因为患者合并感染及出血死亡，因此预防及治疗感染和出血相当重要。感染的原因在于粒细胞减少或缺乏。粒细胞缺乏合并感染的治疗方面，需要注意以下几方面：①积极寻找感染部位及病原体。做血（外周血、中心静脉导管血）、尿、便、痰、腹水、胸腔积液及各种分泌物培养，明确病原体。反复多次送检。完善 X 线胸片、CT、彩超等检查，明确感染部位。②抗生素的使用时机。粒细胞缺乏合并感染患者，在未明确病原菌前，需留取相关标本培养后，立即给予经验性广谱抗生素治疗。应用原则：早期、足量、广谱、联合，必要时加用抗真菌治疗。③抗生素的选择尽量单一用药：碳青霉烯类（亚胺培南、美罗培南）、哌拉西林/他唑巴坦、头孢吡肟、头孢他啶等。根据患者的临床症状及相关化验检查，考虑是否加用抗 G^+ 菌药物。④根据危险度评估、感染的病原菌及初始经验性治疗的反应调整抗感染治疗。高危明确感染的患者，治疗 4d 后仍持续发热且血流动力学不稳定，或者有感染加重的症状和体征，需再次化验检查以明确病原菌，联合经验性的抗真菌治疗，扩大抗菌谱。

抗菌药物治疗应用于整个粒细胞缺乏期，直至 ANC $> 0.5 \times 10^9$/L，并根据感染部位确定抗生素的应用疗程。

（解放军总医院第五医学中心　李园园　牟劲松）

参考文献

陈素梅，王胜，王丽丽，等 . 2011. 急性造血功能停滞 1 例回顾分析 . 国际检验医学杂志，32（15）：1786.

付蓉 . 2017. 再生障碍性贫血诊断与治疗中国专家共识（2017 年版）. 中华血液学杂志，38（1）：1-5.

Alison G. Freifeld, Eric J. Bow, Kent A. Sepkowitz, et al. 2011. Clinical Practice Guideline for the Use of Antimicrobial Agents in Neutropenic Patients with Cancer：2010 Update by the Infectious Diseases Society of America. Clinical Infectious Diseases, 52（4）：e56–e93.

Flowers CR, Seidenfeld J, Bow EJ, et al. 2013. Antimicrobial prophylaxis and outpatient management of fever and neutropenia in adults treated for malignancy：American Society of Clinical Oncology clinical practice guideline. J Clin Oncol, 31（6）：794–810.

病例3 一例慢性肝衰竭合并多种并发症患者的诊治

【病例诊治经过介绍】

（一）病例基本情况

患者张某，男，57岁。主因"发现HBsAg阳性20余年，腹胀、双下肢水肿1个月"于2016年5月1日入院。

1.现病史 患者20余年前体检发现HBsAg阳性，肝功能情况不详，曾口服拉米夫定抗病毒治疗2年，后自行停药。之后间断服用中成药、中草药等护肝治疗，未规律复查。1个多月前患者无诱因出现腹胀、下肢水肿，伴乏力、纳差等，当地医院检查肝功能异常（具体不详），肾功能正常，超声提示"肝硬化、腹水"，给予口服中药治疗，上述症状进行性加重，并逐渐出现尿黄，色如浓茶，为进一步诊治来我院就诊。急诊化验：血常规示WBC $11.39×10^9$/L，N 91.7%，Hb 86g/L，PLT $87×10^9$/L；生化：TBIL 53.1μmol/L，DBIL 30.3μmol/L，ALT 22U/L，ALB 14g/L，BUN 13mmol/L，CRE 261μmol/L；凝血功能：PTA 36.8%，PT 19s。急诊以"乙型肝炎肝硬化失代偿期，肝衰竭，肾功能不全"收入院。

2.流行病学史 无"肝炎"患者密切接触史。无输血史。发病前3个月内无不洁饮食史。

3.既往史 既往"银屑病"3年余；否认"伤寒、结核、猩红热"等传染病病史，否认"心、脑、肺、肾"等脏器慢性病病史，否认手术、过敏史。

4.个人史 生于原籍，在原籍长大，无长期外地居住史，无疫水、疫源接触史，无放射物、毒物接触史，无饮酒、吸烟、冶游史。婚育史、家族史无特殊。

5.查体 体温37.4℃，脉搏111次/分，呼吸23次/分，血压126/72mmHg。营养中等，平车送入病房，自动体位，查体合作。神志清楚，精神差，应答切题。面色晦暗，皮肤、巩膜重度黄染，躯干部皮肤可见大量皮疹，伴脱屑，未见瘀点、瘀斑，肝掌阴性，未见蜘蛛痣。全身浅表淋巴结未扪及增大。心、肺未见异常。腹部膨隆，未见腹壁静脉曲张，压痛、反跳痛阳性，肝右肋下未触及，剑突下未触及，墨菲征阴性，脾左肋下未触及，肝上界位于右锁骨中线第5肋间，肝、脾、双肾区无叩痛，移动性浊音阳性，肠鸣音3次/分，不亢进。双下肢重度水肿。扑翼样震颤阴性。

6.辅助检查 2016年5月1日我院急诊化验：血常规示Hb 86g/L，WBC $11.39×10^9$/L，N 91.7%，PLT $87×10^9$/L；生化：TBIL 53.1μmol/L，DBIL 30.3μmol/L，ALT 22U/L，ALB 14g/L，BUN 13mmol/L，CRE 261μmol/L；凝血功能：PTA 36.8%，PT 19s。

7.初步诊断 ①乙型肝炎肝硬化失代偿期合并腹水、原发性腹膜炎？②贫血；③银屑病。

（二）入院诊治第一阶段——早期肾损害、感染性休克

1. 2016年5月2日 入院后体温36.5℃，生命体征正常。化验：急查腹水常规结果显示颜色乳黄，透明度浑，李凡他试验阳性，细胞总数$17\,916×10^6$/L，白细胞总数$13\,916×10^6$/L，分类中性粒细胞90%。血常规：WBC $11.67×10^9$/L，N 87.7%，Hb 60g/L，PLT $52×10^9$/L；BLA 45.4μmol/L；凝血：INR 2.41，PTA 24%；PCT 19.93ng/ml；生化：ALB 18g/L，AST 24U/

L，TBIL 76.6μmol/L，DBIL 48.3μmol/L，CHE 639U/L，BUN 14.1mmol/L，CRE 223μmol/L，K^+ 4.1mmol/L，Na^+ 143 mmol/L，Fe 6.2μmol/L；乙肝标志物：HBsAg、HBeAg、HBcAb阳性，HBV-DNA定量 $2.21×10^6$ U/ml。甲、丙、丁、戊型肝炎抗体及自身抗体均阴性。腹部B超：肝硬化、脾大、腹水；门静脉高压伴侧支循环开放；肝内胆管轻度扩张；肝囊肿；双侧胸腔积液。X线胸片提示双侧胸腔积液，双下肺盘状肺不张。

上级医师查房指出：患者无发热，但查体腹部压痛、反跳痛阳性，腹水常规提示严重腹腔感染，原发性腹膜炎诊断明确，给予腹腔穿刺放腹水、美罗培南抗感染治疗，并给予恩替卡韦抗病毒，复方甘草酸苷、丁二磺酸腺苷蛋氨酸等保肝、退黄治疗；既往肌酐正常，无慢性肾病病史，目前肌酐223μmol/L，诊断为急性肾损伤，给予特利加压素联合人血白蛋白改善肾功能。

2. 2016年5月3日　体温36.5℃，患者出现血压下降至89/48 mmHg，无呕血、黑便，血红蛋白无下降，排除消化道出血，考虑为感染性休克，予以右颈内静脉置管术快速补液，并加用去甲肾上腺素升压。腹水培养提示大肠埃希菌，药敏提示美罗培南敏感，继续给予美罗培南抗感染治疗。经上述治疗后，患者生命体征稳定，5月5日复查腹水常规：颜色黄，透明度清，李凡他试验阴性，细胞总数 $505×10^6$/L，白细胞总数 $105×10^6$/L，分类中性粒细胞35%。腹腔感染明显控制，生命体征平稳，给予哌拉西林钠他唑巴坦钠降阶梯抗感染治疗。患者肝、肾功能逐渐好转，5月12日复查血常规：WBC $4.38×10^9$/L，N 47.7%，Hb 73g/L，PLT $43×10^9$/L；肝功能：ALB 24g/L，ALT 10U/L，TBIL 38μmol/L，BUN 7.7mmol/L，CRE 163μmol/L，PTA 23.3%。

（三）入院诊治第二阶段——消化道出血

1. 2016年5月13日，患者无明显诱因出现呕吐鲜血100ml，Hb 57g/L，急诊内镜提示十二指肠球部溃疡活动出血。急查Hb 69g/L。肝功能：ALB 26g/L，ALT 8U/L，TBIL 22.6μmol/L，CRE 158μmol/L，PTA 37.1%。给予急诊胃镜下钛夹及血凝酶止血治疗，予禁食、水，止血、抑酸等对症处理（生长抑素未用，患者为溃疡出血、非门静脉高压出血），应用头孢美唑钠预防感染治疗，予以滤白细胞血浆400ml/d改善凝血。

2. 2016年5月20日后未再呕血，血红蛋白水平稳定，大便转黄，活动性出血停止。5月28日复查Hb升至86g/L，ALB 31g/L，ALT 14U/L，TBIL 46μmol/L，CRE 135μmol/L，PTA 42.2%。

（四）入院诊治第三阶段——咯血

1. 2016年6月3日　患者无明显诱因出现咯血，量约5ml，憋气，无发热、咳嗽，监测血压正常，急查血气分析：pH 7.45，氧分压58mmHg，血氧饱和度89%，余无异常。血常规：WBC $3.7×10^9$/L，Hb 65g/L，PLT $27×10^9$/L；肝功能：ALT 12U/L，TBIL 29.7μmol/L，CRE 135μmol/L，PTA 35.3%。急诊心功能检测正常，BNP 1036pg/ml。肺部CT检查示：双肺多发高密度影，考虑炎性病变；双侧胸腔积液伴双肺膨胀不全。既往无心脏病病史，予以止血、吸氧、输注红细胞对症处理。

上级医师查房指出：患者凝血功能差，结合憋气、咯血症状及肺部影像学特征，考虑为弥漫性肺泡出血并肺部感染，予甲泼尼龙20mg、12h一次，联合哌拉西林钠他唑巴坦钠及左氧氟沙星对症、抗感染治疗。

2. 2016年6月4日　患者憋气、咯血症状明显好转。血气分析：氧分压72mmHg，血氧饱和度95%。6月6日未再出现憋气、咯血。复查肺部CT：双肺多发高密度影，与6月3日比较，密度稍减低，考虑炎性或肺水肿，建议治疗后复查；双侧胸腔积液伴双肺膨胀不全，右侧胸腔积液较前减少。

（五）入院诊治第四阶段——肺部真菌感染

1. 2016 年 6 月 12 日　患者出现间断咳嗽、咳痰，白色黏液痰，可拉丝，痰涂片可见真菌孢子及菌丝，肺 CT 示：双肺多发高密度病变，考虑真菌感染可能，查体：双肺上叶可闻及散在湿啰音，G 试验 1101pg/ml，GM 试验 0.39，诊断为肺部真菌感染，予伏立康唑注射液抗感染治疗，首日给予负荷剂量注射用伏立康唑 400mg 静脉滴注，第 2 天起改为 200mg，12h 1 次。后改为口服伏立康唑片（进口）200mg，12h 1 次，行序贯治疗。将激素减量为 8mg/d。6 月 23 日复查 G 试验 695pg/ml，GM 试验 0.18，较前明显下降。

2. 2016 年 6 月 24 日　夜间，患者无明显诱因出现头晕，无出汗、恶心等不适，测血压正常，急查血糖正常，BLA 68.8μmol/L。查体：计算力减弱，扑翼样震颤阳性，考虑肝性脑病，予门冬氨酸鸟氨酸、乳果糖等脱氨、通便治疗，症状好转。第 2 天夜间再次出现烦躁，入睡困难。继续予以门冬氨酸鸟氨酸脱氨治疗，患者血氨降至正常，但患者仍自觉眩晕、视觉障碍，夜间加重，结合患者近期应用伏立康唑，不除外伏立康唑可致神经系统损伤出现震颤等罕见不良反应，化验检测伏立康唑的谷浓度为 9.1mg/L，明显高于安全浓度范围停用伏立康唑。停伏立康唑后精神症状逐渐减轻，停药 2d 后精神症状完全消失。5d 后监测伏立康唑的谷浓度为 3mg/L，加用伏立康唑，剂量减量为 100mg，12h 1 次。未再发生上述精神症状。

3. 2016 年 7 月 6 日　患者病情稳定，无不适。复查血常规：WBC $3.56×10^9$/L，Hb 72g/L，PLT $49×10^9$/L；肝功能：ALB 31g/L，ALT 15U/L，TBIL 36.7μmol/L，CRE 116μmol/L，PTA 38.2％。

4. 出院诊断　①乙型肝炎肝硬化失代偿期，慢性肝衰竭合并腹水、原发性腹膜炎、胸腔积液、急性肾损伤、低蛋白血症、电解质紊乱（低钾低钠低钙血症）、肝性脑病；②贫血（重度）；③十二指肠球部溃疡出血；④弥漫性肺泡出血；⑤肺部真菌感染；⑥银屑病；⑦肝囊肿。

（六）随访

1. 出院后继续抗病毒护肝退黄治疗并口服伏立康唑片抗真菌治疗，7 月 21 日复查肺部 CT：双肺多发感染性病变，较前吸收。继续口服伏立康唑片抗真菌治疗，9 月 1 日复查肺部 CT：双肺多发斑索影，无明显感染性病变，停伏立康唑片。规律复查肝功能逐渐恢复。

2. 2017 年 4 月，复查肝功能：ALB 33g/L，ALT 12U/L，CHE 2824U/L，TBIL 7.5μmol/L，CRE 143μmol/L，PTA 64％。

【专家评述】

（一）专家 1 点评

慢性肝衰竭（CLIF）是指在肝硬化基础上，出现肝功能进行性减退引起的以腹水或肝性脑病等为主要表现的慢性肝功能失代偿。其主要诊断要点：①血清总胆红素明显升高；②白蛋白明显降低；③出血倾向明显，PTA ≤ 40％（或 INR ≥ 1.5）；④有腹水或门静脉高压等表现；⑤肝性脑病。慢性肝衰竭与肝硬化急性失代偿（AD）的诊断极易发生混淆。AD 通常指肝硬化患者出现腹水、肝性脑病、消化道出血、细菌感染等并发症。本例患者在肝硬化的基础上因感染诱发多脏器损伤，但 TBIL < 171μmol/L，因此尚未达到我国慢加急性肝衰竭标准。目前国际上对于慢加急性肝衰竭的定义、诊断标准尚不统一。

（二）专家 2 点评

急性肾损伤（acute kidney injury，AKI）是肝硬化失代偿期患者的常见并发症，严重影响预后，早期诊断极其重要。AKI 与再灌注损伤、脓毒血症或毒素有关，临床诊断依赖肾小球滤过率减少，血清肌酐增加，伴有或不伴有少尿。AKI 诊断标准几经更新，2014 年国际腹水俱乐部（ICA）提出的新的肝硬化患者 AKI 的定义、诊断标准。AKI 定义为 48h SCr 值升高 ≥ 0.3mg/dl（26.5μmol/L），或者在 7d 内 SCr 值比已知或推测的基础 SCr 值升高 50% 以上。AKI 与肝硬化患者病死率密切相关，随着 AKI 的进展，肝硬化患者病死率显著增加。AKI 的早期临床诊断，早期治疗对降低病死率极为重要。肝硬化 AKI 的治疗首先是祛除诱因如低血容量、感染、尿路梗阻、肾毒性药物等。2010 年欧洲肝脏病研究协会将特利加压素联合人血白蛋白推荐为 1 型肝肾综合征（HRS）患者的一线治疗方案，而特利加压素对 2 型 HRS 的有效率为 60%～ 70%。此外，去甲肾上腺素持续输注、米多君均可改善 2 型 HRS 患者的肾功能。然而，血管收缩药及白蛋白治疗的剂量、持续时间、疗效判定等仍有待进一步随机对照研究。

（三）专家 3 点评

1. 弥漫性肺泡出血（diffuse alveolar hemorrhage，DAH）是一种危及生命的严重并发症，病情进展迅速，病死率高，但其临床表现并不具有特异性，容易被误诊或漏诊。此病的发病机制目前尚不明确，多发生于存在严重基础病的患者，在各种因素刺激下释放蛋白酶、氧自由基、炎症介质或细胞因子，导致内皮细胞损伤、出血。符合以下 4 条标准中的至少 3 条即可诊断为 DAH。①肺部症状：咯血，呼吸困难，低氧血症；②肺部影像学表现：弥漫性肺部浸润影；③原因不明情况下的血红蛋白快速下降，24 ～ 48h 下降＞ 15g/L，且与咯血量不匹配；④支气管镜或支气管肺泡灌洗液显示出血或有含铁血黄素巨噬细胞。引发 DAH 的疾病很多，最常见病因主要为自身免疫性疾病和血液系统疾病，特别是造血干细胞移植患者。对于自身免疫性疾病引起的 DAH，应早期使用大剂量激素、应用免疫抑制治疗。而非免疫原因引起的 DAH，可见于凝血功能障碍、药物中毒等，需要通过纠正病因来改善病情。

2. 本例患者为在严重肝硬化基础上因感染诱发多器官损伤，而且存在凝血功能障碍，活动度仅为 20% 左右。发病时主要表现为咯血、憋气、低氧血症，血红蛋白快速下降，肺 CT 检查提示双肺多发高密度影。临床予以止血、改善凝血治疗后症状无明显缓解，但予以激素治疗后症状明显缓解。临床诊断 DAH 明确。早发现、早诊断、早治疗可以明显改善预后。

（四）专家 4 点评

1. 激素使用过程中可能引起一系列不良反应，本例患者为肝硬化基础上慢性肝衰竭患者，抵抗力极低，应尤其注意激素诱发或加重细菌、病毒和真菌等各种感染的可能，护理上予 5% 碳酸氢钠漱口，注意饮食、个人卫生，但仍未能阻止肺部真菌感染的发生，于激素治疗后 1 周出现肺部真菌感染，及时予以抗真菌治疗。

2. 伏立康唑疗效和不良反应具有明显的浓度依赖性。伏立康唑经肝脏代谢，肝损伤患者其代谢酶含量和活性降低，伏立康唑的清除率明显降低，使血药浓度升高。该患者为慢性肝衰竭，Child 评分 C 级，伏立康唑的代谢清除速率严重降低，按照常规剂量使用时血药浓度会升高，引发不良反应。文献报道另一个影响伏立康唑血药浓度的因素是同时应用对 CYP2C19 酶代谢活性起抑制作用的药物，如奥美拉唑。该患者因溃疡出血持续应用奥美拉唑，可能导致伏立康唑浓度升高，因此应用伏立康唑同时建议选用雷贝拉唑钠。根据我国药品不良反应关联性评价原则，该伏立康唑致精神障碍评价为"很可能"。①时间顺序合理，患者精神障碍出现时间与伏立康唑应用时间存在合理的对应关系。②不良反应的症状与伏立康唑已知的不良反应类型相符。③停药后反应停止。但此症状在肝衰竭患者中易与肝性脑病症状相混淆，应引起医务人员的高度注意。为确保临床疗效和降低不良反应发生，临床应通过监测血药浓度调整给药剂量。

（解放军总医院第五医学中心　臧　红　冯丹妮　刘鸿凌）

参考文献

纪树国，张波 . 2006. 重视弥漫性肺泡出血综合征 . 空军总医院学报，22（2）：91-95.

彭文绣，任秋霞，李漩，等 . 2016. 血药浓度监测在肝衰竭患者应用伏立康唑治疗肺部感染中的作用 . 中国药房，27（2）：267-268.

臧红，辛绍杰 . 2014. 终末期肝病相关并发症的管理和规范诊治 . 传染病信息，27（2）：65-68.

中华医学会感染病学分会肝衰竭与人工肝学组，中华医学会肝病学分会重型肝病与人工肝学组 . 2013. 肝衰竭诊治指南（2012 年版）. 实用肝脏病杂志，16（3）：210-216.

Angeli P, Rodríguez E, Piano S, et al. 2015. Acute kidney injury and acute-on-chronic liver failure classifications in prognosis assessment of patients with acute decompensation of cirrhosis. Gut, 65（8）：1394.

Belcher JM, Garcia-Tsao G, Sanyal AJ, et al. 2013. Association of AKI with mortality and complications in hospitalized patients with cirrhosis. Hepatology, 57（2）：753-762.

Boyd NK, Zoellner CL, Swancutt MA, et al. 2012. Utilization of omeprazole to augment subtherapeutic voriconazole concentrations for treatment of *Aspergillus* infections. Antimicrob Agents Chemother, 56（11）：6001-6002.

Lara R, Schawarz I. 2010. Diffuse alveolar hemorrhage.Chest, 137（5）：1164-1171.

Obermüller N, Geiger H, Weipert C, et al. 2014. Current developments in early diagnosis of acute kidney injury. Int Urol Nephrol, 46（1）：1-7.

Quadrelli S, Dubinsky D, Solis M, et al. 2017. Immune diffuse alveolar hemorrhage：Clinical presentation and outcome. Respir Med, 129: 59-62. doi: 10.1016/j.rmed.2017.06.003.

病例 4　一例肝衰竭合并多种并发症患者的诊治

【病例诊治经过介绍】

（一）病例基本情况

患者张某，男，50 岁，北京籍。主因"间断乏力 19 年，意识不清 5h"于 2012 年 7 月 1 日入院。

1. 现病史　患者于 19 年前出现间断乏力、食欲缺乏，外院诊断为"酒精性肝病"，治疗后不适症状好转。此后复查肝功能轻度异常（ALT $20\sim50$U/L，AST $20\sim50$U/L，TBIL $20\sim40$μmol/L），脾功能亢进 [WBC（$2\sim3.5$）$\times10^9$/L，PLT（$20\sim50$）$\times10^9$/L]，肾功能正常，超声提示肝硬化。2012 年 6 月 24 日进食生冷食物后出现腹胀、腹泻、发热，最高体温 38.5℃。6 月 29 日出现双下肢水肿，就诊于外院，化验血常规：WBC 6.64×10^9/L，N 74%，PLT 10×10^9/L，Hb 99g/L；CRP 7.3mg/dl；凝血功能：PTA 49%；肝功能：ALB 22.2g/L，TBIL 183.9μmol/L，DBIL 146.2μmol/L，ALT 25.5U/L，AST 43.5U/L；肾功能：CRE 201.1μmol/L，BUN 19.13mmol/L，URIC 529.1μmol/L；电解质：Na^+ 134.8mmol/L，K^+ 4.45mmol/L；GLU 5.68mmol/L。其间给予解热镇痛药物降温治疗。2012 年 7 月 1 日凌晨出现意识不清、跌倒，急诊收入我院。

2. 既往史　饮酒史 30 余年，每日饮 56 度白酒约 200g，平均每日酒精摄入量约 89.6g。无长期吸烟史。

3. 入院查体　体温 36.5℃，呼吸 21 次/分，心率 99 次/分，血压 74/43mmHg。神志欠清，精神差，烦躁，言语错乱，诉口渴。面色晦暗，皮肤、巩膜中度黄染，睑结膜苍白，未见瘀点、瘀斑，肝掌阳性，蜘蛛痣阴性。全身浅表淋巴结未扪及增大。心、肺未见异常。腹部饱满，下腹存在压痛及反跳痛，肝右肋下未触及，剑突下未触及，墨菲征阴性，脾左肋下未触及，肝上界位于右锁骨中线第 5 肋间，肝、脾、双肾区无叩痛，移动性浊音阳性，肠鸣音正常。左下肢可见散在瘀斑，双下肢中度水肿，生理反射存在，病理征未引出。扑翼样震颤阳性。

4. 入院后辅助检查　腹水常规：颜色黄，透明度浑，李凡他试验阳性，细胞总数 8600×10^6/L，白细胞总数 6500×10^6/L，分类中性粒细胞 64%。血常规：WBC 9.69×10^9/L，N 85%，RBC 2.36×10^{12}/L，Hb 91g/L，PLT 26×10^9/L；AST 35U/L，GGT 157U/L，DBIL 113.6μmol/L，TBIL 131.1μmol/L，ALB 22g/L；CRE 265μmol/L，BUN 20mmol/L；BLA 60μmol/L；LA 5.47mmol/L；APTT 57.9s，PTA 37.3%；肾功能组合：微量白蛋白 118mg/L，$β_2$ 微球蛋白 1.48μg/ml，N-乙酰-β-D-氨基葡萄糖苷酶 34.0U/L。甲、乙、丙、戊型肝炎病毒学标志物均为阴性，EBV、CMV、单纯疱疹病毒、细小病毒 B19 均为阴性。大便常规正常，尿常规未见红白细胞、蛋白及管型。腹部 CT：肝硬化、脾大、腹水。

5. 初步诊断　①酒精性肝硬化失代偿期，慢加急性肝衰竭合并腹水、原发性腹膜炎、肝性脑病（Ⅱ期）、低蛋白血症、电解质紊乱、胸腔积液；②严重脓毒血症；③急性肾损伤；④贫血。

（二）入院诊治第一阶段——对症治疗，取得阶段性进展

1. 2012 年 7 月 1～5 日　入院后留取病原学证据：行血、痰、便、腹水培养；测 G 试验、

GM 试验。给予广谱抗生素（亚胺培南联合替考拉宁）抗感染治疗。给予晶体液、人血白蛋白、血管活性药物（去甲肾上腺素）抗休克、纠正血压治疗。给予保肝（复方甘草酸苷）、退黄（复方茵陈）、补充血浆及血小板、能量支持治疗肝衰竭。给予脱氨（门冬氨酸鸟氨酸）、调节氨基酸比例［复方氨基酸（6AA）］、通便（乳果糖）治疗肝性脑病。给予白蛋白联合去甲肾上腺素治疗急性肾功能损伤。在容量充足的情况下，给予定期适当放出腹水缓解症状。

上级医师查房后指出：①神志恢复正常，肝性脑病症状得到纠正；②口渴缓解，尿量增多，血压恢复正常，平均动脉压（MAP）均维持在 65 ～ 85mmHg，乳酸下降，APACHE Ⅱ、SOFA 评分好转，休克症状改善（图 4–1 ～图 4–3）；③体温从第 3 天恢复正常，CRP、血象、腹水 PMN均明显下降，脓毒血症、腹膜炎得到控制（图 4–4 ～图 4–7）；④血肌酐、尿素氮均基本恢复正常，尿量每日保持在 1500 ～ 4000ml，肾功能基本恢复正常（图 4–8 ～图 4–9）；⑤胸腔积液、腹水量明显减少；⑥胆红素呈现进行性上升的趋势，凝血功能有所下降（图 4–10 ～图 4–11）。

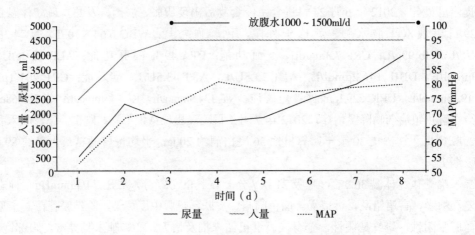

图 4–1　第一阶段患者尿量、MAP、入量变化趋势

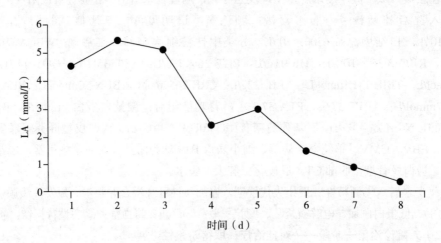

图 4–2　第一阶段患者乳酸变化趋势

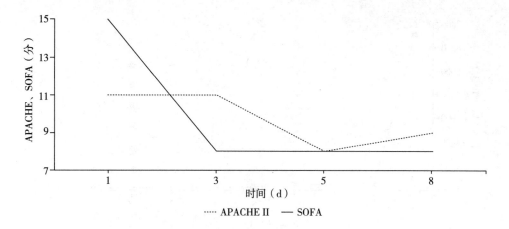

图 4-3　第一阶段患者生理评分变化趋势

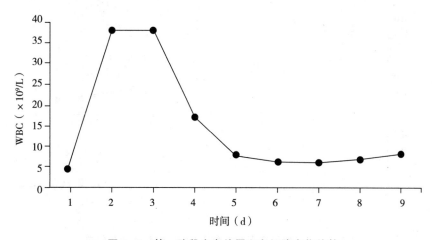

图 4-4　第一阶段患者外周血白细胞变化趋势

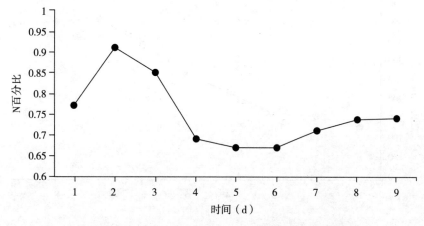

图 4-5　第一阶段患者外周血中性粒细胞百分比变化趋势

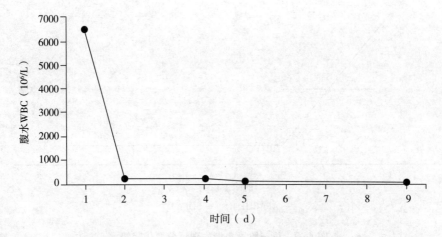

图 4-6　第一阶段患者腹水白细胞总数变化趋势

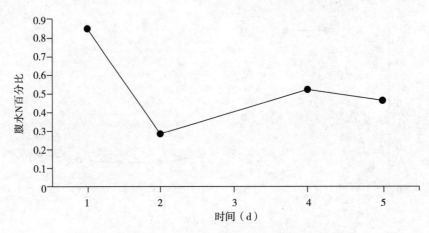

图 4-7　第一阶段患者腹水中性粒细胞百分比变化趋势

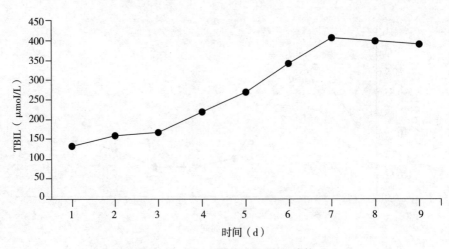

图 4-8　第一阶段患者血肌酐变化趋势

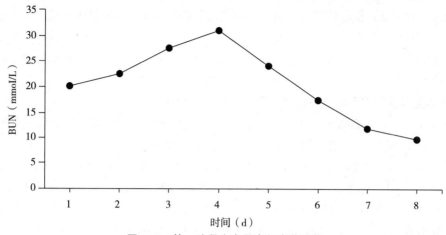

图 4-9　第一阶段患者尿素氮变化趋势

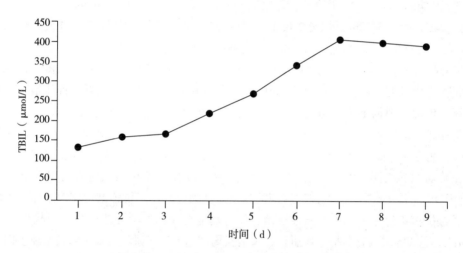

图 4-10　第一阶段患者总胆红素变化趋势

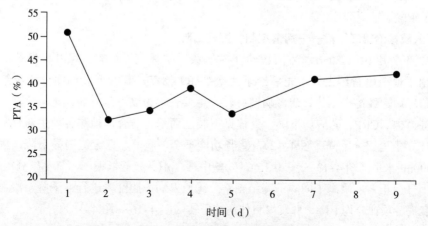

图 4-11　第一阶段患者凝血酶原活动度变化趋势

2. 2012 年 7 月 6 日　患者神志清楚，精神可，体温正常，诉尿黄，入院当天腹水、血培养均提示为大肠埃希菌，根据抗菌谱停用替考拉宁，入院后第 7 天根据临床症状，将亚胺培南降阶梯为哌拉西林钠他唑巴坦。患者生命体征平稳、休克症状改善、肾功能恢复、尿量稳定后停用去甲肾上腺素。继续加强保肝、退黄、补充白蛋白及血浆、能量支持、利尿等治疗，患方由于经济原因不能接受人工肝、肝移植治疗。

（三）入院诊治第二阶段——病情反复，积极调整治疗

2012 年 7 月 9 日，患者再次出现发热，最高体温 39.5℃，伴畏寒、寒战，无咳嗽、咳痰、胸痛、腹痛、腹泻、里急后重、尿路刺激征，血压 82/51mmHg，心率 101 次 / 分，血常规：WBC $14.48×10^9$/L，N 82.3 %，RBC $1.96×10^{12}$/L，Hb 73g/L，PLT $46×10^9$/L；ALT 7U/L，TBIL 379.7μmol/L，DBIL 286.3μmol/L，BUN 19.7mmol/L，CRE 288μmol/L，Na^+ 130.8mmol/L，K^+ 3.73mmol/L，CO_2-CP 21mmol/L；PT 23.7s，PTA 28%；BLA 30μmol/L；粪便隐血阴性、大便常规正常。尿常规未见红细胞及蛋白尿。腹水常规：细胞总数 $60×10^6$/L、白细胞总数 $30×10^6$/L。血气分析：酸碱度 7.34（↓）、二氧化碳分压 23mmHg（↓）、剩余碱 –11.8mmol/L（↓）、阴离子间隙 19.6mmol/L（↑）、碳酸氢根 12.4mmol/L（↓）、缓冲碱 34.4mmol/L（↓）、氧分压 88mmHg。24h 总入量 3430ml，尿量 230ml。查体：左下肢踝部胫骨侧可见一处 1.5cm×2cm 破溃，有触痛，左下肢踝部腓骨侧水疱已融合成片，无疱液，无触痛。

上级医师查房后指示：患者病情出现反复，主要表现为尿量剧减、发热、畏寒、寒战，化验提示肝肾功能恶化、血象增高，排除腹膜炎，血气分析提示严重酸中毒，查体见左下肢踝部胫骨侧存在创面。根据上述查房情况，考虑患者存在以下问题：①感染合并低血压。目前腹膜炎控制良好，无真菌等其他病原体感染证据，患者入院当天因肝性脑病有跌倒史，导致左下肢踝部胫骨侧存在创面，近期创面扩大，并有渗出表现，考虑存在下肢深部皮肤感染，给予留取标本完善病原学检测。由于皮肤表皮、真皮、皮下组织等部位破溃时容易出现革兰阳性球菌，且目前仍运用主要针对革兰阴性杆菌的哌拉西林钠他唑巴坦抗感染治疗，因此给予增加替考拉宁联合抗感染治疗覆盖革兰阳性球菌。②肾功能恶化。患者近期尿量急剧减少，3d 内由 3000ml/d 降至 230ml/d，化验提示血肌酐、尿素氮均迅速上升，尿常规未见红细胞及蛋白尿，考虑存在肝 – 肾综合征可能，给予去甲肾上腺素联合白蛋白治疗，注意根据肌酐清除率计算各种药物用量，若肾功能改善不明显，则需要进行连续性肾脏替代治疗（CRRT）等血液净化治疗。③酸中毒。患者血气分析提示存在较为严重的代谢性酸中毒，考虑与感染、肾功能恶化等因素相关，给予碳酸氢钠纠酸治疗。

（四）入院诊治第三阶段——病情控制，好转出院

1. 2012 年 7 月 10 ～ 30 日　本阶段给予抗感染、抗休克、扩容、保肝、退黄、支持等综合治疗，由于血肌酐持续上升，先后给予两次 CRRT 治疗，其间下肢创面分泌物细菌培养为金黄色葡萄球菌，经综合治疗，患者病情好转，主要表现为以下几方面：①感染及低血压。化验提示外周血象、CRP、乳酸均下降，查体见下肢创面基本愈合，检测各项生命体征平稳，尿量正常，计算生理评分下降（图 4-12）。②肾功能不全。肌酐、尿素氮明显下降，尿量维持在 1500 ～ 3000ml 水平（图 4-13 ～图 4-15）。③酸中毒。pH、碳酸氢根、二氧化碳分压、剩余碱、缓冲碱均上升至正常，阴离子间隙下降至正常。④原发病。胆红素进行性下降，凝血功能明显改善，肝衰竭各项评分均下降，肝衰竭整体病情好转（图 4-16 ～图 4-18）。

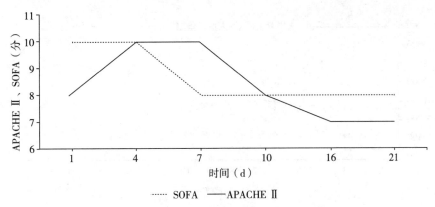

图 4-12　第三阶段患者生理评分变化趋势

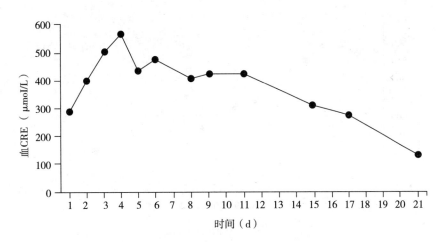

图 4-13　第三阶段患者血肌酐变化趋势

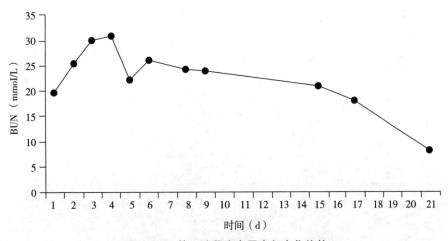

图 4-14　第三阶段患者尿素氮变化趋势

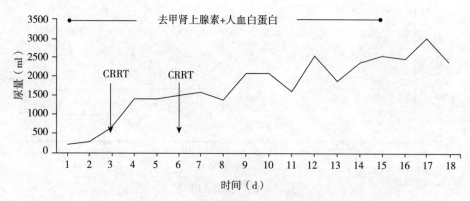

图 4-15　第三阶段患者尿量变化趋势

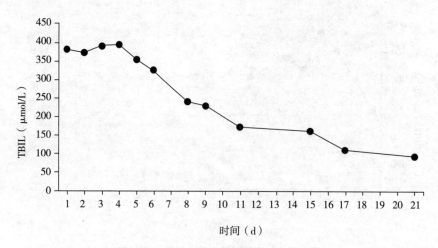

图 4-16　第三阶段患者总胆红素变化趋势

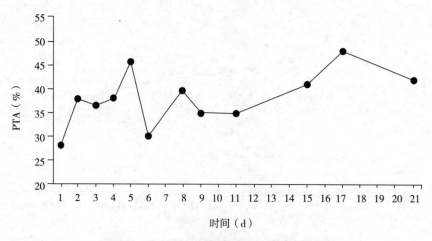

图 4-17　第三阶段患者凝血酶原活动度变化趋势

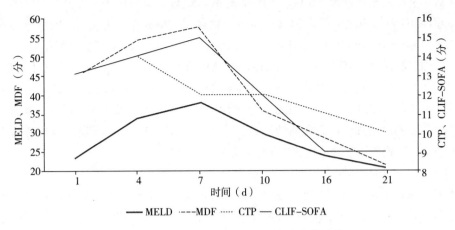

图 4-18　第三阶段患者肝衰竭评分变化趋势

2. 2012 年 8 月 3 日　出院时复查化验：血常规示 WBC 5.89×10^9/L，N 64.9 %，RBC 2.15×10^{12}/L，Hb 75g/L，PLT 69×10^9/L；PT 17.9s，PTA 42　%；CRP 6mg/L；AST 30U/L，ALT 17U/L，GGT 55U/L，TBIL 92.8μmol/L，DBIL 74.6μmol/L，ALB 31g/L，CHE 962U/L，TBA 38μmol/L，BUN 8.3mmol/L，CRE 130μmol/L；血气分析正常。

3. 最后诊断　①酒精性肝硬化失代偿期，慢加急性肝衰竭合并腹水、原发性腹膜炎、肝性脑病（Ⅱ期）、低蛋白血症、电解质紊乱、胸腔积液；②严重脓毒血症；③肝肾综合征（Ⅰ型）；④急性肾损伤；⑤下肢皮肤感染；⑥代谢性酸中毒合并呼吸性碱中毒；⑦贫血。

（五）随访

患者此后多次因失代偿期肝硬化入住我院，均给予对症治疗，最终于 2015 年 6 月 15 日死于脑水肿。

【专家评述】

（一）专家 1 点评

1. 从病情演变的角度，该患者可分为 3 个病理生理过程。第一个过程，患者存在长期大量饮酒史，每日饮酒量超过 40g，连续饮酒 30 余年，化验示 GGT 增高，符合慢性酒精性肝损害的诊断。在此基础上，患者最终进展至失代偿期酒精性肝硬化，合并多种并发症，处于慢性肝衰竭状态。第二个过程，患者由于出现革兰阴性杆菌导致的严重腹膜炎，引发严重脓毒血症，诱发肝性脑病、急性肾损伤，进而出现慢加急性肝衰竭，经过积极治疗，病情一度好转。第三个过程，患者出现下肢皮肤破溃，导致革兰阳性球菌感染，再次引发严重脓毒血症，诱发肝肾综合征、酸中毒，从而进一步加重慢加急性肝衰竭。三个过程完整体现了失代偿期肝硬化患者处于肝衰竭阶段时，合并多种并发症特别是严重脓毒血症时的疾病进展过程。此类患者死亡率极高，救治十分困难，重点在于及时发现感染灶及感染病原体，做到合理选用抗生素治疗，并积极针对可能出现的诸如休克、肾损伤、酸中毒、电解质紊乱等一系列并发症进行早期处理，针对难以纠正的肾功能损害，可能还需要借助血液净化等手段进行治疗。

2. 此例患者存在酒精性肝硬化基础，入院时 Maddrey 判别函数（MDF）为 37.46 分，达到相关指南对于重症酒精性肝炎（SAH）的诊断标准，SAH 具有疾病进展迅速、治疗困难、预后较差等特点，30d 自然病死率可达 35%～50%，既往来自解放军总医院第五医学中心的研究发现，终末期肝病模型（model for end-stage live disease，MELD）、血红蛋白和年龄是影响 SAH 患者 12 周近期预后的独立危险因素，MELD 对 SAH 患者近期预后的预测价值优于 MDF。SAH 治疗方案主要为保肝、退黄、血浆置换、肝移植等治疗，在无应用激素禁忌证时，可运用糖皮质激素进行治疗，治疗过程中应用 Lille 模型进行疗效评判，此例患者由于存在严重感染，不适用于激素治疗。同时认真分析患者病情加重的原因，及时处理，更是关键。该患者病情加重的因素在于感染，因此积极准确地抗感染治疗，是取得良好结局的重点。

（二）专家 2 点评

1. 患者在病程中先后出现多种并发症，最重要体现在脓毒血症和肾损害。首先为严重脓毒血症，该病起源于难以控制的感染，最终导致多器官功能受累。脓毒血症主要诊断标准为：存在明确感染病灶、脓毒血症导致休克低血压、乳酸明显增高、尿量 < 0.5ml/（kg·h），CRE > 2mg/dl，TBIL > 2mg/dl，INR > 1.5，PLT < $10×10^9$/L，急性肺损伤，氧合指数 < 200。治疗要点为：在抗感染治疗前留取病原学证据、及时运用抗生素、抗休克、运用血管活性药物，完成初期 6h 复苏目标［中心静脉压（CVP）：8～12mmHg；平均动脉压（MAP）≥ 65mmHg；尿量 ≥ 0.5ml/（kg·h）；中心静脉血 O_2 ≥ 70% 或混合静脉血 O_2 ≥ 65%］。缺乏监测中央静脉氧饱和度设施下，乳酸水平升高的患者，应尽快使乳酸水平降至正常。该患者由于革兰阴性杆菌感染导致的腹膜炎、革兰阳性球菌感染导致的下肢皮肤破溃，先后两次出现严重脓毒血症，通过给予及时足量的广谱抗生素治疗，辅以血管活性药物及抗休克治疗，最终取得良好疗效。

2. 肾损伤。可表现为急性肾损伤、肝肾综合征，目前对于急性肾损伤的诊断标准为：入院 48h 内 SCr 升高 ≥ 26.5μmol/L（0.3mg/dl）或 SCr 水平较基线水平增加 50%。1 期：SCr 升高 ≥ 26.5μmol/L（0.3mg/dl）或升高至基线值 1.5～1.9 倍，尿量 < 0.5ml/（kg·h），时间 6～12h。2 期：SCr 升高 > 2.0～2.9 倍基线值，尿量 < 0.5 ml/（kg·h），时间 ≥ 12h。3 期：SCr 升高 ≥ 4.0mg/dl（353.6μmol/L），或升高 ≥ 3.0 倍基线值，或需启动肾脏替代治疗，尿量 < 0.3ml/（kg·h），时间 ≥ 24h 或无尿 ≥ 12h。

肝肾综合征是急性肾损伤对肝脏打击的进一步体现，肝肾综合征的诊断标准为：存在肝硬化腹水；符合肝硬化合并急性肾损伤诊断标准；停用利尿药至少 2d，且给予每千克体重 1g 白蛋白扩容无效；无休克；无肾毒性药物使用；无肾实质损伤的依据，包括无蛋白尿（> 500mg/d）、无镜下血尿（RBC > 50/HP）；肾脏超声检查正常。国际相关指南推荐的治疗手段为：特利加压素联合人血白蛋白治疗，若无条件使用特利加压素，也可运用去甲肾上腺素替代治疗，如患者对血管活性药物应答欠佳，则预后很差。临床医师对该患者观察仔细，及时发现肾损害，在第一时间给予推荐治疗，并适时给予 CRRT 治疗，患者对治疗应答有效，肾功能最终基本恢复正常。肾损害是慢加急性肝衰竭患者较为常见的并发症，也是东、西方评价慢加急性肝衰竭严重程度及预后重要的影响因素，对肾功能的保护应该贯穿于治疗肝衰竭的整个过程中。

（三）专家 3 点评

该病例完整展现了肝衰竭患者合并严重脓毒血症及多种并发症时的诊疗，诊断思路清晰，诊断依据充分，治疗时间及时，治疗手段多样，最终患者取得了满意的疗效，临床医师艰辛的劳动获得了肯定。通过对该病例的学习，可让临床医师对肝衰竭患者的病理生理过程有更加深入的理解和认识，同时对脓毒血症、急性肾损伤、肝肾综合征、酸中毒等各种肝衰竭合并症的诊疗处置有了更为全面的掌握。遗憾之处在于，由于经济原因，患者无法承受特利加压素、血浆置换、肝移植等治疗手段，肝移植是治疗失代偿期肝硬化最好的手段，也是改变患者远期预后的唯一手段，有研究显示，如果此类患者不接受肝移植治疗，5 年生存率低于 40%～50%，可死于众多并发症。此患者出院后多次因感染、上消化道出血、肝性脑病等并发症反复住院治疗，最终死亡，符合病情演变的规律，也更加凸显了肝移植在此类患者治疗中的地位。

（解放军总医院第五医学中心　李　晨　游绍莉）

参考文献

EASL clinical practical guidelines：management of alcoholic liver disease. 2012. J Hepatol, 57（2）：399-420.

Improving Global Outcomes （KDIGO） Acute Kidney Injury Work Group. 2012. KDIGO clinical practice guideline for acute kidney injury. Kidney Int Suppl, 2（Suppl 1）：1-138.

O'Shea RS, Dasarathy S, McCullough AJ. 2010. Alcoholic liver disease. Am J Gastroenterol, 105（1）：14-32.

病例 5　一例亚急性肝衰竭伴发热患者的诊治

【病例诊治经过介绍】

（一）病例基本情况

患者陈某，女，19岁，黑龙江人。主因"乏力、尿黄20d，发热14d"于2016年6月5日入院。

1. 现病史　2016年5月15日出现乏力、食欲缺乏，伴皮肤黄、眼黄，5月22日出现发热，每日最高体温为39～40℃，轻度畏寒，无寒战，无咳嗽、尿频、尿急、尿痛等不适。5月25日化验：TBIL 165μmol/L，DBIL 100μmol/L，ALT 667U/L，AST 1092U/L，甲、乙、丙、戊型肝炎病毒学标志物均为阴性。治疗后症状无好转，每日仍存在发热，体温无明显下降，伴脱发。6月2日化验：TBIL 301μmol/L，DBIL 287μmol/L，ALT 82U/L，AST 452U/L；血常规：WBC $2.6×10^9$/L，PLT $122×10^9$/L，Hb 97g/L；PTA 29%，INR 2.24。给予应用血浆、保肝、退热等治疗，效果差。

2. 流行病学史、既往史、个人史、家族史　均无特殊情况。

3. 查体　体温36℃，脉搏93次/分，呼吸18次/分，血压106/86mmHg。神志清楚，精神欠佳，应答切题，定向力、记忆力、计算力正常。面色萎黄，鼻翼两侧潮红，皮肤、巩膜重度黄染，双手静脉穿刺部位见瘀点、瘀斑，肝掌阴性，未见蜘蛛痣。全身浅表淋巴结未扪及增大。心、肺未见异常。腹部平，未见腹壁静脉曲张，全腹软，无压痛、反跳痛，肝右肋下未触及，剑突下未触及，墨菲征阴性，脾左肋下未触及，肝上界位于右锁骨中线第5肋间，肝、脾、双肾区无叩痛，移动性浊音阴性，双下肢无水肿。生理反射存在，病理征未引出。扑翼样震颤阴性。

4. 辅助检查　2016年6月5日入院当天急诊化验：TBIL 242.3μmol/L，DBIL 193.7μmol/L，ALT 89U/L，CRE 104μmol/L；血常规：WBC $2.84×10^9$/L，N 70.3%，L $0.55×10^9$/L，RBC $3.60×10^{12}$/L，Hb 104g/L，PLT $155×10^9$/L；PTA 51%，PT 15.2s，INR 1.33。

5. 初步诊断　①亚急性肝衰竭（病因不明）：药物性肝损害？病毒性肝炎？遗传代谢性肝病？自身免疫性肝病？风湿免疫性疾病？②发热原因待查：感染？风湿免疫热？血液系统肿瘤？

（二）入院诊治第一阶段——完善检查，寻找病因

2016年6月6日，患者诉轻度头痛，伴间断发热，最高体温波动在38.5℃，无咳嗽、鼻塞、流涕、腹胀、腹痛、里急后重、尿路刺激征等不适。查体：双侧面颊潮红，皮肤、巩膜重度黄染，心肺未见异常。全腹软，无压痛、反跳痛，移动性浊音阴性。化验：血常规示WBC $3.89×10^9$/L，N $1.720×10^9$/L，RBC $3.05×10^{12}$/L，Hb 85g/L，Rtc $0.022×10^{12}$/L，Rtc百分比0.73%，PLT $181×10^9$/L；ALT 75U/L，AST 291U/L，ALP 459U/L，GGT 360U/L，TBIL 175.3μmol/L，DBIL 139.3μmol/L，ALB 26g/L，TBA 89μmol/L，LDH 332μmol/L，CRE 71μmol/L，TG 5.31mmol/L，CRP 3.2mg/L，PCT 0.32ng/ml，AFP 223ng/ml；PT 11.4s，INR 0.99，PTA 83.8%；结核金标抗体阴性；甲、乙、丙、戊型肝炎病毒学标志物均为阴性；巨细胞病毒、EB病毒、单纯疱疹病

毒、人细小病毒 B19 病毒学标志物均为阴性；抗核抗体（荧光法）核颗粒型（1∶1000）、抗核小体抗体测定（++）、NRNP/SM（+++）、核糖核蛋白（+++）、SM（+++）；直接抗人球蛋白试验阳性，糖水试验阴性，酸溶血试验阴性，类风湿因子 20U/ml，补体 C3 0.18g/L，补体 C4 0.01g/L，总补体溶血活性 8U/ml，铁蛋白 457.8ng/ml，免疫球蛋白 G 13.44g/L，血清铜 13.1μmol/L，铜蓝蛋白 0.22g/L。腹部超声：肝实质损害、脾大、腹水。肺部 CT：双侧胸腔积液。

上级医师查房后指示：①患者为青年女性，此次起病较为急促，以乏力、身目黄染、尿黄、发热、脱发等为主要临床表现。②近期患者两侧面颊出现潮红。③入院化验排除常见嗜肝病毒感染导致的肝损害、常见遗传代谢性肝病、肝脏血管性疾病等，化验提示抗核抗体、抗 SM 抗体阳性，红细胞沉降率增快，补体下降，红细胞脆性异常，直接抗人球蛋白阳性，腹部超声、肺部 CT 提示存在胸腔积液、腹水等浆膜腔积液，血常规提示白细胞下降。④根据病史特点、辅助检查，结合系统红斑狼疮诊断标准，高度怀疑为系统性红斑狼疮。该病为风湿免疫性疾病，可累及肝、肾、关节等部位，可出现黄疸、转氨酶增高、蛋白尿、关节炎等征象。⑤依据 1999 年成人不典型自身免疫性肝炎诊断评分系统，该患者 AIH 评分为 11 分，但患者既往无自身免疫性肝炎表现、化验示免疫球蛋白 IgG 正常，考虑为系统性红斑狼疮累及肝脏靶器官导致的肝损害。⑥完善皮肤科会诊，明确皮损性质。完善风湿免疫科会诊，确诊后考虑运用激素、免疫抑制药等治疗方案，待病情稳定后可完善肝穿刺明确肝脏病理诊断。⑦患者自院外起发热 14d，伴轻度头痛，每日最高体温波动在 37.8～38.5℃，无咳嗽、鼻塞、流涕、腹胀、腹痛、里急后重、尿路刺激征等不适，化验提示白细胞及淋巴细胞计数下降、中性粒细胞百分比无增高、PCT 及 CRP 正常，可排除感染、血液系统肿瘤等疾病，考虑系统性红斑狼疮导致的风湿热，可以给予非甾体抗炎药治疗。目前治疗上给予保肝、降酶、退黄、利尿治疗，给予补充人血白蛋白治疗低蛋白血症。

（三）入院诊治第二阶段——多学科会诊

1. 2016 年 6 月 8 日　患者仍诉轻度头痛，最高体温 37.8℃。查体：两侧面颊出现蝶形红斑，沿鼻翼两侧分布，余查体同前。专科会诊意见：皮肤科会诊，考虑为系统性红斑狼疮导致的皮肤损害。风湿免疫科会诊，患者为青年女性，存在不明原因发热伴脱发，存在蝶形红斑，抗核抗体阳性，抗 SM 抗体阳性，血液系统改变、浆膜腔积液等临床表现，依据 1997 年美国风湿病协会（ARC）系统性红斑狼疮诊断标准、2009 年系统性红斑狼疮国际合作组（SLICC）系统性红斑狼疮诊断标准，患者可确诊为系统性红斑狼疮合并狼疮性肝损害，建议转入风湿免疫专科给予甲泼尼龙或泼尼松龙治疗，酌情给予免疫抑制药治疗，同时需要注意与 IgG₄ 相关性肝胆疾病进行鉴别。患者拒绝肝穿刺，要求回当地医院风湿免疫科继续治疗。

2. 最后诊断　①系统性红斑狼疮；②狼疮性肝损害，亚急性肝衰竭合并胸腔积液、腹水、低蛋白血症。

【专家评述】

（一）专家 1 点评

系统性红斑狼疮（SLE）是一种慢性异质性自身免疫性疾病，其特点为体内存在多种针对细胞核及细胞质的自身抗体，导致靶器官遭受攻击。病情常迁延反复，最终可导致终末期脏器损害而死亡，育龄期女性约占80%。我国SLE患病率为（70～100）/10万人，女：男比例为10：1。2009年SLICC制定的系统性红斑狼疮诊断标准如下。①临床诊断标准：a.急性或亚急性皮肤狼疮；b.慢性皮肤狼疮。c.口腔/鼻溃疡；d.不留瘢痕的脱发；e.炎症性滑膜炎，两个或两个以上关节肿胀或伴晨僵的关节触痛；f.浆膜炎；g.肾脏，尿蛋白/肌酐比值>0.5，或24h尿蛋白>500mg，或有红细胞管型；h.神经系统，癫痫发作，精神病，多发性单神经炎，脊髓炎，外周或脑神经病变，脑炎（急性精神混乱状态）；i.溶血性贫血；j.白细胞减少（至少一次<4000/mm^3）或淋巴细胞减少（至少一次<1000/mm^3）；k.血小板减少（至少一次<100 000/mm^3）。②免疫学标准：a.ANA阳性；b.抗ds-DNA阳性；c.抗SM阳性；d.抗磷脂抗体，符合任何一项：狼疮抗凝物阳性，梅毒血清学试验假阳性，中高滴度抗心磷脂抗体、抗β$_2$糖蛋白Ⅰ阳性；e.低补体，低C3、低C4、低CH50；f.无溶血性贫血者，直接Coombs试验阳性。确诊条件：①肾脏病理证实为狼疮肾炎，伴有ANA阳性或抗ds-DNA阳性；②患者满足诊断标准中的4条，其中包括至少1条临床标准和1条免疫学标准。

　　SLE可以累及多个脏器，其中肾脏是累及率最高的脏器，有10%～30%的SLE患者伴随肝损害，大部分患者无肝病症状，少数患者可出现乏力、食欲缺乏、恶心、肝区不适等症状。实验室检查主要表现为ALT、AST、ALP、GGT水平轻度到中度增高，5%～10%患者出现胆红素水平增高，极少出现肝衰竭。本例患者急性起病，以发热、黄疸、凝血障碍为主要临床表现，在发病过程中先后出现狼疮性皮损、抗核抗体阳性，抗SM抗体阳性、血液系统改变、浆膜腔积液、低补体血症、直接Coombs试验阳性、脱发等改变，依据诊断标准可以确诊为系统性红斑狼疮。该患者狼疮性肝损害程度重，达到亚急性肝衰竭的诊疗标准，为罕见病例，值得临床重视。狼疮性肝损害需要与SLE合并自身免疫性肝炎相鉴别，肝脏病理可以对两者进行有效区分。

（二）专家2点评

　　本例患者在治疗上需兼顾SLE和肝衰竭。SLE的治疗原则为：①早发现，早治疗；②初次彻底治疗，使之不再复发；③治疗方案及药物剂量必须个体化，监测药物的不良反应；④定期检查，维持治疗；⑤教育患者正确认识疾病，恢复社会活动及提高生活质量。针对SLE，主要有以下一些治疗手段：非甾体抗炎药、抗疟药（硫酸羟氯喹、磷酸氯喹）、糖皮质激素、免疫抑制药（如甲氨蝶呤、硫唑嘌呤、环磷酰胺、麦考酚酸酯、环孢素、他克莫司、来氟米特、白芍总苷等）、新型靶向药物（如利妥昔单抗、阿巴西普、贝利单抗等）。此外，还有静脉用免疫球蛋白、血液净化、干细胞移植等辅助治疗手段。针对亚急性肝衰竭，应给予保肝、退黄、降酶、补充血浆、促进凝血因子合成、补充白蛋白、促进肝细胞修复等综合治疗，若病情进展，可考虑人工肝、肝移植等治疗手段，同时注意预防感染、腹水、胸腔积液、肾损害、电解质紊乱等并发症。该患者对肝病治疗应答较好，短时间内凝血功能得到纠正、胆红素有所下降，为治疗原发病SLE赢得了宝贵的时间。该患者经风湿免疫专科会诊，确定了以激素、免疫抑制药为主的治疗方案，针对发热、头痛等不适，可给予非甾体抗炎药缓解症状，治疗期间应避免使用如青霉素、磺胺类、保泰松、金制剂、肼屈嗪、普鲁卡因酰胺、氯丙嗪、甲基多巴、异烟肼等容易诱发狼疮和引起狼疮样综合征的药物，同时预防激素等其他药物所致的不良反应。

（三）专家3点评

　　该病例反映了临床医师扎实基本功和发散性思维，通过仔细询问病史和查体，在较短时间内完善相关化验检查，查阅国内外相关文献，安排风湿免疫专科会诊，最终明确主要诊断，并找到了导致亚急性肝衰竭的具体病因。在诊疗过程中该病例尚存在一些遗憾之处：①由于检测条件所限，未能检测 IgG_4，若能完善该项化验，可有助于排查 IgG_4 相关性肝胆疾病；②患者未能同意肝穿刺术，因此无法进行病理诊断，若能完善该项检查，可有助于对狼疮性肝损害和自身免疫性肝炎进行鉴别；③患者回当地后由于更换联系方式，因此无法进行进一步随访，从而无法了解患者最终的预后。通过这份病例，完整展示了 SLE 导致亚急性肝衰竭的病理生理过程，为临床诊治该类疾病提供了理论依据，提醒临床医师在接诊不明原因发热、肝衰竭的青年女性时，一定要警惕存在 SLE 原发病的可能。

（解放军总医院第五医学中心　李　晨　朱　冰　李　进）

参考文献

潘思思，苏茵，刘蕊，等 . 2010. 系统性红斑狼疮患者发病及就医行为的现况调查 . 中华风湿病学杂志，5（1）：73-76.

吴志红，杨惠琴，谢沛霖，等 . 2016. 以急性播散性脑脊髓炎为首发的系统性红斑狼疮 1 例并文献分析 . 中国神经免疫学和神经病学杂志，23（5）：377-378.

许韩师，叶任高，纪玉莲，等 . 2000. 狼疮性肝损害的临床和免疫学特点（附 32 例临床分析）. 中国现代医学杂志，10（8）：4-6.

病例 6　一例特殊肝衰竭患者的诊治

【病例诊治经过介绍】

（一）病例基本情况

患者耿某，男，42 岁。因"乏力、尿黄、恶心 2 个月"于 2015 年 1 月 28 日入院。

1. 现病史　患者缘于 2014 年 12 月服用中药（内含何首乌，其余不详）1 个月后出现尿黄，渐觉身目黄染，伴恶心、食欲缺乏，遂至当地医院就诊，诊断为亚急性肝炎（重型）胆囊炎。给予保肝、退黄、支持治疗后症状未见好转，2014 年 1 月前往涿州市某医院就诊。查：WBC $4.1×10^9$/L，Hb 161g/L，PLT $149×10^9$/L。肝功能：TBIL 576μmol/L，INR 1.5，ALT 387U/L，AST 412U/L。腹部 CT 提示：肝硬化、脾大、门静脉高压；肝脏密度减低，淋巴管扩张，考虑肝损害、肝多发囊肿。给予保肝、降酶、退黄、支持治疗后不适症状未见明显缓解，2015 年 1 月 25 日患者为进一步诊治前来我院，门诊以"黄疸原因待查"收入我科。自此次发病以来，精神尚可，食欲欠佳，睡眠正常，未见白陶土样便，体重无明显变化。

2. 流行病学史　否认肝病患者接触史，病前 6 个月内无输血及血制品应用史。病前 3 个月内无不洁饮食史。

3. 既往史　无"伤寒、结核、猩红热"等传染病病史，无"心、脑、肺、肾"等脏器慢性病病史，否认外伤、手术史，无药物及食物过敏史。预防接种史不详。

4. 个人史、婚育史、家族史　无特殊。

5. 查体　体温 36℃，脉搏 74 次/分，呼吸 18 次/分，血压 124/80mmHg，营养中等，步入病房，自动体位，查体合作。神志清楚，精神尚可，应答切题，定向力、记忆力、计算力正常。面色晦暗，皮肤、巩膜重度黄染，未见瘀点、瘀斑，肝掌阴性，未见蜘蛛痣。全身浅表淋巴结未扪及增大。心、肺未见异常。腹部平，未见腹壁静脉曲张，全腹软，无压痛、反跳痛，肝右肋下未触及，剑突下未触及，墨菲征阴性，脾左肋下未触及，肝上界位于右锁骨中线第 5 肋间，肝、脾、双肾区无叩痛，移动性浊音可疑阳性，双下肢中度凹陷性水肿。生理反射存在，病理征未引出。扑翼样震颤阴性。

6. 初步诊断　①药物性肝衰竭；②肝硬化？③肝囊肿。

（二）入院诊治第一阶段——完善检查，控制病情

1. 2017 年 1 月 29 日　化验：血常规示 WBC $3.29×10^9$/L（↓），N $1.41×10^9$/L（↓），Hb 126g/L（↓），PLT $156×10^9$/L；生化：ALT 263U/L（↑），AST 338U/L（↑），ALP 146U/L，GGT 105U/L（↑），TBA 153μmol/L（↑），DBIL 308.8μmol/L（↑），TBIL 413.3μmol/L（↑），ALB 26g/L（↓），CHE 2804U/L（↓），TG 2.12mmol/L（↑），TC 1.48mmol/L（↓）；凝血功能：PT 17.3s（↑），INR 1.48（↑），PTA52.5%（↓）；自身免疫抗体阴性，梅毒、HIV 抗体阴性。腹部超声提示：肝实质损害、脾厚、腹水；肝囊肿；胆囊炎性改变。X 线胸片、心电图未见异常。

上级医师查房后指示：患者起病隐匿，有乏力、食欲缺乏、恶心、厌油等消化道症状。查体可见面色晦暗，皮肤、巩膜重度黄染，肝掌阴性。既往无慢性肝炎病史，无饮酒史，发病前自行服用中成药 1 个月（内含何首乌）。患者此次病程较短，既往无慢性肝病基础，发病前有明确肝损害药物服用史，考虑药物性肝衰竭诊断明确，继续完善相关检查，除外合并嗜肝病毒感染及自身免疫性肝病可能。因病程较短，院外 CT 提示肝硬化，与临床不符，重新阅片，无明确肝硬化影像学表现，排除肝硬化诊断，给予保肝、降酶、退黄、对症支持治疗，同时给予乙酰半胱氨酸治疗。目前胆红素及转氨酶高，凝血功能差，肝脏损伤重，暂不适宜行肝穿刺病理检查，待肝功能恢复后可安排行肝穿刺明确诊断。

2. 2017 年 2 月 8 日　患者精神可，生命体征平稳，诉乏力、尿黄。化验：WBC 4.05×10^9/L，Hb 136g/L，PLT 127×10^9/L；生化：AST 176U/L（↑），ALT 115U/L（↑），ALP 156U/L（↑），GGT 103U/L（↑），DBIL 253.8μmol/L（↑），TBIL 315.3μmol/L（↑），ALB 32g/L（↓），CHE 2632U/L（↓），TBA 336μmol/L（↑），K^+ 3.4mmol/L（↓），TC 0.99mmol/L（↓）；凝血功能：PT 15.6s（↑），INR 1.34（↑），PTA 60.1%（↓）。患者肝功能、凝血功能较前恢复，治疗有效，继续加强保肝、降酶、退黄、支持治疗，遵医嘱执行。

3. 2017 年 2 月 18 日　患者发热、腹痛、咳嗽、咳痰，二便正常。化验：WBC 4.31×10^9/L，Hb 114g/L（↓），PLT 130×10^9/L；生化：ALT 51U/L（↑），AST 93U/L（↑），GGT 120U/L（↑），TBIL 148.5μmol/L（↑），DBIL 128.7μmol/L（↑），ALB 32g/L（↓），CHE 2593U/L（↓）；凝血功能：INR 1.17，PTA 71.8%。患者肝功能各项指标继续好转，保肝、降酶、退黄治疗效果可。

4. 2017 年 2 月 24 日　化验：WBC 4.39×10^9/L，Hb 113g/L（↓），PLT 143×10^9/L；生化：AST 61U/L（↑），GGT 116U/L（↑），DBIL 90.8μmol/L（↑），TBIL 100.9μmol/L（↑），ALB 33g/L（↓），CHE 3008U/L（↓）；凝血功能：INR 1.20，PTA 69.8%，PCT 0.367ng/ml。

上级医师查房后指示：患者近来病情平稳，肝功能、凝血功能较前明显好转，目前处于肝功能恢复期。患者 B 超提示少量腹水，考虑与肝损害较重有关。患者目前无肝穿刺禁忌证，为进一步明确患者此次发病的病因，向患者家属详细交代肝穿刺病理检查的必要性及相关注意事项，家属表示同意，安排肝穿刺检查。

（三）入院诊治第二阶段——获得病理，明确诊断

1. 2017 年 2 月 26 日　行肝穿刺检查。

2. 2017 年 3 月 5 日　病理结果提示（肝穿刺）：结合临床考虑急性或亚急性药物性肝损伤，炎症坏死程度相当于 G_4，请临床注意除外急性或亚急性肝衰竭。免疫组化：HBsAg（−），HBcAg（−），CD8（散在 +），CD20（散在 +），CD3（散在 +），CD68（散在 +），CD34（−），mum-1（+），CK7/CK19 示：胆管数目增多。特殊染色：铁染色（−），铜染色（−）。结合病史及化验检查患者药物性肝衰竭诊断明确，治疗方向正确，继续给予保肝、降酶、退黄、支持治疗。经治疗患者病情稳定，好转出院。

3. **最后诊断**　①亚急性药物性肝衰竭合并腹水、低钾血症；②肝囊肿。

（四）随访

患者出院后 3 个月复查：TBIL 52.6 μmol/L，ALT 12U/L，AST 29U/L，GGT 84U/L，电解质正常。

【专家评述】

（一）专家 1 点评

1. 药物性肝损害（drug-induced liver injury，DILI）是临床常见的药物不良反应之一，也是引起急性肝损害的主要原因之一，随着现在药物种类的不断增加，DILI 的发生率呈现逐年上升的趋势。临床上，如果医师问诊不仔细，很可能造成漏诊或误诊，进而延误治疗。该例患者入科后，经管医师对病史，特别是用药史进行了详细询问，及早找到了导致肝损害最可能的病因，并给予了积极处理，使患者肝衰竭得以快速恢复，这对患者远期预后起到了至关重要的作用。

2. 在美国，DILI 占急性肝衰竭的 20%～40%，是引起急性肝衰竭死亡最常见的因素，也是肝移植最主要原因。中药也有导致肝衰竭的潜在风险，单味中药如雷公藤、黄独、何首乌、斑蝥、蜈蚣粉、苍耳子、白果等；中成药如壮骨关节丸、消核片、消银片、消癣宁、消石丹、首乌片、消咳喘、华佗再造丸、大活络丹等均可引起肝损害。中草药的种植环境、炮制方法的差异，以及剂量、服药时间的增加等多种因素使得服用中草药出现肝损害的病例越来越多。何首乌是常见的中药药材，中医学认为其具有补肝肾、益精血、乌须发、壮筋骨之效，作为常用的补益中药，应用范围广泛，但近年屡见肝损害的报道。

3. 何首乌的主要化学成分有羟基蒽醌类化合物（主要为大黄素、大黄酚、大黄酸等葡萄糖苷）、二苯乙烯苷类化合物、磷脂成分等。其主要毒性成分为蒽醌类，有研究发现，大鼠口服或注射何首乌提取物蒽醌类衍生物 3～9 个月可导致肝细胞病变。因此，何首乌对肝脏的毒性成分可能主要为蒽醌类化合物。除了何首乌本身的因素外，擅自超疗程用药、超剂量用药、个体特异体质及家族遗传因素均可导致何首乌及其制剂相关肝损害的发生。

（二）专家 2 点评

1. 何首乌所致药物性肝损害的治疗同一般药物性肝损害，首先应停止使用损肝药物，同时予保肝和降酶等治疗，如复方甘草酸苷、还原型谷胱甘肽、熊去氧胆酸等。

2. N- 乙酰半胱氨酸可对肝毒性药物中间代谢产物解毒，在药物性肝损害的治疗中也经常使用。必要时可行人工肝、肝移植治疗。本例患者入科后在高度怀疑何首乌导致药物性肝衰竭时，及早给予了 N- 乙酰半胱氨酸进行解毒治疗，保证了患者顺利恢复，最终好转出院。

（三）专家 3 点评

1. 合理用药是预防何首乌所致肝损害发生的主要手段，应防止以下现象的发生：①患者不经正规医疗机构诊治擅自使用何首乌；②医师在给患者开具药方时没有依据药典规定给予了过大的剂量；③对于特异性体质或存在家族遗传倾向，即便按照药典规定的剂量使用也有发生肝损害的可能。

2. 医师在给予何首乌制剂时应注意询问患者的个人及家族药物反应史，严格按药典规定剂量用药，在用药过程中要定期监测患者肝功能情况。

3. 服用正规炮制产品，并采取正规方式服用。

（解放军总医院第五医学中心　唐子淋　郭　骢　徐天娇）

参考文献

李治，苏华，冷静 . 2007. 国内外药物性肝损害状况分析 . 东南国防医药，9（6）：476-480.

瑞芝，贾伟，赵利斌，等 . 2005. 何首乌研究进展 . 中草药，36：1097-1100.

孙震晓，张力 . 2010. 何首乌及其制剂相关肝损害国内文献回顾与分析 . 药物不良反应杂志，12（1）：26-30.

张力，杨晓晖，孙震晓，等 . 2009. 何首乌临床不良事件回顾性研究及风险控制措施探讨 . 中国中药杂志，34：1724-729.

Chan AC, Neeson P, Leeansyah E, et al. 2010. Testing the NKT cell hypothesis in lenalidomide treated myelodysplastic syndrome patients.Leukemia, 24: 592-600.

Dab AK. 2010. Drug-induced liver injury：past，present and future. Pharmacogenomics, 11: 607- 611.

Shin J, Hunt CM, Suzuki A, et al. 2013. Characterizing phenotypes and outcomes of drug-associated liver injury using electronic medical record data. Pharmacoepidemiol Drug Saf, 22: 190-198.

Xu PB, Li RZ. 2001. Toxicity reaction of panax ginseng and polygonum multifloum. Strait Pharm，13: 112.

病例 7　一例不明原因肝衰竭患者的诊治

【病例诊治经过介绍】

（一）病例基本情况

患者李某，女，30岁。主因"乏力、纳差、恶心、呕吐、腹泻15d"于2016年9月8日入院。

1. **现病史**　患者于2016年8月25日无明显诱因出现乏力、食欲缺乏、恶心、腹泻，无呕吐、发热、腹痛等，在当地诊所给予治疗（不详），自觉症状加重。9月1日去包头某医院就诊，化验肝功能：TBIL 21μmol/L，DBIL 7.1μmol/L，ALT 250U/L，AST 182U/L，ALP 182U/L，LDH 463U/L，CHE 3214U/L；血常规：WBC $10.47×10^9$/L，Hb 106g/L，PLT $216×10^9$/L，N 75.8%。给予二甲硅油、曲美布汀、蒙托石散等治疗，服用后无改善。9月4日在该院住院治疗，化验肝功能：TBIL 76μmol/L，DBIL 40μmol/L，ALT 1844U/L，AST 1214U/L，ALP 173U/L，LDH 1934U/L，CHE 2296U/L；血常规：WBC $9.7×10^9$/L，Hb 86g/L，PLT $63×10^9$/L，N 67%，PT 62.8s，PTA 11%，乙型肝炎血清标志物、丙型肝炎抗体阴性，抗核抗体、抗线粒体抗体阴性，诊断为肝衰竭，给予保肝、降酶、退黄、利尿、左氧氟沙星抗感染、输血浆、白蛋白、地塞米松（5mg，连用3d）治疗，患者上述症状无改善，并出现双下肢及双手水肿。9月6日行肺CT示：右肺中叶及左肺舌叶纤维索条，纵隔内积液，心包积液，心影大，提示贫血，肝实质密度弥漫性减低；腹部超声：全心轻度增大，全心功能轻度减低，二尖瓣、三尖瓣关闭不全（轻度），肺动脉高压（轻度），脂肪肝，胆囊壁毛糙增厚，考虑继发性改变，左肾囊肿、双侧胸腔积液（少～中量），腹、盆腔积液（少量），双侧颈部多发淋巴结，右侧腋下淋巴结。9月6日出现鼻衄，经耳鼻喉科会诊给予鼻腔填塞。9月7日化验肝功能：TBIL 108μmol/L，DBIL 64μmol/L，ALT 1321U/L，AST 874U/L，LDH 727U/L，CHE 3437U/L，BNP 8888pg/ml。症状无改善，水肿加重，为进一步诊治，来我院急诊。自此次发病以来，精神极差，食欲差，睡眠正常，未见白陶土样便及血便，体重明显增加。

2. **流行病学史**　无"肝炎"患者密切接触史。病前6个月内无输血及血制品应用史，病后曾输血浆及白蛋白。病前3个月内无不洁饮食史。

3. **既往史**　过敏性鼻炎、过敏性哮喘史10余年，间断应用布地奈德吸入治疗。无"伤寒、结核、猩红热"等传染病病史，无"心、脑、肺、肾"等脏器慢性病病史，无手术外伤史，无药物及食物过敏史。预防接种史不详。

4. **个人史**　生于原籍，无血吸虫病疫水接触史，无放射性物质、毒物接触史，无烟酒嗜好，无冶游史。

5. **婚育史、月经史**　适龄结婚，配偶健康状况良好，夫妻关系和睦，2016年7月18日顺产一健康男婴。初潮年龄16岁，行经期天数3～4d，间隔天数28d，末次月经时间2014年10月19日，经量中等，无痛经及白带增多史。

6. **查体**　体温36.5℃，脉搏109次/分，呼吸18次/分，血压116/75mmHg，营养中等，平车半卧位入病房，自动体位，查体合作。神志清楚，精神差，应答切题，定向力、记忆力、计算力正常。面色苍白、萎黄，皮肤、巩膜重度黄染，双手静脉穿刺部位见瘀点、瘀斑，肝掌阴性，未见蜘蛛痣，无颈静脉怒张，全身浅表淋巴结未扪及增大。左侧鼻腔填塞，右侧鼻腔通畅。心率快，律齐，未闻及异常。心前区无隆起。心尖冲动左移，未触及震颤，心包摩擦感未触及。心界向两侧略扩大。右下肺呼吸音弱，左肺呼吸音可，未闻及干、湿啰音。腹部饱满，未见腹壁静脉曲张，全腹软，无压痛、反跳痛，肝右肋下未触及，剑突下未触及，墨菲征阴性，脾左肋下未触及，肝上界位于右锁骨中线第 5 肋间，肝、脾、双肾区无叩痛，移动性浊音可疑阳性，双下肢重度水肿。生理反射存在，病理征未引出。扑翼样震颤阴性。

7. 初步诊断　①亚急性肝衰竭（病因不明）：自身免疫性肝病？病毒性肝炎？药物性肝损害？合并腹水、胸腔积液、心包积液、电解质紊乱。②心功能不全？③贫血（中度）。

（二）入院诊治第一阶段——初现疑云，寻证求因

1. 2016 年 9 月 8 日　入院后急诊化验：WBC $7.92×10^9$/L，N 80.7 %（↑），Hb 87g/L（↓），RBC $3.53×10^{12}$/L（↓），PLT $52×10^9$/L（↓），AST 531U/L（↑），ALT 994U/L（↑），ALP 204U/L（↑），GGT 169U/L（↑），DBIL 75.5μmol/L（↑），TBIL 98.6μmol/L（↑），CHE 4038U/L（↓），ALB 35g/L，CRE 114μmol/L（↑），AMY 110U/L（↑），GLU 18.5mmol/L（↑），Na^+ 126mmol/L（↓），K^+ 4.3mmol/L，LDH 653U/L（↑），CK 149U/L（↑），PCT 0.416ng/ml，BNP 17259pg/ml（↑）。血气分析：酸碱度 7.48（↑），氧分压 79mmHg（↓），二氧化碳分压 24mmHg（↓），标准碳酸氢根 20.2mmol/L（↓）Na^+ 126mmol/L（↓），K^+ 4.0mmol/L，剩余碱 –5.1mmol/L（↓），碳酸氢根 17.7mmol/L（↓）。超声提示：肝回声增粗，中度脂肪肝，肝静脉、下腔静脉肝后段增宽（建议心脏彩色多普勒超声检查），腹水，双侧胸腔积液。

2. 2016 年 9 月 9 日　患者胸闷、憋气，不能平卧。入院常规检查：WBC $10.06×10^9$/L（↑），Hb 86g/L（↓），RBC $3.58×10^{12}$/L（↓），PLT $59×10^9$/L（↓）；AST 471U/L（↑），ALT 943U/L（↑），GGT 172U/L（↑），DBIL 75.6μmol/L（↑），TBIL 97.2μmol/L（↑），CHE 3740U/L（↓），CRE 99μmol/L（↑），AMY 128U/L（↑），GLU 14.4mmol/L（↑），Na^+ 129mmol/L（↓），K^+ 4.3mmol/L；PT 28.8s（↑），INR 2.57（↑），PTA 23.7%（↓）；AFP 2.8ng/ml，CA125 428U/ml（↑）；T_3 0.583nmol/L（↓），TSH 0.304mIU/L（↓），FT_3 2.34pmol/L（↓）；$VitB_{12}$ > 2000pg/ml（↑），叶酸 > 20ng/ml（↑）；血清铜、铜蓝蛋白正常；降钙素原正常；T 淋巴细胞绝对值 449 个 /μl（↓），CD8 淋巴细胞绝对值 173 个 /μl（↓），CD4 淋巴细胞绝对值 269 个 /μl（↓），NK 淋巴细胞绝对值 83 个 /μl（↓），淋巴细胞总数 690 个 /μl（↓）；补体 C3 0.24g/L（↓）、总补体溶血活性 8U/ml（↓），补体 C4 0.00g/L（↓）；乙型肝炎表面抗体（发光法）42.79U/L（↑），乙型肝炎核心抗体（发光法）0.045COI；外周血白细胞 HBV-DNA 定量 < 100U/ml；甲、戊、丙、丁型肝炎病毒学标志物均为阴性；巨细胞病毒 IgG 抗体 2.86s/co；RO–52（+++），SS–A（+++）；红细胞沉降率正常；抗核抗体、抗线粒体抗体均阴性；梅毒、艾滋病、结核抗体均为阴性。心脏超声示：全心大，二、三尖瓣反流（中 – 重度），估测肺动脉压增高，心包积液（少量），左心室收缩功能减低，左心室舒张功能减低。超声（浅表组织）检查提示：右侧腰部皮下软组织未见明确异常。

上级医师查房指示：患者目前存在胸闷、憋气症状。查体：心率快，双手及下肢重度水肿，且存在心界增大、心包积液、胸腔积液、腹水多浆膜腔积液，BNP 重度升高，患者目前不能平卧，心功能Ⅳ级，不除外心力衰竭，完善心内科急会诊协助治疗。患者亚急性肝衰竭，凝血功能极差，病情危重，预后极差，可能因感染、出血、肝性脑病、心力衰竭等致患者死亡。其化验示血红蛋白、血小板均较前下降明显，必要时完善骨髓穿刺明确有无血液系统疾病。同时针对凝血功能差，给予血浆加强支持治疗。

（三）入院诊断第二阶段——拨开云雾现天日，当机立断逢新生

2016 年 9 月 10 ～ 12 日　复查及完善相关检查：WBC 7.68×10^9/L，N 72.8 %（↑），Hb 95g/L（↓），RBC 3.99×10^{12}/L，PLT 82×10^9/L（↓），AST 177U/L（↑），ALT 547U/L（↑），GGT 153U/L（↑），ALP 201U/L（↑），DBIL 47.3μmol/L（↑），TBIL 67.9μmol/L（↑），ALB 31g/L（↓），CHE 4217U/L（↓），GLU 5.6mmol/L，Na^+ 133mmol/L（↓），K^+ 3.5mmol/L，LDH 479U/L（↑），PTA 52.8%（↓），PT 15.5s（↑），INR 1.36（↑），BLA 30.4μmol/L（↑），PCT 0.674ng/ml（↑），CRP 13.08mg/L（↑），发光法肌酸激酶同工酶 MB 1.3ng/ml，发光法肌红蛋白 64.57ng/ml（↑），发光法高敏肌钙蛋白 T 0.029ng/ml，BNP 10080pg/ml（↑）。胸部 CT 检查提示：双侧胸腔积液并双肺膨胀不全；双肺上叶少许炎症改变，请结合临床随诊观察；左肺下叶背段囊性肺泡。腹部 CT 检查提示：肝 S_7 稍低密度影，建议肝脏 MR 增强进一步检查；脂肪肝，少量腹水；动脉期肝内异常强化，考虑灌注异常，双侧腹壁皮下软组织水肿，请结合临床；胆囊炎；双侧胸腔积液并双肺膨胀不全；右心室低密度充盈缺损影。肝总动脉先天变异，肝中、肝右静脉显影欠佳，考虑可能血液循环所致。心内科会诊：围生期心肌病、肝功能损害原因不清。建议：①严格控制入量，静脉输液除非必须否则严格禁止；②加强利尿；③强心治疗，地高辛 0.125mg，每日 1 次，注意防止低血钾；④福辛普利 2.5 ～ 10mg，每日 1 次；⑤高尿酸可口服苯溴马隆 50mg，每日 1 次。

上级医师查房分析病情：经心内科会诊目前考虑围生期心肌病，有心力衰竭表现，根据心内科会诊意见，尽量减少液体输入及利尿，但因患者存在肝衰竭，凝血功能差，给予血浆、思美泰、还原型谷胱甘肽，控制液体量并减慢输液速度。经治疗患者自觉呼吸较前顺畅，胸闷症状有所好转。继续注意动态监测 BNP、电解质，预防电解质紊乱。患者化验 BNP 较前有所下降，根据心内科会诊意见继续抗心力衰竭治疗。患者肺部 CT 示双肺上叶少许炎症改变，但患者目前无发热等不适，考虑不除外与心力衰竭引起的肺水肿渗出有关，暂予观察，动态监测。患者肝功能、肾功能经治疗后均有所好转。目前结合患者急性心力衰竭表现，并与放射科医师共同阅片可见肝脏 CT 各期血供表现与普通肝病表现不同，表现为动脉期腹主动脉显影不足，三维重建肝中、肝右静脉显影欠佳，右心室低密度充盈缺损，均提示患者血液循环异常，可能与其心肌病、心力衰竭有关，同时目前经完善检查排除病毒性肝炎、药物性肝炎等，予以诊断缺血性肝炎肝衰竭。

（四）入院诊治第三阶段——力挽伤肝狂澜，开启救心旅途

1. 2016 年 9 月 13 日　患者经治疗后症状明显好转，全身水肿好转，肝功能也有所好转。因围生期心肌病易出现心律失常、心力衰竭甚至血栓栓塞性猝死，患者转诊专科医院前往心内科继续治疗。

2. 最后诊断　①亚急性肝衰竭；②围生期心肌病，心功能不全 Ⅳ级合并腹水、胸腔积液、心包积液；③肾功能不全；④电解质紊乱；⑤贫血（中度）。

（五）随访

经积极纠正肝衰竭治疗和及时转诊专科治疗后，患者病情恢复，预后良好，其肝功能及凝血功能恢复正常，心功能稳定。

【专家评述】

（一）专家 1 点评

1. 围生期心肌病是发生于妊娠最末 1 个月或产后前 5 个月不能分类于任何已知心脏病的特发性心力衰竭，其发病较为突然，急性期病死率可达 10%，但如果给予及时诊断和治疗则可明显降低病死率，大部分围生期心肌病患者可在 3～6 个月得到恢复。目前尚不清楚围生期心肌病的致病原因。虽然初产妇和年龄＞30 岁的孕妇、双胎妊娠、高血压病史、先兆子痫及子痫均与高围生期心肌病发病率相关，但并无因果关系。最近的研究提示，炎症和遗传性因素在围生期心肌病的发病中可能起着重要作用。

2. 该患者发病后出现胸闷、憋气症状，心率快，双手及下肢重度水肿，且存在心界增大、心包积液、胸腔积液、多浆膜腔积液，心脏超声示左心室收缩功能减低、左心室舒张功能减低、心包积液，BNP 重度升高，心功能Ⅳ级，存在心力衰竭。结合患者无肺部疾病及心脏结构性异常，无慢性肺炎、心脏病病史，2 个月前生产 1 子，可明确诊断围生期心肌病。

3. 围生期心肌病的治疗：①急性期治疗。应给予吸氧、利尿药和血管紧张素转化酶抑制药等，必要时加用强心药物。给予药物治疗时必须充分考虑到这些药物在妊娠期和哺乳期的安全性并严密监测可能发生的不良反应。②抗心律失常治疗。心房颤动是围生期心肌病患者最常见的心律失常。围生期时奎尼丁和普鲁卡因酰胺属于相对安全的药物，曾经作为一线抗心律失常药物，目前则将 β 受体阻滞药和地高辛作为一线治疗药物。③抗凝治疗。当左心室射血分数＜30% 时，推荐产前给予低分子肝素，产后给予普通肝素或低分子肝素和华法林进行抗凝治疗。华法林产前应避免使用。④机械循环支持。极为严重的围生期心肌病患者可能需要机械性循环支持甚至心脏移植。⑤其他药物治疗。围生期心肌病患者是否需要给予免疫抑制药治疗目前尚存争议。静脉给予免疫球蛋白治疗报道有改善围生期心肌病患者心功能的作用。

（二）专家 2 点评

1. 1979 年，Bynum 等首次提出了缺血性肝炎（ischemic hepatitis）这一概念，其临床特点为心力衰竭的情况下血清转氨酶活性的显著升高，组织学特征为在肝脏血流灌注减少后发生肝小叶中央区细胞的坏死。目前对于缺血性肝炎的发病机制还不是很明确，但大多数学者均同意 1973 年 Dunn 等提出的 3 个导致缺血性肝炎的血流动力学机制：肝血流量减少导致的肝脏缺血，心力衰竭导致的静脉淤血和回心血氧含量减少导致的动脉低氧血症，其中肝脏缺血是缺血性肝炎发生的主要机制。肝脏是一个有着丰富血供的器官，同时由门静脉和肝动脉双重供血，占整个心排血量的 20%，其中 70% 来自于门静脉系统，30% 来自于肝动脉，各提供肝脏 50% 的氧供。肝脏对缺血缺氧极其敏感，肝脏组织灌流量持续减少超过阈值后，代偿机制不足，就会使肝细胞发生缺氧性损伤。

2. 缺血性肝炎临床表现主要是心力衰竭、肝炎的表现，一般具有低血压、呼吸困难、水肿等，伴随恶心、呕吐、纳差、黄疸、肝大疼痛等与肝炎相类似的症状，由于缺血缺氧，常出现肾功能不全的发生，还有可能因为肝、肾功能的损伤使糖原异生的减少，而导致低血糖的发生。此外，病情较严重者，还可因肝性脑病而出现意识改变。实验室检查可见转氨酶、乳酸脱氢酶、碱性磷酸酶、胆红素升高，凝血功能、血糖、肌酐异常等。其中肝衰竭可能导致凝血因子减少，可以使凝血酶原时间延长及国际标准化比值（INR）增高，凝血酶原时间的延长对判断预后有重要的价值。Henrion 等统计的资料显示，最早在发病的第 1 天即可观察到凝血酶原活性下降，其中有 79.5％病例的凝血酶原活性下降了 50％，有 14％病例的凝血酶原活性下降了 20％，表明凝血酶原时间是缺血性肝炎的主要指标之一。

（三）专家 3 点评

1. 本例亚急性肝衰竭可明确诊断为围生期心肌病导致的急性心力衰竭后继发肝淤血引起，既往文献报道心力衰竭导致的缺血性肝炎可出现肝酶大量升高的个例，但引起肝衰竭少见。缺血性肝炎的诊断标准目前大多数学者同意 Gitlin 等提出的标准：①具备心源性休克、循环性休克或呼吸衰竭等原发病；②血清转氨酶水平快速、显著升高达正常值上限 20 倍以上，并具有可逆性；③排除其他肝损害的原因。当上述 3 个条件满足时，可明确诊断。Henrion 等则提出转氨酶上限低于 20 倍，需行肝穿刺进一步明确诊断。

2. 该患者诊断缺血性肝炎的支持点如下：①急性心力衰竭存在，伴随多浆膜腔积液；②从病史及进一步检查中排除了病毒性肝炎、非嗜肝病毒肝炎、自身免疫性肝炎、酒精性肝炎、血液系统疾病等肝炎病因；③肝功能损害，ALT 上限 1844U/L，凝血功能异常尤为明显，伴随乳酸脱氢酶升高，急性肾损伤；④腹部 CT 见肝脏淤血性改变；⑤经强心、利尿、支持治疗，病情迅速好转。

3. 该病例诊治过程中从病史及病情进展分别排查药物性肝损害、自身免疫性肝炎、血液系统疾病、血管疾病、病毒性肝炎、急性妊娠脂肪肝或妊娠期胆汁淤积等疾病后，抓住了心力衰竭特点，经多学科协助诊治，一步一步明确诊断，并把握了很好的治疗时机，是该患者发生肝脏、心脏多器官功能衰竭获得良好预后的关键所在。

（解放军总医院第五医学中心　李东泽　游绍莉）

参考文献

刘颖翰，林佃相，古玉茹，等 . 2016. 36 例缺血性肝炎临床特点分析 . 肝脏，21（2）：152-153.

马旭，张思仲，赵丽 . 1995. 孕妇血中胎儿细胞性质和来源的研究 . 中华医学杂志，（10）：631-632.

张鹏飞，安毅，张淑青 . 2018. 围产期心肌病的诊疗进展 . 中华医学杂志，98（23）：1890-1892.

赵梦华，石建平，徐宝元 . 2014. 围产期心肌病 . 中国循证心血管医学杂志，6（4）：506-508.

赵琦，刘莉，冯红霞，等 . 2011. 缺血性肝炎的生化和病理特点分析 . 临床肝胆病杂志，27（2）：181-183.

朱冰，刘婉姝，游绍莉 . 2015. 不明原因肝衰竭的研究进展 . 临床肝胆病杂志，31（9）：1509-1512.

Bynum TE, Boitnott JK, Maddrey WC. 1979. Ischemic hepatitis. Dig Dis Sci, 24（2）：129-135.

Dunn GD, Hayes P, Breen KJ, et al. 1973. The liver in congestive heart failure: a review. Am J Med Sci, 265（3）：174-189.

Gitlin N, Serio KM. 1992. Ischemic hepatitis：widening horizons. Am J Gastroenterol, 87（7）：831-836.

Henrion J, Schapira M, Heller FR. 1996. Ischemic hepatitis：the need for precise criteria. J Clin Gastroenterol, 23（4）：305.

J Henrion. Hypoxic hepatitis. 2012. Liver International, 32（7）：1039-1052.

病例 8　一例高黄疸伴发热患者的诊治

【病例诊治经过介绍】

（一）病例基本情况

患者符某，女，52 岁。主因"乏力、食欲缺乏、肤黄 1 个月"于 2016 年 4 月 26 日入院。

1. 现病史　患者因胸闷、气短于 2016 年 3 月 26 日在当地个人诊所应用中草药治疗（2 服），服药 2d 后患者自觉憋气、胸闷症状加重，伴肤黄、乏力、食欲缺乏、灰白便，4 月 2 日去三河市医院住院治疗 3d，自诉化验总胆红素 600μmol/L，余结果不详，治疗后效果不明显。4 月 5 日转某医院治疗，化验：TBIL 168μmol/L，DBIL 105μmol/L，ALT 500U/L，AST 326U/L，ALP 329U/L，PTA 119%，WBC 6.1×10^9/L，Hb 125g/L，甲、乙、丙、丁、戊、庚型肝炎抗体均为阴性，巨细胞病毒、EB 病毒均为阴性，自身抗体阴性，给予保肝、降酶、退黄等治疗，自觉胸闷症状有所好转，皮肤瘙痒严重。4 月 24 日复查"TBIL 317μmol/L，DBIL 192μmol/L，ALT 191U/L，AST 168U/L，ALP 449U/L，PTA 95%"。为进一步治疗来我院就诊，门诊以"药物性肝损害"收入我科。自此次发病以来，精神尚可，食欲缺乏，睡眠正常，有白陶土样便，无血便，尿色黄，体重无明显变化。

2. 既往史　糖尿病病史 8 年，目前应用"甘舒霖 30/70"早、晚各 14U 控制血糖，自诉血糖控制可。无"伤寒、结核、猩红热"等传染病病史，无"心、脑、肺、肾"等脏器慢性病病史，无手术外伤史，无药物及食物过敏史。预防接种史不详。

3. 流行病学史、个人史、婚育史、月经史、家族史　无特殊。

4. 查体　体温 36.2℃，脉搏 66 次 / 分，呼吸 18 次 / 分，血压 117/64mmHg，营养中等，步入病房，自动体位，查体合作。神志清楚，精神尚可，应答切题，定向力、记忆力、计算力正常。面色萎黄，皮肤、巩膜重度黄染，未见瘀点、瘀斑，肝掌阴性，未见蜘蛛痣。全身浅表淋巴结未扪及增大。心、肺未见异常。腹平软，未见腹壁静脉曲张，无压痛、反跳痛，肝右肋下未触及，剑突下未触及，墨菲征阴性，脾左肋下未触及，肝上界位于右锁骨中线第 5 肋间，肝、脾、双肾区无叩痛，移动性浊音阴性，双下肢无水肿。生理反射存在，病理征未引出。扑翼样震颤阴性。

5. 初步诊断　①黄疸原因待查：药物性肝损害？病毒性肝炎？梗阻性黄疸？自身免疫性肝病？②2 型糖尿病。

（二）入院诊治第一阶段——经验治疗

2016 年 4 月 27 ～ 30 日入院化验：WBC 4.01×10^9/L，Hb 105g/L（↓），RBC 3.64×10^{12}/L（↓），PLT 316×10^9/L，ALT 230U/L（↑），ALB 30g/L（↓），CHE 6362U/L，TBIL 357.9μmol/L，DBIL 262.6μmol/L（↑），TG 5.96mmol/L（↑），ALP 701U/L（↑），GGT 285U/L（↑），PTA 72.5%，HBsAg（-），ESR 58mm/h（↑），CO$_2$–CP 30mmol/L（↑），TC 20.97mmol/L（↑），AFP 3.23ng/ml，CEA 1.03ng/ml，Cu 20.4μmol/L，铜蓝蛋白 0.8g/L（↑）；甲、乙、丙、丁、戊型肝炎抗体阴性，巨细胞病毒 IgM 抗体阴性；肺部 CT：右肺多发陈旧病变。心电图：窦性心律，正常心电图。腹部超声：肝实质弥漫性损害、脾大。

上级医师查房后指示：患者嗜肝病毒血清标志物均阴性，可排除病毒性肝炎；自身抗体阴性，

IgG 正常，基本排除自身免疫性肝炎可能；巨细胞病毒 IgM 抗体阴性，巨细胞病毒 IgG 抗体阳性，考虑患者可能为既往感染，非现症感染；腹部超声可暂除外胆管结石、胆管肿瘤、胰腺占位引起的梗阻性黄疸。患者 1 个月前有中草药服用史，入院化验提示 ALT、TBIL、ALP、GGT 明显升高，CHE 正常，红细胞沉降率增快，结合病史及化验检查目前考虑药物性肝损害可能性大。予乙酰半胱氨酸、多烯磷脂酰胆碱、异甘草酸镁、复方茵陈、丁二磺酸腺苷蛋氨酸保肝、降酶、退黄等治疗。

（三）入院诊治第二阶段——病情变化，发热待查

1. 2016 年 4 月 30 日～5 月 1 日　患者间断发热，最高体温波动在 38.3～38.5℃，无畏寒、寒战、咳嗽、咳痰、腹痛、尿路刺激征等不适，口腔黏膜未见白斑。查体：双肺呼吸音清，未闻及干、湿啰音，腹平软，无压痛、反跳痛，移动性浊音阴性。化验：ALT 238U/L（↑），TBIL 363.4μmol/L，DBIL 285.8μmol/L（↑），WBC 4.12×10^9/L，Hb 93g/L（↓），PLT 263×10^9/L，PTA 85.1%，CRP 4.55mg/L，PCT 0.199ng/ml。

上级医师查房后指示：患者入院时不发热，近几日出现发热，但无明显不适，查体未见阳性体征，且化验白细胞、中性粒细胞、CRP、PCT 均不高，血培养初检未提示感染，非嗜肝病毒指标均阴性，因此考虑感染引起发热可能性小，不排除药物性发热，予以暂停静脉输液，仅给予大黄利胆胶囊、熊去氧胆酸胶囊口服，必要时再次血培养排除败血症，完善结核 T 细胞检测明确有无结核。

2. 2016 年 5 月 3 日　患者神志清，精神可，体温明显下降至 37.2℃，复查：ALT 236U/L（↑），TBIL 356μmol/L，DBIL 276.4μmol/L（↑），ALP 742U/L（↑），GGT 272U/L（↑），Hb 95g/L（↓），PLT 261×10^9/L，WBC 4.93×10^9/L，PTA 87.8%，PCT 0.176ng/ml，结核 T 细胞检测未见异常。停静脉输液 3d 后，患者体温基本恢复正常，胆红素稍有下降，凝血功能稳定，暂不给予激素治疗，继续口服药物控制病情。

（四）入院诊治第三阶段——病情好转，带药出院

2016 年 5 月 5 日，患者体温正常，饮食基本正常，皮肤瘙痒减轻，无胸闷不适，大便转至正常颜色。化验：ALT 158U/L（↑），AST 139U/L（↑），TBIL 265.9μmol/L，ALP 530U/L（↑），GGT 209U/L（↑），N 1.98×10^9/L，Hb 90g/L（↓），PLT 245×10^9/L，PTA 82.6%，PCT 0.145ng/ml。

上级医师查房后指示：患者入院后结合病史及化验检查，考虑药物性肝损害，发热后经多次化验及仔细查体，除外细菌、病毒等感染，果断停止静脉输液，简化口服药物保肝、降酶、退黄治疗，患者体温很快恢复正常，且肝功能明显好转，符合药物性肝损害疾病过程。建议患者待肝功能好转后完善肝穿刺病理检查，进一步明确肝损害病因。患者带药出院，院外口服大黄利胆胶囊、复方甘草酸苷片。

（五）入院诊治第四阶段——完善肝穿刺，证实诊断

1. 2016 年 7 月 27 日　复查入院，患者状态好，无乏力不适，饮食及二便正常，无皮肤瘙痒，化验：WBC 6.36×10^9/L，Hb 128g/L，PLT 221×10^9/L；肝功能：ALB 38g/L，ALT 25U/L，AST 29U/L，TBIL 11.7μmol/L，DBIL 5.5μmol/L，ALP 222U/L（↑），GGT 84U/L（↑）。大、小便常规无明显异常。心电图：窦性心律，正常心电图。无创肝：肝纤维化程度较重，相当于肝组织病理纤维化 F$_2$～F$_3$。X 线胸片：双肺未见明确病变。腹部超声：肝实质弥漫性损害、脾稍大。患者肝功能恢复正常。

2. 2016 年 7 月 27 日　行 B 超引导下肝穿刺。

3. 2016 年 8 月 2 日　肝穿刺病理：考虑药物性肝损害，病变程度相当于 G$_1$S$_1$。

4. 最后诊断　①药物性肝损害；②2 型糖尿病。

（六）随访

2017 年 1 月 20 日，复查：AST 71U/L（↑），ALT 96U/L（↑），GGT 230U/L（↑），TBIL 8.6μmol/L，DBIL 3.1μmol/L。

【专家评述】

（一）专家 1 点评

药物性肝损害（DILI）是一种排他性诊断，目前常用 RUCAM 简化评分系统进行诊断，本病例 RUCAM 评分 8 分，属于高度可疑。而且患者在疾病恢复后行肝穿刺检查，进一步证实了 DILI 的诊断，从肝脏病理看，属 G_1S_1，炎症和纤维化程度都非常轻，没有自身免疫性肝炎趋势，因此患者出院后随访 6 个月以上时间，肝功能仍持续稳定，说明病理检查对 DILI 的诊断和预后判断都非常重要。

（二）专家 2 点评

药物性肝损害的治疗包括：停止肝损害药物；抑制微粒体氧化酶的药物；对肝毒性药物中间代谢产物解毒的药物，其典型代表是针对对乙酰氨基酚中毒的解毒药物 N-乙酰半胱氨酸；应用肝细胞保护药物和刺激肝细胞再生的药物，如甘草酸制剂等。因此入院后给予患者乙酰半胱氨酸、异甘草酸镁、复方茵陈、丁二磺酸腺苷蛋氨酸治疗，但却出现发热情况。临床中这种情况并不少见，当排除所有感染等可能性后，需重点考虑药物热可能。药物热是指使用某种或多种药物直接或间接引起的发热，是常见的药源性疾病，其发热机制可能是药物导致的变态反应和非变态反应。目前临床上尚无特异性诊断标准，早期很难明确诊断，容易误诊。一般可通过以下几点综合判断：①用药后体温上升时间基本一致，发热无法用感染或其他原因解释，且症状减轻，其他指标好转；②热度与用药时间点一致，随药物代谢下降，一般于停药后 48～72h 恢复正常；③患者既往有对药物或食物过敏现象，或伴有皮疹、血嗜酸性粒细胞升高表现。治疗原则首先是不滥用药物，其次如考虑为药物热，要及时停药或换药。本例患者就是在考虑药物热后，果断停用所有静脉药物，仅予口服降酶、退黄药物，2 个月后胆红素恢复正常，完善肝穿刺病理检查后明确诊断为药物性肝损害；纵观该病例的诊治过程，临床医师询问病史仔细，在出现病情变化后积极排查可能病因，然后迅速做出判断，保证了患者的顺利恢复。

（解放军总医院第五医学中心　田　华　吕　飒）

参考文献

郭瑶雪，邓晖，李春，等 . 2015. 异烟肼致线粒体损伤引起药物性肝损伤研究进展 . 中国临床药理学与治疗学，20（03）：356-360.

茅益民，曾民德，陈勇，等 . 2009. 异甘草酸镁治疗 ALT 升高的慢性肝病的多中心、随机、双盲、多剂量、阳性药物平行对照研究 . 中华肝脏病杂志，17（11）：847-851.

于乐成，茅益民，陈成伟 . 2015. 药物性肝损伤诊治指南 . 临床肝胆病杂志，23（10）：1752-1769.

Björnsson ES. 2014. Epidemiology and risk factors for idiosyncratic drug-induced liver injury. Semin Liver Dis, 34（2）：115-122.

病例 9　一例长期高黄疸患者的诊治

【病例诊治经过介绍】

（一）病例基本情况

患者王某，女，20 岁。因"肤黄 19 年"于 2016 年 3 月 27 日入院。

1. 现病史　患者 1997 年出生后出现皮肤黄染，后间断就医未明确黄疸原因，未治疗。2015 年患者肤黄加重，但无明显不适，至当地医院检查总胆红素＞ 100μmol/L，以间接胆红素为主，未治疗。2016 年 2 月检查总胆红素＞ 200μmol/L，服用熊去氧胆酸胶囊 0.25g，每日 2 次，共 12d，3 月 19 日化验总胆红素 397.6μmol/L，间接胆红素 380.24μmol/L，后未服用任何药物。为进一步诊治，特来我院就诊，门诊以"黄疸原因待查"收入我区。自发病以来，患者无明显不适，精神可，食欲、睡眠可，大便正常，尿色黄，体重无明显变化。

2. 流行病学史　无肝炎患者密切接触史，无输血及血制品应用史。病前 3 个月内无不洁饮食史。

3. 既往病史　既往无"伤寒、结核、猩红热"等传染病病史，无"心、脑、肺、肾"等脏器慢性病病史，无手术外伤史，无药物及食物过敏史。预防接种史不详。

4. 个人史　生于原籍，在原籍长大，无长期外地居住史，无疫水、疫源接触史，无放射物、毒物接触史，无有害粉尘吸入史，无饮酒史，无吸烟史，无冶游史。

5. 查体　体温 37℃，脉搏 86 次 / 分，呼吸 18 次 / 分，血压 127/76mmHg，营养中等，步入病房，自动体位，查体合作。神志清楚，精神尚可，应答切题，定向力、记忆力、计算力正常。面色萎黄，皮肤、巩膜重度黄染，未见瘀点、瘀斑，肝掌阴性，未见蜘蛛痣。全身浅表淋巴结未扪及增大。心、肺未见异常。腹部平，未见腹壁静脉曲张，全腹软，无压痛、反跳痛，肝右肋下未触及，剑突下未触及，墨菲征阴性，脾左肋下未触及，肝上界位于右锁骨中线第 5 肋间，肝、脾、双肾区无叩痛，移动性浊音阴性，双下肢无水肿。生理反射存在，病理征未引出。扑翼样震颤阴性。

6. 辅助检查　2015 年 12 月 31 日济南某医院腹部 B 超示：胆囊壁不光滑。2016 年 2 月 27 日乙型肝炎血清标志物五项示 HBsAb 阳性，余阴性，丙肝抗体阴性。

7. 初步诊断　黄疸原因待查：遗传代谢性疾病？自身免疫性肝炎？病毒性肝炎？

（二）入院诊治第一阶段——寻找病因

1. 2016 年 3 月 27 日　入院化验及检查：WBC 7.33×10⁹/L，N 55.54%，RBC 4.06×10¹²/L，Hb 130g/L，PLT 236×10⁹/L；肝功能：DBIL 15.1μmol/L（↑），TBIL 340.4μmol/L（↑），ALT 28U/L，AST 21U/L，ALP 77U/L，GGT 16U/L；凝血功能：INR 0.91，PTA 96.6%；乙型肝炎血清标志物五项：乙肝表面抗体阳性，余阴性；铜蓝蛋白 0.26g/L，血清铜 9.5μmol/L；尿常规 + 镜检：酮体 5mmol/L，尿胆红素 17μmol/L，尿胆原 17μmol/L，红细胞 10 ～ 12/HP，白细胞 0 ～ 1/HP；肝纤维化四项、凝血功能筛查、肝癌早期预警组合、降钙素原检测、淋巴细胞亚群测定（五项）均正常；丁型肝炎三项，自身免疫性肝病确诊试验（九项），丙型肝炎抗体检测，艾滋病抗原、抗体检测，自身抗体五项，抗 –CMV IgM 等，甲、戊型肝炎三项均阴性。X 线胸片、心电图均正常。腹部超声：肝回声增粗；胆囊壁毛糙。

上级医师查房后指示：患者病史清楚，既往长期持续黄疸，无家族史，查体皮肤、巩膜重度黄染，无其他异常阳性肝病及相关体征，肝功能仅胆红素升高，ALT、AST、ALP、GGT 均正常，甲、乙、丙、丁、戊型肝炎化验、自身免疫相关抗体化验，铜代谢化验未见明显异常。分析病情认为，患者间接胆红素升高为主，但血红蛋白正常，无溶血表现，黄疸考虑为遗传代谢性疾病可能性大，安排肝穿刺明确病理特征，必要时基因检测进一步明确诊断。因患者药物治疗后胆红素明显增加，考虑药物治疗效果不佳，且不除外药物性肝损害，暂不予药物治疗。

2. 2016 年 3 月 29 日　下午于超声室行肝穿刺活检术，术程顺利，无明显不适，术后安返病房，无肝区疼痛、畏寒、发热等不适。

（三）入院诊治第二阶段——初步诊断，诊断性治疗

1. 2 017 年 4 月 1 日　患者除尿黄外无发热等特殊不适，病理诊断（肝穿刺）检查提示：结合临床考虑为 Crigler-Najjar 综合征，建议请临床结合基因学检查予以进一步确定。

上级医师查房后指示：因患者病理检查提示 Crigler-Najjar 综合征，结合患者病史特点，出生后起病，病史长，无明显肝性脑病症状及体征，血氨正常，考虑为 Ⅱ 型 Crigler-Najjar 综合征，指示：①送检行基因检测；②此型对苯巴比妥治疗有效率较高，给予苯巴比妥片 60mg，每日 3 次，口服治疗，并加用水飞蓟宾葡甲胺片 200mg，每日 3 次，口服治疗，观察疗效。

2. 2016 年 4 月 6 日　应用苯巴比妥片后复查：血细胞分析示 WBC $5.5×10^9$/L，N 52.7％，RBC $4.06×10^{12}$/L，Hb 125g/L，PLT $185×10^9$/L；凝血功能：INR 0.87，PTA 105％；肝功能：TBIL 192.3μmol/L（↑），DBIL 11.8μmol/L（↑），TC 2.26mmol/L（↓），BLA 19.7μmol/L。患者无不适症状，复查胆红素较前减低，治疗有效。

（四）入院诊治第三阶段——明确诊断

1. 患者继续苯巴比妥片治疗，黄疸下降，病情好转。

2. 基因检测回报：Ⅰ 型和 Ⅱ 型 Crigler-Najjar（CN）综合征致病基因是 *UGT1A1*，该基因编码尿苷二磷酸葡萄糖醛酸转移酶。本报道针对 *UGT1A1*（NM_ 000463）外显子进行重测序，检测到 3 个具有临床意义的杂合突变，建议送检患者父母血样以进一步明确病因。

3. 最后诊断：Crigler-Najjar 综合征（Ⅱ型）。

【专家评述】

（一）专家 1 点评

1. Crigler-Najjar 综合征（CNS）又称先天性葡萄糖醛酰基转移酶缺乏症、先天性非梗阻性非溶血性黄疸，是一种少见的、发生于新生儿和婴幼儿的遗传性高胆红素血症。根据肝细胞内葡萄糖醛酰基转移酶缺乏程度，又分为 Crigler-Najjar 综合征 Ⅰ 型和 Ⅱ 型。

2. Ⅰ 型罕见，由 Crigler-Najjar 于 1952 年首先报道。系常染色体隐性遗传，父母多为近亲婚配。患儿肝细胞内葡萄糖醛酰基转移酶完全缺乏，不能形成直接胆红素，致血中间接胆红素明显增高。这类患者致 Crigler-Najjar 型基因为纯合子，新生儿出生后迅速出现黄疸，多在出生后 1～4d 即有显著黄疸，胆红素浓度可高达 289～816μmol/L，90％为间接胆红素；由于间接胆红素对脑组织有亲和力，新生儿出生 2 周内常出现肌肉痉挛和强直、惊厥、角弓反张等胆红素脑病表现。患者无溶血现象，胆汁呈无色、无胆红素，胆囊造影正常。

3. Ⅱ 型少见，但较 Ⅰ 型多见，于 1962 年发现，是致 Grigler-Najjar 型基因杂合子，为常染色体显性遗传，系葡萄糖醛酰基转移酶活性减少但不消失。患者出生后不久出现黄疸，也有在幼年或成年期发病。病情较Ⅰ型相对轻，无神经系统症状，智力发育亦正常。黄疸程度较Ⅰ型稍低，血清胆红素波动于 85 ～ 374μmol/L，胆红素脑病少见。胆汁有色素，粪便中也有相当量的尿胆素。仅有少数患者因血中间接胆红素较高，从而引起锥体外系损害。其他肝功能检查皆正常。

4. 该病例中患者出生后起病，病史长，已成年，智力基本正常，无明显肝性脑病症状和体征，考虑为 Crigler-Najjar 综合征Ⅱ型。

（二）专家 2 点评

1.Crigler-Najjar 综合征的治疗

（1）Ⅰ型患者的治疗包括：①出生后 1 周内应采取血浆置换疗法，以降低血浆中非结合胆红素的浓度，防止脑组织损伤和胆红素脑病发生，能暂时改善症状。②因肝内无 UDP 葡萄糖醛酸转移酶（BGT），故对酶诱导剂苯巴比妥无效。③光照疗法。每天须保持 15h 光疗方能维持血清胆红素浓度在安全范围内，可使黄疸降低，胆红素脑病减少，能暂时改善症状。④用锡原卟啉静脉注射治疗本病，取得满意疗效。锡原卟啉为一种血红素加氧酶的抑制剂，使血红素转变为胆绿素的过程被抑制，减少胆红素的生成。

（2）Ⅱ型患者的治疗包括：①因肝内 UDP 葡萄糖醛酸转移酶（BGT）部分缺乏，用胆红素葡萄糖醛酸转移酶的诱导剂苯巴比妥治疗可降低血清胆红素浓度。应坚持长期持续治疗，适当改善间接高胆红素血症，从而使部分患儿生存到成年。苯巴比妥（鲁米那）衍生物之类的药物，副作用较小。②光照疗法也有一定效果，利用日光或一定波长的人工灯光照射患儿。光照能改变胆红素的有关异构体，加速间接胆红素的排出而减轻黄疸。波长 430 ～ 470nm 的光波，可促使间接胆红素氧化，产生无色的水溶性物质，直接分泌入胆汁或从肾脏排出。随着年龄增长光疗的效果越来越差。③应避免使用阿司匹林（乙酰水杨酸）等药物，因该药能同血清间接胆红素竞争与白蛋白结合，使血清间接胆红素增加而诱发胆红素脑病。目前正在实验的新的治疗方法是肝移植和肝细胞移植。

2. 该病例中患者诊断考虑为 Crigler-Najjar 综合征Ⅱ型，病因为葡萄糖醛酰基转移酶活性减少。患者已成年，光疗效果差，因此应用苯巴比妥治疗，治疗 5d 后复查患者胆红素较前下降，提示治疗有效。在随访中发现肝功能继续好转，病情稳定，进一步证实了诊断。

（解放军总医院第五医学中心   徐天娇   苏海滨   胡瑾华）

参考文献

潘丽丽，石岩石，阴怀清，等 . 2013. Crigler-Najjar 综合征Ⅱ型 UGT1A1 基因突变一例报道暨文献复习 . 中国新生儿科杂志，28（3）：180-183.

姚光弼 . 2011. 临床肝脏病学 . 2 版 . 上海：上海科学技术出版社，502-511.

赵川，陈虹，李莉 . 2013. Gilbert 综合征合并Ⅱ型 Crigler-Najjarr 综合征 1 例 . 疑难病杂志，13（6）：643.

Lijima S, Ohzeki T, Maruo Y. 2011. Herediary sperocytosis coexisting with UDP-glucuronosyltransferase deficiency highly suggestive of Crigler-Najjar syndrome Ⅱ . Yousei Med J, 52（2）：369-372.

Liu W L, Li F, He Z X, et al. 2012. Analysis of bilirubin UDP glucuronosyltransferase gene mutations in an unusual Crigler-Najjar syndrome patient. Mol Med Report, 6（3）：667-669.

Sakakibara Y, Katoh M, Kondo Y, et al. 2016. Effects of phenobarbital on expression of UDP-glucuronosyltransferase 1a6 and 1a7 in rat brain. Drug Metab Dispos, 44（3）：370-377.

病例 10　一例高胆红素血症合并贫血患者的诊治

【病例诊治经过介绍】

（一）病例基本情况

患者李某，男，53 岁。主因"发现 HBsAg 阳性 30 年，乏力、尿黄、皮肤瘙痒 15d"于 2015 年 5 月 26 日入院。

1. 现病史　缘于 30 年前查体时发现 HBsAg 阳性，肝功能正常，未重视。15d 前无明显诱因自觉乏力、腹胀、尿黄、面色发黄，不伴发热、食欲缺乏、腹痛等不适，前往当地医院检查，ALT 54U/L，TBIL 328.5μmol/L，当地医院给予护胃的中成药治疗（具体不详），效果欠佳，上述症状逐渐加重，并出现全身皮肤瘙痒，巩膜明显黄染，灰白便。近日查腹部 CT 提示胆囊体积缩小，考虑为慢性炎症病变可能，左肾囊肿。B 超提示肝脾稍大，胆囊异常，考虑胆汁淤积。北京协和医院门诊检查 ALT 47U/L，TBIL 353.7μmol/L，DBIL 246.3μmol/L，给予多烯磷脂酰胆碱治疗。为进一步诊治今日来我院门诊就诊，门诊以"黄疸待查"收入我区。

2. 流行病学史　其母亲及妹妹均为乙型肝炎病毒携带者，无输血及血制品应用史。

3. 既往史　否认"伤寒、结核"等传染病病史，高血压病史 10 年，平时口服氨氯地平、厄贝沙坦等药物控制高血压，无药物过敏史。无长期嗜酒史。否认外伤史，2008 年曾行甲状腺结节手术，否认药物、食物过敏史，预防接种史不详。

4. 个人史　生于原籍，在原籍长大，无长期外地居住史，无疫水、疫源接触史，无放射物、毒物接触史，无有害粉尘吸入史，无饮酒史，无吸烟史，无冶游史。

5. 婚育史　适龄结婚，配偶健康状况良好，夫妻关系和睦，孩子健康状况良好，育 1 女。

6. 家族史　母亲、父亲健在，母亲及妹妹为乙型肝炎病毒携带者。

7. 查体　体温 36.8℃，脉搏 76 次 / 分，呼吸 18 次 / 分，血压 140/88mmHg。营养良好，步入病房，自动体位，查体合作。神志清楚，精神可，应答切题，定向力、记忆力、计算力正常。面色晦暗，全身皮肤、巩膜重度黄染，未见瘀点、瘀斑，肝掌阳性，前胸可见蜘蛛痣。全身浅表淋巴结未扪及增大。心、肺未见异常。腹部平软，无压痛、反跳痛，肝肋下未触及，剑突下未触及，墨菲征阴性，脾肋下未触及，肝上界位于右锁骨中线第 5 肋间，肝、脾、双肾区无叩痛，移动性浊音阴性，肠鸣音 3 次 / 分，不亢进。双下肢无水肿。生理反射存在，病理征未引出。扑翼样震颤阴性。

8. 初步诊断　①慢性乙型病毒性肝炎；②胆汁淤积症；③药物性肝损害？

（二）入院诊治第一阶段——病因初步诊断

1. 2015 年 5 月 28 日　患者诉瘙痒、陶土样便。入院后化验：ALT 39U/L，AST 25U/L，TBIL 329.2μmol/L，DBIL 255μmol/L，DBIL / TBIL 0.77，ALP 210 U/L，GGT 120 U/L，Hb 104g/L，PTA 110%，HBsAg 阳性，HBV-DNA 2.69×10^{1}U/ml，甲、戊、丙型肝炎血清病毒标志物均阴性，自身抗体均阴性，免疫球蛋白正常。MRCP：肝内外胆管未见异常，双肾囊肿。腹部 MRI

增强：弥漫性肝损害，胆囊炎，肝门区淋巴结，双肾囊肿。胃镜：非萎缩性胃炎（轻）。给予多烯磷脂酰胆碱、还原型谷胱甘肽钠、丁二磺酸腺苷蛋氨酸（思美泰）、苦黄注射液、前列地尔注射液、复方甘草酸苷注射液、注射用兰索拉唑，牛磺熊去氧胆酸保肝、降酶、退黄治疗。

2. 2015年6月2日　患者症状无改善，复查肝功能无好转（图10-1）。

上级医师查房后指示：患者有HBsAg阳性病史，本次起病时无明显诱因，过去史仅仅提示长期服用抗高血压药物"氨氯地平、厄贝沙坦"治疗，本次起病以高胆红素血症为主，有胆汁淤积的症状（瘙痒、陶土样便），而转氨酶并未明显升高，HBV-DNA滴度低（2.69×10^{1}U/ml），不支持乙型肝炎病毒复制所致肝损害。考虑高胆红素血症原因为在慢性乙型肝炎基础之上不除外药物性肝损害所诱发的小胆管炎症，因此，为减轻小胆管炎症，降低免疫损害，需加用激素治疗。而在激素治疗前，为预防HBV复制增强，加用恩替卡韦抗病毒治疗。

3. 2015年6月8日　甲泼尼龙28mg/d治疗7d，胆红素仍然继续上升，总胆红素为625μmol/L以上，为加强效果，改用甲泼尼龙足量（60mg，口服，每日1次，治疗1周），总胆红素有所下降，考虑激素治疗有效，为减轻副作用，甲泼尼龙稍减量，改为56mg，口服，每日1次，治疗1周复查胆红素上升至611μmol/L（图10-1）。患者出现贫血及喘憋，无出血表现，伴血红蛋白明显下降，贫血呈小细胞低色素性（Hb 64g/L，MCV 55.1fl，MCH 19.8pg，MCHC 360g/L）。

上级医师查房后指示：患者高胆红素血症，激素治疗效果欠佳，总胆红素从入院时的329μmol/L升至611μmol/L；直接胆红素占总胆红素比例在0.71～0.78，血红蛋白进行性下降，Hb从入院时的104g/L降至63g/L。为进一步明确诊断，今日安排肝穿刺、骨髓穿刺检查。

（三）入院诊治第二阶段——病因再查

1. 2015年6月9日，复查Hb 60g/L，血红蛋白继续下降，考虑溶血性贫血可能性大，故给予大剂量甲泼尼龙（120mg/d）联合丙种球蛋白（20g/d）冲击治疗。

2. 2015年6月12日，为进一步寻找高胆红素血症原因，行肝穿刺病理检查，结果提示：肝细胞内大量磨玻璃样肝细胞，重度肝细胞及毛细胆管性淤胆，少数点灶状坏死，可见胆汁性

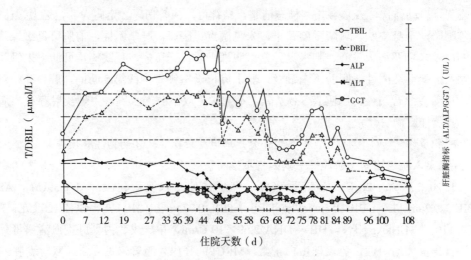

图 10-1　患者临床指标变化

梗死及细胞凋亡；肝窦内少量分叶核白细胞为主的炎症细胞浸润；汇管区扩大，纤维组织增生，少量炎症细胞浸润，CK7/CK9 示胆管管腔结构尚存，未见明确界面炎。病理诊断：考虑纤维淤胆性肝炎（HBV 感染相关），早期；但不完全除外急性药物性肝损伤致急性淤胆性肝炎改变；病变程度相当于 G_1S_1，重度肝内淤胆。免疫组化：HBsAg（++），HBcAg（–），mum–1（少数 +），CK7/CK9 示：未见小胆管增生。特殊染色：铁染色，肝细胞内散在阳性，汇管区内铁染色阴性，铜染色阴性。肝组织电镜检查：肝细胞形态基本正常，胞质内可见较多电子致密的含铁血黄素颗粒，直径 0.5 ～ 2.0μm，有单层膜包裹，肝脏超微形态符合铁质沉积症表现。

　　结合病史、化验及检查、肝穿刺结果，明确诊断：乙肝相关性纤维淤胆性肝炎。治疗：激素续用但逐渐减量至停用，加用血浆置换及胆红素吸附，加强对症支持（图 10-1）。

　　进一步寻找贫血原因。追问病史，家族中有珠蛋白生成障碍性贫血病史。骨髓穿刺结果：骨髓象可见骨髓增生活跃，粒：红 = 2.76 ：1；粒系增生明显活跃，占有核细胞的 67.5%。早幼以下各阶段可见，比例大致正常。分裂象可见，空泡变性可见。部分细胞类巨变。红系增生明显活跃，占有核细胞的 24.5%。早红以下各阶段可见，晚幼红细胞比例略偏高。分裂象可见。成熟红细胞大小不等。淋巴细胞占有核细胞的 6.5%。细胞形态未见明显异常。巨核细胞全片（2cm×3cm）共见 85 个，各阶段可见。血小板易见。免疫组化：细胞内铁染色示铁粒幼红细胞 85%（参考范围 12%～ 44%），可见环形铁粒幼红细胞及铁粒红细胞。血象：小细胞性贫血，可见较多靶形红细胞，可见破碎红细胞。印象：结合临床考虑增生性贫血。免疫分型报告：红细胞（占 92.37%），CD13/CD11b 图形正常，CD56+ 比例增高（50%），表型异常，无明显淋巴细胞、单核细胞及幼稚细胞，CD235a–CD71+ 有核红细胞占 4.14%，1.5%细胞 CD45–Cytokeretic+CD71–，不除外非造血细胞。血红蛋白电泳：HbA2 高（5.8%，正常值上限为 3.7%）。珠蛋白生成障碍性贫血基因检测示 CD17 位点杂合。明确贫血原因：珠蛋白生成障碍性贫血（地中海贫血）。

　　3. 明确诊断后，调整治疗，给予间断输红细胞，患者贫血逐渐改善，肝功能逐渐好转出院（图 10-2）。

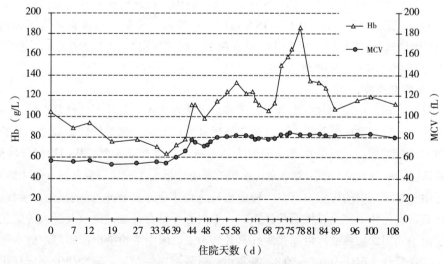

图 10-2　患者临床指标变化

（四）出院诊断及随访

1. 患者出院诊断：①纤维淤胆性肝炎（乙型肝炎相关）；②药物性肝损害；③珠蛋白生成障碍性贫血；④血色病（继发性）。

2. 患者出院后坚持服用恩替卡韦（ETV）治疗，6 个月后肝功能、血红蛋白均恢复正常，仅铁蛋白仍在 2000ng/ml 以上。

【专家评述】

（一）专家 1 点评

高胆红素血症根据病因可分为溶血性、肝细胞性及梗阻性，发病部位分别对应为肝前性、肝性及肝后性。溶血性黄疸以间接胆红素升高为主，尿中可检测到尿胆原；肝细胞性黄疸中直接、间接胆红素均有所升高，但直接胆红素升高更为明显，尿中可检测到尿胆红素及尿胆原；梗阻性黄疸中以直接胆红素升高为主，尿中可检测出尿胆红素。结合本例黄疸特征，可以首先排除溶血性黄疸，之后再根据影像学的检查结果可以排除梗阻性黄疸。

纤维淤胆性肝炎（FCH）：常发生于移植后及使用免疫抑制药治疗患者中，包括肝或肾移植后新感染 HCV 或 HBV，或是移植后使用免疫抑制药所引起的肝炎病毒再激活，或 HBV/HIV、HCV/HIV 的重叠感染。肝组织学特征：汇管区周围纤维化，向血窦周围发展。肝细胞重度气球样变性，大量肝细胞坏死和凋亡，有广泛的融合性坏死，但炎症细胞浸润相对稀少。严重的肝细胞病变，却有许多磨玻璃样改变。肝细胞胆汁淤积和毛细胆管胆栓，坏死区有活跃的胆小管反应。临床特征：严重的消化道症状（恶心、呕吐，食欲消失）；深度黄疸，进展迅速。常有腹水，易合并腹腔感染，出血倾向明显。终末期发生肝性脑病和肝肾综合征，病情迅速恶化，常在数月内死于肝衰竭。血生化检查：高胆红素血症（以直接胆红素为主），肝酶增高，ALP 和 γ-GT 显著超过 ALT 和 AST。凝血酶原时间延长。治疗：FCH 是在持久严重免疫抑制的条件下，肝细胞内病毒过度复制和表达，通过多种机制直接引起肝细胞损伤和坏死。核苷（酸）类似物能迅速抑制病毒复制，是首选的防治药物。另外血浆置换及对症支持治疗也非常重要。

考虑本病例纤维淤胆性肝炎可能与乙型肝炎相关，但患者 HBV-DNA 为 2.69×10^1 U/ml，并非高载量；与典型的 HBV 引起 FCH 不相符，考虑原因：在发病初期首先是药物因素，引起肝脏明显炎症及高胆红素，此时 HBV-DNA 低滴度；随后，大量使用激素后有可能出现 HBV-DNA 复制活跃，进一步使胆红素上升，形成 FCH（病理证实）。遗憾的是，该病例没有在应用激素后进行 HBV-DNA 定量的动态监测。

（二）专家 2 点评

慢性肝病过程中出现的贫血需重视，大多数慢性肝病伴有营养不良性贫血发生，但仍不能忽视其他原因所致的贫血。本病例中，患者外周血为典型的小细胞低色素贫血，骨髓穿刺检查有环形铁粒幼红细胞及铁粒红细胞，但血清铁不缺乏，结合家族史、基因检测及特异性检测，排除了缺铁性贫血及铁粒幼细胞性贫血，明确诊断为珠蛋白生成障碍性贫血（地中海贫血），此种贫血是由于血红蛋白的珠蛋白链有一种或几种受到部分或完全抑制所引起的一组遗传性溶血性贫血，是常染色体不完全显性遗传疾病。重型患者可有贫血、黄疸及肝大等症状，但溶血性贫血引起的高胆红素血症，以间接胆红素升高为主，尿中可检测出尿胆原，而本例以直接胆红素为主，直胆与总胆比为 0.7 ～ 0.8，基本可以排除溶血性黄疸。轻型患者临床症状较轻或者无症状，多呈小细胞低色素性贫血，网织红细胞增多，可见靶形红细胞，MCV ＜ 79fl，MCH ＜ 27pg；血红蛋白电泳 HbA_2 ＞ 3.5％。家族中患者的父亲或母亲常患有珠蛋白生成障碍性贫血。此病目前尚无根本治愈的办法，原则是对症治疗，包括输血、防治感染，预防及治疗体内铁负荷过重，必要时考虑脾切除。

（解放军总医院第五医学中心　纪　冬　陈国凤）

参考文献

于乐成，何长伦，汪茂荣，等 . 2011. 纤维淤胆性肝炎 / 免疫抑制诱导性肝衰竭新进展 . 传染病信息，24（3）：185–188.

Evans AT, Loeb KR, Shulman HM, et al. 2015. Fibrosing cholestatic hepatitis C after hematopoietic cell transplantation：report of 3 fatal cases. Am J Surg Pathol, 39（2）：212–220.

Finotti A, Breda L, Lederer CW, et al. 2015. Recent trends in the gene therapy of β–thalassemia. J Blood Med, 6: 69–85.

Hori T, Onishi Y, Kamei H, et al. 2016. Fibrosing cholestatic hepatitis C in post–transplant adult recipients of liver transplantation. Ann Gastroenterol, 29（4）：454–459.

Rund D. 2016. Thalassemia 2016：Modern medicine battles an ancient disease. Am J Hematol, 91（1）：15–21.

Tronina O, Ślubowska K, Mikołajczyk–Korniak N, et al. 2017. Fibrosing cholestatic hepatitis C after liver transplantation：Therapeutic options before and after introduction of direct–acting antivirals：Our experience and literature review. Transplant Proc, 49（6）：1409–1418.

病例 11　一例反复肝功能异常患者的诊治

【病例诊治经过介绍 】

（一）病例基本情况

患者杨某，女，39 岁。主因"肝功能异常 3 年余"于 2017 年 1 月 5 日入院。

1. 现病史　患者缘于 3 年前因"子宫肌瘤"拟行手术治疗前化验发现肝功能异常，谷丙转氨酶升高至 320U/L 左右，自觉无明显不适症状，当时给予保肝、降酶治疗后转氨酶下降。此后定期到我院门诊复查肝功能反复异常，转氨酶波动于 200U/L 上下，间断服用复方甘草酸苷、双环醇片及熊去氧胆酸胶囊等药物治疗，服药后病情好转，停药后肝功能反复，今为求进一步诊治，前来我院，门诊以"肝功能异常"收入我科。此次发病以来，精神可，食欲可，睡眠正常，大、小便正常，体重无明显变化。

2. 流行病学史　病前 6 个月内无肝炎患者密切接触史。无输血及血制品应用史。病前 3 个月内无不洁饮食史。

3. 既往史　既往无"伤寒、结核、猩红热"等传染病病史，无"心、脑、肺、肾"等脏器慢性病病史。2013 年 12 月行子宫全切手术。否认药物及食物过敏史。预防接种史不详。发病前长期服用某品牌保健品。

4. 个人史　生于原籍，无血吸虫病疫水接触史，无烟酒嗜好。无冶游史。婚育史：适龄结婚，育 1 女。月经史、家族史无特殊。

5. 查体　体温 36.5℃，脉搏 78 次 / 分，呼吸 16 次 / 分，血压 130/89mmHg，体重指数（BMI）29kg/m²，腰围 84cm，臀围 104cm。神志清楚，面色稍暗，皮肤、巩膜无黄染，肝掌、蜘蛛痣阴性。全身浅表淋巴结未扪及增大。心、肺未见明显异常。腹部饱满，未见腹壁静脉曲张，全腹软，无压痛、反跳痛，肝、脾未触及，肝上界位于右锁骨中线第 5 肋间，肝、脾、双肾区无叩痛，移动性浊音阴性，肠鸣音 3 次 / 分，不亢进。双下肢无水肿。扑翼样震颤阴性。

6. 初步诊断　肝功能异常原因待查：自身免疫性肝病？非酒精性脂肪性肝病？

（二）入院诊治第一阶段——初步诊断

2017 年 1 月 5 日化验，血常规：WBC $7.14×10^9$/L，N 65.4 ％，RBC $4.66×10^{12}$/L，Hb 142g/L，PLT $251×10^9$/L，生化：ALT 109U/L，AST 58U/L，ALP 61U/L，GGT 36U/L，BIL 2.9/10.4μmol/L，TBA 7μmol/L，TP 66g/L，CHE 9063U/L，TG 1.83mmol/L，LDL-C 3.47mmol/L，HDL-C 1.15mmol/L，GLU 5.3mmol/L，肾功能、电解质正常；PT 10.6s，PTA 121.4 ％，γ-EP 15.6 ％。HBV-M：HBsAb 阳性，甲戊肝三项、抗 -HCV、TPHA、抗 -HIV 均阴性，自身抗体五项、抗核抗体谱、自身免疫性肝病确认试验九项阴性。免疫球蛋白正常，甲状腺功能五项：T_3 2.64nmol/L。肿瘤标志物未见异常。尿、便常规未见异常。查胰岛功能二项，其中胰岛素为 13.06μU/ml。X 线胸片、床旁心电图未见异常。腹部超声提示：轻度脂肪肝。

上级医师查房后指出，患者体形偏胖，BMI ＞ 25kg/m²，LDL-C 升高，胰岛素抵抗指数为 3.08，考虑有代谢综合征，腹部影像学检查提示脂肪肝，该病例初步临床诊断为：非酒精性脂肪性肝炎。既往有长期服用保健品史，不除外药物性肝损害情况，建议行肝穿刺检查进一步明确诊断，患者同意并签署知情同意书后安排行肝穿刺检查。治疗上，给予保肝、降酶治疗，同时建议患者调整饮食结构、适当运动。

（三）入院诊治第二阶段——病理诊断

1. 2017 年 1 月 6 日在局麻下予患者行肝穿刺术。

2. 肝穿刺病理结果回报：轻度肝炎，病变程度相当于 $F_2G_1S_1$，肝细胞轻度脂肪变性，考虑非酒精性脂肪性肝炎。免疫组化：HBsAg（-），HBcAg（-），Hepa（+），CD34（血管+），mum-1（少数+），CD3（散+），CD10（+），CD20（少数+），CD68（散+），CK7/CK19 示胆管阳性。特殊染色：铜染色（-），PAS（未见异常糖原沉积），铁染色（-）。

3. 明确最终临床诊断为：非酒精性脂肪性肝炎。

（四）入院诊治第三阶段——治疗

2017 年 1 月 11 日复查血结果回报：血常规示 WBC $9.3×10^9$/L，N 71.9%，RBC $4.59×10^{12}$/L，Hb 139g/L，PLT $237×10^9$/L。生化示 TP 64g/L，A 38g/L，G 27g/L，BIL 3.6/10.1μmol/L，ALT 53U/L，AST 33U/L，ALP 62U/L，GGT 36U/L，TBA 8μmol/L，CHE 8716U/L，肾功能、电解质正常；PT 10.8s，PTA 115.9%。患者经治疗后复查肝功能明显好转，病情好转，上级医师同意后安排出院。

（五）随访

出院 2 个月后患者体重减轻约 2.5kg。复查血结果回报：ALT 40U/L，AST 33U/L，ALP 77U/L，GGT 43U/L，TBIL4.5μmol/L，DBIL 12.7μmol/L，TP 73g/L，A 43g/L，G 30g/L，TBA 2μmol/L，CHE 9491U/L，TG 1.82mmol/L，LDL-C 3.69mmol/L，HDL-C 1.20mmol/L，肾功能正常。

【专家评述】

（一）专家 1 点评

1. 定义：非酒精性脂肪性肝病（NAFLD）以影像学或组织学出现肝脏脂肪变性为特征，并且需排除酒精性肝病（ALD）等其他肝病。

2. NAFLD 与肥胖、糖尿病、血脂紊乱及高血压有关，并且被认为是代谢综合征的肝脏表现。2005 年国际糖尿病联盟标准，符合以下 5 项条件中 3 项者诊断为代谢综合征。①肥胖症：腰围＞ 90cm（男性），＞ 80cm（女性），和（或）BMI ＞ 25kg/m^2；②三酰甘油（TG）增高：血清 TG ≥ 1.7mmol/L，或已诊断为高三酰甘油血症；③高密度脂蛋白胆固醇（HDL-C）降低：HDL-C ＜ 1.03mmol/L（男性），＜ 1.29mmol/L（女性）；④血压增高：动脉血压≥ 130/85mmHg（1mmHg= 0.133kPa）或已诊断为高血压病；⑤空腹血糖（FPG）增高：FPG ≥ 5.6mmol/L 或已诊断为 2 型糖尿病。

3. NAFLD 的诊断依据以下 3 个标准：①影像学或组织学检查发现脂肪变性；②排除 ALD；③排除其他肝脏疾病，如病毒性肝炎、自身免疫性肝病和代谢或遗传性肝病。"非酒精性"的标准是指每日酒精摄入量女性＜ 20g、男性＜ 30g，非酒精性脂肪性肝炎（NASH）的诊断依据肝活组织检查存在脂肪性肝炎。

4. 该患者无饮酒史及可疑肝损伤药物病史，体形偏胖。甲、乙、丙、戊型肝炎等病原学检查均阴性，自身抗体均为阴性，基本排除了酒精性肝病、病毒性肝炎、药物性肝损害及自身免疫性肝病。腰围84cm，TG 1.83mmol/L，HDL-C 1.15mmol/L，存在代谢综合征。腹部超声提示：轻度脂肪肝。结合肝脏病理可明确临床诊断为非酒精性脂肪性肝炎。而且通过患者出院后控制体重，肝功能明显好转，得以进一步证实。

（二）专家2点评

1. 通常情况下，非酒精性脂肪肝（NAFL）被认为良性、无进展，而NASH可进展为肝硬化，甚至肝细胞癌（HCC）。NASH的组织学特征包括：肝细胞脂肪变性，伴随肝细胞损伤（气球样变性）和炎症。NAFLD除了能量过度摄入外，还有几个原因，包括内分泌疾病、严重营养不良和药物不良反应。当进展至终末期肝硬化时，NASH失去其组织学特征，被称为耗竭型NASH（burned-out NASH）。

2. NAFLD在西方国家的患病率为20%～40%，在亚洲国家为12%～30%。10%～20%的NAFLD患者被诊断为NASH。世界范围内NASH的患病率为3%～5%。NAFLD/NASH最多发生在中年男性和已绝经妇女人群中。NAFLD的患病率随着风险因子的严重程度增加而增加。NAFLD在非肥胖人群中的患病率为10%～20%，在BMI为25～30kg/m^{2}的人群中约为50%，而在BMI＞30kg/m^{2}的人群中约为80%。NAFLD在糖尿病患者中的患病率约为50%。高血清胆固醇、低血清高密度脂蛋白和高血清三酰甘油也是NAFLD的危险因素，同样是代谢综合征的危险因素。

3. 一项对肝硬化病因的世界范围回顾性调查研究显示：在日本，NAFLD占各种原因导致肝硬化的2.1%；在西方国家，NAFLD/NASH所致的HCC占各种原因所致的HCC的10%～24%。儿童NAFLD也与肥胖和代谢综合征相关，儿童群体的NAFLD患病率约为3%，并且随着年龄增长而升高。NAFLD患儿，应考虑进行基因检测。防止NAFLD继续进展，有益于改善肝脏相关疾病并发症和肝外并发症。

（三）专家3点评

1. 血清转氨酶升高有助于筛选NAFLD，但与疾病严重程度无关。本例患者长期转氨酶波动于200U/L左右，但肝脏病理仅提示$F_2G_1S_1$就证明了这一点。NAFLD患者应评估代谢综合征、血糖耐受和血脂异常情况。在3级纤维化阶段，透明质酸等纤维化标志物升高。在肝硬化阶段，血小板计数减少，并且存在血清胆红素和血氨升高等肝功能失代偿的依据。

2. NAFL（或非NASH）在组织学上被定义为存在肝脏脂肪变性，但无肝细胞受损的证据（无肝细胞气球样变性）。NASH被定义为同时存在肝脏脂肪变性和肝细胞受损的炎症（肝细胞气球样变性）。2005年，NASH临床研究网络病理委员会依据Brunt分类提出一种半定量的组织学评分方法，即NAS系统，该系统在临床研究中用于判断治疗反应或疾病进展情况。NAS系统适用于成年和儿童患者。这一方法中，脂肪变性0～3分，小叶炎症0～3分，气球样变性0～2分，三者之和即为NAS评分。NAS≥5分与NASH的诊断相关，＜3分与非NASH相关，而3～4分被认为是边界线。关于肝纤维化，1级是指在中央静脉周围区域存在窦周纤维化（1A，纤细的；1B，致密的），1C指没有窦周纤维化，但是存在门静脉纤维化；2级的特征是存在窦周和门静脉/门静脉周纤维化；3级指存在桥接纤维化；4级指肝硬化。此外，需强调NASH的确诊并非总是与NAS平行相关，建议临床病理学家不使用NAS的分级作为诊断NASH的标准方法。

3. 肝活组织检查存在几个缺点：费用昂贵、有创、存在标本误差和病理科医师读片差异的可能性。此外，由于 NAFLD 的患病率较高，肝活组织检查不太适合作为 NASH 的一种诊断工具，仅被建议用于存在高风险的 NASH 进展性肝纤维化的 NAFLD 患者，以及怀疑同时合并其他慢性肝病，亟须将 NASH 与其他慢性肝病鉴别诊断。

（四）专家 4 点评

1.NAFLD 常与代谢紊乱有关，如内脏型肥胖、胰岛素抵抗、2 型糖尿病和血脂异常等，因此，治疗肝病的同时要治疗这些相关的代谢紊乱。有效治疗 NAFLD/NASH 的方法包括：生活方式的干预、外科治疗和药物治疗。其中，改善生活方式、减肥和增加运动量已被证明有效，并且是治疗的基础。该患者通过调整饮食结构、运动等方法，体重有所下降，肝功能维持尚稳定。

2. 由于胰岛素抵抗在 NAFLD/NASH 的病理生理中发挥重要作用，有研究用于调查胰岛素增敏剂的效果，如短期应用吡格列酮可改善 NASH 患者血清 ALT 水平和组织学，但是其长期应用的安全性尚未评估，如心血管疾病、充血性心力衰竭及膀胱癌的发病情况。此外，许多其他药物，如维生素 E、抗氧化剂、血管紧张素 Ⅱ 受体拮抗药、他汀类、贝特类、依泽替米贝和肝细胞保护剂已使用动物模型进行研究。维生素 E 可以改善组织学，但长期用药的安全性和过量使用的风险尚需进一步研究。减肥手术是治疗 NAFLD/NASH 的另一种选择，但是其利与弊，尤其是对于伴有进展期肝病的患者，尚需进一步评估。

3.NAFLD 的治疗取决于病理组织学改变情况。如果肝活组织检查提示患者仅存在单纯肝脏脂肪变性而无脂肪性肝炎或肝纤维化，建议改变生活方式、减肥及增加运动量；如果存在重度肥胖可以考虑进行减肥手术。对于 NASH 患者，治疗取决于基础疾病。如果患者未合并其他疾病，仅需调整生活方式、减肥及增加运动量即可；如果患者存在其他基础代谢紊乱，如胰岛素抵抗、2 型糖尿病、血脂异常和高血压，除了减肥外还需同时治疗这些伴随疾病。

（解放军总医院第五医学中心　　常彬霞　　邹正升）

参考文献

常彬霞，邹正升，李保森，等. 2015. 2015 年日本胃肠病学会非酒精性脂肪性肝病 / 非酒精性脂肪性肝炎的循证医学临床治疗指南. 临床肝胆病杂志，31（7）：1027-1030.

American Gastroenterological Association. 2002. American Gastroenterological Association medical position statement：nonalcoholic fatty liver disease. Gastroenterology, 123: 1702-1704.

Fan JG, Farrell GC. 2009. Epidemiology of nonalcoholic fatty liver disease in China . J Hepatol, 50: 204-210.

Fan JG, Peng YD. 2007. Metabolic syndrome and nonalcoholic fatty liver disease：Asian definitions and Asian studies. Hepatobiliary Pancreat Dis Int, 6: 572-578.

Farrell GC, Chitturi S, Lau GK, et al. 2007. Guidelines for the assessment and management of nonalcoholic fatty liver disease in the Asia Pacific region：executive summary. J Gastroenterol Hepatol, 22: 775- 777.

Vuppalanch IR, Chalasan IN. 2009. Nonalcoholic fatty liver disease and nonalcoholic steatohepatitis：Selected practical issues in their evaluation and management. Hepatology, 49: 306-317.

Zeng MD, Fan JG, Lu LG, et al. 2008. Guidelines for the diagnosis and treatment of nonalcoholic fatty liver diseases. J Dig Dis, 9: 108-112.

病例 12　一例肝功能异常患者的诊治

【病例诊治经过介绍】

（一）病例基本情况

患者司某，男，43 岁。主因"发现转氨酶升高 10 年，尿黄、眼黄 1 个月余"于 2015 年 7 月 7 日入院。

1. **现病史**　患者 2005 年查体发现转氨酶轻度异常，超声提示"脂肪肝"，给予保肝降酶治疗后肝功能恢复正常，未定期复查。2015 年 5 月 12 日体检发现肝功能轻度异常，化验 PTA 正常，乙型肝炎标志物阴性，超声及腹部 CT 均提示脂肪肝，给予复方甘草酸苷等保肝降酶治疗，并自行服用中药汤剂治疗。2015 年 5 月 19 日化验：TBIL 27.3μmol/L，DBIL 9.9μmol/L，ALT 160U/L，AST 74U/L，GGT 163U/L。2015 年 5 月 21 日无明确诱因出现发热，最高 39.5℃，伴有畏寒、肌肉酸痛，无咳嗽、咳痰、腹痛、腹泻等不适，当地医院给予"头孢类抗生素"抗感染治疗，体温在次日下降至正常。2015 年 5 月 23 日体温再次升高至 39℃，晚间自行应用吲哚美辛栓后体温降至正常，后体温未再升高，但患者出现尿黄、目黄。2015 年 5 月 25 日化验：TBIL 97.6μmol/L，DBIL 54.4μmol/L，ALT 337U/L，AST 135U/L，继续给予保肝、降酶、退黄、抗感染治疗（具体用药不详），此后，胆红素进行性增高，外院查甲、乙、丙、戊型肝炎病毒标志物均阴性，抗 EBV IgM 阴性，自身抗体系列均阴性，铜蓝蛋白正常，寄生虫全套阴性，6 月 4～11 日予以"甲泼尼龙 40mg，每日 1 次"，其间给予人工肝治疗（共 3 次），胆红素无明显下降，2015 年 6 月 14 日化验：TBIL 373.2μmol/L，DBIL 280.7μmol/L，6 月 16 日再次给予甲泼尼龙 80mg，每日 1 次，26 日减为 40mg，30 日减为 20mg 维持至入我院。

2. **流行病学史**　否认肝炎患者接触史，病后曾于当地医院输血浆治疗，行人工肝治疗输注血浆。

3. **既往史**　否认结核、伤寒等传染病病史，否认高血压等病史，否认外伤史，否认手术史，否认药物、食物过敏史，接种史不详。

4. **个人史**　出生原籍，在原籍长大，无长期外地居住史，无疫水、疫源接触史，无放射物、毒物接触史，无饮酒、吸烟史，无冶游史。适龄结婚，育有 1 女，爱人及女儿身体健康。家族史无特殊。

5. **入院查体**　体温 36.4℃，血压 108/75mmHg，呼吸 19 次 / 分，脉搏 71 次 / 分，营养中等，步入病房，自动体位，查体合作。神志清楚，精神一般，应答切题，定向力、记忆力、计算力正常。皮肤、巩膜重度黄染，肝掌阳性，未见蜘蛛痣。全身浅表淋巴结未扪及增大。心肺未见异常。腹部平，未见腹壁静脉曲张，全腹软，无压痛、反跳痛，肝脾肋下未触及，肝上界位于右锁骨中线第 5 肋间，移动性浊音阴性，肠鸣音不亢进。双下肢无水肿。扑翼样震颤阴性。

6. **初步诊断**　黄疸原因待查，病毒性肝炎？药物性肝炎？自身免疫性肝病？

（二）入院诊治第一阶段——病因诊断

1. 2015 年 7 月 7 ～ 10 日　患者入院后化验：血常规示 WBC $11.26×10^9$/L，N 83.04%，Hb 107g/L，PLT $240×10^9$/L；生化：ALT 64U/L，AST 41U/L，ALP 372 U/L，GGT 115U/L，TBIL 436.2μmol/L，DBIL 322μmol/L，ALB 38g/L，CHE 5047U/L，CRE 66μmol/L；凝血功能：PTA 96.5%，INR 0.9；γ- 球蛋白 7.5%，IgG 4.57g/L；CRP 39.6mg/L；ESR 18mm/h；HBsAb、HBeAb、HBcAb 阳性；HBV-DNA 阴性；抗 -HCV 阴性；甲、戊型肝炎抗体阴性；柯萨奇病毒 A16 型 IgM 抗体阴性、抗 CMV IgM、抗 EBV IgM 阴性；单纯疱疹病毒 I 型、II 型 IgM 抗体试验阴性；集卵试验阴性、肝吸虫抗体阴性；痰涂片找真菌涂片未见真菌孢子及菌丝。

上级医师查房意见：入院后考虑患者在院外使用激素治疗 20 余天，但肝功能持续恶化，胆红素进行性升高，激素治疗无效，因此减量至逐渐停用。病因分析：黄疸原因待查。①患者既往有脂肪肝病史，肝功能波动，此次胆红素升高前有服用中药史，且有出现发热后应用解热镇痛药物治疗史，不排除药物性肝炎可能。②患者病程中使用激素，需警惕机会性感染。③入院后查乙型肝炎血清标志物 3 个抗体阳性，提示既往感染 HBV，发病后服用激素，入院后查 HBV-DNA 阴性，排除乙型肝炎病毒再激活。④其他嗜肝病毒入院后查均为阴性，可排除其他嗜肝病毒感染。此外，自身抗体阴性，血清 IgG 不高，排除自身免疫性肝炎。

2. 2015 年 7 月 12 日　腹部超声提示：肝回声增粗并轻度脂肪肝、脾大；胆囊壁水肿（炎性改变结合临床）、胆囊息肉样病变。MRCP：胆囊炎；肝实质弥漫性损害表现，脾稍大。CMV- DNA $4×10^4$U/ml。

上级医师查房意见：入院后化验 CMV IgG、IgM 阴性，但 CMV-DNA 阳性，且有服用激素史，不能排除巨细胞病毒感染，为避免 DNA 假阳性情况，进一步查 CMV pp65 协助诊断。7 月 12 日停用甲泼尼龙。

（三）病情发展第二阶段——病因治疗

1. 2015 年 7 月 14 ～ 16 日　患者近几日出现低热，头痛，体温最高 37.8℃，复查血常规：WBC $10.26×10^9$/L，N 75.7%，Hb 103g/L，PLT $306×10^9$/L；生化：ALT 52U/L，AST 43U/L，ALP 293U/L，GGT 88U/L，TBIL 315.3μmol/L，DBIL 283μmol/L，ALB 30g/L，CHE 4441U/L；凝血功能：PTA 82.2%，INR 1.01；CRP 21.6 mg/L；复查 CMV-DNA $5.65×10^4$U/ml。

上级医师查房指示：患者出现发热伴有头痛，化验胆红素升高，入院后两次化验 CMV-DNA 阳性，巨细胞病毒感染诊断明确，加用更昔洛韦抗病毒治疗，剂量为 0.25g，12h 一次。

2. 2015 年 7 月 18 ～ 24 日　患者给予更昔洛韦抗病毒治疗 2d 后体温恢复正常，其间 CMV pp65 化验回报为阳性，进一步明确诊断为 CMV 感染。继续给予更昔洛韦治疗，肝功能持续好转，7 月 24 日复查：ALB 29g/L，TBIL 219.9μmol/L，DBIL 183.3μmol/L，ALT 30U/L，AST 48U/L，PTA 65%，CMV-DNA $7.79×10^3$ U/ml。

3. 2015 年 8 月 2 ～ 7 日　患者体温持续正常，胆红素持续下降，但再次出现头痛，无恶心呕吐。查体：皮肤、巩膜仍有黄染，较前减轻，余无异常。上级医师查房意见：给予更昔洛韦抗病毒治疗后，患者胆红素持续下降，治疗有效，但近期患者再次出现头痛，鉴于患者体温已恢复正常，肝功能好转，无剧烈头痛、呕吐、颈项强直等脑膜刺激症状，暂不考虑病毒性脑炎，考虑与更昔洛韦有关，可减量使用。将更昔洛韦减量后，患者头痛症状消失。8 月 7 日复查血常规：WBC $7.03×10^9$/L，N 64.6%，Hb 108g/L，PLT $372×10^9$/L；ALB 31g/L，TBIL

159.5μmol/L，DBIL 128.6μmol/L，ALT 37U/L，AST 67U/L，ALP 188U/L，GGT 104 U/L，CHE 5369U/L；PTA 88.8%；CMV-DNA ＜ 100U/ml。

（四）病情发展第三阶段——病情变化

1. 2015 年 8 月 8 ～ 20 日　患者于 8 月 12 日无明显诱因出现发热，体温最高 38.3℃，伴有排尿不尽感，无尿频、尿急、尿痛，无畏寒、寒战，无腹痛、腹泻。查体无阳性体征。化验：WBC 8.82×10⁹/L，N 64.6%，PLT 379×10⁹/L（↑），CRP 10.71mg/L；尿常规：白细胞满视野 / HP，诊断为泌尿系统感染。给予头孢哌酮钠舒巴坦钠抗感染治疗。患者 8 月 15 日体温完全正常，尿常规正常。患者肝功能继续好转，8 月 20 日病情好转出院，出院时复查血常规：WBC 7.45×10⁹/L，Hb 103g/L，PLT 520×10⁹/L；生化：ALT 44U/L，ALP 193U/L，GGT 174U/L，TBIL 89.1μmol/L，DBIL 77.7μmol/L；凝血功能：INR 0.96，PTA 88.8%。

2. 最后诊断　①巨细胞病毒感染；②药物性肝炎；③脂肪肝；④泌尿系统感染。

（五）随访

1. 2015 年 10 月 15 日　入院复查肝功能：ALT 32U/L，ALP 180U/L，GGT 165U/L，TBIL 19.1μmol/L，DBIL 11.7μmol/L，肝组织活检，结果提示药物性肝炎，轻度脂肪肝。

2. 2016 年 3 月　肝功能基本正常，仅 GGT 轻度增高。

【专家评述】

（一）专家 1 点评

1. 人巨细胞病毒（HCMV）是最大、结构最复杂的疱疹病毒科病毒，为 DNA 病毒，直径约 200nm，基因组大小为 230 ～ 240kbp。其基因组由 UL 和 US 两部分组成，两端均有反向重复序列，整个基因组有 208 个开放阅读框。HCMV 急性感染恢复后，可长期潜伏于人体内。HCMV 具有潜伏 - 活化的特性。一旦机体免疫力低下，即可激活病毒，导致疾病产生。

2. HCMV 通过密切接触感染者的体液在人群中传播，人体对 HCMV 普遍易感。在发展中国家和人口密度大的国家，人群 HCMV 抗体阳性率高。在社会经济水平中上等的发达国家如美国、英国等，人群 HCMV 抗体阳性率在 40%～ 60%，而在社会经济水平较低的国家，人群 HCMV 抗体阳性率则超过 80%。在发展中国家，80% 的儿童在 3 岁前易感染，至成人期几乎所有人群均感染过 HCMV。

3. HCMV 感染人体主要有两种形式：①活动性感染（active infection）或产毒性感染，病毒在宿主体内完成复制，并扩散；②潜伏性感染（latent infection），HCMV 进入宿主细胞后，没有子代病毒产生，也不引起宿主细胞病变，但受感染的细胞内有 HCMV-DNA 存在。根据感染的次序分为：①原发感染（primary infection），指初次感染；②再发感染（recurrent infection），指内源性潜伏病毒激活（reactivation）或再次感染（reinfection），指外源性不同的病毒株。成人 HCMV 感染通常无症状，但当机体免疫功能受抑制时，可致潜伏的 HCMV 再激活，引起活动性感染，HCMV 感染累及肝脏导致巨细胞病毒性肝炎。

4. 诊断 HCMV 感染性疾病首先需要寻找活动性 HCMV 感染的实验室证据，包括病毒分离、病毒颗粒和巨细胞病毒包涵体检测、病毒抗原检测、特异性病毒基因（mRNA、DNA）检测和特异性抗体测定。

（二）专家 2 点评

1.HCMV 通常为机会感染，当机体免疫功能受抑制时，可致潜伏的 CMV 再激活，引起活动性感染，可导致多个脏器损伤，累及肝脏可导致巨细胞病毒性肝炎。

2. 成人巨细胞病毒性肝炎临床表现多样，主要为急性起病，不同程度的发热，热程平均 5～20d，可有畏寒、头痛、干咳、咽痛等伴随症状，乏力多见，但程度较轻，食欲缺乏、恶心呕吐、腹胀等消化道症状不明显，少部分可见皮肤瘙痒、灰白便。体征主要表现为皮肤巩膜黄染、肝脾大、淋巴结增大、皮疹。临床分型以急性无黄疸型肝炎为主（43.10%），其次为急性黄疸型肝炎（37.07%），少数慢性化（13.79%），严重者可发生肝衰竭（6.04%），预后极差。

3. 成人巨细胞病毒性肝炎在临床上不易与其他病毒性肝炎相鉴别，需结合血清生化、病毒标志物及肝脏组织病理改变。生化学指标以肝酶（ALT、AST）增高为主，GGT 及 LDH 亦有明显异常，黄疸型肝炎胆红素及胆汁酸升高明显。GGT 分布于肝细胞膜及毛细胆管上皮，结合 B 超无肝外胆道梗阻现象，说明肝内胆汁排泄障碍，淤胆现象普遍。

4. 病原学诊断目前主要依据为抗 HCMV IgM、HCMV pp65 及 HCMV-DNA 阳性。肝穿刺活检对成人巨细胞病毒肝炎的诊断及分型具有重要意义，其病理特点主要表现为肝细胞变性、点灶状坏死，分叶核白细胞为主的炎症细胞浸润，肝细胞内色素颗粒沉着，可见吞噬色素的 Kupffer 细胞，汇管区轻微扩大，纤维组织轻度增生。肝组织中极难见到典型的包涵体巨细胞，免疫组化显示肝组织中 HCMV 抗原阳性较少。本病例在肝功能恢复后肝组织活检未发现典型的包涵体，考虑可能与肝脏损伤已恢复有关。

（三）专家 3 点评

1.HCMV 感染性疾病的诊断需具备活动性 HCMV 感染的实验室证据，临床上出现 HCMV 相关性疾病表现时，应考虑 HCMV 感染的可能，确定诊断需注意如下几点：①排除其他病因。由于 HCMV 致病力弱，绝大多数免疫正常的个体感染后无临床症状。因此，即使找到 HCMV 活动性感染的证据，也必须排除现有疾病的其他常见病因后才能考虑病因为 HCMV。②免疫状态的评估。对于免疫抑制个体如艾滋病、骨髓和器官移植者及新生儿和婴幼儿出现 HCMV 相关表现，应积极寻找实验室证据，高度警惕本病。③ HCMV 感染合并其他疾病。HCMV 感染相当普遍，因而 HCMV 感染常常可能与其他疾病伴存。

2. 本病例患者由于肝功能异常，考虑脂肪性肝炎可能，使用多种药物，特别是中药汤剂，肝功能出现恶化，后期肝组织活检提示为药物性肝炎。入院后查 HCMV-DNA 阳性，pp65 阳性，伴发热、肝功能损害，给予更昔洛韦治疗后，胆红素明显下降，可明确诊断为巨细胞病毒性肝炎。但对于 HCMV 感染或再发是在激素治疗前还是在治疗后难以确定。对于巨细胞病毒性肝炎，HCMV IgM 抗体阳性是巨细胞病毒现症感染的主要标志，但有研究报道，在诊断巨细胞病毒性肝炎患者中，34 例 HCMV IgM 抗体阴性患者中，HCMV-DNA、CMV pp65 均阳性 8 例，HCMV-DNA 阳性 10 例，CMV pp65 阳性 16 例。因此，对于怀疑有 HCMV 感染的患者，应行全面检查，以明确诊断。

3.HCMV 感染多为机会性感染，因此，HCMV 常常与其他疾病伴存，本病例分析是发生在药物性肝炎及脂肪性肝炎基础之上，对于肝功能异常与病情不符时，应积极寻找其他肝损伤原因，特别是激素治疗之前应对感染性疾病进行全面排查。

4. 治疗过程如发生病情变化，应积极寻找原因。本例患者在治疗后期再次出现发热，根据患者症状及尿常规检查结果，诊断为泌尿系统感染，给予有效抗感染治疗后，发热消退，病情好转，肝功能持续恢复。从泌尿系统感染进一步分析，患者免疫力可能存在问题，所以导致 HCMV 感染。

（解放军总医院第五医学中心　苏海滨　刘晓燕　肖　珑）

参考文献

胡海峰，吴燕. 2015. 巨细胞病毒感染的治疗研究进展. 微生物学免疫学进展，43（1）：64-67.

臧红，朱冰，游绍莉. 2012. 成人巨细胞病毒性肝炎临床表现及病理特点分析. 实用预防医学，19（11）：1684-1686.

张曦. 2014. 巨细胞病毒感染诊治进展. 儿科药学杂志，20（6）：51-54.

Bruminhent J, Razonable RR. 2014. Management of cytomegalovirus infection and disease in liver transplant recipients. World J Hepatol, 6（6）：370-383.

病例 13 一例肝移植术后感染患者的诊治

【病例诊治经过介绍】

（一）病例基本情况

患者王某，男，46 岁。因"发现肝功能异常 3 年"于 2015 年 9 月 2 日入院。

1. 现病史 患者于 2012 年 10 月因神经炎在某院就诊时，化验发现肝功能异常，ALT 47U/L，未重视。此后间断复查肝功能 ALT 轻度升高。2013 年 3 月因尿黄就诊某院消化科，诊断为"酒精性肝病"，予双环醇、熊去氧胆酸胶囊口服，患者未规律服药。2013 年服用 1 年中药，肝功能持续异常。2015 年 7 月出现明显腹胀不适，食量较前下降，伴有尿色深黄似浓茶，8 月 7 日入某医院，诊断为酒精性肝硬化腹水，给予"还原型谷胱甘肽、头孢菌素"等药物治疗。上述症状未减轻，化验肝功能胆红素升高，8 月 17 日查肝功能：ALB 26g/L，ALT 33U/L，AST 117U/L，TBIL 486.3μmol/L，DBIL 342.7μmol/L，ALP 80U/L，GGT 46U/L。2015 年 8 月 19 日入我院，给予患者保肝、退黄等支持治疗，效果欠佳，复查肝功能示 AST 149U/L，TBIL 488.7μmol/L，ALT 53U/L，ALB 30g/L，CHE 1959U/L，肝功能较前未见明显好转，自动出院。目前患者无发热、寒战，无腹痛、腹泻等不适，今日为求肝移植来我院，门诊以"酒精性肝硬化慢加急性肝衰竭合并腹水"收入我科。自发病以来，精神尚可，食欲一般，睡眠正常，小便颜色加深，大便正常，体重无明显变化。

2. 流行病学史 否认肝炎患者接触史，无输血史，有输血制品史，无不良反应。

3. 既往史 否认高血压等病史，面部皮疹 3 年余，皮肤科诊断为"神经性皮炎"，曾外用药物治疗（具体不详）。2012 年诊断为"末梢神经炎"，予甲钴胺等治疗。否认手术史，否认药物、食物过敏史，预防接种史不详。

4. 个人史 在原籍长大，无长期外地居住史，无放射物、毒物接触史，吸烟 15 年，平均每日吸烟 20 支。饮酒 15 年，平均每日饮白酒 500g，2014 年 2 月入戒酒中心戒酒治疗，口服"富马酸喹硫平、丙戊酸镁缓释片"后戒白酒，仍饮啤酒 5 ～ 6 瓶 / 日。婚育史：已婚，夫妻关系和睦，未育。爱人身体健康。家族史无特殊。

5. 查体 体温 36.8℃，脉搏 95 次 / 分，呼吸 18 次 / 分，血压 111/70mmHg，发育正常，营养良好，神志清楚，面色晦暗，皮肤、巩膜重度黄染，面部可见片状红色皮疹，表面有皮肤脱屑，四肢穿刺部位可见瘀斑，肝掌阳性，胸前部可见散在分布蜘蛛痣。全身浅表淋巴结未扪及增大。心、肺听诊未见异常，腹部膨隆，腹壁可见静脉曲张，无压痛、反跳痛。肝右肋下约 15cm，剑突下 4cm，质硬，边缘钝，无触痛，墨菲征阴性，脾左肋下未触及，肝上界位于右锁骨中线第 5 肋间，肝、脾、双肾区无叩痛，移动性浊音阳性。扑翼样震颤阴性。

6. 初步诊断 ①酒精性肝硬化失代偿期合并腹水；②慢加急性肝衰竭？③神经性皮炎。

（二）入院诊治第一阶段——病因诊断

2015 年 9 月 3 日，入院血常规：WBC $9.72×10^9$/L，Hb 100g/L，N 82%，PLT $72×10^9$/L，

PTA 38.3%，PT 18.5s；肝功能：AST 136U/L，ALT 51U/L，ALB 31g/L，CHE 2258U/L，K^+ 2.9mmol/L，TBIL 527.6μmol/L，BLA 76.9μmol/L。巨细胞病毒 IgM 抗体、EB 病毒 IgM 抗体、结核金标抗体均阴性；乙肝、丙肝、梅毒、艾滋病检测均为阴性。腹部 CT：肝 S_5 异常强化，占位病变不除外；肝硬化，脾大；食管－胃底周围静脉曲张，附脐静脉开放；胆囊结石，胆囊炎；左肾囊肿。X 线胸片示左下肺膨胀不全，与 2015 年 9 月 2 日 X 线胸片比较，左侧胸腔积液吸收。

上级医师查房，结合既往饮酒史，明确诊断：①酒精性肝硬化失代偿期合并腹水；②慢加急性肝衰竭；③神经性皮炎；④低钾血症。患者经 2 个月治疗，病情重，目前肝衰竭，有肝移植治疗适应证，无明显禁忌证，同意患者要求，拟行肝移植治疗。

（三）入院诊治第二阶段——手术治疗

1. 2015 年 9 月 8 日　行病肝切除术、经典原位肝移植术、移植肝胆囊切除术。术中见：麻醉成功后，取仰卧位，常规消毒、铺单。右侧腰部垫高约 30°，碘伏常规消毒手术区，铺肝移植专用无菌巾单。取左、右肋缘下屋顶样联合剑突下直切口，整个切口呈"人"字形，逐层切开皮肤、皮下及腹壁诸肌层，确切止血，入腹探查：①腹腔内中量腹水，约 800ml；②胆囊水肿明显，与大网膜粘连；③肝体积缩小，质硬，表面散在细小硬化结节，未扪及明确占位性病变；④脾增大，胃网膜血管纡曲扩张。行经典原位非转流肝移植术。

2. 2015 年 9 月 9 日　术后第 1 天复查血常规：Hb 85g/L，N 96.4%，PLT 36×10⁹/L，RBC 2.57×10¹²/L，WBC 4.57×10⁹/L；凝血：APTT 46s，PT 15.9s，INR 1.39，PTA 47.8%；肝功能：AST 3151U/L，GGT 29U/L，ALT 660U/L，ALB 46g/L，CHE 3710U/L，LDH 3334U/L，ALP 79U/L，DBIL 156.7μmol/L，TBIL 215.2μmol/L。

3. 2015 年 9 月 12 日　术后第 4 天复查血常规：Hb 99g/L，N 79.4%，PLT 38×10⁹/L，RBC 3×10¹²/L，WBC 5.31×10⁹/L；凝血：APTT 30.7s，PT 11.7s，INR 1.02，PTA 80.2%；肝功能：AST 293U/L，GGT 185U/L，ALT 306U/L，ALB 37g/L，CHE 3131U/L，LDH 438U/L，ALP 193U/L，DBIL 133.2μmol/L，TBIL 153.3μmol/L。

（四）入院诊治第三阶段——病情恶化

1. 2015 年 9 月 13 日～10 月 6 日　病情恢复无特殊，术后第 5 天，患者出现转氨酶及胆红素急剧升高，复查血常规：Hb 108g/L，N 74.6%，PLT 33×10⁹/L，RBC 3.28×10¹²/L，WBC 5.28×10⁹/L；凝血功能：APTT 36.3s，PT 16.9s，INR 1.48，PTA 43.7%；肝功能：AST 5894U/L，GGT 157U/L，ALT 5051U/L，ALB 33g/L，CHE 2720U/L，LDH 14597U/L，ALP 1502U/L，DBIL 226.3μmol/L，TBIL 323μmol/L。当天行肝穿刺活检，病理示中央静脉周围或小叶Ⅱ带肝细胞坏死伴肝细胞及毛细胆管内中度胆汁淤积，不除外肝移植术后抗体介导性排斥反应所致。考虑急性排斥反应、急性肝损伤，调整抗排斥方案：他克莫司 4mg，q12h+ 吗替麦考酚酯分散片 0.75g，q12h+ 激素（激素冲击——甲泼尼龙 1000mg，1000mg，500mg，500mg）连续 4d，并给予患者泰能＋替考拉宁＋卡泊芬净预防性抗感染治疗，随后加用血浆置换、CRRT 治疗。患者肝功能有所稳定，10 月 4 日复查血常规：Hb 82g/L，N 53.04%，PLT 14×10⁹/L，RBC 2.7×10¹²/L，WBC 1.17×10⁹/L；凝血示 APTT 58.7s，PT 16.2s，INR 1.41，PTA 46.5%。肝功能：AST 19U/L，GGT 57U/L，ALT 5U/L，ALB 41g/L，CHE 2226U/L，LDH 147U/L，ALP 238U/L，DBIL 359.2μmol/L，TBIL 499.3μmol/L，CRE 97μmol/L。X 线胸片双肺未见明显异常，腹水培养未见异常。

2. 2015 年 10 月 7 日　患者出现口腔分泌物增多，面部水肿，查看口腔，发现口腔上腭黏膜糜烂。10 月 9 日出现口腔上腭糜烂，颌面部水肿加重，牙齿脱落，伴有高热，口腔涂片找真菌可见真菌孢子及假菌丝。血常规：Hb 91g/L，N 64.9%，PLT 12×10^9/L，RBC 3.04×10^{12}/L，WBC 1.14×10^9/L；凝血：APTT 53.9s，PT 15.1s，INR 1.32，PTA 51.5%。肝功能：AST 13U/L，GGT 40U/L，ALT 8U/L，ALB 37g/L，CHE 3366U/L，LDH 150U/L，ALP 140U/L，DBIL 175.7μmol/L，TBIL 235.8μmol/L，CRE 161μmol/L；G 试验 50pg/ml，GM 试验 0.12；口腔黏膜培养及涂片提示神户肠杆菌及真菌感染。肺部 CT：左肺上叶及右肺多发结节，考虑感染性病变可能；右侧胸腔积液并右肺组织膨胀不全。口腔黏膜分泌物培养：常规培养示葡萄牙假丝酵母菌 60%、普通真菌培养小孢根霉 40%。头颅 CT 示：脑实质内未见明显异常密度影，灰白质对比正常，诸脑室、脑池、脑沟未见明显异常，中线结构居中，颅骨未见异常。鼻窦冠状位 CT：双侧筛窦、上颌窦、蝶窦及额窦黏膜增厚，腔内充填多量较高密度影；窦壁骨质未见异常；双侧鼻甲肥大，鼻中隔右偏。上牙槽骨、硬腭及左侧上颌窦旁周围软组织密度不均匀，可见散在气体密度影。考虑全组副鼻窦炎，双侧上颌窦积液，双侧额窦积液；上牙槽骨、硬腭周围蜂窝织炎（产气菌感染可能），鼻中隔右偏。

经院内、院外耳鼻喉科、口腔科、呼吸内科及感染科联合会诊，考虑侵袭性真菌性鼻窦炎，其他部位未见明确真菌感染，该病进展迅速，易并发颅内感染，死亡率高，治疗以抗感染及手术清除病灶为主，但手术风险高，死亡率高。发病早期建议患者行手术治疗，患者家属认为手术风险高，拒绝手术，后经哌拉西林钠他唑巴坦钠 4.5g 12h 一次联合两性霉素 B 脂质体 10mg 12h 一次抗感染治疗，患者间断发热，请某医院耳鼻喉科会诊，认为可以局部麻醉下手术清除病灶。

（五）入院诊治第四阶段——鼻窦手术治疗

2015 年 10 月 28 日，该患者仍间断发热，体温最高 38.7℃，血常规示 Hb 81g/L，N 72.7%，PLT 58×10^9/L，RBC 2.66×10^{12}/L，WBC 4.75×10^9/L；凝血示 APTT 46.8s，PT 15s，INR 1.31，PTA 52%。肝功能：AST 41U/L，GGT 146U/L，ALT 27U/L，ALB 33g/L，CHE 1327U/L，LDH 152U/L，ALP 246U/L，DBIL 83.8μmol/L，TBIL 100.9μmol/L，CRE 94μmol/L。肺 CT：双肺多发结节，与 2015 年 10 月 16 日 CT 片比较，较前缩小，考虑感染性病变；右侧胸腔积液，较前减少，并右肺组织膨胀不全。诊断为侵袭性真菌性鼻窦炎、局部蜂窝织炎，行鼻内镜下上颌窦、筛窦开放术＋真菌清除术。

术中见：麻醉成功后，取仰卧位，常规消毒、铺巾，双侧鼻腔用地卡因肾上腺素纱条施以表面麻醉，可见：鼻中隔软骨和上颌窦内侧壁表面坏死干性坏疽，鼻唇沟皮肤肌肉坏死；清除坏死肌肉和软骨，开放上颌窦口并扩大，清除其内真菌团；开放筛窦气房，清除其内坏死组织和真菌团，清创至创面组织新鲜少许渗血为止，并用可吸收材料（纳西棉）填塞鼻腔，观察患者生命体征稳定，鼻咽后壁无活动性出血，患者安返病房。病理示（鼻窦）大量炎性坏死组织及纤维组织，其中查见大量真菌（曲霉菌）。

（六）入院诊治第五阶段——预后

1. 术后给予患者联合抗感染治疗（头孢吡肟 2g，12h 一次＋两性霉素 B 脂质体 50mg，12h 一次＋万古霉素 0.5g，12h 一次），体温未得到有效控制（10 月 9 日开始出现体温升高，最高 39℃），病情急剧加重，出现多器官功能衰竭、急性排斥反应。血常规：Hb 74g/L，N 77.6%，PLT 30×10^9/L，RBC 2.42×10^{12}/L，WBC 9.8×10^9/L；凝血：APTT 99s，PT 21.9s，INR 1.92，PTA 31.0%；肝功能：AST 441U/L，ALT 22U/L，ALB 19g/L，DBIL 353.3μmol/L，TBIL 417.5μmol/L，CRE 217μmol/L。

2. 2015 年 11 月 10 日，患者排血便，诊断为消化道出血，患者家属放弃治疗，自动出院。

3. 最后诊断：①酒精性肝硬化慢加急性肝衰竭；②肝移植术合并侵袭性真菌性鼻窦炎、电解质紊乱、急性排斥反应；③消化道出血。

【专家评述】

（一）专家 1 点评

侵袭性真菌感染是指真菌菌丝侵入黏膜、黏膜下、血管、骨质等组织结构。急性侵袭性真菌性鼻窦炎病情凶险，患者可在数日内由于真菌侵袭性损害而死亡。毛霉菌为需氧菌，有极强的侵袭力和亲血管性，病菌一旦在感染部位生长繁殖，可迅速侵犯周围的血管，特别累及动脉，在血管壁中生长繁殖，导致血管炎及血栓形成，引起血管闭塞和组织缺血性坏死，血管栓塞进一步加重了组织的缺氧和酸中毒，也加速了毛霉菌的繁殖和感染的扩散，并迅速形成大范围黑色坏死病灶，使药物不能到达病变组织而导致治疗失败，从而对宿主致命。毛霉菌病最常见的诱发因素是未控制好的糖尿病并伴有酮症酸中毒。一般认为在糖尿病、重度烧伤、血液疾病、实体器官移植及长期使用抗生素、糖皮质激素、免疫抑制药和放射治疗等致免疫功能低下时毛霉菌较易入侵致病。

（二）专家 2 点评

1. 侵袭性真菌性鼻窦炎多发生于中鼻甲、上颌窦，筛窦、蝶窦次之，额窦罕见。真菌沿黏膜及血管向周围扩散，导致相应的临床症状出现，其中以眶内及颅内感染为重。患者常以眼部症状、颅内感染或神经系统受累等病变就诊于眼科或神经科，容易延误疾病的诊断和治疗。侵袭性骨质破坏为早期特征性影像学表现，检验学及病理学检查可明确诊断，对于可疑病例，术中应同时行真菌涂片、培养及病理切片检查，且取材应尽量靠近病变中心。一经确诊，应立即行手术治疗，彻底清理真菌团块及分泌物，除去病变的黏膜组织及坏死骨质，通畅引流。

2. 抗真菌治疗药物的选择：常见的抗真菌药有酮康唑、两性霉素 B、伊曲康唑、伏立康唑、制霉菌素、氟康唑、卡泊芬净等，两性霉素 B 为广谱杀真菌药，对毛霉菌、曲霉菌、隐球菌属、组织胞浆菌属、芽生菌属、副球菌属、球孢子菌属和一些念珠菌属等都敏感。

3. 侵袭性真菌性鼻窦炎的致死率较高，有研究发现其致死率近 50%，可能与基础性疾病有关。临床治愈者术后也可能复发，故需长期随访，一般术后第 1 个月内每周随访 1 次，此后 6 个月内每月随访 1 次。若无复发，3 年内每 3 个月随访 1 次。

（三）专家 3 点评

1. 对于肝移植患者，术前应完善全身各器官筛查，对于该患者，术前是否已经合并鼻窦炎已无法证实，术前筛查对于术后预防性治疗具有指导意义，这一点对我们是个教训也是总结。移植术后患者免疫功能低下，使用大剂量激素冲击疗法，可能是诱发真菌感染的原因。即便已经应用比较全面的预防性抗感染治疗，临床上有时也不可避免细菌、真菌感染的发生。

2. 侵袭性真菌性鼻窦炎一经确诊，应立即行手术治疗，并给予相应的抗感染治疗。该患者在移植术后发病，患者耐受性差，加之家属不够配合，未能早期手术治疗，可能是导致治疗失败的主要原因。

（解放军总医院第五医学中心　张晓峰　朱震宇　王洪波）

参考文献

顾兆伟，曹志伟，周新佳，等. 2009. 毛霉菌感染的慢性侵袭性真菌性鼻窦炎眶内侵袭一例. 中华耳鼻咽喉头颈外科杂志，44（1）：76-77.

刘铭，周兵，张盛忠，等. 2006. 真菌性鼻窦炎一例. 中华耳鼻咽喉头颈外科杂志，41（2）：141-142.

Chakrabarti A, Denning DW, Ferguson BJ, et al. 2009. Fungal rhinosinusitis：a categorization and definitional schema addressing current controversies. Laryngoscope, 119（9）：1809.

Challa S, Uppin SG, Hanumanthu S, et al. 2010. Fungal rhinosinusitis：a clinicopathological study from South India. European Archives of Oto-Rhino-Laryngology: official journal of the European Federation of Oto-Rhino-Laryngological Societies（EUFOS）: affiliated with the German Society for Oto-Rhino-Laryngology - Head and Neck Surgery, 267（8）：1239.

Chen CY, Sheng WH, Cheng A, et al. 2011. Invasive fungal sinusitis in patients with hematological malignancy: 15 years experience in a single university hospital in Taiwan. BMC Infectious Diseases, 11（1）：250.

Karthikeyan P, Nirmal CV. 2010. Incidence and presentation of fungal sinusitis in patient diagnosed with chronic rhinosinusitis. Indian Journal of Otolaryngology and Head & Neck Surgery, 62（4）：381-385.

Kasapoglu F, Coskun H, Ozmen OA, et al.2010. Acute invasive fungal rhinosinusitis：evaluation of 26 patients treated with endonasal or open surgical procedures.Otolaryngol Head Neck Surg, 143（5）：614-620.

病例 14 一例肝移植术后贫血患者的诊治

【病例诊治经过介绍】

（一）病例基本情况

患者王某，男性，50 岁，汉族，已婚，因"肝移植术后 1 个月余"于 2011 年 2 月 9 日入院。

1. 现病史 患者于 2010 年 12 月 17 日因诊断为"原发性肝癌；乙型肝炎肝硬化失代偿期合并腹水、肝性脑病"在我院行原位肝移植术，手术顺利，病理回报"（供肝）肝组织内汇管区及小叶内结构正常，未见其他异常改变，为正常肝组织。（病肝）肝细胞癌，高分化，伴坏死；切缘未见瘤组织；乙型病毒性肝炎肝硬化活动期"。术后恢复好，复查肝功能基本正常后出院。院外定期复查。患者近期出现乏力，头晕，无呕血、黑便，2011 年 2 月 9 日患者为进一步治疗来我院就诊，门诊以"肝移植术后"收入我科。目前用药方案为他克莫司 3mg/12h、醋酸泼尼松龙 10mg/d、恩替卡韦片 0.5mg/d、五酯胶囊 11.25mg/12h。

2. 流行病学史 其母亲及 1 弟均为"乙型肝炎"患者，生活在一起，密切接触。

3. 既往史 1990 年查体发现"HBsAg 阳性"，2005 年 7 月进食刺激性食物后出现呕血及黑便，于当地医院诊断为"乙型病毒性肝炎肝硬化活动期合并上消化道出血"。2005 年 10 月于外院行"内镜下食管曲张静脉套扎术"，2010 年 12 月 27 日在我院行原位肝移植术（经典非转流），2008 年患者于当地医院诊断为腹股沟斜疝（右侧）。

4. 个人史 饮酒史 15 年，平均每日约摄入酒精 100ml，2008 年戒酒。吸烟史 15 年，平均每日 2 ~ 3 支。

5. 查体 体温 36.5℃，脉搏 75 次 / 分，呼吸 20 次 / 分，血压 139/81mmHg。营养中等，神志清楚，皮肤、巩膜无黄染，睑结膜苍白，口唇苍白，肝掌阴性，未见蜘蛛痣。心肺未见异常。腹平，未见腹壁浅静脉曲张，可见腹部正中"人"字形切口瘢痕，全腹软，未触及包块，全腹无压痛、反跳痛，肝肋下未触及，脾肋下未触及，移动性浊音阴性，肠鸣音无亢进。双下肢无水肿。甲床稍苍白，扑翼样震颤阴性。

6. 初步诊断 ①贫血；②肝移植术后。

（二）入院诊治第一阶段——骨髓转移癌？

1. 2011 年 2 月 10 日 入院后化验血常规：WBC 0.92×10^9/L，N 0.5×10^9/L，RBC 1.42×10^{12}/L，Hb 40g/L，PLT 25×10^9/L，Ret 0.002×10^{12}/L，MCHC 246g/L，红细胞体积 79fl；肝功能：ALB 34g/L，ALT 12U/L，AST 10U/L；肾功能、电解质正常。腹部彩色多普勒超声提示：移植肝声像图未见明显异常，脾大，腹腔、肝下积液。肝脏血管超声：移植肝血流未见明显异常。

上级医师查房后指出：患者近期出现乏力、头晕，入院后化验血红蛋白明显低下，重度贫血诊断成立。患者无呕血、黑便，可排除失血性贫血，患者既往饮食尚可，考虑营养性贫血可能性不大，患者胆红素水平正常，无溶血现象，暂不考虑溶血性贫血，结合患者病情，考虑存在造血功能障碍的可能，予以行骨髓穿刺术协助诊断。治疗上予以输血治疗改善贫血，每次输入红细胞前均给予地塞米松预防过敏，间断予以重组人粒细胞刺激因子升白细胞治疗。

2. 2011 年 2 月 18 日　血常规：WBC $2.71×10^9$/L，RBC $2.72×10^{12}$/L，Hb 60g/L，PLT $33×10^9$/L。患者骨髓穿刺结果回报：骨髓增生活跃，粒系明显增生，红系增生受抑制，全片可见巨核细胞 171 个，血小板散在分布。涂片中可多见一类大细胞，不除外转移癌细胞。外院血液科会诊意见为：不除外骨髓转移癌，营养性贫血或慢性病性贫血待诊。上级医师查房后指出：患者移植术后 1 个月余，术前原发病为原发性肝癌，目前不除外肿瘤骨髓转移可能，建议再送血涂片至血液专科医院阅片，协同诊疗。

3. 2011 年 2 月 24 日　经外院血液科协同分析病情后不除外肿瘤骨转移，建议行 PET-CT 检查，除外全身转移。

4. 2011 年 3 月 1 日　血常规：WBC $2.75×10^9$/L，N $2.24×10^9$/L，RBC $2.23×10^{12}$/L，Hb 64g/L，PLT $50×10^9$/L。查 PET-CT 结果提示患者无全身肿瘤转移。

（三）入院诊治第二阶段——再生障碍性贫血？

1. 2011 年 3 月 4 日　复查血常规：WBC $2.4×10^9$/L，N 72%，Hb 62g/L，PLT $53×10^9$/L，Ret $0.003×10^{12}$/L，Ret 百分比 0.2%；肝功能、肾功能、电解质基本正常；FK506：7.8ng/ml。外院血液科专家会诊，考虑诊断为"再生障碍性贫血"。

2. 2011 年 3 月 8 日　再次行骨髓穿刺术。

3. 2011 年 3 月 16 日　复查血常规：WBC $2.82×10^9$/L，N 76%，Hb 56g/L，PLT $49×10^9$/L。3 月 20 日患者血红蛋白反复下降，骨髓涂片提示见大核、深染细胞，经多科会诊后考虑为"纯红细胞再生障碍性贫血"，不除外移植术后抗排异药物他克莫司引起，予以环孢素替代治疗。

上级医师查房意见：患者移植术后 2 个月余，肝功能可，但血红蛋白无明显诱因进行性下降，先后两次行骨髓穿刺见核大、深染细胞，红细胞增生障碍，结合会诊意见不除外"纯红细胞再生障碍性贫血"。调整吗替麦考酚酯分散片为麦考酚钠肠溶片后血红蛋白仍有下降，停服麦考酚钠肠溶片亦无好转，一般纯红细胞再生障碍性贫血常见于药物、细小病毒感染所致，建议请协和医院血液科会诊，明确诊断后行针对性治疗。

4. 2011 年 3 月 25 日　复查血常规：WBC $2.05×10^9$/L，N 76%，Hb 43g/L，PLT $39×10^9$/L，肝功能、肾功能、电解质基本正常；环孢素谷浓度 189ng/ml；环孢素峰浓度 562.1ng/ml。上级医师查房意见：继续输血治疗。患者改环孢素治疗后血红蛋白仍明显下降，目前微小病毒检验结果尚未回报，考虑改环孢素治疗后疗程尚短，骨髓抑制尚未改善，继续目前治疗方案。

（四）入院诊治第三阶段——细小病毒感染？

1. 2011 年 3 月 29 日　血常规：WBC $1.95×10^9$/L，Hb 44g/L，PLT $36×10^9$/L。查微小病毒 B19 阳性。请示上级医师后考虑患者目前血红蛋白仍偏低，继续静脉输血治疗，并加服十一酸睾酮胶丸。

2. 2011 年 4 月 19 日　复查血常规：WBC $1.56×10^9$/L，N 72%，Hb 37g/L，PLT $51×10^9$/L；肝功能：ALB 31g/L，余指标基本正常；环孢素浓度 42.1ng/ml。请解放军第 301 医院血液科会诊，会诊建议复查 B19 病毒，建议丙种球蛋白治疗，考虑患者环孢素浓度稍低，调整环孢素为 250mg/12h，动态复查血常规。

3. 2011 年 4 月 22 日　复查血常规：WBC $4.87×10^9$/L，N 84%，Hb 60g/L，PLT $78×10^9$/L；Ret $0.004×10^{12}$/L，Ret 百分比 0.2%；转铁蛋白 1.54g/L。4 月 24 日上级医师查房意见：反复查

患者细小病毒 B19 病毒阳性，结合多次会诊意见，考虑为细小病毒感染所致纯红细胞再生障碍性贫血，可给予丙种球蛋白 0.4g/（kg·d）×5d 治疗，继续输血支持治疗。

4. 2011 年 5 月 1 日　复查血常规：WBC $6.74×10^9$/L，N 84%，Hb 85g/L，PLT $62×10^9$/L；肝功能、肾功能、电解质基本正常；环孢素浓度 78.1ng/ml；已停用丙种球蛋白，注意复查血常规。

5. 2011 年 5 月 5 日　复查血常规：WBC $2.93×10^9$/L，N 82%，Hb 85g/L，PLT $43×10^9$/L；肝功能、肾功能、电解质基本正常；环孢素峰值浓度 891.1ng/ml，环孢素谷值浓度 107.5ng/ml。血红蛋白稳定，不适症状减轻。

6. 最后诊断　①纯红细胞再生障碍性贫血；②肝移植术后。

（五）随访

2017 年 1 月 2 日，复查 WBC $5.09×10^9$/L，Hb 153g/L，PLT $103×10^9$/L。患者出院后贫血症状消失。

【专家评述】

（一）专家 1 点评

1. 纯红细胞再生障碍性贫血（pure red cell aplasia，PRCA）是指因骨髓中红系细胞显著减少所致的贫血，发病率占再生障碍性贫血的 3% 左右。临床分为急性和慢性，按病因可分为原发性和继发性。原发性病因不明，继发性病因包括感染、肿瘤、药物、异基因造血干细胞移植等。继发性 PRCA 最常见病因为 HPV-B19 感染。1974 年 HPV-B19 第一次被发现，它是属于细小病毒科的单链 DNA 病毒，在普通人群中感染阳性率高达 30%～60%，致病与宿主的免疫状态有关，一般呈轻症急性感染，儿童感染多表现为红斑，成人感染可能表现为关节病，妊娠妇女感染可导致胎儿水肿。但在免疫缺陷或低下的人群中，如器官移植术后患者常有持续性病毒感染导致多种严重病症的报道。1986 年出现第一篇关于器官移植术后 HPV-B19 感染报道，此后 HPV-B19 感染导致器官移植术后患者发生肝炎、肺炎、心肌炎，甚至移植物失功的报道逐渐增多，当然 HPV-B19 感染最常见的病症是移植术后 PRCA。

2. 器官移植术后如肾移植、造血干细胞移植术后 HPV-B19 感染导致 PRCA 的报道较多，对于肝移植术后 HPV-B19 感染所致的 PRCA 发病率还是很低，没有相关大样本数据的研究报道。HPV-B19 具有嗜红细胞特性，通过与糖苷脂蛋白结合而感染祖母红细胞，病毒复制导致祖母红细胞裂解，影响红细胞集落生长和成熟，最终导致骨髓红系增生受抑，部分患者病毒感染后发生造血功能暂时停顿，全血细胞均减少，骨髓中出现巨原红细胞，又称急性造血停滞。有研究报道 PRCA 时伴有白细胞减少的发病率约为 37.5%，血小板减少的发病率约为 21%。本中心 PRCA 患者中有 2 例患者发生白细胞减少，2 例发生血小板减少。

（二）专家 2 点评

PRCA 发病时间多为器官移植后初期，我中心患者发病时间在移植后 2 个月左右，这时期患者应用他克莫司、吗替麦考酚酯、醋酸泼尼松龙联合抗排异治疗，抵抗力严重低下，易感染 HPV-B19，且感染后不能产生足够水平的病毒特异性 Ig 抗体，无法清除病毒，造成了持续的病毒血症。另外，除环孢素外，他克莫司、吗替麦考酚酯分散片、硫唑嘌呤均有导致 PRCA 的报道。本中心患者经过调整他克莫司、吗替麦考酚酯药物剂量后，血红蛋白、网织红细胞计数无明显变化，且伴有 HPV–B19 感染依据，故可排除抗排斥药物所致 PRCA。

（三）专家3评论

1. 及时诊断与治疗对患者的预后有一定的影响。HPV–B19 感染所致 PRCA 患者通常 HPV–B19 IgM、HPV–B19 DNA 阳性，随后出现 HPV–B19 IgG 阳性，有研究报道96％的 HPV–B19 DNA 阳性的患者 HPV–B19 IgM 阳性。目前无统一的诊断标准，梅奥医院对于 HPV–B19 感染的诊断标准如下：① HPV–B19 PCR 阳性或应用其他方法检测组织标本中 HPV–B19 阳性；②对于 HPV–B19 的治疗方案有效；③排除其他感染或非感染因素引起靶器官特异性表现。本文中采用的标准为 HPV–B19 IgM 阳性，排除其他因素，结合骨髓表现，考虑诊断明确。

2. PRCA 常用的治疗方法包括丙种球蛋白、糖皮质激素，停他克莫司改为环孢素，或者联合促红细胞生成素、雄激素等，均能取得良好效果。本中心患者给予丙种球蛋白联合激素治疗后血红蛋白得到纠正。患者在给予对症治疗后78d贫血才得到改善，网织红细胞计数升高，不再依赖输血。究其病因，考虑为发病时全血细胞均减少，诊断为 PRCA 较晚，给予丙种球蛋白等治疗时间较晚。移植术后 HPV–B19 感染导致 PRCA 的病例较少，但症状重，早期、及时对症处理后预后良好。对于器官移植术后或其他免疫功能低下人群，如果出现不明原因的血红蛋白下降，应注意排除 HPV–B19 感染，做到及时诊断和及时治疗，以提高患者的临床疗效。

（解放军总医院第五医学中心　张达利　周　霞　刘鸿凌）

参考文献

李栋林，梁廷波. 2006. 实体器官移植后纯红细胞再生障碍性贫血的病因与诊治. 中华医学杂志，86（42）：3020–3022.

Crabol Y, Terrier B, Rozenberg F. 2013. Intravenous immunoglobulin therapy for pure red cell aplasia related to human parvovirus B19 infection: a retrospective study of 10 patients and review of the literature. Clin Infect Dis, 56（7）：968–977.

Eid AJ, Brown RA, Patel R, et al. 2006. Parvovirus B19 infection after transplantation: A review of 98 cases. Clin Infect Dis, 43（1）：40–48.

Heegaard ED, Brown KE. 2002. Human parvovirus B19. Clinical Microbiology Reviews, 15（3）：485–505.

Hirokawa M. 2016. Progress in the clinical management of pure red cell aplasia and future prospects. Rinsho Ketsueki, 57（2）：110–116.

Kerr JR. 2015. A review of blood diseases and cytopenias associated with human parvovirus B19 infection. Rev Med Virol, 25（4）：224–240.

Rogo LD, Mokhtari–Azad T, Kabir MH, et al. 2014. Human parvovirus B19: a review. Acta Virol, 58（3）：199–213.

Staley EM, Schwartz J, Pham HP. 2016. An update on ABO incompatible hematopoietic progenitor cell transplantation. Transfus Apher Sci, 54（3）：337–344.

Vincens NC, Carminatti M, Franco MF, et al. 2012. Post–transplant chronic anemia: parvovirus B19. J Bras Nefrol, 34（3）：303–308.

病例 15　一例肝移植术后血脂异常患者的诊治

【病例诊治经过介绍】

（一）病例基本情况

患者巴某，男，39 岁。主因"移植术后肝功能反复异常 3 个月"于 2013 年 2 月 22 日入院。

1. 现病史　患者因"酒精性肝硬化合并腹水、肝性脑病"于 2012 年 9 月 25 日行"经典式同种异体原位肝移植术"，术程顺利，术后予以他克莫司、吗替麦考酚酯、醋酸泼尼松龙抗排异治疗及五酯胶囊、熊去氧胆酸胶囊治疗，患者恢复尚可，肝功能基本正常，11 月 5 日出院。出院后定期复查，11 月 20 日我院门诊化验，FK506 22.9ng/ml，肝功能异常，超声示：肝左叶稍低回声区。11 月 27 日再次我院门诊化验，肝功能：TBIL 26μmol/L，DBIL 20.4μmol/L，ALT 66U/L，AST 58U/L，ALP 174U/L，GGT 120U/L；血脂：TC 13.92mmol/L，TG 36.75mmol/L；FK506 29.1ng/ml，腹部 CT 示：肝移植术后改变，脂肪肝（重度），脾大，肝左叶斑片状高密度影，术后所致？胆囊切除术后改变，遂短暂停用他克莫司，肝酶和血脂恢复正常，12 月 2 日加用他克莫司 1mg，12h 一次。此后该现象反复出现，换用环孢素（CsA）无改善。为进一步诊治收入移植内科治疗。

2. 流行病学史　无肝炎患者密切接触史。2012 年 9 月肝移植手术输血。病前 3 个月内无不洁饮食史。

3. 既往史　2009 年开始反复肝功能异常，2011 年反复在我院住院，诊断为"酒精性肝硬化"，2012 年 9 月 25 日行"经典式同种异体原位肝脏移植术"。曾有右侧锁骨骨折外伤史，并行锁骨钢钉固定术，已愈合。无"伤寒、结核、猩红热"等传染病病史，无"肺、肾"等脏器慢性病病史。无药物及食物过敏史。预防接种史不详。

4. 个人史　生长于原籍，无长期外地居住史，未到过血吸虫病等疫区，无明确血吸虫、钩虫等疫水接触史。有饮酒史 10 余年，平均每日摄入酒精约 80g，2011 年戒酒。育 1 子，妻、子身体均健康。

5. 查体　体温 36.6℃，脉搏 70 次 / 分，呼吸 19 次 / 分，血压 132/90mmHg。营养中等，神清，精神欠佳，定向力、记忆力、计算力正常。面色晦暗，皮肤、巩膜中度黄染，未见瘀点、瘀斑，肝掌阳性，未见蜘蛛痣。全身浅表淋巴结未扪及增大。心、肺未见异常。腹部可见"人"字形手术瘢痕，未见其他阳性体征，移动性浊音阴性，双下肢无水肿。扑翼样震颤阴性。

6. 初步诊断　①肝移植术后；②肝功能异常待查：脂肪肝？急性排斥反应？药物性肝损害？病毒性肝炎？

（二）入院诊治第一阶段——移植后免疫排斥诊治阶段

1. 2013 年 2 月　HBV-DNA 检测 10^2U/ml，加用恩替卡韦治疗，此后化验 HBV-DNA 均阴性，抗 -HCV 阴性，CMV-DNA 及 EBV-DNA 均阴性。

2. 2013 年 3 月 9 日　　化验：ALT 211U/L，AST 254U/L，TBIL 52.1μmol/L，ALP 92U/L，GGT 138U/L，TC 7.25mmol/L，TG 20.51mmol/L，FK506 2.4ng/ml。开始加用阿托伐他汀降血脂及双环醇降酶治疗。上级医师查房后指示：为明确肝损伤性质行肝穿刺术。

3. 2013 年 3 月 11 日　　肝脏病理（图 15-1）提示急性排斥反应，中度脂肪变性。予以大剂量激素冲击治疗后肝酶、血脂恢复。4 月 9 日，第二次行肝穿刺病理（图 15-2）检查再次诊断为急性排斥反应，予激素治疗。续用他克莫司胶囊 1.5mg，12h 一次，吗替麦考酚酯分散片 750mg，12h 一次，熊去氧胆酸胶囊、恩替卡韦分散片、阿托伐他汀钙片、非诺贝特治疗，肝功能好转。具体生化及 FK506 波动见图 15-3。

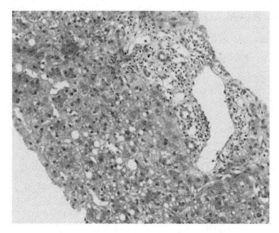

图 15-1　2013 年 3 月 11 日第一次肝穿刺病理：急性排斥反应，中度脂肪变

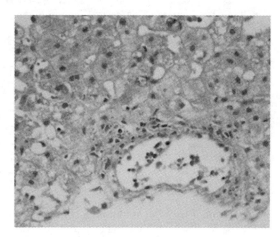

图 15-2　2013 年 4 月 9 日第二次肝穿刺病理：急性排斥反应

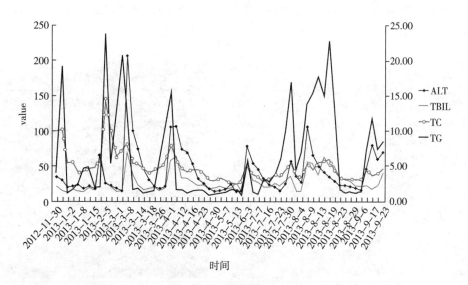

图 15-3　患者生化指标波动情况

（三）入院诊治第二阶段——药物性肝损害治疗阶段

2013年6月下旬患者出现食欲缺乏、恶心、呕吐，7月5日入院化验结果：ALT 76U/L，AST 250U/L，TBIL 50μmol/L，CRE 511μmol/L，TC 4.62mmol/L，TG 5.46mmol/L，FK506 18.5ng/ml。第三次行肝穿刺病理（图15-4）：重度脂肪变性，慢性药物性肝损害。遂停用他克莫司，肌酐、血脂和肝酶下降但未降至正常。因预防排斥反应，再一次加用他克莫司，患者再次出现肝功能波动（ALT 86U/L，214U/L），开始单用吗替麦考酚酯抗排斥治疗，并在8月6日加至1g/12h。

（四）入院诊治第三阶段——抗感染治疗阶段

1. 2013年8月9日　化验结果：ALT 104U/L，AST 504U/L，TBIL 54.9μmol/L，TC 5.13mmol/L，TG 13.67mmol/L，FK506 4ng/ml，患者逐渐出现腹水和发热，腹腔穿刺腹水结果：WBC 600×10^6/L，N 50%，提示腹膜炎，予以左氧氟沙星抗感染治疗。

2. 2013年8月22日　第四次行肝穿刺病理，肝穿刺病理（图15-5）提示：肝脏呈亚急性败血症改变，考虑由细菌感染所致，伴部分肝细胞坏死，程度相当于G_3；肝细胞中度脂肪变性（以大、小泡及微泡性为主）。换用哌拉西林他唑巴坦抗感染治疗10d后，发热控制，肝酶、血脂基本恢复。

（五）病情及诊治第四阶段——反复抗排斥治疗阶段

1. 2013年10月3日，化验：ALT 38U/L，AST 90U/L，TBIL 20.3μmol/L，TC 4.01mmol/L，TG 12.34mmol/L。10月15日化验：ALT 44U/L，AST 170U/L，ALP 265U/L，GGT 634U/L，TG 14.25mmol/L，TC 6.80mmol/L，PCT 0.894ng/ml，白细胞及中性粒细胞比例均正常。

2. 第五次行肝穿刺病理检查提示急性排斥反应，加用甲泼尼龙（8mg/d）控制排异，并于10月29日降至4mg/d，同时予以头孢哌酮钠舒巴坦钠控制感染。肝酶和血脂恢复，但仍反复波动。11月9日停用甲泼尼龙，11月21日予以巴利昔单抗抑制免疫，肝酶和血脂降至接近正常。11月29日化验结果：ALT 37U/L，AST 53U/L，TBA 29.2μmol/L，ALP 118U/L，TG 0.99mmol/L，TC 2.91mmol/L。

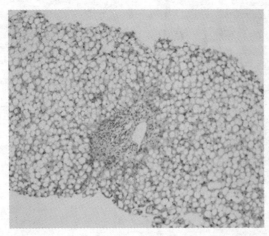

图15-4　2013年7月5日第三次肝穿刺病理：重度脂肪变性，慢性药物性肝损害

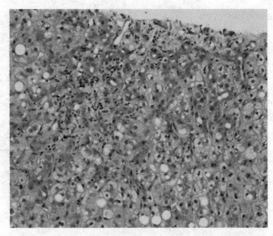

图15-5　2013年8月22日第四次肝穿刺病理：肝呈亚急性败血症改变，考虑由细菌感染所致，伴部分肝细胞坏死，程度相当于G_3；肝细胞中度脂肪变性（以大、小泡及微泡性为主）

3. 2014 年 2 月，再次肝功能波动，2 月 18 日第六次肝穿刺结果显示：急性排斥反应，Banff 排斥活动指数（RAI）评分：6 分；伴轻度自身免疫性改变。予以注射用巴利昔单抗及激素等治疗，监测肝功能较前相对稳定。

4. 2014 年 4 月 3 日，第七次行肝穿刺病理回报示：考虑慢性排斥反应，伴肝细胞及毛细胆管内重度胆汁淤积并纤维组织增生，纤维化程度相当于 F_3。肝细胞重度大、小泡及微泡性脂肪变性。

5. 2015 年 4 月 16 日，行二次肝移植，术后肝功能及血脂稳定。

【专家评述】

（一）专家 1 点评

高脂血症在肝或肾移植术后比较常见，血脂紊乱发生率高达 70%（明显高于移植前）。高血脂是移植术后心血管相关疾病发病和死亡的主要危险因素。虽然年龄、体重和基因也有一些影响，但药物是肝移植受者血脂紊乱高发的主要影响因素，特别是钙调神经磷酸酶抑制剂、雷帕霉素和糖皮质激素。当然，脂肪肝移植术后再发高脂血症明显高于没有非酒精性脂肪肝的肝移植受者。然而，急性排斥反应和感染到目前为止没有报道过与高血脂有关，而且一般在移植受者中检查胆固醇和三酰甘油的上限值不会太高。这一例罕见的多种因素引起顽固性血脂紊乱的中国肝移植术后患者，影响血脂的因素较多，包括急性排斥反应、感染和药物，值得参考。

（二）专家 2 点评

该病例提示他克莫司和环孢素的药物毒性、急性排斥反应和感染都可能导致患者肝酶和血脂的异常，临床特征和病理也支持该结论。很多研究都认同他克莫司和环孢素的药物毒性与高血脂有关，常见的抗排斥药物也可以影响血脂，这可能是移植后高血脂高发的重要影响因素。西罗莫司是一个强的致高血脂的因素，可能通过影响胰岛素通路起作用，特别是当与环孢素同用时。环孢素可能累及肝脏胆汁酸 26- 羟化酶抑制剂，从而降低胆固醇合成胆汁酸及后续胆固醇转运到胆汁和小肠。相较于环孢素，他克莫司导致的血脂紊乱相对少见且缓和，但两种药物都可以导致高脂血症。激素被公认能产生胰岛素抵抗和血脂紊乱。

目前常使用控制血脂的药物，特别是 HMG–CoA 抑制药（他汀类）。普伐他汀是在移植术后患者中研究和使用最多的他汀类药物，因为其代谢不需要 P450 酶系统。另外，他汀类可能有抑制免疫的功能，在移植受者中有助于对抗急、慢性排斥反应。本文中，反复调整他克莫司剂量，以低浓度他克莫司减少其相关副作用，他克莫司浓度仍然不稳定，但较低的他克莫司浓度也能引起血脂和肝酶的异常。该病例患者长期使用阿托伐他汀和在这期间间断予以非诺贝特对血脂的改善不明显，很难在急性排斥反应和药物毒性中找到一个平衡，在低他克莫司浓度时，甚至不易区分二者致病作用的权重。高剂量的吗替麦考酚酯和延迟他克莫司治疗据报道在 LT 受者中抑制免疫有效，甚至有时可不用他克莫司。该病例中采用吗替麦考酚酯和巴利昔单抗抑制排异，高血脂能暂时得到控制，肝酶可恢复，但长期的抗排斥治疗方案还有待评估。

（三）专家 3 点评

肝移植术后患者血脂升高原因有很多，该患者手术前血脂基本正常，并且没有高血脂的家族史，基因缺陷的可能性不大。免疫球蛋白、自身抗体阴性，以及病理结果均不支持自身免疫性肝病的诊断。造成血脂紊乱的机制考虑是多方面的，包括抗排斥药、排斥反应及感染，肝酶和血脂的波动通过抗排斥治疗及药物调整可缓解，可能排斥反应在血脂紊乱中起着重要作用。

（解放军总医院第五医学中心　高银杰　周　霞　刘鸿凌）

参考文献

Asberg A. 2003. Interactions between cyclosporin and lipid-lowering drugs: implications for organ transplant recipients. Drugs, 63（4）: 367–378.

Chan FK, Zhang Y, Lee SS, et al. 1998. The effects of liver transplantation and cyclosporine on bile formation and lipid composition: an experimental study in the rat. J Hepatol, 28（2）: 329–336.

Deters M, Klabunde T, Meyer H, et al. 2003. Effects of curcumin on cyclosporine-induced cholestasis and hypercholesterolemia and on cyclosporine metabolism in the rat. Planta Med, 69（4）: 337–343.

Katznelson S, Kobashigawa JA. 1995. Dual roles of HMG-CoA reductase inhibitors in solid organ transplantation: lipid lowering and immunosuppression. Kidney Int Suppl, 52: S112–S115.

Rao V, Haywood S, Abecassis M, et al. 2013. A non-induction renal sparing approach after liver transplantation: high dose mycophenolate mofetil with delayed, low-dose tacrolimus. Transplant Proc, 45（1）: 320–322.

Trotter JF, Wachs ME, Trouillot TE, et al. 2001. Dyslipidemia during sirolimus therapy in liver transplant recipients occurs with concomitant cyclosporine but not tacrolimus. Liver Transpl, 7（5）: 401–408.

病例 16　一例复杂自身免疫性疾病患者的诊治

【病例诊治经过介绍】

（一）病例基本情况

患者徐某，女，52 岁。因"间断乏力 1 年余，加重伴皮肤瘙痒 4 个月"于 2017 年 2 月 3 日入院。

1. 现病史　缘于 2015 年 11 月无明显诱因出现乏力，当时化验肝功能异常（具体不详），未进一步诊疗。2016 年 9 月再次出现乏力，伴皮肤瘙痒，症状逐渐加重，前往当地医院就诊。化验：AST 275U/L，ALT 289U/L，TBIL 97μmol/L，DBIL 56μmol/L。诊断为：自身免疫性肝炎、原发性胆汁性肝硬化。给予保肝、退黄、对症等治疗，治疗后肝功能好转。因症状反复、伴干咳，2016 年 12 月 27 日入住某医院，诊断为：自身免疫性肝硬化失代偿期，门静脉高压，肝损害，高血压。给予保肝、退黄、降酶、对症等治疗，胆红素水平有所下降，出院后口服熊去氧胆酸胶囊、护肝片等治疗，间断存在乏力，仍有皮肤瘙痒，以夜间为重，2017 年 1 月 23 日化验：ALT 53U/L，AST 65U/L，TBIL 166μmol/L，TBA 172.1μmol/L，ALP 257U/L，GGT 85U/L。为进一步诊疗前来我院，门诊以自身免疫性肝硬化、原发性胆汁性肝硬化收入我科。

2. 流行病学史　否认肝炎患者接触史，无输血及血制品史。病前 3 个月内无不洁饮食史。

3. 既往病史　否认"伤寒、结核"等传染病病史，患高血压病 5 年，曾服用抗高血压药物治疗，已自行停用 6 个月，患冠心病 4 年，曾口服药物治疗，目前间断运用普萘洛尔（倍他洛克）治疗，无特殊不适，否认糖尿病等病史，否认外伤史，否认手术史，否认输血史，否认药物、食物过敏史。

4. 个人史　生于原籍，无长期外地居住史，无疫水、疫源接触史，无放射物、毒物接触史，无饮酒史，无吸烟史，无冶游史。

5. 查体　体温 36.1℃，脉搏 98 次/分，呼吸 18 次/分，血压 124/80mmHg。营养中等，步入病房，自动体位，查体合作。神志清楚，精神欠佳，应答切题，定向力、记忆力、计算力正常。面色黄，皮肤、巩膜重度黄染，未见瘀点、瘀斑，肝掌阳性，未见蜘蛛痣。全身浅表淋巴结未扪及增大。甲状腺无增大，未触及结节，活动可。心、肺未见异常。腹部平，未见腹壁静脉曲张，全腹软，无压痛、反跳痛，肝右肋下未触及，剑突下未触及，墨菲征阴性，脾左肋下 2cm 可及，质中，边缘钝，无明显触压痛，肝上界位于右锁骨中线第 5 肋间，肝、脾、双肾区无叩痛，移动性浊音阴性，双下肢无水肿。生理反射存在，病理征未引出。扑翼样震颤阴性。

6. 初步诊断　①自身免疫性肝炎肝硬化？②原发性胆汁性肝硬化？③高血压病；④冠心病。

（二）入院诊治第一阶段——完善检查，病因诊断

1. 2012 年 2 月 4～6 日　患者乏力、皮肤瘙痒明显，大便次数多，每日 8～15 次，入院化验血常规：WBC $1.88×10^9$/L（↓），Hb 111g/L（↓），RBC $4.14×10^{12}$/L，PLT $86×10^9$/L

（↓）；生化：TBIL 216.2μmol/L（↑），DBIL 171.6μmol/L（↑），AST 49U/L（↑），ALT 28U/L，GGT 36U/L（↑），CHE 2480U/L（↓），TBA 315μmol/L（↑），ALP 198U/L（↑），ALB 28g/L（↓）；凝血功能：INR 1.03，PTA 93%；IgG 20.07g/L（↑），IgM 2.81g/L（↑），抗 -ANA 1 : 1000，抗 -AMA（++），AFP 2.17ng/ml，抗 52kD 核颗粒蛋白抗体（+++），抗核孔复合物糖蛋白 210 抗体（+++），线粒体 M2 抗体（++），RO-52（+++），抗 -TPOAb ＞ 600IU/ml（↑），TRAb 5.74U/ml（↑），TGAb 1061U/ml（↑），FT_4 44.3pmol/L（↑），T_4 149nmol/L（↑），T_3 3.36nmol/L（↑），TSH 0.015mU/L（↓），FT_3 13.7pmol/L（↑），尿胆原 68μmol/L，尿胆红素 100μmol/L，大便常规正常，粪便轮状病毒检测阴性，甲、乙、丙、戊型肝炎病毒学标志物均为阴性，CMV、EBV、细小病毒 19 等病毒学标志物均为阴性。腹部超声：肝硬化（结合临床）、脾大、腹水；胰腺含液性病变；胆囊炎性改变（结合临床）；脾静脉扩张。肺部 CT：双肺小结节，建议定期检查。心电图正常。

上级医师查房后指出：结合患者入院后化验、辅助检查及病史特点，排除药物性肝损害、病毒性肝炎、酒精性肝损害等疾病。患者女性，化验 ANA、AMA 阳性，同时合并多项自身抗体阳性，IgG、IgM 升高，ALP、TBIL 显著升高，因此诊断为重叠综合征（原发性胆汁性肝硬化、自身免疫性肝炎）。继续保肝、退黄、降酶等治疗，继续熊去氧胆酸胶囊治疗。目前存在大便次数增多，化验大便常规未见红、白细胞，甲状腺功能异常，高度警惕腹泻与之相关，目前给予止泻对症处理，待患者病情稳定后可考虑完善肠镜检查，必要时可进一步安排内分泌科会诊，协助诊疗。患者进食较差，身体虚弱，给予脂肪乳改善营养状态。

2. 2017 年 2 月 10 日　患者精神、食欲可，仍诉皮肤瘙痒，夜间为著，影响睡眠，大便次数较前减少，复查血常规：WBC $3.65×10^9$/L（↓），Hb 111g/L（↓），RBC $4.15×10^{12}$/L，PLT $102×10^9$/L；生化：AST 48U/L（↑），ALT 19U/L，GGT 36U/L（↑），ALP 221U/L（↑），TBIL 255.1μmol/L（↑），DBIL 203.1μmol/L（↑），ALB 35g/L，CHE 2236U/L（↓），TBA 418μmol/L（↑）；凝血功能：PTA 89.2%。肠道特殊菌检查常规培养非致病菌生长，大便常规培养非致病菌生长。妇科超声：宫腔内稍高回声；宫腔内无回声（积液？）；宫内节育器位置下移；子宫颈腺囊肿；盆腔积液（少量）。

上级医师查房后指出：此次复查提示胆红素较前有所上升，转氨酶处于较低水平，考虑重叠综合征以原发性胆汁性肝硬化为主，继续熊去氧胆酸胶囊治疗。目前存在皮肤瘙痒，考虑为胆盐刺激所致，给予对症处理后无明显好转，给予加用赤丹退黄颗粒退黄治疗，必要时可考虑交换树脂类药物（考来烯胺散）治疗瘙痒症。患者目前胆红素进行性升高，高度警惕甲状腺功能亢进导致的肝损害，给予完善内分泌科会诊。患者家属携带我院化验资料前往解放军某医院内分泌科门诊就诊，诊断为甲状腺功能亢进，会诊意见：建议继续目前治疗，待肝功能好转可考虑择期行核素 ^{131}I 治疗。

3. 2017 年 2 月 14 日　患者精神状态稳定，意识清楚，存在乏力、夜间睡眠差、皮肤瘙痒，大便性状稀薄，2 月 13 日大便 7 次，复查血常规：WBC $3.7×10^9$/L，Hb 117g/L，PLT $138×10^9$/L；生化：AST 52U/L（↑），ALP 233U/L（↑），ALT 14U/L，GGT 43U/L（↑），DBIL 222.9μmol/L（↑），TBIL 280.8μmol/L（↑），ALB 33g/L（↓），CHE 2124U/L（↓），TBA 399μmol/L（↑）；甲状腺功能：FT_4 64pmol/L（↑），T_4 162nmol/L（↑），T_3 3.71nmol/L（↑），TSH 0.015mU/L（↓），FT_3 17.9pmol/L（↑）；凝血功能正常。

上级医师查房后指出：患者存在严重肝损害，主要原因为原发性肝脏疾病（自身免疫性肝病）合并继发性肝脏疾病（甲状腺功能亢进相关性肝损害）；原发性肝脏疾病中以原发性胆汁性肝硬化为主，目前存在胆汁淤积表现，给予增大熊去氧胆酸胶囊剂量，运用复方甘草酸苷加强保肝、抗炎治疗；甲状腺功能亢进方面，追问患者病史，自诉曾运用甲巯咪唑后复查胆红素上升，且有研究报道甲巯咪唑可加重肝损害，考虑暂不适合该类药物。由于目前胆红素水平高，可完善血液净化科会诊行人工肝治疗，缓解甲状腺功能亢进所致的肝损伤。

4. 2017 年 2 月 19 日　患者一般状况尚可，诉乏力、皮肤瘙痒，复查血常规：WBC 2.82×10^9/L（↓），Hb 113g/L，PLT 124×10^9/L；生化：ALT 16U/L，AST 60U/L（↑），GGT 42U/L（↑），ALP 210U/L（↑），DBIL 272μmol/L（↑），TBIL 344.0μmol/L（↑），ALB 29g/L（↓），CHE 1979U/L（↓），TBA 335μmol/L（↑）。凝血功能及血氨均正常。今日解放军第 307 医院内分泌科会诊：低碘饮食；应用 β 受体阻滞药控制心率；高热量、高纤维饮食；积极控制黄疸，可行血浆置换术降低总胆红素；维持水、电解质酸碱平衡；择期行 ^{131}I 治疗。

上级医师查房后指出：患者肝功能较前进展，总胆红素水平明显升高，病情进行性加重，警惕肝衰竭的发生。患者已完善内分泌科会诊，依据会诊结果调整治疗，其余方案暂不改变，考虑目前甲状腺功能亢进不控制，则肝功能难以改善，故应尽快行 ^{131}I 放射治疗，控制甲状腺功能亢进病情，警惕甲状腺功能亢进危象的发生，患者目前凝血功能尚可，同时鉴于血浆紧缺，人工肝可暂缓。向患者及其家属详细交代病情后，患者家属表示今日出院后就诊外院内分泌科行 ^{131}I 治疗。

（三）入院诊治第二阶段——针对甲状腺功能亢进行 ^{131}I 治疗

1. 2017 年 3 月 6 日　患者在外院针对甲状腺功能亢进完成 ^{131}I 治疗，建议术后口服激素治疗，于今日开始口服醋酸泼尼松龙 10mg，每日 3 次，并根据病情逐渐减量。

2. 2017 年 3 月 21 日　患者再次就诊我科，精神尚可，饮食、睡眠良好，应用激素治疗第 16 天，复查血常规：WBC 2.02×10^9/L（↓），Hb 101g/L（↓），PLT 89×10^9/L（↓）；生化：AST 57U/L（↑），ALT 66U/L（↑），GGT 119U/L（↑），ALP 184U/L（↑），TBIL 244.2μmol/L（↑），DBIL 201.2μmol/L（↑），ALB 30g/L（↓），CHE 2455U/L（↓），TBA 296μmol/L（↑）；甲状腺功能：FT$_3$ 2.91pmol/L（↓），TSH 0.015mU/L（↓），FT$_4$ 11pmol/L，T$_4$ 54.3nmol/L（↓），T$_3$ 1.16nmol/L（↓）；PCT、CRP、BLA 及凝血功能均正常。甲状腺超声：甲状腺实质弥漫性病变；甲状腺多发稍低 - 稍高回声。腹部超声：肝硬化（结合临床）、脾大、腹水；胆囊继发改变；脾静脉扩张。腹部 CT：肝硬化，脾大，腹水，附脐静脉开放，脾静脉曲张。与 2017 年 2 月 18 日 MRI 比较，腹水较前增多；建议：定期复查。胆囊炎。胰腺囊肿。肺部 CT：双肺小结节，与 2017 年 2 月 4 日 CT 片比较变化不大，建议定期检查。心电图正常。

上级医师查房后指出：患者肝脏基础差，总胆红素水平明显高于正常，除自身免疫肝病基础外，存在甲状腺功能亢进导致的肝损害，目前针对甲状腺功能亢进已行 ^{131}I 治疗，甲状腺功能指标提示临床早期甲状腺功能减退，考虑与 ^{131}I 治疗相关，暂不予以特殊处理，密切监测甲状腺功能情况。患者院外已开始服用"醋酸泼尼松片"治疗（3 月 6～12 日 10mg，每日 3 次；3 月 12 日至今 10mg，每日 2 次），此次复查胆红素较前下降，考虑到激素对自身免疫性肝炎也有治疗作用，因此目前继续激素治疗，并根据化验结果及病情进行调整。注意观察有无细菌及真菌感染，警惕骨质疏松、出血及消化性溃疡等并发症，同时给予补钙、抑酸等辅助治疗。

3. 2017 年 3 月 29 日　患者应用激素治疗第 24 天，精神佳，饮食、睡眠良好，化验血常规：WBC 1.96×10^9/L（↓），Hb 104g/L（↓），PLT 104×10^9/L；生化：AST 54U/L（↑），

ALT 48U/L（↑），ALP 194U/L（↑），GGT 106U/L（↑），DBIL 217.8μmol/L（↑），TBIL 250.8μmol/L（↑），ALB 34g/L（↓），CHE 2131U/L（↓），TBA 330μmol/L（↑）；凝血功能正常。今日按计划将激素减量至 10mg，每日 1 次。

4. 2017 年 3 月 31 日　患者应用激素治疗第 26 天，偶有咳嗽，可咳出少量白色黏痰，肺部听诊未闻及明显干、湿啰音。复查肺部 CT：双肺小结节，与 2017 年 3 月 23 日 CT 片比较变化不大，建议定期检查；左肺下叶少许炎症可能，请结合临床；纵隔多发淋巴结，建议随访。考虑到患者应用激素时间较长，结合症状及肺部 CT 考虑存在肺部感染，给予哌拉西林他唑巴坦抗感染治疗。

5. 2017 年 4 月 4 日　患者应用激素治疗第 30 天，精神佳，咳嗽、咳痰较前好转，复查血常规：WBC 2.09×10⁹/L（↓），Hb 107g/L（↓），PLT 116×10⁹/L；生化：ALT 43U/L（↑），AST 55U/L（↑），ALP 171U/L（↑），GGT 107U/L（↑），DBIL 182.2μmol/L（↑），TBIL 220.8μmol/L（↑），ALB 30g/L（↓），CHE 2160U/L（↓），TBA 295μmol/L（↑）；凝血功能、PCT 及 CRP 均正常。患者目前应用激素治疗总疗程第 30 天，减量至 10mg，每日 1 次，第 7 天，近期应用激素过程中胆红素并无明显下降，予以停用激素治疗，密切观察病情变化。

（四）入院诊治第三阶段——停用激素，继续保肝、退黄治疗

1. 2017 年 4 月 5 ~ 12 日　患者精神可，饮食、睡眠佳，复查血常规：WBC 2.53×10⁹/L（↓），Hb 109g/L（↓），PLT 107×10⁹/L；生化：ALT 20U/L，AST 50U/L（↑），ALP 156U/L（↑），GGT 99U/L（↑），DBIL 180.4μmol/L（↑），TBIL 217.1μmol/L（↑），ALB 29g/L（↓），CHE 2023U/L（↓），TBA 292μmol/L（↑）；甲状腺功能：TSH 2.45mU/L，FT_3 3.49pmol/L（↓），FT_4 13.9pmol/L，T_3 1.42nmol/L（↓），T_4 68.6nmol/L（↓），抗 -TPOAb 182.40U/ml（↑），TRAb 2.15U/ml（↑），TGAb 1193U/ml（↑）；凝血功能正常。肺部 CT 示双肺小结节，与 2017 年 3 月 23 日 CT 片比较变化不大；左肺下叶炎症较前吸收；纵隔多发淋巴结，建议随访。

上级医师查房后指示：患者目前已停用激素，复查肝功能相对平稳，病情控制尚可，继续给予赤丹退黄颗粒及熊去氧胆酸胶囊口服。患者行 ¹³¹I 治疗术后 1 个月余，复查甲状腺功能提示术后恢复可，继续予以观察。患者应用哌拉西林他唑巴坦钠治疗肺部感染 10d，咳嗽、咳痰症状基本消失，复查肺部 CT 提示炎症较前吸收，考虑感染控制良好，予以停用抗生素。因病情平稳，患者要求带药出院，向患者交代出院后注意事项，患者出院。

2. **出院诊断**　①重叠综合征（原发性胆汁性肝硬化、自身免疫性肝炎）合并腹水；②甲状腺功能亢进；③甲状腺功能亢进相关肝损伤；④胆囊炎；⑤胰腺囊肿；⑥高血压病。

（五）随访

2017 年 8 月 24 日，患者出院后 4 个月来院复查，精神状态佳，食欲、体力恢复好。院外坚持服用熊去氧胆酸胶囊，化验：AST 87U/L（↑），GGT 278U/L（↑），TBIL 26.7μmol/L（↑），ALP 323U/L（↑），ALT 76U/L（↑），DBIL 17.6μmol/L（↑），ALB 37g/L，CHE 4169U/L（↓），Hb 119g/L，PLT 77×10⁹/L（↓），WBC 2.09×10⁹/L（↓），BLA 33.7μmol/L（↑），FT_3 3.91pmol/L（↓），T_4 43.6nmol/L（↓），T_3 1.51nmol/L（↓），TSH 89.4U/L（↑），FT_4 5.28pmol/L（↓），IgG 20.07g/L（↑），IgM 2.81g/L（↑），抗 -ANA 1：1000，抗 -AMA（++），AFP 2.17ng/ml，抗 52kD 核颗粒蛋白抗体（+++），抗核孔复合物糖蛋白 210 抗体（+++），线粒体 M_2 抗体弱阳性、抗核抗体 1：320、凝血功能正常。继续口服熊去氧胆酸胶囊，同时口服左甲状腺素钠片治疗甲状

腺功能减低。

【专家评述】

（一）专家 1 点评

1.自身免疫性肝病是免疫介导的以肝组织损伤、肝功能异常为特征的一组自身免疫性疾病。自身免疫性肝病重叠综合征（OS）是指患者同时兼具自身免疫性肝炎（AIH）和原发性胆汁性肝硬化（PBC）或原发性硬化性胆管炎（PSC）两种疾病的临床表现、生物化学、血清学、组织学及影像学特征的一种少见疾病状态。AIH–PBC OS 的患病率占 ALD 患者的 7%～13%。

2.AIH–PBC OS 常合并其他自身免疫性疾病，使临床表现更为复杂，有研究发现 AIH–PBC OS 中 43.6% 的患者合并肝外自身免疫性疾病，其中合并自身免疫性甲状腺疾病所占比例最高，为 18.3%。

3.1998 年 Chazouillères 等提出了 AIH–PBC 重叠综合征诊断标准（巴黎标准），即 AIH 和 PBC 3 项诊断标准中的各两项同时或者相继出现。AIH 诊断标准包括：①血清 ALT > 5×ULN；②血清 IgG ≥ 2×ULN 或血清 ASMA 阳性；③肝脏组织学提示中重度界面性肝炎。PBC 诊断标准包括：①血清 ALP ≥ 2×ULN 或血清 GGT ≥ 5×ULN；②血清 AMA 阳性；③肝脏组织学表现为非化脓性破坏性胆管炎。来自欧美的研究结果表明，巴黎标准用于诊断 AIH–PBC OS 的灵敏度和特异度分别达到 92% 和 97%。结合患者病史、化验结果及治疗反应，综合考虑 AIH–PBC OS 的诊断是成立的，但是如果能够获得肝脏病理标本支持则更能明确诊断。

4.对于 AIH–PBC OS 患者，除熊去氧胆酸（UDCA）外，是否还需要免疫抑制药治疗仍存争议。目前多数学者认为，糖皮质激素和 UDCA 联合治疗可显著改善 AIH–PBC OS 患者的短期预后。另外的治疗方案则是初始给予 UDCA 单独治疗，在 3 个月时评价若无明显生化学应答则可以加用糖皮质激素。本患者考虑原发性肝病以 PBC 为主，在 ^{131}I 术后曾服用 1 个月醋酸泼尼松片，但应答不良，病程中始终服用 UDCA，在后期随访中肝功能较前明显恢复。

（二）专家 2 点评

1.甲状腺功能亢进症中 Graves 病最为常见（占 90%），Graves 病是一种常见的内分泌自身免疫性疾病，由于甲状腺合成及分泌过多，其病变可累及多个器官，临床上以心血管及神经系统多见，亦可累及肝脏，导致肝损害和肝大，甚至发生黄疸。而自身免疫性肝病是由于机体免疫系统对自身肝细胞抗原成分失耐受，产生自身抗体及自身反应性 T 细胞所致的一种急、慢性肝病。我国为病毒性肝炎高发区，自身免疫性肝病相对少见，而患自身免疫性甲状腺疾病又合并自身免疫性肝炎的患者则更少。

2.甲状腺功能亢进症患者容易发生肝损害，据文献报道，甲状腺功能亢进患者中，肝功能发生损害的发生率可达 37.9%。自身免疫性肝病合并甲状腺功能亢进时两者相互影响，容易造成肝损害及甲状腺功能亢进加重。甲状腺素主要在肝代谢，存在原发性肝病时肝细胞受损，肝细胞灭活甲状腺激素功能减弱，导致甲状腺功能亢进加重。甲状腺功能亢进加重后，甲状腺激素升高，引起大量代谢产物及有毒物质堆积，加重了肝脏负担，而且机体耗氧增多，导致肝脏相对缺氧，肝糖原耗损增多，必需氨基酸、维生素消耗过多，肝脏营养不良，肝损害加重。甲状腺功能亢进所致的肝损害多会随着甲状腺功能亢进症状的缓解，肝功能得以恢复。本患者高黄疸的出现考虑是受到原发性肝病因素和甲状腺功能亢进因素双重作用的结果，治疗上我科针对双重因素进行了治疗，使得患者病情最终得到了有效控制。

（三）专家 3 点评

1. 目前多数专家认为甲状腺功能亢进合并肝损害时使用抗甲状腺药物（ATD）风险太大，因 ATD 本身有包括导致肝损伤在内的多种副作用，不足可取。

2. 甲状腺功能亢进合并肝损害在积极治疗肝损害的同时，早期控制甲状腺功能亢进是成功救治的关键，由于 ATD 肝毒性和患者不能耐受手术，经过近年的临床实践已经证明 ^{131}I 可以用于甲状腺功能亢进合并重症肝损害的治疗。但 ^{131}I 治疗后甲状腺激素水平短期内增高也可能加重肝损害，因此最佳的抗甲状腺功能亢进治疗方法和应用时机仍有争议。

有些学者强调肝脏疾病缓解后再行 ^{131}I 治疗，但这个目标实际上难以实现，也不利于患者肝病的尽快恢复。因此有学者提出可应用血浆置换或分子吸附再循环系统（MARS），模拟肝脏解毒过程，不仅可以清除血液中的胆红素，还可以清除与蛋白质结合的甲状腺激素等。待肝功能有所好转，再行 ^{131}I 治疗，可以预防 ^{131}I 治疗后一过性病情加重，平稳度过危险期。因此临床中如遇到甲状腺功能亢进导致重症肝损害，应积极与内分泌科沟通，必要时制订 ^{131}I 和人工肝治疗计划，早期控制甲状腺功能亢进是成功救治的关键。

本患者在确诊 AIH-PBC OS 合并甲状腺功能亢进所致继发性肝损害，且经普通内科保肝治疗效果不佳时，果断建议患者尽快行 ^{131}I 治疗控制甲状腺功能亢进，术后给予激素治疗，既充分保障甲状腺功能亢进的治疗效果，又避免过量的甲状腺激素再次诱发肝损伤，减轻免疫损伤，保证了疾病的顺利恢复。

（解放军总医院第五医学中心　徐天娇　吕　飒　游绍莉）

参考文献

张青，张庆，张伦理，等 . 2012. ^{131}I 联合分子吸附再循环系统人工肝治疗 Graves 甲亢并重度肝脏损害 . 南昌大学学报（医学版），52（2）：23-26，29.

张庆，张青，胡国信 . 2012. 甲亢合并重症肝损害的碘 -131 治疗进展 . 江西医药，49（7）：638-641.

Boberg KM, Chapman RW, Hirschfield GM, et al. 2011. Overlap syndromes：the International Autoimmune Hepatitis Group（IAIHG）position statement on a controversial issue. J Hepatol, 54: 374-385.

Efe C, Wahlin S, Ozaslan E, et al. 2012. Autoimmune hepatitis/primary biliary cirrhosis overlap syndrome and associated extrahepatic autoimmune diseases. Eur J Gastroenterol Hepatol, 24: 531-534.

Kuiper EMM, Zondervan PE, van Buuren HR. 2010. Paris criteria are effective in diagnosis of primary biliary cirrhosis and autoimmune hepatitis overlap syndrome. Clin Gastroenterol Hepatol, 8（6）: 530-534.

Majeed M, Babu A. 2006. Cholestasis secondary to hyperthyroidism made worse by methimazole. Am J Med Sci, 33（2）: 51.

Rust C, Beuers U. 2008. Overlap syndromes among autoimmune liver diseases World Gastroenterol, 14: 3368-3373.

病例 17　一例自身免疫性肝病患者的诊治

【病例诊治经过介绍】

（一）病例基本情况

患者李某，女，48 岁。因"间断尿黄 4 年半，腹胀 15d"于 2017 年 1 月 13 日入院。

1. 现病史　缘于 2012 年 6 月，患者因尿黄于当地医院就诊发现肝功能异常，进一步化验嗜肝病毒标志物均阴性，自服中药保肝、降酶治疗（具体不详），经过治疗患者肝功能好转停药。此后定期复查肝功能均异常，但患者仍坚持使用"中药"治疗。2015 年 10 月，患者自觉尿黄加深，于天津市某医院住院治疗，入院后化验肝功能：DBIL 14.7μmol/L，TBIL 51.6μmol/L，ALT 197U/L，AST 225U/L，ALP 1080U/L，GGT 1050U/L。线粒体抗体 M_2 阳性，抗核抗体阳性，行肝穿刺活检提示原发性胆汁性肝硬化。给予熊去氧胆酸治疗，但仍持续尿黄并觉腹胀，为进一步诊治来我院。

2. 既往史　否认伤寒、结核、猩红热等传染病病史，否认高血压、心脏病、糖尿病等慢性病病史。否认手术外伤史，药物及食物过敏史不详。预防接种史不详。

3. 查体　体温 36.5℃，脉搏 81 次/分，呼吸 18 次/分，血压 122/83mmHg，营养中等，步入病房，自动体位，查体合作，神志清楚，面色晦暗，皮肤、巩膜中度黄染，双侧眼睑内眦可见扁平状黄疣，皮肤未见瘀点、瘀斑，肝掌阳性，蜘蛛痣阴性。全身浅表淋巴结未扪及增大。心、肺查体未见明显异常。腹部膨隆，可见腹壁静脉曲张，全腹部无压痛及反跳痛，肝肋下未触及，剑突下未触及，墨菲征阴性，脾肋下 4cm，质韧，无压痛。肝上界位于右锁骨中线第 5 肋间，肝、脾、双肾区无叩痛，移动性浊音阳性，肠鸣音 4 次/分，不亢进。双下肢中度水肿。扑翼样震颤阴性。

4. 辅助检查　既往外院住院期间化验肝功能示 ALP 升高，线粒体抗体 M_2 阳性；此次入院前外院腹部彩色多普勒超声提示：肝实质回声增粗，胆囊壁毛糙增厚，脾大，腹水。

5. 初步诊断　原发性胆汁性肝硬化失代偿期合并腹水。

（二）病情发展

1. 2017 年 1 月 15 日　入院后化验：ALT 56U/L，AST 113U/L，ALP 212U/L，GGT 227U/L，TBIL 99.1μmol/L，DBIL 73.1μmol/L，ALB 22g/L，IgG 27.11g/L，IgM 5.54g/L，ANA（1∶320），AMA（+++），Gp210（+++），AMA-M_2（+++），Sp100（+++），嗜肝病毒标志物均阴性；腹部 MR 平扫及增强检查提示：肝硬化，脾大、副脾，腹水，食管、胃底及胃冠状静脉曲张、胃肾分流，附脐静脉开放，动脉期肝内异常强化影，考虑异常灌注；建议：定期复查（3 个月）。电子胃镜提示：食管静脉曲张（轻）伴胃静脉曲张（Lei，Lgf，D0.3，Rf0）；门静脉高压性胃病（轻）；非萎缩性胃炎，幽门螺杆菌尿素酶快速检查阴性。入院后给予熊去氧胆酸 [15mg/（kg·d）] 治疗，同时给予限盐限水、纠正低蛋白血症及利尿等对症支持治疗，经过治疗患者腹水逐渐消退，但肝功能无好转。

2. 2017 年 1 月 17 日　复查肝功能：ALT 46U/L，AST 86U/L，ALP 224U/L，GGT 212U/L，

TBIL 212.5μmol/L，DBIL 141.3μmol/L，ALB 31g/L；IgM 6.74g/L，IgG 32.20g/L；凝血常规：PT 15.1s，INR 1.32，PTA 54.8％。因患者抗核抗体阳性，IgG 显著升高，嗜肝病毒标志物均阴性，考虑重叠自身免疫性肝炎可能性大，患者入院后病情重，无法行二次肝穿刺，故建议患者家属至当地医院借 2015 年肝穿刺病理切片送我院病理科会诊。

3. 2017 年 1 月 23 日　我院病理科会诊 2015 年肝穿刺结果为：自身免疫性肝炎（G_3S_3），重叠原发性胆汁性肝硬化（III 期）。故确诊为自身免疫性肝炎 – 原发性胆汁性肝硬化重叠综合征，因患者目前熊去氧胆酸治疗 1 年余，胆红素进行性升高，建议给予联合激素治疗，经患者知情同意，并完善相关检查排除激素治疗禁忌证后于 2017 年 1 月 23 日给予激素治疗（治疗方案：醋酸泼尼松龙 60mg /d×1 周，40mg/d×1 周，30mg/d×2 周，20mg/d 维持治疗）。经过治疗患者肝功能逐渐好转。

4. 2017 年 2 月 10 日　患者出院。

5. 出院诊断　自身免疫性肝炎 – 原发性胆汁性肝硬化重叠综合征。

（三）随访

出院后患者继续服用熊去氧胆酸联合激素治疗，2017 年 2 月 19 日醋酸泼尼松龙减量至 20mg/d。2017 年 4 月 7 日当地复查肝功能示 ALT、AST 正常，ALB 32g/L，TBIL 65.59μmol/L，ALP 204U/L，GGT 162U/L，免疫球蛋白 IgG 恢复正常；腹部彩色多普勒超声示无腹水。

【专家评述】

（一）专家 1 点评

1. 原发性胆汁性肝硬化 / 原发性胆汁性胆管炎（PBC）的治疗目标是防止出现终末期肝病并发症并处理相关的临床症状如乏力和瘙痒。熊去氧胆酸（UDCA）是目前治疗 PBC 最为主要的药物，在年龄＜ 45 岁及组织学分期为进展期（三期及四期）的 PBC 患者更易出现 UDCA 无应答，对 UDCA 应答不佳的患者极易出现肝硬化及其并发症。

2. 血清胆红素水平持续高于 100μmol/L 预示着 PBC 患者预后不良，应进行肝移植评估。

3. 10％左右的 PBC 患者可能出现自身免疫性肝炎表现，对于伴有典型自身免疫性肝炎特征的 PBC 患者在 UDCA 基础上加用免疫抑制药可能有益。对于重度界面炎患者可推荐加用免疫抑制药治疗，而在中度界面炎肝炎患者中可考虑给予免疫抑制药治疗，但需充分告知患者免疫抑制治疗相关风险及不良反应。

（二）专家 2 点评

1. PBC 应答不佳的判断方法：2010 年美国肝病研究学会（AASLD）在关于 PBC 新治疗方案临床试验的推荐意见当中，建议采用巴黎 I 标准作为 PBC 患者 UDCA 治疗应答欠佳的诊断标准，其定义为：经 UDCA 治疗 1 年后未达到以下指标的，即血清胆红素水平 ≤ 1mg/dl、ALP ≤ 3 倍正常上限（ULN）、AST ≤ 2 倍正常上限（ULN）。

2. PBC 应答不佳的诊治思路：对于 UDCA 应答不佳的 PBC 患者，目前尚无统一的治疗方案。研究显示免疫抑制药对 PBC 的疗效并不确定，但 10％左右的 PBC 患者可能出现自身免疫性肝炎表现，对于满足 2008 年自身免疫性肝炎简化评分标准的 PBC 给予激素治疗可获得较好的疗效。自身免疫性肝炎简化评分计算方法：ANA 或 SMA 效价 ≥ 1 ：40，IgG 水平大于正常上限以及肝组织学为符合 AIH 可各得 1 分；ANA 或 SMA 效价 ≥ 1 ：80 或 LKM-1 效价 ≥

1 ：40 或 SLA/LP 阳性，IgG 水平大于正常上限 1.1 倍，肝组织为典型 AIH 表现及排除病毒性肝炎可各得 2 分。多项抗体同时出现时最多得 2 分。评分系统总分 8 分，评分 6 分可考虑自身免疫性肝炎可能，评分 7 分以上可确诊为自身免疫性肝炎。对于自身免疫性肝炎评分 6 分以上的 PBC 患者在 UDCA 基础上酌情加用免疫抑制药可能使患者获益，但需充分告知患者免疫抑制治疗相关风险及不良反应。

本例患者重叠综合征的诊断依据：本例患者自身免疫性肝炎简化评分 8 分（ANA 1 ：320，得 2 分；IgG 32.20g/L，得 2 分；嗜肝病毒均阴性，得 2 分；肝组织学为典型 AIH 表现，得 2 分。共计 8 分），故给予 UDCA 联合激素治疗。

3. 本患者应用激素治疗后，病情得到了很好的控制，提示 PBC 患者在 UDCA 治疗过程中如果发现应答不佳，应积极寻找原因。若发现有可能重叠 AIH 情况，尽量完善肝穿刺病理检查，为重叠综合征诊断提供足够依据，并进行激素治疗，有可能会获得很好的疗效。至于本患者何时停止激素治疗，建议其停药前行肝组织活检，肝内无炎症活动时可考虑停用免疫抑制药。

（解放军总医院第五医学中心　孙　颖　邹正升）

参考文献

中华医学会肝病学分会，中华医学会消化病学分会，中华医学会感染病学分会. 2015. 原发性胆汁性肝硬化（又名原发性胆汁性胆管炎）诊断和治疗共识（2015）. 临床肝胆病杂志，31（12）：1980-1988.

Corpechot C, Abenavoli L, Rabahi N, et al. 2008. Biochemical response to ursodeoxycholic acid and long-term prognosis in primary biliary cirrhosis.Hepatology, 48（3）：871-877.

Hennes EM, Zeniya M, Czaja AJ, et al. 2010. Simplified criteria for the diagnosis of autoimmune hepatitis. Hepatology, 48（1）：169-176.

Lindor KD, Gershwin ME, Poupon R, et al. 2009. Primary biliary cirrhosis. Hepatology, 50（1）：291-308.

病例 18　一例肝功能异常患儿的诊治

【病例诊治经过介绍】

（一）病例基本情况

患儿王某，男，6岁。主因"发现肝功能持续异常1年6个月"于2016年11月21日入院。

1. **现病史**　患儿2015年5月因"过敏性紫癜、紫癜性肾炎"在当地医院住院检查发现ALT 78U/L，AST 52U/L，无发热、乏力、纳差、恶心、腹胀、尿黄等不适。应用激素和中药治疗"紫癜性肾炎"的同时口服"肝泰乐（葡醛内酯）、肌苷片"，出院时复查转氨酶仍异常。2015年6月6日复查肝功能：ALT 635U/L，AST 281U/L，遂住当地医院进一步查乙肝、丙肝病毒阴性，自身免疫指标阴性，肝脏彩色多普勒超声无异常，停用治疗"紫癜性肾炎"的激素及中药，静脉滴注"复方甘草酸苷、阿托莫兰"和口服保肝药，2周后复查ALT 134U/L，AST 268U/L，病情好转出院。出院后继续口服"联苯双酯、谷胱甘肽、肝泰乐、肌苷片"，但定期复查肝功能均异常，故于2016年10月20日到郑州市某医院住院诊治，查甲、乙、丙、戊型肝炎血清学指标均阴性，抗核抗体谱和自身免疫性指标阴性，铜蓝蛋白和血清铜正常，24h尿铜148.6μg/d，眼科查K-F环阴性，行肝穿刺病理提示轻度慢性肝炎（G_1S_1）。继续保肝降酶治疗，复查转氨酶下降出院，出院后自行停用所有保肝药。11月18日复查：ALT 202U/L，AST 114U/L，为进一步诊治11月21日来我院，以"肝功能异常原因待查"收入我科。自发病以来，精神可，饮食正常，睡眠及大便正常，体重无明显变化。

2. **流行病学史**　否认肝炎患者密切接触史，无输血及血制品应用史。病前3个月内无不洁饮食史。

3. **既往史**　否认"结核"等其他传染病病史，2015年5月无诱因双下肢出现紫癜，随后发现尿蛋白阳性，在当地医院诊断"过敏性紫癜、紫癜性肾炎"，予静脉滴注"盐酸川芎嗪、维生素C、磷酸肌酸、美洛西林钠"，口服"泼尼松"及中药，1个月后治愈。无手术史和外伤史，无中毒史，无药物及食物过敏史，按时预防接种。

4. **个人史**　生于原籍，足月剖宫产，其母亲孕期体健。出生时体重3.65kg，无窒息、脐带绕颈等，母乳喂养，按时添加辅食。生长发育同正常同龄儿。无血吸虫病疫水接触史，无特殊饮食嗜好。

5. **家族史**　父母及两个哥哥均体健。否认家族遗传病史。

6. **查体**　体温36.7℃，脉搏90次/分，呼吸20次/分，血压92/62mmHg，身高119cm，体重20kg，发育正常，营养良好，神志清楚，精神可，无特殊面容。全身皮肤黏膜无黄染和出血点，肝掌阴性，未见蜘蛛痣，全身浅表淋巴结未触及。巩膜无黄染，心、肺查体无异常。腹部平坦，未见肠型及蠕动波。腹软，未触及包块，全腹无压痛、反跳痛。肝脾肋下未触及，肺肝界位于右锁骨中线第5肋间，肝脾区无叩击痛，移动性浊音阴性，肠鸣音正常，双下肢无水肿。神经系统检查无阳性体征。

7. **初步诊断**　肝功能异常原因待查：非嗜肝病毒性肝炎？自身免疫性肝病？药物性肝损

害？遗传代谢性疾病？

（二）入院诊治第一阶段——病因诊断

1. 2016 年 11 月 22 日　入院后辅助检查血常规：WBC $7.71×10^9$/L，N 40.4 %，RBC $5.08×10^{12}$/L，Hb 132g/L，PLT $165×10^9$/L；凝血功能：PT 11.7s，PTA 95 %，INR 1.02；肝功能：ALB 41g/L，GLO 22g/L，TBIL 8.8μmol/L，DBIL 3.2μmol/L，ALT 173U/L，AST 137U/L，ALP 347U/L，GGT 37U/L，TBA 9μmol/L，CHE 4833U/L；肾功能、血糖、血脂、电解质均正常；BLA 15.3μmol/L，LA 2.7mmol/L；AFP 4.16ng/ml，铜蓝蛋白 0.23g/L，Cu 14.0μmol/L，$α_1$-抗胰蛋白酶 1.33g/L；免疫球蛋白、血清蛋白电泳均正常；ESR 8mm/h、CRP 1.0mg/L、自身抗体五项、抗中性粒细胞胞质抗体、自身免疫性肝病确诊试验、抗核抗体谱均阴性；淋巴细胞亚群正常；甲状腺功能、抗甲状腺自身抗体正常；甲、戊肝抗体均阴性；HBV-M：抗 –HBs 阳性，余阴性；抗 HCV、抗 HIV、TPHA 阴性；抗 CMV–IgM、抗 CMV–IgG、抗 EBV–IgM 阴性；CMV–DNA 定量＜ 100U/ml、EB–DNA 定量＜ 100U/ml；尿常规、大便常规正常。腹部多普勒超声示：肝回声增粗。心电图正常，X 线胸片未见明确病变。

上级医师查房后分析：患者在诊治"过敏性紫癜、紫癜性肾炎"时发现肝功能轻度异常，此后长期保肝降酶治疗效果不佳，持续肝功能异常，院外进行相关检查包括肝穿刺仍不能明确诊断。结合入院后检查结果，肝功能异常考虑原因如下：①多次查甲、乙、丙、戊型肝炎血清学指标均阴性，病毒性肝炎可除外。入院后查 CMV 和 EB 病毒抗体亦阴性，常见的非嗜肝病毒性肝炎也可除外。②患者有"过敏性紫癜、紫癜性肾炎"病史，需警惕免疫因素介导的多脏器损伤，如自身免疫性肝病，但院外及入院后查红细胞沉降率、CRP 正常，免疫球蛋白、γ- 球蛋白、淋巴细胞亚群、自身抗体五项、抗中性粒细胞胞浆抗体、自身免疫性肝病确诊试验、抗核抗体谱均阴性，外院肝穿刺提示肝脏炎症程度轻（G_1），不支持。③患者开始发现肝功能仅轻度异常，应用多种药物（包括激素和中药）治疗"过敏性紫癜、紫癜性肾炎"，此后肝功能明显升高，又长期应用多种保肝降酶药，不能除外药物性肝损害，但肝脏病理不支持。④患者院外和我院查铜蓝蛋白正常，血清铜正常，我院眼科会诊 K-F 环阴性，仅院外查 24h 尿铜轻度增高，肝豆状核变性诊断依据不足，但需排除遗传代谢性疾病的可能。下一步建议借外院肝脏病理片送我院病理科会诊，外送血尿筛查先天性代谢缺陷性疾病，复查 24h 尿铜，必要时做青霉胺试验，做头颅 CT。

2. 2016 年 11 月 30 日　外院肝脏病理片送我院病理科会诊意见：考虑慢性药物性肝损伤，病变程度相当于 $G_1S_{1～2}$，肝细胞重度脂肪变性，铜染色阴性，未明确提示肝豆状核变性。先天性代谢缺陷尿筛查报告：甲基丙二酸和嘧啶类代谢产物检出明显，这种改变可见轻度的甲基丙二酸血症或维生素 B_{12} 缺乏、嘧啶代谢异常的患者，但是肝功能异常及药物引起的可能性也不除外，请结合临床综合考虑。先天性代谢缺陷血筛查报告：Arg/Orn（精氨酸 / 鸟氨酸），C8/C12 增高；Glu、Thr 降低。结合尿筛查结果，考虑上述改变为肝功能异常、营养失调和饮食用药的继发性改变，未发现特异性脂肪酸代谢异常。头颅 CT 无异常，送朝阳医院复查 24h 尿铜 244.5μg/24h，做青霉胺试验：尿铜 569.5μg/24h。

上级医师查房后分析：患者生长发育正常，无嗜睡、喂养困难、呕吐、行为异常、神经肌肉等病变，无酸中毒和血氨增高，考虑血尿筛查结果是肝功能异常导致的继发改变，甲基丙二酸血症可除外。24h 尿铜较院外增高，但肝脏病理铜染色阴性，青霉胺试验 24h 尿铜＜ 1600μg，多次查铜蓝蛋白、血清铜正常，K-F 环阴性，头颅 CT 无异常，肝豆状核变性诊断依据仍不足。

病理会诊考虑慢性药物性肝损伤，建议将肝脏病理片送外院病理科再会诊，同时完善肝病基因检测以明确诊断。

3. 2016 年 12 月 1 日　外院病理会诊意见：儿童脂肪性肝炎。因尿铜较高，建议做基因检测除外 Wilson 病。上级医师指示：两家病理会诊均提示肝细胞脂肪变明显，可能是既往药物性损伤所致，但不能除外其他遗传代谢性疾病导致的脂肪变，可待基因检测结果进一步明确。患者遂于 2016 年 12 月 6 日带药出院。

4. 2016 年 12 月 28 日　基因检测报告肝豆状核变性相关基因 *ATP7B* 外显子区域发现两处杂合突变，c.2975C ＞ T，导致氨基酸改变 p.P992L，来源于父亲。c.2549C ＞ T，导致氨基酸改变 p.T850I，来自于母亲，为复合杂合突变，两个突变位点均已报道为致病性突变。基因结果支持肝豆状核变性的诊断，但患者父母不能完全接受该诊断，要求送血到其他基因公司复查基因。2017 年 1 月 15 日中科院研究所基因检测报告：ATP7B 可疑变异，两处杂合突变，c.C2975T，导致氨基酸改变 p.P992L（来源于父亲）；c.C2549T，导致氨基酸改变 p.T850I（来源于母亲）。患者 2 次基因检测结果完全一致，均为复合杂合突变。故最后明确诊断：肝豆状核变性。

（三）入院诊治第二阶段——治疗和随访

患者入院后给予复方甘草酸苷、还原性谷胱甘肽、多烯磷脂酰胆碱等药保肝降酶治疗，2016 年 12 月 2 日复查肝功能：TBIL 8.7μmol/L，DBIL 3.0μmol/L，ALB 41g/L，GLO 24g/L，ALT 79U/L，AST 111U/L，院外等待基因检测结果时继续口服双环醇片 25mg，每日 3 次，谷胱甘肽片 0.3g，每日 2 次。2017 年 1 月肝豆状核变性诊断明确后建议低铜饮食及驱铜治疗，其父母要求出院到安徽某大学附属医院进一步诊治。2 个月后电话随访在该院亦明确诊断肝豆状核变性，已给予驱铜治疗，肝功能逐渐恢复正常。

【专家评述】

（一）专家 1 点评

这是一例无典型临床表现，仅肝功能异常，而且铜蓝蛋白正常，极易被误诊的肝豆状核变性。患者因其他疾病检查发现肝功能异常，经保肝降酶治疗无效，有用激素和中药史，无阳性体征，多次查铜蓝蛋白和血清铜正常，K-F 环阴性，头颅 CT 无异常，仅 24h 尿铜轻度增高，青霉胺试验阴性，肝脏病理经两家医院会诊，最终经两家基因公司检测发现肝豆状核变性相关基因 *ATP7B* 外显子区域两处杂合突变，才得以确诊。

1. 肝豆状核变性也称 Wilson 病（Wilson's disease，WD），属于罕见病，世界范围发病率为 1/100 000 ～ 1/30 000，中国人群的发病率较高且越来越多见，好发于青少年，是一种常染色体隐性遗传病。致病基因 *ATP7B* 定位于染色体 13q14.3，编码一种铜转运 P 型 ATP 酶。*ATP7B* 基因突变导致 ATP 酶功能减弱或丧失，使血清铜蓝蛋白（CP）合成减少及胆道排铜障碍，蓄积于体内的铜离子在机体各组织尤其在肝脏、大脑、角膜、肾脏等部位沉积，出现肝功能受损、神经系统受累、精神症状、眼 K-F 环阳性及肾功能损害等一系列临床表现。

2. 国内指南临床分 4 型：①肝型。可表现为持续性血清转氨酶增高；急性或慢性肝炎；肝硬化（代偿或失代偿）；暴发性肝衰竭（伴或不伴溶血性贫血）。②脑型。帕金森综合征样表现；运动障碍如扭转痉挛、手足徐动、舞蹈症状、步态异常、共济失调等；口－下颌肌张力障碍如流涎、讲话困难、声音低沉、吞咽障碍等；以精神症状为主。③其他类型。以肾损害、骨关节肌肉损害或溶血性贫血为主。④混合型。为以上各型的组合。

3. 辅助检查：①铜代谢相关的生化检查。铜蓝蛋白（CP）＜ 200mg/L（正常 200 ～ 500mg/L），＜ 50mg/L 是诊断 WD 的有力证据。24h 尿铜＞ 100μg（正常＜ 100μg）。肝铜量＞ 250μg/g（肝干重），正常＜ 40 ～ 55μg/g（肝干重）。②血、尿常规。有肝硬化伴脾功能亢进时可出现血小板、白细胞和（或）红细胞减少；尿常规镜下可见血尿、微量蛋白尿等。③肝脏检查。可有血清转氨酶、胆红素升高和（或）白蛋白降低；肝脏病理早期表现为轻度脂肪肝、肝细胞淀粉样颗粒沉积和肝细胞点状坏死。也可表现为典型的自身免疫性肝炎的改变。随着肝损伤加重，可逐步出现肝硬化。④脑影像学检查：MRI 比 CT 特异性更高。MRI 表现为豆状核（尤其壳核）、尾状核、中脑和脑桥、丘脑、小脑及额叶皮质 T_1 加权像低信号和 T_2 加权像高信号，或壳核和尾状核在 T_2 加权像显示高低混杂信号，还可有不同程度的脑沟增宽、脑室扩大。⑤部分患者眼科检查可发现角膜 K-F 环或向日葵样白内障。

（二）专家 2 点评

1. WD 的诊断：需结合患者的临床表现（尤其是肝脏和神经精神症状）、角膜 K-F 环、血清铜蓝蛋白、血清铜、24h 尿铜及基因检测结果等综合判断。但该病临床症状和体征涉及多个系统、器官，表现复杂多样，轻重不一，极易发生误诊及漏诊。欧洲指南提出将评分系统应用于诊断。

2. WD 若能早期诊断尽早治疗，多数预后良好。为了能早期诊断，首先要识别其临床特点，主要是肝脏和神经精神症状，3 ～ 55 岁任何不明原因的肝病患者均应考虑该病，年龄不能作为排除依据。任何同时具有肝病和神经精神症状的患者均应排除 WD 诊断。疑似 WD 的患者均应检查是否有角膜 K-F 环，但是以神经精神症状为主的患者不能以角膜 K-F 环阴性作为排除 WD 诊断的依据。其次还须认识其他较为常见的症状，如鼻出血、皮下出血、贫血、下肢水肿、血尿、关节痛、骨折、肌无力、肌萎缩等，这是由于铜离子沉积于红细胞、肾脏、关节及肌肉，导致这些器官或组织功能损害。

3. WD 是至今少数几种可治疗的遗传性疾病之一，故一旦确诊应坚持终身治疗的原则，而且需要持续监测。应避免高铜饮食，如贝类水生动物、坚果、巧克力、蘑菇、动物内脏等。低铜饮食可延缓发病年龄，有利于控制疾病进展。驱铜及阻止铜吸收的药物主要有两大类，一是铜离子螯合剂，能强力促进体内铜离子排出，如青霉胺、曲恩汀、二巯基丙磺酸钠、二巯基丁二酸等。二是阻止肠道对外源性铜的吸收，如锌剂、四硫钼酸盐。具体药物应根据临床分型、分期及患者的耐受情况进行选择。肝移植的适应证是 WD 所致急性肝衰竭患者或对药物治疗无效的失代偿肝硬化患者，不推荐肝移植作为严重神经精神症状（不伴肝硬化）患者的主要治疗手段。

（三）专家 3 点评

1. 在临床中需要正确评价铜蓝蛋白（CP）的诊断价值。CP ＜ 200mg/L 是诊断 WD 的重要指标之一，但本例患者 CP 恰恰是正常的。有研究显示 12％～ 36％的 WD 患者血 CP ＞ 200mg/L，故 CP 正常不能排除 WD。另外 CP 在其他情况下也可降低，如 2 岁以下的婴幼儿、肾病和肠道疾病引起的蛋白营养不良、其他原因引起的终末期肝病、一些少见的神经系统疾病、铜缺乏症（如 Menkes 病）及 CP 基因突变导致的 CP 缺乏症。还有报道 20％的 *ATP7B* 基因杂合突变可导致 CP 水平降低。故临床上一定要注意复查和鉴别诊断，以免误诊。血 CP ＜ 50mg/L 是诊断 WD 的有力证据。

2.注意正确评价其他诊断指标：① WD 患者的血清铜水平通常是降低的，但 WD 伴严重肝损害时血清铜却可正常，甚至在急性肝衰竭患者中反而明显升高。② 24h 尿铜对 WD 的诊断治疗和监测非常重要。一般患者 24h 尿铜＞ 100μg，但 *ATP7B* 基因杂合突变者可出现轻至中度的增加，某些慢性肝病如自身免疫性肝病一般也可升高在 100 ～ 200μg。青霉胺试验对 WD 的诊断具有辅助意义，24h 尿铜＜ 100μg 疑似 WD 患者可考虑行青霉胺试验，如尿铜＞ 1600μg/24h，则支持诊断。但该试验主要用于儿童患者的诊断，成年人意义还不明确。③肝铜含量≥ 250μg/g 肝干重是 WD 的最佳诊断指标，但是 *ATP7B* 基因杂合突变者、慢性胆汁淤积性肝硬化、特发性铜中毒综合征如印度幼年性肝硬化患者，肝铜含量也可明显增高。另外晚期 WD 患者铜在肝内的分布常不均匀，少数患者可因穿刺部位铜较少而出现肝铜含量正常的情况。④传统的组织化学对肝细胞内铜的检测结果表现较多样，故铜染色的诊断价值非常有限，结果阴性也不能排除 WD 的诊断。

3.对任何临床及生化检查难以确定的疑似 WD 患者均应进行 *ATP7B* 全基因测序突变分析。目前已发现 300 多种突变，但并非每个基因突变都会致病。*ATP7B* 基因的常见突变有明显的种族差异性，欧洲人主要以 *H1069Q* 基因变异为主，亚洲人最常见的突变为 *R778L* 基因。大部分患者为复合杂合子突变，仅少数患者为纯合子突变。本病例就是最终依据基因测序结果明确诊断的。

（解放军总医院第五医学中心　董　漪　陈大为　朱世殊）

参考文献

中华医学会神经病学分会帕金森病及运动障碍学组，中华医学会神经病学分会神经遗传病学组 . 2008. 肝豆状核变性的诊断与治疗指南 . 中华神经科杂志，41（8）：566-569.

Alam ST, Rahman MM, Islam KA,et al. 2014. Neurologic manifestations，diagnosis and management of Wilson's disease in children-an update. Mymensingh Med J, 23（1）：195-203.

European Association for Study of Liver. 2012. EASL clinical practice guidelines：Wilson's disease. J Hepatol, 56（3）：671-685.

Ferenci P, Caca K, Loudianos G, et al.2003. Diagnosis and phenotypic classification of Wilson disease. Liver Int, 23（3）：139-142.

Roberts EA, Schilsky ML. 2008. American Association for Study of Liver Diseases（AASLD）. Diagnosis and treatment of Wilson disease: an update. Hepatology, 47: 2089-2111.

Seo JK. 2012. Diagnosis of Wilson disease in young children：molecular genetic testing and a paradigm shift from the laboratory diagnosis. Pediatr Gastroenterol Hepatol Nutr, 15（4）：197-209.

病例 19　一例亚急性药物性肝衰竭患者的治疗

【病例诊治经过介绍】

（一）病例基本情况

患者王某，女，32 岁。主因"间断发热、皮疹，皮肤巩膜黄染 1 个月余"于 2015 年 12 月 2 日入院。

1. **现病史**　患者于 2015 年 10 月 28 日因"头部胀痛"口服"酚麻美敏胶囊（剂量不详）、蒲地蓝消炎片（剂量不详）"1d 后症状缓解。10 月 29 日开始出现颈胸部散在瘀点、瘀斑，皮肤脱屑、脱皮，皮疹逐渐蔓延至躯干部及四肢，双眼畏光、流泪，伴结膜充血，口唇黏膜溃烂，咽部红肿、疱疹，发热（体温未测）。11 月 2 日入住某医院，化验肝功能：TBIL 143.3μmol/L，DBIL 90.6μmol/L，ALT 618U/L，AST 465U/L，ALP 365 U/L，GGT 502U/L，病毒性肝炎血清学标志物均阴性，予静脉滴注甲泼尼龙琥珀酸钠 40mg/d，共用 5d 后体温正常、减量至 20mg，4d，续口服"醋酸泼尼松片"25mg，每 4 天减量 5mg，辅以护肝降酶、退黄等治疗，皮疹消退，双眼、口唇、咽部症状好转，但肝功能持续恶化。11 月 16 日复查 TBIL 292.1μmol/L，DBIL 165.8μmol/L，ALT 823U/L，AST 286U/L，ALP 439U/L，GGT 340U/L，PT 28.4s，PTA 31%，予输入血浆等处理。11 月 25 日再次予静脉滴注甲泼尼龙琥珀酸钠 80mg/d×3d 及 40mg/d×2d，头孢哌酮钠他唑巴坦钠 2.25g，每日 2 次，共 6d，肝功能无改善。11 月 28 日肺部 CT 示左下肺炎症。11 月 30 日复查 TBIL 457.2μmol/L，DBIL 218.8μmol/L，ALT 517U/L，AST 259U/L，ALP 402U/L，GGT 527U/L，自觉皮肤瘙痒，间断咳嗽，咳少量白色及绿色黏痰。为进一步诊治今日来我院急诊就诊，急诊以"肝衰竭"收入我科。自发病以来，精神一般，食欲尚可，睡眠正常，小便色黄如浓茶，大便次数多，无白陶土样便，无皮肤瘙痒，无鼻出血及牙龈出血，体重无明显变化。

2. **流行病学史**　无肝炎患者密切接触史。发病后曾输入血浆（量不详）。发病前 3 个月内无不洁饮食史。

3. **既往史**　3 年前曾因狗咬伤注射疫苗。否认"伤寒、结核、猩红热"等传染病病史，否认"心、脑、肺、肾"等脏器慢性病病史，否认手术史，否认食物过敏史，预防接种史不详。

4. **个人史**　生于原籍，在原籍长大，无长期外地居住史，无疫水、疫源接触史，无放射物、毒物接触史，无饮酒、吸烟史，无冶游史。婚育史：适龄结婚，G_2P_2，月经史正常。家族史无特殊。

5. **查体**　体温 36.5℃，脉搏 78 次/分，呼吸 18 次/分，血压 117/62mmHg。营养中等，平车送入病房，自动体位，查体合作。神志清楚，精神尚可，应答切题，定向力、记忆力、计算力正常。面色晦暗，皮肤、巩膜重度黄染，躯干部皮肤可见弥漫性斑片状皮肤色素沉着，少量脱屑，未见瘀点、瘀斑，肝掌阴性，未见蜘蛛痣。全身浅表淋巴结未扪及增大。心脏未见异常，双肺闻及可疑湿啰音，腹部平，未见腹壁静脉曲张，全腹软，无压痛、反跳痛，肝右肋下未触及，剑突下未触及，墨菲征阴性，脾左肋下未触及，肝上界位于右锁骨中线第 5 肋间，肝、脾、双肾区无叩痛，移动性浊音阴性，肠鸣音 5 次 / 分，不亢进。双下肢无水肿。生理反射存在，病理征未引出。扑翼样震颤阴性。

6. 初步诊断　①药物性肝损害亚急性肝衰竭；②肺部感染；③皮疹。

（二）入院诊治第一阶段——常规治疗阶段

1. 2015 年 12 月 5 ~ 15 日　入院后完善化验肝功能：ALT 423U/L，AST 245U/L，ALP 519U/L，GGT 438U/L，TBIL 412.2μmol/L，DBIL 323.5μmol/L，ALB 33g/L。凝血功能：PT 23.5s，PTA 28.4%，INR 2.06。乙肝标志物：HBsAb 42.85U/L，余阴性，甲、丙、丁、戊型肝炎抗体及自身抗体均阴性。MRCP：未见明显异常。腹部 MRI 平扫 + 增强：肝实质弥漫性损害，胆囊充盈欠佳。

上级医师查房后指出：患者间断咳嗽，咳少量白色及绿色黏痰，双肺闻及可疑湿啰音，外院肺 CT 提示左下肺炎症，治疗上予头孢哌酮钠舒巴坦钠抗感染、护肝降酶 [乙酰半胱氨酸注射液（NAC）、异甘草酸镁注射液]、退黄（UCDA）等综合治疗。

抗感染 10d 后复查肺部 CT 炎症较前无明显变化，但临床咳嗽、咳黄绿色痰症状缓解，体温持续正常，考虑疗程足，停头孢哌酮舒巴坦钠。

2. 2015 年 12 月 16 ~ 26 日　行两次血浆置换联合胆红素吸附治疗。治疗后凝血功能恢复正常，但胆红素无明显降低：入院后 TBIL 最高 540.9μmol/L，血浆吸附后最低降至 187.8μmol/L，但很快反复，TBIL 波动在 280 ~ 330μmol/L 持续 2 周。

（三）入院诊治第二阶段——激素治疗阶段

2015 年 12 月 27 日~ 2016 年 1 月 27 日，经前期积极常规护肝、退黄及胆红素吸附治疗效果欠佳，化验：TBIL 302.4μmol/L，DBIL 233.2 μmol/L，考虑存在胆汁淤积，拟用激素减轻胆道炎症、促进黄疸消退。拟给予激素方案：甲泼尼龙片 48mg/d×1 周、32mg/d×1 周、24mg/d ×2 周、16mg/d 维持。12 月 31 日开始口服"甲泼尼龙"并规律减量，1 月 14 日联合"硫唑嘌呤片"，复查肝功能改善不明显（TBIL 波动在 271.4 ~ 260μmol/L）。

（四）入院诊治第三阶段——控制感染阶段

1. 2016 年 1 月 28 日　甲泼尼龙减量为 16mg/d，当天出现轻度发热，体温波动在正常至 38.1℃，咳嗽、咳黄痰，痰涂片示"革兰阳性球菌"，予"头孢呋辛酯片"口服抗感染，1 月 30 日甲泼尼龙减量为 8mg/d，胆红素较前轻度升高，转氨酶及梗阻酶无改善。2 月 2 日体温恢复正常，咳嗽、咳痰症状减轻。

2. 2016 年 2 月 5 日　因胆红素较前升高 TBIL 354μmol/L，DBIL 303μmol/L，行第三次血浆置换及胆红素吸附。

3. 2016 年 2 月 7 日　开始发热，体温波动在 39 ~ 40℃，肺部 CT 提示有炎症，予舒普深抗感染。

4. 2016 年 2 月 10 日　G 试验升至 264.1pg/ml（1 月 11 日 25.2pg/ml），咳白色黏痰，临床不能排除真菌感染，联合伏立康唑注射液抗真菌。2 月 12 日体温波动无改善，CRP 由 19.8mg/L 升至 34.84mg/L，考虑感染仍未控制，甲泼尼龙下调为 4mg，停舒普深换注射用美罗培南加强抗感染。

5. 2016 年 2 月 16 日　体温仍未改善，自觉胸闷、憋气，经呼吸科会诊，考虑卡氏肺孢子虫肺炎（PCR），予口服复方磺胺甲噁唑。

6. 2016 年 2 月 18 日　ICU 内科会诊，停甲泼尼龙及硫唑嘌呤片，由于肺 CT 表现为"斑片状模糊影"，可常见于真菌感染、PCP 或巨细胞肺炎，治疗过程中临床曾考虑曲霉菌感染，但使用伏立康唑后体温无明显改善，不排除 PCP，给予复方磺胺甲噁唑，同时将伏立康唑调整为卡泊芬净加强治疗 PCP 及兼顾抗真菌治疗。暂无明确细菌感染证据，美罗培南降阶梯为头孢吡肟钠。

7. 2016 年 2 月 20 日　上级医师查房，因目前肺部感染病原学证据不足，拟完善支气管镜检查。

8. 2016 年 2 月 22 日　肺部 CT 可见"多发斑片状模糊影较前进展，结节影较前明显，可见渗出"，痰培养为曲霉菌。

9. 2016 年 2 月 24 日　第二次经呼吸科会诊，结合目前病原学检查结果考虑真菌感染，停卡泊芬净注射液、再次换用注射用伏立康唑抗真菌，静脉注射人免疫球蛋白（10g/d×5d）增强免疫、小剂量激素（注射用甲泼尼龙琥珀酸钠 20mg/d×3d，10mg/d×3d）减少渗出；肺泡灌洗液培养结果提示：黏质沙雷菌，联合盐酸左氧氟沙星注射液。经过治疗后，患者体温恢复正常，痰量减少，胸闷、气喘缓解。复查血常规：WBC $2.51×10^9$/L，Hb 89g/L，PLT $95×10^9$/L，N 48.2%。

（五）入院诊治第四阶段——骨髓抑制

1. 2016 年 2 月 29 日　复查血常规示三系均下降（WBC $1.47×10^9$/L，Hb 76g/L，PLT $86×10^9$/L，N 45.8%），立即行骨髓穿刺检查。3 月 1 日骨髓涂片示"粒细胞缺乏症（再生障碍型）、急性造血功能停滞"。经血液科会诊后停用盐酸左氧氟沙星注射液及头孢吡肟钠，予重组人粒细胞集落刺激因子、促红细胞生成素、输红细胞，下调复方甲噁唑剂量等处理。治疗后患者粒细胞恢复，TBIL 由最高 540.9μmol/L 降至 214.8μmol/L，凝血功能持续正常。

2. 出院诊断　①亚急性肝衰竭合并肺部真菌感染；②粒细胞缺乏症。

（六）随访

患者出院后继续药物护肝退黄治疗、伏立康唑片抗真菌等治疗，至 5 月 6 日停用伏立康唑片。规律复查肝功能逐渐恢复，最后随访至 2016 年 12 月 14 日 TBIL 40.3μmol/L，凝血功能正常，腹部影像学检查示肝脏形态正常，未见胆道扩张，肺 CT 病灶逐渐缩小吸收。

【专家评述】

（一）专家 1 点评

1. 我国人群不规范用药较为普遍，医务人员和公众对药物安全性问题和药物性肝损害（DILI）的认知尚不够，DILI 的种类和发病率也可能存在地区差异。已知全球有 1100 多种上市药物具有潜在肝毒性，不同药物可导致相同类型肝损害，同一种药物也可导致不同类型的肝损伤，详细信息可参考 LiverTox（美国 2012 年发布）和 HepaTox 网站（我国 2014 年发布）。在欧美发达国家，对乙酰氨基酚（APAP）是引起急性肝衰竭（ALF）最主要的原因，而国内报道较多为中草药（TCM），但由于组分复杂，很难确定究竟是哪些成分引起肝损害。

2. DILI 发病机制复杂，通常可概括为药物的直接肝毒性和特异质性肝毒性作用。药物的直接肝毒性也称固有型 DILI，具有可预测性，与药物剂量密切相关，个体差异不显著；特异质型具有不可预测性，与药物剂量常无相关性，个体差异显著，临床表现多样化。DILI 损害的靶细胞主要是肝细胞、胆管上皮细胞及肝窦和肝内静脉系统的血管内皮细胞，因而损害模式复杂多样，其病理变化几乎涵盖了肝脏病理改变的全部范畴。由于 DILI 的诊断属于排他性诊断，本例患者明确存在肝损害后尽快排除其他肝病，最后通过因果关系评估 RUCAM 评分 6 分（很可能），提示了肝损害与可疑药物的相关程度。

3. 本例患者为服用解热镇痛药及中成药后出现高热、皮肤黏膜损害及肝衰竭等表现，入住本院时患者体温基本恢复正常，皮肤黏膜破损已愈合，但可见明显色素沉着，临床表现转化为以肝功能损害为主。入院经治疗后凝血功能迅速恢复，但胆汁淤积明显，经评估后给予激素治疗。但并先后出现严重混合感染及骨髓抑制，对症给予抗细菌、抗真菌及刺激骨髓造血等处理后基本恢复。

（二）专家 2 点评

1. 根据 DILI 的基本治疗原则，及时停用了可疑损害肝的药物，并且治疗期间均避免再次使用可疑或同类药物。根据 DILI 临床类型可选用相应的药物治疗：① NAC 是 2004 年被美国 FDA 批准用来治疗 APAP 引起的固有型 DILI 的唯一解毒药物，2011 年美国肝病研究学会（AASLD）ALF 指南推荐 NAC 用于药物及毒蕈引起的 ALF 的治疗，2014 年 ACG 的 DILI 临床诊治指南推荐应用 NAC 治疗早期 ALF 患者。②我国 CFDA 批准增加急性 DILI 为异甘草酸镁的治疗适应证，可用于治疗 ALT 明显升高的急性肝细胞型或混合型 DILI。③胆汁淤积型 DILI 可选用熊去氧胆酸（UDCA）。有报道腺苷蛋氨酸（SAMe）治疗胆汁淤积型 DILI 有效，但有待严格前瞻性随机对照研究加以证实。

2. 糖皮质激素应用于 DILI 的治疗仍十分谨慎。药物性肝损害诊治指南指出糖皮质激素对 DILI 的疗效尚缺乏随机对照研究，应严格掌握治疗适应证，宜用于超敏或自身免疫征象明显，且停用损害肝的药物后生化指标改善不明显甚或继续恶化的患者，并应充分权衡治疗收益和可能的不良反应。ACG 临床指南指出激素治疗建议可用于 DILI 相关肝衰竭患者，但是缺乏证据支持，目前尚无随机对照试验。EASL 胆汁淤积型肝病指南指出激素治疗可能获益，特别是对于超敏反应导致的胆汁淤积，但缺乏临床证据支持。AASLD 肝衰竭指南指出：激素宜用于药物超敏反应，例如合并嗜酸性粒细胞增多症及全身表现的药疹，或怀疑有自身免疫反应时。本患者发病时有发热、皮疹、黏膜破溃等全身表现，考虑药物所致超敏反应；未合并其他特殊并发症或基础病、无激素使用禁忌证，有胆汁淤积表现，综合以上情况，选用激素治疗。

（三）专家 3 点评

1. 本例患者为肝衰竭患者，应尤其注意激素诱发或加重细菌、病毒和真菌等各种感染，诱发或加重胃十二指肠溃疡、类固醇性糖尿病及骨质疏松等，针对这些可能出现的副作用提前加以预防与干预。

2. 本病例激素治疗中出现感染，先后发生肺部细菌和真菌感染，根据体温变化、肺部影像学及呼吸道灌洗液结果及时调整抗细菌及抗真菌方案才使患者得以生存。

3. 患者治疗过程中出现血象三系显著降低，骨髓涂片提示造血功能障碍，立即停止可疑药物（盐酸左氧氟沙星），不排除前期药物不良反应的延迟反应。给予重组人粒细胞集落刺激因子、促红细胞生成素等治疗，血象逐渐恢复。在临床上，我们发现药物不良反应往往是多方面的，包括肝损伤、肾损伤、骨髓抑制等，所以在收治药物性肝损伤患者时，我们要考虑到其他系统药物性损伤问题。

4. 本患者使用激素后出现严重感染、继发骨髓抑制等不良反应，从临床观察患者未从激素治疗中获益，因此激素治疗药物性肝损伤尚需更多临床研究证据支持。特别是激素的剂量、疗程、剂型等及治疗 DILI 分型均未得到明确论证，但激素治疗某些病例的确有效，在这种情况下一方面我们要慎重用激素，另一方面要做好不良反应的防治，险中求胜。这份病例其实也是我们用激素治疗 DILI 的一个总结和对今后工作的一个警醒。

（解放军总医院第五医学中心　贺　希　刘鸿凌）

参考文献

中华医学会肝病学分会药物性肝病学组 . 2015. 药物性肝损伤诊治指南 . 肝脏，（10）：750-767.

中华中医药学会肝胆病分会，中华中医药学会中成药分会 . 2016. 中草药相关肝损伤临床诊疗指南 . 中国中药杂志，41（7）：1165-1172.

Chalasani NP, Hayashi PH, Bonkovsky HL, et al. 2014. ACG Clinical Guideline: the diagnosis and management of idiosyncratic drug-induced liver injury. Am J Gastroenterol, 109（7）：950-966，967.

European Association for the study of the Liver. 2009. EASL Clinical Practice Guidelines: management of cholestatic liver diseases. J Hepatol, 51（2）：237-267.

Martin P, Dimartini A, Feng S, et al. 2014. Evaluation for liver transplantation in adults: 2013 practice guideline by the American Association for the Study of Liver Diseases and the American Society of Transplantation. Hepatology, 59（3）：1144-1165.

Usui J, Yamagata K, Imai E, et al. 2016. Clinical practice guideline for drug-induced kidney injury in Japan 2016: digest version. Clin Exp Nephrol, 20（6）：827-831.

William ML, Anne ML, Todd S, et al. 2011. AASLD Position Paper: The Management of Acute Liver Failure: Update: J Hepatol, 74-78.

病例 20　一例高黄疸患者的激素治疗

【病例诊治经过介绍】

（一）病例基本情况

患者陈某，女，35 岁。主因"恶心、呕吐、乏力、纳差、眼黄 20d"于 2015 年 8 月 11 日入院。

1. 现病史　患者缘于 20d 前无明显诱因出现乏力、恶心，无发热、呕吐，无腹痛、腹泻等不适，自觉皮肤变暗、眼黄，遂于 2015 年 8 月 4 日去某医院化验肝功能：TBIL 218.34μmol/L，DBIL 85.28μmol/L，ALT 315.3U/L，AST 283.5U/L，乙型肝炎表面抗原阴性，腹部超声示胆囊炎。给予应用中药保肝、降酶等治疗后症状无缓解。于 8 月 9 日去某市医院住院，化验：乙肝、丙肝均为阴性，肝功能：TBIL 438μmol/L，DBIL 317μmol/L，ALT 1506U/L，AST 1205U/L，GGT 114U/L，PT 16.7s，PTA 68%，诊断"急性肝损害、胆囊炎、病毒性肝炎待除外"，给予保肝、降酶等治疗后症状无缓解，为求进一步诊治，遂来我院就诊，门诊以"黄疸原因待查：病毒性？自免性？药物性？"收入我科。自此次发病以来，精神差，食欲差，睡眠正常，大便颜色浅，未见血便，体重无明显变化。

2. 流行病学史　无肝炎患者密切接触史。发病前 6 个月内无输血及血制品应用史，发病前 3 个月内无不洁饮食史。

3. 既往史　5 岁时曾患"急性黄疸型肝炎（病原不详）"，经治疗后痊愈；20 年前患"病毒性心肌炎"，现痊愈；2009 年因输卵管粘连行腹腔镜治疗。无伤寒、结核、猩红热等传染病病史，无心、脑、肺、肾等脏器慢性病病史，无外伤史，无药物及食物过敏史。预防接种史不详。

4. 个人史　生于原籍，无血吸虫病疫水接触史，无放射性物质、毒物接触史，无烟酒嗜好。无冶游史。婚育史：适龄结婚，离异，未育。月经史：初潮年龄 15 岁，行经期天数 3 ～ 4d，间隔天数 28d，末次月经时间 2015 年 8 月 6 日，经量中等，无痛经及白带增多史。家族史：父母健在，否认家族中其他传染病及遗传病病史。

5. 查体　体温 36.3℃，脉搏 67 次 / 分，呼吸 18 次 / 分，血压 109/67mmHg，营养中等，步入病房，自动体位，查体合作。神志清楚，精神欠佳，应答切题，定向力、记忆力、计算力正常。面色萎黄，皮肤、巩膜重度黄染，未见瘀点、瘀斑，肝掌阴性，未见蜘蛛痣。全身浅表淋巴结未扪及增大。心、肺未见异常。腹部平，未见腹壁静脉曲张，全腹软，无压痛、反跳痛，肝右肋下未触及，剑突下未触及，墨菲征阴性，脾左肋下未触及，肝上界位于右锁骨中线第 5 肋间，肝、脾、双肾区无叩痛，移动性浊音可疑阳性，双下肢无水肿。生理反射存在，病理征未引出。扑翼样震颤阴性。

6. 初步诊断　黄疸原因待查：病毒性肝炎？自身免疫性肝损害？药物性肝损害？

（二）入院诊治第一阶段——病因诊断

1. 2015 年 8 月 11 ～ 18 日　入院化验：WBC $6.11×10^9$/L，Hb 134g/L，N 71.7%（↑），PLT $288×10^9$/L，BLA 45.8μmol/L（↑），AST 452U/L（↑），GGT 95U/L（↑），ALP 133U/L，ALT

976U/L（↑），GLU 8.1mmol/L（↑），CRE 71μmol/L，Na$^+$ 139mmol/L，ALB 36g/L，CHE 5355U/L，LDH 184U/L，K$^+$ 3.5mmol/L，TBIL 399μmol/L，DBIL 299.2μmol/L（↑），CRP 5.63mg/L，PTA 53.6%，PCT 0.438ng/ml，AFP 97.02ng/ml（↑），T$_3$ 244nmol/L（↑），TSH 0.268mU/L（↓），FT$_3$ 3.87pmol/L（↓），CA19-9 540.2U/ml（↑），铜蓝蛋白 0.21g/L（↓），EBV IgM 阴性、CMV IgG（+），HBsAb 150.8U/L（↑），乙肝、丙肝、甲肝、戊肝、自免肝确诊试验、抗核抗体 12 项均为阴性。X 线胸片正常。心电图检查提示：窦性心律。超声：肝回声增粗、脾大；胆囊炎性改变。腹部 MRI 检查提示：符合肝实质损害表现；脾稍大、副脾，少量腹水，动脉期肝实质强化欠均匀，考虑异常灌注所致，建议随访观察；肝左外叶小囊肿；胆囊炎改变；肝门及门腔间隙多发淋巴结。胃镜检查：胃底息肉（山田Ⅲ型）、非萎缩性胃炎、幽门螺杆菌尿素酶快速检查（+）。

追问患者病史，患者否认牛、羊等动物接触史，因患者有不孕症，近 3 个月有中药服用史（具体不详），发病前有房屋装修史，但是否为有毒物质引起的肝损害尚难以确定，抽血送某医院行毒物检测未发现异常。患者继续内科常规保肝、降酶、退黄治疗。

2. 2015 年 8 月 20 日　复查化验：WBC 5.39×10^9/L，N 58.7%，Hb 126g/L，PLT 267×10^9/L，ALT 181U/L（↑），GGT 71U/L（↑），TBIL 524.1μmol/L，DBIL 396.1μmol/L（↑），ALB 33g/L（↓），CHE 4503U/L（↓），AST 165U/L（↑），TC 1.89mmol/L（↓），BLA 51.10μmol/L（↑），AFP 276.8ng/ml（↑），PCT 0.342ng/ml，PTA 67.2%，CMV IgG 3.12 S/CO，大便腺病毒检测阴性，CMV-DNA 定量＜100U/ml。超声（妇产科）检查提示：子宫及双侧卵巢未见明显异常。患者今晨查体时自觉腹部轻微疼痛，查体可见墨菲征阳性，腹部超声示胆囊炎，不除外慢性胆囊炎急性发作，给予头孢哌酮钠舒巴坦钠抗感染治疗。

上级医师查房后指出：患者复查巨细胞病毒抗体滴度无明显变化，CMV-DNA 阴性，可排除巨细胞病毒感染。今日化验胆红素上升，行疑难病例讨论确定下一步诊疗方向，请超声科、非感染肝病科、普外科会诊协助诊断，经协商拟高黄疸情况下行肝穿刺检查。

3. 2015 年 8 月 21 日　患者神志清，精神可，生命体征平稳，无不适主诉。查体：墨菲征可疑阳性，余查体同前无特殊。今晨在超声科行肝穿刺术，术程顺利，术后安返病房。无胸闷、恶心、呕吐等不适，测血压 116/76mmHg，心率 60 次/分。

上级医师指示：患者肝穿刺后，注意密切观察患者腹部情况变化。

4. 2015 年 8 月 26 日　患者神志清，精神可，生命体征平稳，自诉乏力好转，无腹痛，大便黄色。查体：墨菲征阴性，较前好转，余无特殊。病理（组织定量）检查提示：乙型肝炎病毒 cccDNA 组织定量结果：＜0.01copies/cell。病理（免疫组化）检查提示：（肝穿刺组织）亚急性肝损伤，请临床注意亚急性肝衰竭之可能，病变程度相当于 G$_{3\sim4}$S$_2$，轻度肝内淤胆，不除外药物诱导性肝损伤。免疫组化：HBsAg（-），HBcAg（-），Hepa（+），CD10（+），CD8（散+），CD20（散+），CD3（散+），CD68（散+），CD34（血管+），mum-1（散+），CK7/CK19 示：胆管数目增多。特殊染色：铁染色（+），铜染色（少数+），糖原染色（-）。复查超声（腹部）检查提示：肝回声增粗、脾大，腹水，胆囊炎性改变。目前诊断：药物性肝损害。

（三）入院诊治第二阶段——调整治疗

1. 2015 年 8 月 28 日　患者神志清，精神可，生命体征平稳。

上级医师查房后指出：①患者化验胆红素较上次无明显下降，肝穿刺病理诊断药物性肝损害，目前无严重感染征象，有激素治疗适应证，与患者及其家属详细交代病情后患者家属表示理解并同意应用激素治疗。激素应用方法按照我科激素四期治疗方案（泼尼松龙 60mg—40mg—30mg—30mg—20mg—10mg 各 5 ～ 7d），根据化验结果及病情及时调整。注意观察有无细菌、真菌感染，警惕骨质疏松、消化性溃疡、出血等并发症。给予补钙、抑酸等辅助治疗。②患者化验 PCT、CRP 均正常，墨菲征阴性，抗生素应用 8d，胆囊炎治愈，给予停用舒普深抗感染。继续目前其他治疗，观察患者病情变化。

2. 2015 年 9 月 1 日　患者神志清，精神可，生命体征平稳，无不适主诉。查体无特殊变化。化验：BLA 40.8μmol/L（↑），PTA 92 %，PCT 0.172ng/ml，AFP 1010ng/ml（↑），AST 82U/L（↑），GGT 105U/L（↑），TBIL 329.7μmol/L，DBIL 272.8μmol/L（↑），CRP 3.6mg/L，GM 试验 0.08，G 试验 50pg/ml。

上级医师查房后指出：患者化验胆红素下降，PA 上升，肝功能好转。患者目前应用泼尼松龙 60mg，用至 1 周后给予减量至 40mg。继续目前其他治疗，观察患者病情变化。

3. 2015 年 9 月 10 日　患者神志清，精神可，生命体征平稳，无不适主诉。查体无特殊。化验：BLA 25.2μmol/L，PTA 86.4 %，PCT 0.3ng/ml，ALT 67U/L（↑），GGT 114U/L（↑），TBIL 189.7μmol/L，DBIL 160.9μmol/L（↑），ALB 42g/L，CHE 4463U/L（↑），AST 43U/L（↑），CRE 67μmol/L，K^+ 3.5mmol/L，Na^+ 140mmol/L，GLU 7.5mmol/L（↑），CRP 5.3mg/L，TC 4.64mmol/L，TG 2.12mmol/L（↑），Ca^{2+} 2.41mmol/L，AFP 545.9ng/ml（↑），G 试验 50pg/ml、口腔黏膜涂片找真菌涂片未见真菌孢子及菌丝。患者应用激素治疗 2 周，化验胆红素下降，病情好转，患者血糖偏高，既往无糖尿病，考虑与口服激素治疗有关，必要时监测血糖，继续观察病情变化。

4. 2015 年 9 月 17 日　患者神志清，精神可，查体：黄染较前减轻，余无特殊。化验：WBC 8.79×10^9/L，ALT 25U/L，AST 20U/L，TBIL 104.3μmol/L，DBIL 89.1μmol/L（↑），GLU 5.4mmol/L，K^+ 2.9mmol/L（↓），AFP 188.5ng/ml（↑），凝血正常，患者经激素治疗 3 周，目前剂量 30mg，黄疸减轻，胆红素下降，治疗好转，继续按照原计划激素治疗方案，予以保肝、退黄等治疗，患者血钾低，存在低钾血症，给予补钾对症，予调整胰岛素剂量，密切观察，注意低血糖等情况，及时调整治疗。

5. 2015 年 9 月 24 日　患者神志清，精神可，生命体征平稳，自诉无不适，应用胰岛素后监测血糖平稳，无低血糖反应。查体同前无特殊变化。化验：ALT 15U/L，AST 13U/L，ALP 92U/L，GGT 56U/L（↑），TBIL 74.9μmol/L，DBIL 61.3μmol/L（↑），ALB 34g/L（↓），CHE 3851U/L（↓），TBA 36μmol/L（↑），CRE 52μmol/L（↓），Na^+ 143mmol/L，K^+ 3.4mmol/L（↓），CRP 0.9mg/L，TG 1.22mmol/L，TC 3.4mmol/L，AMY 96U/L，PTA 85.1%，AFP 86.2ng/ml（↑），PCT 0.058ng/ml，BLA 13.75μmol/L，GM 试验 0.2，G 试验 50pg/ml。患者化验胆红素明显下降（图 20-1），凝血功能正常。病情好转出院，目前激素剂量为 20mg 口服。

6. 最后诊断　药物性肝损害（重度）合并胆囊炎、低钾血症、糖代谢异常。

（四）随访

激素于 2015 年 10 月 21 日停用，出院后 3 个月复查：WBC 5.53×10^9/L，Hb 149g/L，PLT 174×10^9/L，PTA 110.6%，肝功能完全正常，电解质正常，血糖正常，HBsAb 200U/L（↑）。X 线胸片：双肺未见明确病变。胃镜：非萎缩性胃炎伴糜烂；幽门螺杆菌尿素酶快速检查阴性。彩色多普勒超声：符合肝实质损害声像图表现；胆囊息肉样病；副脾。无创肝：相当于肝组织病理纤维化 F_2。

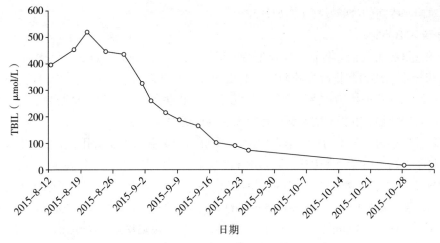

图 20-1　总胆红素变化趋势图

【专家评述】

（一）专家 1 点评

1. 药物性肝损害（DILI）指人体暴露于常规剂量或高剂量药物后，因药物本身或其代谢产物对肝脏的直接损害，或人体对药物或其代谢物发生过敏或代谢特异质反应，而导致肝损害。DILI 通常分为内源性（由预知可造成人或动物模型肝损害的药物引起，如对乙酰氨基酚）和特异体质性（仅影响易感个体，剂量关系不太一致，临床表现更加多样化）。

2. 在全球报道的药物不良反应中，药物性肝损害占 10%～15%，在西方国家是肝衰竭的主要原因，在我国随着病毒性肝炎发病率的下降，民众用药史的复杂性，药物性肝炎发病率不断升高，对我院既往 10 年收治肝衰竭病因及转归情况回顾性研究中发现，药物性肝衰竭占肝衰竭比例逐年升高。

3. 药物性肝损害的发病机制复杂，目前认为有两个方面：一是化学损害，即药物及其中间代谢产物对肝脏的直接毒性作用；二是免疫损害，即药物及其代谢物与肝特异蛋白质结合成为抗原，激活免疫活性细胞导致过敏反应。

4. 药物性肝损害的诊断较复杂，目前常用的是"药物性肝损害因果关系评价表（RUCAM 简化评分系统）"，其包括以下几项指标：①药物治疗与症状出现时间关系；②病程特点；③危险因素；④伴随用药；⑤除外其他非药物因素；⑥药物肝毒性的已知情况；⑦再用药反应。

诊断标准如下：＞8 分高度可能；6～8 分可能性大；3～5 分可能；1～2 分不太可能；≤0 分可除外，其最高得分为 13 分。我国由于中药复方制剂、药膳、中医养生等复杂性，导致药物性肝损伤诊断更加困难。本病例 RUCAM 评分为 7 分，肝穿刺检查进一步协助诊断。

（二）专家 2 点评

肝穿刺组织病理检查是明确肝损害病因及程度的重要检测方法，目前在临床上主要采用 B 超引导下经皮肝穿刺。有相应的适应证、禁忌证，但是在临床应用中，特别是对胆红素水平的限定目前没有权威的指导意见，对于凝血机制较好的高黄疸，一般较为安全，但是需要明确排除肝内胆管明显扩张，防止穿刺后胆汁漏的形成。该病例在总胆红素 524.1μmol/L 情况下进行常规经皮肝穿刺，有一定风险，但穿刺前经过慎重的多学科会诊，得以顺利实施，取得病理诊断结果，对明确疾病的诊断发挥了重要的作用。

（三）专家 3 点评

1. 药物性肝损害的治疗包括：停止使用肝损伤药物；应用抑制微粒体氧化酶的药物；应用对肝毒性药物中间代谢产物解毒的药物，其典型代表是针对对乙酰氨基酚中毒的解毒药物 N-乙酰半胱氨酸；应用肝细胞的保护药物和刺激肝细胞再生的药物，如甘草酸制剂等；肝移植和人工肝等。其中药物性肝损害的激素治疗目前受到广泛关注。

2. 药物性肝损害的激素治疗目前在中国、"欧肝"、"美肝"、"亚太肝"指南中都没有明确推荐意见，临床上均采用经验性治疗，激素由于其明显的副作用在使用中需要格外慎重。

3. 我科建立的激素治疗药物性肝损害四期治疗方案仅供参考，目前处于临床研究阶段，四期为冲击治疗期（泼尼松龙，60mg/d，5～7d），巩固治疗期（泼尼松龙，40mg/d，5～7d），缓解治疗期（泼尼松龙，30mg/d，10～14d），维持治疗期（泼尼松龙，20mg/d，5～7d；10mg/d，5～7d）。该患者采用本治疗方案取得了良好疗效。

（四）专家 4 点评

1. 激素治疗重症肝病的风险较高，治疗前有以下几个方面需要注意：①明确排除未控制的各种病原体感染，如细菌、病毒、真菌、结核感染等；②必要时胃镜检查排除消化性溃疡；③必要时进行骨密度检查。

2. 一旦确认激素治疗，周密的不良反应监测、护理计划及健康教育相当重要，包括感染的监测、糖代谢、脂代谢监测等，特别是真菌感染的预防，保持口腔卫生、及时排痰等。该病例激素治疗期间出现明显糖代谢紊乱，予胰岛素治疗好转，随着肝病的恢复、激素的停用，糖代谢紊乱得以纠正。

（解放军总医院第五医学中心　朱　冰　游绍莉　刘婉姝）

参考文献

常彬霞，邹正升，李保森，等 . 2015. 2014 年美国胃肠病协会关于特异质性肝损伤的临床指南解读 . 安徽医药，19（5）：1002-1004.

戴维佳，赖荣陶，王晖，等 . 2011. 113 例药物性肝损害临床特征及影响因素分析 . 临床肝胆病杂志，27（10）：1058-1065.

于歆，李晓冰，何晓静，等 . 2017. 药物性肝损伤的机制 . 中国医院药学杂志，37（10）：895-899.

Chalasani NP, Hayashi PH, Bonkovsky HL, et al. 2014. ACG Clinical Guideline：the diagnosis and management of idiosyncratic drug- induced liver injury. Am J Gastroenterol, 109（7）：950- 966.

Danan G, Benichou C.1993. Causality assessment of adverse reactions to drugs-I. A novel method based on the conclusions of international cosensus meetings: application to drug-induced liver injuries. J Clin Epidemiol, 46: 1323-1330.

病例 21 一例重症酒精性肝炎患者的治疗

【病例诊治经过介绍】

（一）病例基本情况

患者常某，男，44 岁。因"乏力、纳差、尿黄 2 周"于 2015 年 9 月 2 日入院。

1. **现病史** 2015 年 8 月中旬患者饮酒后出现乏力、纳差、尿黄等不适，遂前往当地医院就诊，查转氨酶、胆红素均升高，腹部超声提示："肝硬化腹水"，予对症保肝、降酶治疗后病情无缓解，今日为进一步诊治前来我院。门诊化验：WBC 8.56×10^9/L，N 81.31%，PLT 90×10^9/L，TBIL 506μmol/L，ALT 66U/L，PTA 24.4%，INR 2.33。腹部超声提示：符合酒精性肝硬化声像图表现、脾大、腹水，脂肪肝，胆囊继发改变。门诊以"酒精性肝硬化失代偿期，慢加急性肝衰竭合并腹水"收入我科。

2. **既往史** 无特殊既往史。

3. **个人史** 饮酒史 20 年，每次饮白酒约 200ml，此次发病前 5 日有大量饮酒史，每日饮 50 度白酒 800ml，折合每日摄入酒精 320g。

4. **查体** 体温 36.4℃，脉搏 75 次/分，呼吸 17 次/分，血压 102/67mmHg，营养中等，神志清楚，面色晦暗，皮肤、巩膜重度黄染，肝掌阳性，未见蜘蛛痣。心、肺未见异常，腹部饱满，未见腹壁静脉曲张，全腹软，无压痛、反跳痛，肝右肋下未触及，剑突下未触及，墨菲征阳性，脾左肋下未触及，肝上界位于右锁骨中线第 5 肋间，肝、脾、双肾区无叩痛，移动性浊音阳性，双下肢无明显水肿。扑翼样震颤阴性。

5. **初步诊断** ①酒精性肝硬化失代偿期，慢加急性肝衰竭合并腹水；②胆囊炎。

（二）入院诊治第一阶段——控制感染

1. **2015 年 9 月 2 日** 患者诉有上腹不适。查体：腹部无明显压痛、反跳痛，墨菲征阳性。行腹腔穿刺术，腹水常规结果回报：黄，清，李凡他试验阴性，细胞总数 929×10^6/L，WBC 129×10^6/L，N 1%，L 92%，间皮 7%，腹水常规未提示感染。患者右上腹不适，查体墨菲征阳性，门诊化验白细胞、中性粒细胞计数升高，腹部超声声像图提示胆囊壁毛糙、水肿、双边，考虑慢性胆囊炎急性发作，给予头孢哌酮钠舒巴坦钠治疗。

2. **2015 年 9 月 4 日** 化验：WBC 8.77×10^9/L，N 78.31%（↑），Hb 153g/L，RBC 4.44×10^{12}/L，PLT 106×10^9/L，ALT 74U/L（↑），AST 167U/L（↑），GGT 171U/L（↑），TBIL 496.1μmol/L（↑），DBIL 352.8μmol/L（↑），ALB 23g/L（↓），CRE 75μmol/L，CHE 1701U/L（↓），K^+ 3.4mmol/L（↓），Ca^{2+} 1.92mmol/L（↓），TC 1.02mmol/L（↓），INR 1.92（↑），PTA 31.0%（↓），乙肝、丙肝、梅毒、HIV 血清标志物阴性，血氨 79.50μmol/L（↑）。

上级医师查房后指示：患者 MELD 评分为 18 分，Maddrey 判别函数为 64 分，无精神失常、消化系统并发症、精神疾病等禁忌，待感染控制后，必要时可应用糖皮质激素治疗。

（三）入院诊治第二阶段——激素联合血浆置换治疗

1. **2015 年 9 月 8 日** 患者诉乏力，余无特殊。化验：WBC 10.4×10^9/L（↑），N 76.6%（↑），

Hb 159g/L，PLT 112×10⁹/L，AST 223U/L（↑），ALT 101U/L（↑），GGT 162U/L（↑），TBIL 601.1μmol/L（↑），DBIL 405.4μmol/L（↑），ALB 27g/L（↓），CHE 1721U/L（↓），INR 2.13（↑），PTA 27.3%（↓）。腹部 MRI 提示：肝硬化，弥漫性肝损害，多发肝硬化结节（DN），轻度脂肪肝，脾大，少量腹水，食管及胃底静脉曲张，附脐静脉开放，胃 – 肾分流；动脉期肝内多发斑片状强化影，考虑异常灌注，建议：定期复查（3 个月）；胆囊炎。

上级医师查房后指出：患者感染已基本控制，目前无应用糖皮质激素禁忌证，再次向患方交代应用激素治疗相关事宜及可能发生的不良反应，患方表示理解并表示愿意接受激素治疗，拟醋酸泼尼松龙片 40mg/d，口服 1 周后运用 Lille 评分评估疗效，根据结果调整激素治疗方案。同时可安排血浆置换治疗。

2. 2015 年 9 月 11 日　第 1 次血浆置换治疗。

3. 2015 年 9 月 15 日　第 2 次血浆置换治疗。

4. 2015 年 9 月 16 日　患者精神可，生命体征平稳，未诉不适。查体：面色黄，皮肤、巩膜黄染，口腔黏膜未见白斑，咽部无红肿，扁桃体未见肿大，心、肺听诊未见异常，全腹软，无压痛及反跳痛，移动性浊音可疑阳性。化验血常规：WBC 7.27×10⁹/L，N 85.7%（↑），Hb 112g/L（↓），RBC 3.3×10¹²/L（↓），PLT 79×10⁹/L（↓）；肝功能：DBIL 143μmol/L（↑），TBIL 192.7μmol/L（↑），ALT 39U/L；凝血功能：INR 1.21（↑），PTA 58.9%（↓）。

上级医师查房后指出：患者应用糖皮质激素 1 周，Lille 评分小于 0.45（化验指标受人工肝治疗有部分影响），分析治疗有效，继续给予醋酸泼尼松龙 40mg 治疗 28d，待达疗程后可酌情停药。

5. 2015 年 9 月 24 日　患者精神可，生命体征平稳，未诉不适。查体：口腔黏膜未见白斑，咽部无红肿，扁桃体未见肿大，心、肺听诊未见异常，全腹软，无压痛及反跳痛，移动性浊音可疑阳性。化验血常规：Hb 113g/L（↓），N 63.4%，PLT 59×10⁹/L（↓），WBC 7.58×10⁹/L；生化：ALT 33U/L，GGT 60U/L（↑），AST 47U/L（↑），ALB 30g/L（↓），CHE 4391U/L（↓），ALP 219U/L（↑），DBIL 160.8μmol/L（↑），TBIL 210.2μmol/L（↑），TG 2.88mmol/L；凝血功能：INR 1.43（↑），PTA 45.6%（↓）。

6. 2015 年 10 月 4 日　化验血常规：WBC 6.97×10⁹/L，N 66.3%，Hb 111g/L（↓），RBC 3.2×10¹²/L（↓），PLT 69×10⁹/L（↓）；生化：AST 38U/L，ALT 28U/L，ALP 205U/L（↑），DBIL 191.5μmol/L（↑），TBIL 223.5μmol/L（↑），ALB 28g/L（↓），CHE 3365U/L（↓），TG 2.25mmol/L（↓）；凝血功能：INR 1.48（↑），PTA 43.3%（↓）；AFP 7.55ng/ml。

7. 2015 年 10 月 8 日　化验血常规：WBC 6.54×10⁹/L，N 63.9%，Hb 118g/L（↓），RBC 3.33×10¹²/L（↓），PLT 71×10⁹/L（↓）；肝功能：ALT 36U/L，ALP 320U/L（↑），AST 54U/L（↑），DBIL 228.3μmol/L（↑），TBIL 295μmol/L（↑），ALB 31g/L（↓），CHE 3387U/L（↓），TG 1.73mmol/L（↓）；凝血功能：INR 1.55（↑），PTA 40.5%（↓）；BLA 51.52μmol/L（↑）。内镜提示：食管静脉曲张（重）伴胃静脉曲张（Lemi，Lgfb，D1.0，Rf1），非萎缩性胃炎，幽门螺杆菌尿素酶快速检查（－）。建议：软食，每 6 个月复查胃镜以评估静脉曲张进展。

上级医师查房指出：患者近来生命体征平稳，应用醋酸泼尼松龙片 40mg 治疗 28d，已达疗程，目前病情稳定，肝功能、凝血功能均较前好转，结合国际应用糖皮质激素治疗酒精性肝损害指南，应用醋酸泼尼松龙片 40mg，28d 后可直接停药，考虑患者体质，为避免迅速停药可能发生的不良反应，糖皮质激素予以逐步减量至 20mg/d，继续服用 1 周后再停药。注意监测减药过程中有无感染、消化系统并发症、心血管系统并发症、骨质疏松、肌萎缩等并发症发生。内镜提示患者存在食管静脉曲张（重），嘱患者清淡易消化饮食，避免坚硬粗糙饮食，降低消化道出血风险，患者长期应用激素治疗，需警惕消化性溃疡发生，给予抑酸、保护胃黏膜等治疗。

8. 2015 年 10 月 13 日　化验：WBC 6.16×10^9/L，N 61.3%，Hb 114g/L（↓），PLT 73×10^9/L（↓）；生化：ALT 37U/L，ALP 249U/L（↑），AST 54U/L（↑），DBIL 193.7μmol/L（↑），TBIL 251.4μmol/L（↑），ALB 29g/L（↓），CHE 2873U/L（↓），TG 1.35mmol/L（↓）；凝血功能：INR 1.59（↑），PTA 39.2%（↓）；凝血因子：抗凝血酶Ⅲ 9.6%（↓），凝血因子 V35.7%（↓），凝血因子Ⅱ 15.7%（↓）。患者病情平稳，要求回家转当地医院继续治疗。

9. 最后诊断　①酒精性肝硬化失代偿期，慢加急性肝衰竭合并腹水、低蛋白血症；②胆囊炎；③非萎缩性胃炎。

（四）随访

出院后患者继续服用保肝、降酶、退黄药物，电话随访黄疸指数不断下降，凝血酶原 PTA 轻微改善，但出院 2 个月左右患者出现消化道出血，当地医院医治无效死亡。

【专家评述】

（一）专家 1 点评

1. 酒精性肝病（alcoholic liver disease，ALD）是由于大量饮酒所致的肝脏疾病，初期通常表现为肝细胞内的脂肪沉积，进而可发展成酒精性肝炎、酒精性肝纤维化和酒精性肝硬化，在严重酗酒时或其他因素的作用下可诱发广泛肝细胞坏死，导致重症酒精性肝炎（severe of alcoholic hepatitis，SAH），特指 MDF ≥ 32 分的患者。

2. Maddrey（MDF）评分 =4.6×（PT 延长时间）+ 血清总胆红素水平（mg/dl）。

3. 我国 ALD 诊断标准：①有长期大量饮酒史，一般超过 5 年，折合酒精量男性 ≥ 40g/d，女性 ≥ 20g/d 或 2 周内有大量饮酒史，折合酒精量 ≥ 80g/d 则应考虑诊断酒精性肝病；②临床症状为非特异性，可无症状；③肝功能异常；④影像学特征；⑤排除嗜肝、药物、自身免疫性肝病等。符合第①～③项和第⑤项或第①、②、④项和第⑤项可诊断。仅符合第①、②项和第⑤项可疑诊酒精性肝病。

4. 我国尚缺乏 ALD 的全国性大规模流行病学调查资料，但地区性流行病学调查显示我国饮酒人群和酒精性肝病的患病率有上升趋势。华北地区流行病学调查显示，从 20 世纪 80 年代到 90 年代初，嗜酒者在一般人群中的比例从 0.21% 升至 14.3%；21 世纪初，南方及中西部省份流行病学调查显示饮酒人群增至 30.9%～ 43.4%，酒精性肝病患病率为 4.3%～ 6.5%。目前 ALD 已上升为我国最主要的慢性肝病之一。

（二）专家 2 点评

1. 酒精性肝病的治疗原则：戒酒和营养支持，减轻酒精性肝病的严重程度；改善已存在的继发性营养不良和对症治疗。因此治疗方法主要是戒酒；营养支持（在戒酒的基础上提供高蛋白、低脂肪饮食，并注意补充维生素 B、维生素 C、维生素 K 及叶酸等）、药物治疗（研究显示，糖皮质激素可改善 SAH 生存率；美他多辛可加速酒精从血液中清除，有助于改善酒精中毒症状和行为异常；腺苷蛋氨酸治疗可以改善酒精性肝病患者的临床症状和生物化学指标；多烯磷脂酰胆碱、甘草酸制剂、还原型谷胱甘肽、双环醇等药物有不同程度的抗氧化、抗炎、保护肝细胞膜及细胞器等作用）；抗肝纤维化治疗；并发症治疗；肝移植。

2. 针对 SAH，西方国家遵从以激素为一线治疗的路线图，首先对 SAH 患者进行 MDF 评分，大于 32 分的 SAH 患者如无明确禁忌，考虑激素治疗，7d 进行 Lille 评分，评分小于 0.45 提示应答，可继续逐渐应用 4 周，评分大于 0.45 提示应答不良，大于 0.56 建议立即停止使用，可改用二线药物己酮可可碱，或考虑 N- 乙酰半胱氨酸治疗。激素治疗剂量和减量流程大多数文献并未给予明确推荐，目前多采用 2009 年美国肝病年会推荐意见：泼尼松龙 40mg 或甲泼尼龙 32mg 应用 28d 的方案。我国的酒精性肝病指南也把激素治疗放在一线推荐的位置，但并未给出明确的剂量和疗程意见。

（三）专家 3 点评

1. 据报道，40% 的 SAH 患者对激素治疗无应答，在我们临床工作中也发现约 50% 的 SAH 患者因为存在消化道出血高危风险及感染，激素治疗为禁忌。因此大部分 SAH 患者无法从激素治疗中获益，迫切需要探索非激素治疗方法。

2. 在 SAH 治疗研究方面，我国开展的研究极为有限，姚志山等对 1 例重度酒精性肝炎合并癫痫的患者（MDF 评分 44.3），在常规治疗无效的情况下，应用激素治疗 4 周，取得了较好的疗效。李玉芳等报道应用中药联合激素综合治疗酒精性肝炎重度黄疸 36 例，取得了较好的疗效，均为回顾性资料，没有标准化的评分系统，缺乏对激素应用时机、并发症等临床应用中具体问题的描述。

3. 在临床实际工作中，我们发现激素治疗效果不一定明显，而且风险较高，该患者应用激素治疗，效果尚好，但是 2 个月后出现了消化道出血，不排除与激素应用有一定关系，因此对中国人群 SAH 的激素治疗策略有待进一步研究。目前我科在探索非激素治疗方案、N- 乙酰半胱氨酸治疗 SAH 方面取得一定进展，初步研究显示安全性较好，有一定的有效性，待研究结束才能全面评价。

（解放军总医院第五医学中心　朱　冰　辛绍杰）

参考文献

李玉芳，焦运 . 2012. 中药联合激素综合治疗酒精性肝炎重度黄疸 36 例 . 中西医结合肝病杂志，22（6）：346-347.

厉有名 , 范建高 , 王炳元 , 等 . 2010. 酒精性肝病诊疗指南 . 临床肝胆病杂志，26（3）：229-232.

姚志山，霍金霞，吴云 . 2012. 糖皮质激素成功治疗重度酒精性肝炎合并继发性癫痫 1 例 . 肝脏，17（11）：834-836.

中华医学会肝病分会脂肪肝和酒精性肝病学组 . 2018. 酒精性肝病防治指南（2018 年更新版）. 现代医药卫生，（6）：939-946.

European Association for the Study of the Liver. 2012. EASL Clinical Practical Guidelines：management of alcoholic liver disease. J Hepatol, 57（2）：399-420.

Louvet A, Naveau S, Abdelnour M, et al. 2007. The Lille model：a new tool for therapeutic strategy in patients with severe alcoholic hepatitis treated with steroids. Hepatology, 45（6）：1348-1354.

Louvet A, Wartel F, Castel H, et al. 2009. Infection in patients with severe alcoholic hepatitis treated with steroids：early response to therapy is the key factor. Gastroenterology, 137（2）：541-548.

Spengler EK, Dunkelberg J, Schey R. 2014. Alcoholic hepatitis：current management. Dig Dis Sci, 59（10）：2357-2366.

病例 22　一例肝衰竭患者的特殊治疗

【病例诊治经过介绍】

（一）病例基本情况

患者张某，男，60 岁。因"发现 HBsAg 阳性 10 年，间断乏力 10 个月余"于 2016 年 9 月 23 日入院。

1. **现病史**　患者缘于 2006 年查体发现 HBsAg 阳性，未诊治。2015 年 11 月出现乏力，当地医院诊断为"慢性乙型病毒性肝炎"，予阿德福韦酯抗病毒治疗。2016 年 5 月自行停用阿德福韦酯。同年 8 月再次出现乏力，并逐渐加重。9 月 2 日到当地医院化验：TBIL 56μmol/L。9 月 18 日复查：ALT 298U/L，AST 213U/L，TBIL 279μmol/L。9 月 22 日来我院急诊化验：ALT 197U/L，AST 146U/L，TBIL 277μmol/L，ALB 27g/L，PT 24.3s，PTA 29.1%，遂以"慢性乙型病毒性肝炎，肝衰竭"收入我科。

2. **家族史、个人史**　患者父亲为乙型肝炎病毒携带者，无输血及血制品史。无其他慢性病史，无药物过敏史。无长期嗜酒史。

3. **查体**　生命体征正常，面色晦暗，皮肤、巩膜重度黄染，肝掌阳性，未见蜘蛛痣，心、肺未及异常。腹饱满，未见腹壁静脉曲张，未见肠型及蠕动波，腹壁柔软，全腹无压痛、反跳痛，肝肋下未触及，胆囊肋下未触及，脾肋下未触及，墨菲征阴性，肝区、脾区无叩痛，肝浊音界位于右锁骨中线第 5 肋间，移动性浊音可疑阳性，肠鸣音正常。双下肢轻度水肿，扑翼样震颤阴性。

4. **入院诊断**　慢性乙型病毒性肝炎，慢加急性肝衰竭。

（二）入院诊治第一阶段——慢加急性肝衰竭的诊治

1. **2016 年 9 月 25 日**　入院化验血常规：RBC $2.99×10^{12}$/L，Hb 91g/L，WBC $5.49×10^9$/L，N 68.3%，PLT $65×10^9$/L，生化：ALT 103U/L，AST 98U/L，TBIL 275.9μmol/L，DBIL 175.8μmol/L，ALB 26g/L，CHE 847U/L，凝血：PT 28.6s，PTA 23.9%，AFP 21.23ng/ml，HBsAg（+）、抗 –HBs（−）、HBeAg（−）、抗 –HBe（+）、抗 –HBc（+），HBV–DNA 定量 $2.89×10^4$U/ml，血浆 EB 病毒 DNA 定量 < 100U/ml，巨细胞病毒（CMV）DNA 定量 < 100U/ml。腹部 CT 提示：考虑肝硬化（请结合临床）；腹水；食管下段静脉曲张；动脉期肝内异常强化考虑为异常灌注；建议定期复查（3 个月）；胆囊炎；双侧胸腔积液伴双肺下叶局限性肺不张。X 线胸片提示双肺未见明确病变。腹部 B 超提示肝硬化、腹水；肝内多发稍低回声结节（建议定期复查或进一步检查）；胆囊继发改变。心电图提示窦性心律，不确定心电轴。胃镜提示食管静脉曲张（轻）伴胃静脉曲张（Lemi，gb，D0.3，Rf0），门静脉高压性胃病（轻），非萎缩性胃炎伴胆汁反流，幽门螺杆菌尿素酶快速检查（−）。建议：软食，每 6 个月复查胃镜以评估静脉曲张进展。CT 三维重建提示食管下段静脉曲张。

上级医师查房，明确诊断为乙型肝炎肝硬化，慢加急性肝衰竭，合并胸腔积液、腹水，指示按照常规肝衰竭进行保肝、降酶、退黄及恩替卡韦抗病毒治疗，并给予血浆加强支持治疗，必要时予人工肝支持治疗。

2. 2016 年 10 月 17 日　行血浆置换治疗 1 次，2016 年 11 月 9 日复查血常规：RBC 2.45×10^{12}/L，Hb 90g/L，WBC 4.18×10^9/L，N 41.1%，PLT 56×10^9/L；生化：ALT 35U/L，AST 46U/L，TBIL 169.6μmol/L，DBIL 106.1μmol/L，ALB 34g/L，CHE 3276U/L；凝血：PT 25.6s，PTA 27.3%，HBV-DNA 定量 5.72×10^2U/ml，腹部彩色多普勒超声提示腹水基本消退，于 2016 年 11 月 11 日出院。出院诊断：乙型肝炎肝硬化，慢加急性肝衰竭，合并胸腔积液、腹水。

（三）入院诊治第二阶段——慢性肝衰竭的诊治

1. 出院后患者症状缓解，但仍乏力、消瘦，体重逐步下降近 20kg，体力下降明显（至 2017 年 6 月需要完全卧床），于 2016 年 12 月，2017 年 3 月、4 月、6 月四次住院治疗，其间反复出现腹水、原发性腹膜炎、重度贫血，血红蛋白从发病时 114g/L 降至 51g/L（2017 年 6 月 30 日，输血治疗）。低钠血症、肾损害（2017 年 6 月血肌酐水平最高升至 198μmol/L，予特利加压素治疗），TBIL 波动在 150～190μmol/L，PTA 波动在 20%～29%，胆碱酯酶最低降至 558 U/L（2017 年 3 月 7 日），胆固醇最低降至 0.37mmol/L（2017 年 3 月 7 日）。2017 年 3 月 4 日复查 HBV-DNA 定量为 1.12×10^2U/ml，恩替卡韦已经服用 6 个月，HBV-DNA 仍未转阴，检测 HBV-DNA 序列未发现病毒耐药，且多次检查 CMV、EBV、HEV、HAV 等病毒学指标均阴性，考虑到患者肝功能无明显改善趋势，遂于 2017 年 3 月 5 日换用替诺福韦抗病毒治疗。患者病情已经演变为慢性肝衰竭。

2. 2017 年 6 月 21 日，复查血常规：Hb 62g/L，PLT 46×10^9/L，RBC 1.49×10^{12}/L，WBC 5.39×10^9/L，肝功能：ALT 21U/L，AST 44U/L，TBIL 151.5μmol/L，DBIL 107μmol/L，ALB 30g/L，CHE 1077U/L，TC 0.53mmol/L，PT 23.1s，PTA 29.6%。患者于 2017 年 6 月 23 日、6 月 30 日、7 月 4 日行 3 次人脐带间充质干细胞外周静脉回输治疗（回输细胞数量 1×10^6 个 / kg）。回输后未出现发热、皮疹等不适。精神、体力、食欲等明显好转。第二次回输后患者各项指标即开始出现改善，胆红素下降，PA 连续多次复查稳定在 30% 以上，血清胆固醇和胆碱酯酶出现回升趋势。3 次回输完成后于 7 月 13 日复查血常规：Hb 66g/L（↓），PLT 39×10^9/L（↓），RBC 1.79×10^{12}/L（↓），WBC 2.86×10^9/L（↓）。肝功能：ALT 18U/L，AST 47U/L（↑），TBIL 99.0μmol/L（↑），DBIL 63μmol/L，ALB 33g/L（↓），CHE 2381U/L（↓），TC 1.23mmol/L（↓），凝血功能：PT 19.4s，PTA 36.3%（↓）。患者后续病情仍在随访中。

【专家评述】

（一）专家 1 点评

1. 肝衰竭是由多种因素引起的严重肝损害，导致肝脏合成、解毒、排泄和生物转化等功能发生严重障碍或失代偿，出现以凝血机制障碍和黄疸、肝性脑病、腹水等为主要表现的一组临床症候群，病死率极高。HBV 相关性慢加急性肝衰竭（acute-on-chronic liver failure，ACLF）是机体免疫系统对 HBV 的过激反应，细胞毒性 T 细胞（cytotoxic T cell，CTL）的特异性损伤，其他免疫活性细胞如 NK、NKT、库普弗细胞等非特异性损伤以及大量炎症细胞因子急剧增多引起的急性系统性炎症反应。机体免疫反应在 ACLF 发生和发展的各个主要环节中发挥着重要作用。

2. ACLF 治疗方案主要包括内科综合治疗、抗病毒治疗、人工肝治疗及肝移植治疗，糖皮质激素治疗尚存在争议。即使在充分综合治疗的基础上，ACLF 患者短期病死率仍高达50%～90%。因此，寻找新的突破性治疗手段十分必要。

3. 干细胞已被证实具有强大的分化潜能、自我更新能力、免疫调节作用及靶向治疗功能，有望在肝衰竭治疗中发挥重要作用。我中心在前期的临床试验中已经发现，人脐带间充质干细胞（umbilical cord-derived mesenchymal stem cell，UC-MSC）移植可以改善失代偿期肝硬化患者的肝功能和腹水，改善 ACLF 患者肝脏的合成能力，修复受损肝细胞，延长生存时间，降低死亡率，且未发现明显的不良反应。本例患者发病之初是诊断明确的 ACLF 患者，随病情迁延和疾病进展，逐渐演变为慢性肝衰竭，并反复出现多种严重并发症，身体状况迅速恶化，出现恶病质倾向。在应用间充质干细胞（MSC）治疗之后，患者肝功能和一般状况出现较为明显的改善，没有出现任何不良反应。仅仅一例的治疗结果，并不能说明 MSC 具有特定疗效，但是对比患者治疗前后的情况，可以推测 MSC 在病情的改善中起到了一定的作用。这也为进一步开展更大范围的临床试验奠定了基础。本例患者随访时间较短，仍需进一步观察后续情况。

（二）专家 2 点评

1. MSC 是一类具有多向分化潜能的干细胞，起源于早期的中胚层及外胚层，兼具间质细胞、内皮细胞和上皮细胞的特征，其来源广泛，较胚胎干细胞伦理争议更少。目前研究较广泛的主要是骨髓来源的 MSC 和脐带来源的 MSC，而后者由于无损伤、来源广等特点而具优势。

2. MSC 发挥治疗作用的主要机制一般认为有以下几点：①转化为肝细胞；②通过分泌多种促生长因子，促进肝细胞再生，减少肝细胞凋亡；③通过抑制胶原合成和上皮 - 间质转化、促进星状细胞凋亡等途径抑制肝纤维化；④在肝脏微环境中抑制炎症反应，发挥免疫调节作用。

3. 干细胞移植治疗终末期肝病仍有众多问题尚待解决，如移植的时机、途径、数量，其在体内的分布和转化，疗效的评价机制和远期效果的观察等，故尚需更多的临床试验和机制研究逐一阐明。

（解放军总医院第五医学中心　福军亮　陈金旭　孟繁平）

参考文献

蒋承志，严喜章 . 2015. 慢加急性肝衰竭的研究进展 . 临床肝胆病杂志，31（9）：1501-1504.

李晓东，徐东平 . 2015. HBV 相关慢加急性肝衰竭免疫病理发病机制研究进展 . 实用肝脏病杂志，18（3）：317-320.

张祺琪，杭化莲，夏强 . 2015. 干细胞治疗肝衰竭的现状和进展 . 肝脏，20（6）：483-485.

中华医学会感染病学分会肝衰竭与人工肝学组，中华医学会肝病学分会重型肝病与人工肝学组 . 2013. 肝衰竭诊治指南（2012 年版）. 实用肝脏病杂志，16（3）：210-216.

Shi M, Zhang Z, Xu R, et al. 2012. Human mesenchymal stem cell transfusion is safe and improves liver function in acute-on-chronic liver failure patients. Stem Cells Transl Med, 1（10）：725-731.

Zhang Z, Lin H, Shi M, et al. 2012. Human umbilical cord mesenchymal stem cells improve liver function and ascites in decompensated liver cirrhosis patients. J Gastroenterol Hepatol, 27 Suppl 2: 112-120.

病例 23 一例特殊慢性乙型肝炎患者的诊治

【病例诊治经过介绍】

（一）病例基本情况

患者肖某，男，17 岁。四川广安人，主因"发现 HBsAg 阳性 16 年"于 2016 年 10 月 29 日入院。

1. 现病史 患者缘于 1 岁时在当地医院确诊为乙型肝炎病毒携带者，曾先后在当地和重庆多家医院就诊复查，但未予特殊治疗。2015 年 6 月曾在我院门诊就诊，行 CT 检查发现肝脏占位，未特殊诊治，并于同年 8 月开始口服拉米夫定抗病毒治疗至今（具体不详）。目前无不适，由母亲陪伴来复诊，要求住院复查。

2. 流行病学史 无病毒性肝炎患者密切接触史。发病前 6 个月内无输血及血制品应用史。

3. 既往史 否认其他慢性病病史。

4. 个人史 生于原籍，无血吸虫病疫水接触史，无烟酒嗜好，未婚未育。

5. 家族史 父母及三个姐姐身体健康，否认其他慢性及遗传性疾病。一个哥哥 3 岁时夭折（具体死因不详）。

6. 查体 神清，精神好，身材矮小（身高 135cm，体重 29kg）。皮肤、巩膜无黄染，未见瘀点、瘀斑，肝掌阴性，未见蜘蛛痣。全身浅表淋巴结未扪及增大。心、肺未见异常。肝、脾触诊不满意，移动性浊音阴性，腹部未见其他阳性体征，双下肢无水肿。扑翼样震颤阴性。

7. 初步诊断 病毒性肝炎，乙型，慢性（轻度）。

（二）入院诊治第一阶段——慢乙肝常规复诊

2016 年 10 月 30 日，入院复查：WBC 5.38×10^9/L，N 54.4%，Hb 129g/L，PLT 319×10^9/L，ALT 20U/L，AST 68U/L，GGT 200U/L，ALP 551U/L，TBIL 5.26μmol/L，GLU 3.19mmol/L，ALB 36g/L，CHE 5355U/L，LDH 184U/L，UA 475.0μmol/L，PT 10.2s，AFP 3.81ng/ml，HBV-DNA 低于检测下限。腹部超声：左肝稍低回声团，性质待定，建议结合超声造影检查；肝内多发稍高回声团，不除外肝血管瘤，建议定期复查；肝实质回声密集，考虑脂肪肝。

上级医师查房指出：患者慢性乙型肝炎 16 年，口服拉米夫定抗病毒 1 年余，复诊肝功能基本正常，病毒学复制低于检测下限，无消化道症状，初步评估乙型肝炎病情平稳，可继续服用拉米夫定抗病毒治疗。患者慢性乙型肝炎 10 余年，腹部超声提示肝脏多发占位，性质不明，虽为青少年，肝癌标志物正常，但 GGT 升高，高度警惕肝癌的可能，遂立即予以进一步肝脏影像学复查。

（三）入院诊治第二阶段——肝占位诊治

1.2016 年 11 月 3 日，超声造影：左、右肝内多发高回声及低回声病灶，超声造影不除外肝癌，建议进一步检查；肝大、肝回声密集；脾大；胆、胰超声未见明显异常。上腹部增强 CT：慢性肝病表现，上腹部血管成像未见明显异常。肝脏多发占位，对比 2015 年 6 月 30 日病变较前增多增大，考虑偏恶性肿瘤，高分化肝癌？上皮样血管内皮瘤？

上级医师查房指出：三项影像学检查均考虑恶性肿瘤（肝癌），但再次阅片结果，发现占位病变非典型的造影剂快进快出情况，且 2015 年 6 月曾在我院行上腹部 CT 检查，也发现占位，至今已 1 年余。结合患者一般情况好，无不适，肝癌标志物正常，遂占位病变是否为恶性病变尚存怀疑。再次查体发现患者神志清楚、身材矮小，面容清秀，肝肋下可及。结合 2015 年 CT 再次追问病史，患者母亲诉因患者一直身材矮小，曾在我院内分泌科就诊，检查生长激素缺乏，曾注射生长激素治疗，无效。随行陪诊的患者表姐反映，患者成长过程中，常出现无力、懒言、不愿运动等情况，性格也较孤僻，第二性征仍未发育。

2. 立即调阅 2015 年 6 月内分泌科就诊资料。检验：血睾酮（T）0.12ng/ml，血雌二醇（E_2）2pg/ml，8：00 皮质醇 616.23ng/ml，类胰岛素生长因子 –1 97.39ng/ml，其余激素检查含量正常；GLU 3.57mmol/L，UA 477μmol/L；骨龄检测提示左手发育成熟度评分为 714 分，相当于男孩骨龄 11.6 岁。上腹部 CT 平扫 + 增强：慢性肝病表现；肝左外叶及右后叶结节状低密度影，建议结合临床并按时随访。考虑存在男性生长发育迟滞、慢性乙型肝炎，给予肌内注射生长激素治疗。结合本次检查，存在血糖偏低，尿酸增高，肝大，脂肪肝，故考虑患者在慢性乙型肝炎的同时，可能存在遗传代谢性疾病。

（四）入院诊治第三阶段——病理检查

2016 年 11 月 16 日，进一步复查甲、丙、丁、戊型肝炎病原学指标阴性，巨细胞病毒 IgM 阴性，抗 EB 病毒抗体阴性。自身抗体谱阴性，免疫球蛋白正常，自身免疫性肝病相关抗体阴性。甲状腺功能、铜蓝蛋白、α_1– 抗胰蛋白酶正常。血脂：三酰甘油（TG）5.76mmol/L，总胆固醇（TC）5.51mmol/L。血睾酮（T）0.12ng/ml。磁共振肝肿瘤特异性（Gd–EOB–DTPA）检测：肝实质弥漫脂肪浸润，多发再生、低级别增生结节，弥散不受限，边缘环以脂肪信号，中央结节明显，早期结节状强化，强化方式快进慢出，肝胆期呈稍低信号，结合病史提示肝糖原贮积症。肝穿刺病理检查：穿刺肝组织肝细胞明显肿胀伴脂肪变，汇管区少量炎症细胞浸润伴纤维组织增生，符合轻度慢性肝炎（G_2S_1），PAS 染色提示肝细胞内糖原大量沉积，考虑合并肝糖原贮积症。

（五）最后诊断及后续诊疗

1. 最后诊断　①肝糖原贮积症；②病毒性肝炎，乙型，慢性；③男性生长发育迟滞。

2. 治疗　温水冲服生玉米淀粉 50 ～ 100g，每日 4 次；继续口服拉米夫定抗乙型肝炎病毒治疗；对症治疗。

3. 分子生物学检测　外显子组测序（广州锐博生物科技有限公司）结果显示：G6PC 基因突变，第 17 号染色体 G6PC 基因的第 5 外显子 c.G648T（p.L216L，NM_000151），SNP 编号 rs80356484，变异为纯合子突变。将患者及其亲属的基因组 DNA 经 PCR 扩增后，送 PCR 产物及测序引物测序，结果显示：患者的一代测序结果与外显子组测序结果一致，其他亲属（父亲、母亲、三个姐姐）均未检测出该基因的变异情况。在 G6PC 基因上发现的该变异是糖原贮积症 I a 型的变异位点，在中国和日本糖原贮积症患者人群中有较高频率。

4. 补充诊断　肝糖原贮积症 I a 型。

5. 随访情况　患者最近一次复诊为 2017 年 10 月 31 日，身高已由此前的 135cm 增高至 154cm，体重增至 36kg，并出现胡须和会阴部毛发生长，以及遗精现象。检验：生长激素及性激素基本恢复正常。UA 497.7μmol/L，TG 2.96mmol/L，GH 3.73μg/L，血睾酮（T）2.78ng/ml。HBV–DNA 低于检测下限。肝功能正常。复查磁共振肝肿瘤特异性（Gd–EOB–DTPA）检测，提示肝占位有增大增多趋势。遂于 2017 年 11 月 3 日在超声引导下行肝占位射频消融术，术中活检病理结果：肝腺瘤。

【专家评述】

（一）专家 1 点评

1. 糖原贮积症是一种常染色体隐性遗传病，分为多种类型，都是由于糖原代谢途径中的酶缺陷导致糖原难以转化成葡萄糖而在体内大量贮积，沉积在各器官内便引起器官的损害。临床上常常分为两大类：肝糖原贮积病和肌糖原贮积症。

2. 糖原贮积症产生的根本原因是基因的点突变造成的。葡萄糖 -6- 磷酸分解成葡萄糖单糖然后产生能量，是机体大部分细胞的最主要的产能方式，而该分解途径上的关键酶之一就是葡萄糖 -6- 磷酸酶（G6PC 基因编码了该酶其中一个亚单元）。G6PC 基因的突变导致葡萄糖 -6-磷酸酶活力低下和缺乏，使葡萄糖 -6- 磷酸最终转变成糖原和脂肪，最终在细胞内贮积。高浓度的糖原和脂肪具有细胞毒性，宏观上就表现为各组织和器官的损伤，尤其是肝和肾的损伤，导致出现上述各种临床症状。

3. 糖原贮积症 I 型主要累及肝和肾。该疾病出现症状的典型时间是出生后 3～4 个月，幼儿出现吃饭频率较新生儿逐渐减低。患儿大多会有低血糖症状直至出现颤栗，且有高乳酸血症、高尿酸血症、高脂血症。年龄增长之后，会出现四肢短小、肝脾大、肾增大，部分患儿还会出现腹泻和皮肤胆固醇沉积（黄瘤）。此外，糖原贮积症 I 型患者最明显的一个特征就是生长发育迟缓，这是因为肾损伤，尿酸在关节沉积所致骨质疏松造成的。女性患者除了身材矮小之外，尚有卵巢发育不良（多囊卵巢）。青少年期患者肝内会形成良性腺瘤，极少部分腺瘤会出现癌化。

4. 治疗原则是保持体内血糖稳定，避免低血糖发生，减少糖原在肝、肾等处的贮积，同时避免脂肪、蛋白质过度分解，维持机体正常生长发育。目前最常用的治疗方法为口服不加热的生玉米淀粉混悬液，其原理为生玉米淀粉是一种长分子的葡萄糖多聚体，口服后在肠道停留，缓慢吸收，逐渐释放出葡萄糖，可维持血糖 6～8h。

5. 该患者追踪病史，确实存在低血糖、高血脂、高尿酸血症，存在生长发育迟滞，经肝组织病理、分子生物学检测，明确存在肝糖原贮积症，经生玉米淀粉治疗，生长激素及性激素恢复，开始恢复发育生长，提示诊断、治疗有效。

（二）专家 2 点评

1. 患者存在慢性乙型肝炎，生长发育迟滞，激素水平低下。由于分科诊治，肝病科和内分泌科分别治疗各自的疾病，再加上患者家属的隐瞒，并未将两个问题进一步综合考虑，最终导致该患者诊治的延误。

2. 我国存在庞大的慢性乙型肝炎人群，肝病科医师日常门诊工作量巨大，常常疲于应付，有时很难做到面面俱到。当一个长期随诊的慢性乙型肝炎患者前来复诊时，门诊医师容易先入为主，产生惯性思维，常常是简单问一下病史和用药情况，给予乙型肝炎方面的常规检查，若不仔细，往往容易忽视真实的病情。该患者多次在多家医院肝病科复诊，虽然有患者家属隐瞒病情的因素影响，但由于我国慢性乙型肝炎患者众多，肝病科门诊医师只重视肝功能、病毒学检查方面，忽略了患者生长发育迟滞的问题，再加上青少年时期，身高容貌差异变化大，肝病科医师仅凭视诊，不注意生长发育迟滞与肝病的联系。这是该患者这么多年，虽然多次多家医院肝病科就诊，但却没有发现肝糖原贮积症这一情况，造成了漏诊的重要原因。

3. 慢性乙型肝炎 10 余年，复诊三种不同的影像学检查均提示肝脏占位的可能，惯性思维有让肝病科的医师完全可以顺理成章地考虑肝癌诊断。本次门诊的主诊医师，在发现肝占位的时候，第一时间也是考虑肝癌，并且做了多项相关的影像学检查。但好在及时发现该患者影像学上较典型肝癌表现的差异，通过反复追问病史，查阅既往资料，结合患者存在生长发育迟滞，由此联想到糖原贮积症这一遗传代谢性疾病，并通过磁共振、肝组织病理及分子生物学检查最终明确诊断。对症下药，使患者病情得到了明显改善。

4. 慢性乙型肝炎、肝硬化、肝癌是临床上常见的肝病"三部曲"。临床上存在慢性乙型肝炎基础上的肝癌，也存在十几岁青少年慢性乙型肝炎发生肝癌的情况，也存在肝癌标志物（AFP、PIVKA–Ⅱ）阴性的肝癌的情况，但因乙型肝炎病毒导致患者生长发育停滞的情况罕见。因此，提醒我们临床工作者，不要被惯性思维所束缚，我们要精于观察思考，一旦发现不合理的地方，不放过任何蛛丝马迹，用我们缜密的临床思维和医疗功底，去抽丝剥茧，找寻真正的答案。

（陆军军医大学附属第一医院　夏　杰　俞仁涛　邓国宏）

参考文献

美国医学遗传学与基因组学学会（ACMG）. 2014. Ⅰ型糖原贮积病的诊断和管理. Genet Med，16（11）：
　e1.

王霞，邱文娟. 2008. 糖原累积病Ⅰ型研究进展. 国际儿科学杂志，35（5）：436–438.

魏珉. 2014. 糖原累积病的治疗进展. 北京医学，36（4）：244–246.

张艳玲，马昕，邓莉. 2012. 常见遗传代谢性肝病的基因诊断进展. 实用儿科临床杂志，27（7）：473–
　475.

病例 24　一例特殊药物性肝炎

【病例诊治经过介绍】

（一）病例基本情况

患者刘某，男，63 岁。主因"间断尿黄 8 个月，腹胀 3 周"于 2017 年 1 月 10 日就诊。

1. 现病史　患者于 2016 年 4 月 25 日接触农药后出现尿黄、肤黄，伴皮肤瘙痒，未予以重视，后逐步出现乏力、上腹部不适。2016 年 5 月 9 日遂至某院就诊，化验：TBIL 135.9μmol/L，DBIL 85.4μmol/L，ALT 1382U/L，AST 1037U/L，诊断"急性肝损伤、中毒性肝病"，给予保肝、降酶、退黄等治疗后，肝功能好转，2016 年 5 月 31 日出院。2016 年 8 月 13 日无明显诱因再次出现尿黄、肤黄，于解放军某医院化验：TBIL 79.9μmol/L，DBIL 61.8μmol/L，ALT 967.5U/L，AST 779.7U/L，来我院第一次住院治疗。自身抗体均阴性，免疫球蛋白 26.42g/L，予以保肝、降酶、退黄治疗，患者黄疸消退，带药出院。2016 年 10 月初再次出现尿黄，随后出现肤黄，再次入我院后予以保肝、降酶、退黄治疗，2016 年 11 月 10 日行超声引导下肝穿刺术，肝穿刺病理结果回报"考虑药物性肝损害，不除外重叠自身免疫性肝炎，病变程度相当于 $G_{3\sim4}S_3$。免疫组化：HBsAg（−），HBcAg（−），Hepa（+），CD34（血管 +），mum-1（散 +），CD3（散 +），CD10（+），CD20（散 +），CD68（散 +），CK7/CK19 示胆管增生。特殊染色：铜染色（−），PAS（未见异常糖原贮积），铁染色（−）"。继续予以保肝、降酶、退黄、支持、对症等治疗，经治疗，肝功能、凝血功能均明显好转，不适症状缓解。2016 年 12 月 20 日无明显诱因出现腹胀，尿黄，身目黄，当地医院查：ALT 319U/L，AST 472U/L，TBIL 103.6μmol/L，为进一步诊治第三次前来我院，门诊以"药物性肝硬化"收入我科。

2. 流行病学史　无肝炎患者接触史，病前无输血及血制品史。

3. 既往史　否认结核、疟疾等传染病病史，否认高血压等病史，否认外伤史，否认手术史，否认输血史，否认药物、食物过敏史，预防接种史不详。

4. 个人史　生于原籍，在原籍长大，无长期外地居住史，无疫水、疫源接触史，无放射物、毒物接触史，无饮酒史，无吸烟史，无特殊保健品、药膳应用史。

5. 查体　营养中等，步入病房，自动体位，查体合作。神志清楚，精神尚可，应答切题，定向力、记忆力、计算力正常。面色晦暗，皮肤、巩膜中度黄染，未见瘀点、瘀斑，肝掌阳性，未见蜘蛛痣。全身浅表淋巴结未扪及增大。心、肺未见异常。腹部平，未见腹壁静脉曲张，全腹软，无压痛、反跳痛，肝右肋下未触及，剑突下未触及，墨菲征阴性，脾左肋下未触及，肝上界位于右锁骨中线第 5 肋间，肝、脾、双肾区无叩痛，移动性浊音阴性，双下肢无明显水肿。生理反射存在，病理征未引出。扑翼样震颤阴性。

6. 初步诊断　药物性肝损害。

（二）入院诊治第一阶段——病因诊断

2017 年 1 月 16 日。患者尿黄，重度乏力。入院检查血常规：PLT 108×10^9/L，N 52.34%，RBC 3.52×10^{12}/L（↓），WBC 4.13×10^9/L，Hb 118g/L（↓）；生化：ALB 23g/L（↓），GLU

4.1mmol/L，CHE 2424U/L（↓），K$^+$ 3.2mmol/L（↓），ALT 56U/L（↑），AST 239U/L（↑），ALP 140 U/L（↑），GGT 234U/L（↑），TBIL 88.2μmol/L（↑），DBIL 72.6μmol/L（↑），TC 2.83mmol/L，CRP 14.7mg/L（↑），INR 1.29（↑），PTA 57%（↓），甲、乙、丙、戊型肝炎自身抗体阴性，尿、便常规正常，抗核抗体（荧光法）核均质型（1∶1000）、IgG 32.62g/L（↑），X线胸片提示：右侧少量胸腔积液；左下肺盘状肺不张。心电图提示：窦性心律，正常范围心电图。肝脏硬度值（Stiffness）：39.3kPa。内镜提示：食管有静脉曲张趋势；非萎缩性胃炎；幽门螺杆菌尿素酶快速检查（-）。腹部 MR 提示：肝硬化，少量腹水；肝脏多发囊肿。

上级医师查房分析病情：回顾患者既往病史，患者发病至今已 8 个月，病情反复发作 3 次。在我院第一次住院治疗时查自身抗体全套阴性，IgG 26.4g/L，自身免疫性肝炎（1999 年诊断标准）评分 8 分，简化评分 4 分，诊断为药物性肝炎；第二次住院时查自身抗体阴性，IgG 32.9g/L，结合肝穿刺检查，自身免疫性肝炎评分 14 分，简化评分 4 分，诊断为药物性肝炎；患者第三次入院后完善免疫球蛋白、自身免疫性抗体检测，结合第二次入院病理结果：肝窦内大量混合炎症细胞浸润，其中易见分叶核 WBC 及浆细胞，中度界面炎。自身免疫性肝炎评分 18 分，简化评分 8 分，修正目前诊断为：肝硬化，药物诱发自身免疫性肝炎。因患者反复病情发作，后两次发病无明确药物再次接触史，考虑存在药物诱发自身免疫性肝炎，为预防病情进一步进展及发作，拟行激素治疗。目前无激素禁忌证，向患方交代应用激素治疗相关事宜，激素计划：1 月 17 ~ 23 日口服醋酸泼尼松龙 60mg；1 月 24 ~ 30 日口服醋酸泼尼松龙 40mg；1 月 31 日~ 2 月 13 日口服醋酸泼尼松龙 30mg；2 月 14 日后更改维持剂量为 20mg/d，在激素运用过程中注意预防类肾上腺皮质功能亢进综合征、诱发和加重感染、消化系统并发症、心血管系统并发症、骨质疏松、肌萎缩、精神失常、肾上腺皮质萎缩和功能不全、肾上腺危象等情况。

（三）入院诊治第二阶段——调整治疗

1. 2017 年 1 月 23 日　患者应用激素治疗 7d。复查：血常规示 Hb 117g/L（↓），PLT 103×10^9/L，WBC 6.53×10^9/L；生化：GGT 238U/L（↑），ALT 31U/L，AST 66U/L（↑），DBIL 74.8μmol/L（↑），ALB 28g/L（↓），CHE 2310U/L（↓），TBIL 99.7μmol/L（↑），CRE 78μmol/L，K$^+$ 3.9mmol/L，GLU 5mmol/L，TC 2.68mmol/L（↓）；凝血功能：INR 1.29（↑），PTA 57%。胆红素无明显变化，继续按计划将激素调整为 40mg/d，应用激素过程中患者坚持口腔护理、注意拍背、及时排除痰液，未发生感染、消化道并发症、骨质疏松等不良反应。

2. 2017 年 1 月 30 日　患者一般情况可，乏力缓解，无特殊不适。复查：血常规示 Hb 120g/L（↓），N 73%（↑），PLT 82×10^9/L（↓），WBC 6.94×10^9/L；生化：GGT 269U/L（↑），AST 64U/L（↑），ALB 32g/L（↓），CHE 2598U/L（↓），总胆汁酸 147μmol/L（↑），DBIL 69μmol/L（↑），TBIL 90.1μmol/L（↑），ALT 27U/L，CRE 79μmol/L，K$^+$ 4.2mmol/L，GLU 5.5mmol/L，TC 2.83mmol/L，Ca^{2+} 2.2mmol/L；凝血功能：INR 1.24（↑），PTA 61.3%（↓）。患者应用糖皮质激素治疗第 2 周，病情稳定，肝功能较前稍好转，继续按计划予以减量至 30mg/d。

3. 2017 年 2 月 13 日　患者病情无特殊变化。复查：血常规示 Hb 114g/L（↓），PLT 77×10^9/L（↓），WBC 5.95×10^9/L，生化：DBIL/TBIL 0.78，GGT 301U/L（↑），ALT 22U/L，ALP 129U/L，AST 45U/L（↑），DBIL 51μmol/L（↑），ALB 28g/L（↓），CHE 2580U/L（↓），TBA 201μmol/L（↑），TBIL 65.2μmol/L（↑），CRE 70μmol/L，K$^+$ 4.2mmol/L，GLU 6.1mmol/L，TC 2.82mmol/L，Ca^{2+} 2.18mmol/L，INR 1.13，PTA 74.8%。患者肝功能及凝血功能稳定，醋酸

泼尼松龙减量至 20mg/d。

4. 2017 年 2 月 15 日　病情恢复中。复查：血常规示 Hb 116g/L（↓），N 69.1％，PLT 84×10^9/L（↓），WBC 5.54×10^9/L；生化：DBIL/TBIL 0.85，GGT 283U/L（↑），ALT 20U/L，AST 37U/L，DBIL 47.0μmol/L（↑），ALB 29g/L（↓），TBIL 55.3μmol/L（↑），K$^+$ 3.9mmol/L，GLU 5.9mmol/L，Ca^{2+} 2.05mmol/L（↓），INR 1.15，PTA 71.3％，G 试验 85.5 pg/ml、GM 试验 0.40。复查肝功能、凝血功能较前好转，办理出院。

5. 出院诊断　①肝硬化失代偿期；②药物诱发的自身免疫性肝炎。

（四）随访

按照我院激素治疗计划，患者出院后激素 20mg 应用 2 周，10mg 维持，共计 1 年至停药。肝功能持续维持正常，2018 年 5 月复查抗核抗体（1∶320），2018 年 10 月免疫球蛋白恢复至 13.2g/L，抗核抗体（1∶100）。患者病情未再发作。

【专家评述】

（一）专家 1 点评

1. 药物性肝损害（DILI）可表现为各种形式的急、慢性肝损害。停用可疑药物后，大多数 DILI 为自限性，同时也有一部分患者仍可存在持续性的肝损害，进而进展为慢性 DILI。急性 DILI 和慢性 DILI 是基于病程的分型，目前国际上尚未对时间截点有明确的共识。我国药物性肝损害指南采用的慢性 DILI 定义为：DILI 发生 6 个月后，血清 ALT、AST、ALP 及 TBIL 仍持续异常，或存在门静脉高压或慢性肝损害的影像学和组织学证据。有研究显示，急性 DILI 发病 3 个月后约 42％的患者仍存在肝脏生化指标异常，随访 1 年约 17％的患者仍存在肝生化指标异常。胆汁淤积型 DILI 相对易于进展为慢性。影响慢性 DILI 发生的危险因素主要包括肝损害类型、年龄因素、血脂异常、种族因素、肝损害严重程度及肝损害药物类型。

2. 关于慢性 DILI 反复肝功能异常是否造成严重临床后果尚无定论。有观点认为，在不存在其他慢性肝病基础的情况下，轻、中度慢性 DILI 是一种较为温和的肝损害，对患者的长期生存率不会造成显著的影响。然而部分慢性 DILI 也可表现为各种较为严重的形式，如自身免疫性药物性肝损害、胆管消失综合征、肝脂肪变性、结节性增生、紫癜肝炎、肝内胆汁淤积、胆管损伤、肝纤维化等，甚至发展为肝硬化。该病例在慢性肝炎发展过程中就逐步发展为肝硬化。

3. 慢性 DILI 的诊断很大程度依赖于患者临床病史、用药史的追溯，并排除再激发用药史、伴随的基础肝病等。RUCAM 量表可对 DILI 进行诊断评估药物与肝损害的因果关系，慢性 DILI 多为发病隐匿，其诊断较急性 DILI 更为困难。肝组织活检在慢性 DILI 的诊断中并不是必需的，然而对肝损害的特点、排除诊断及肝损害程度的评估具有十分重要的意义。特异性的临床生物指标也是近年来研究的热点，许多研究开始探讨基因在一些特殊药物引起 DILI 的发病发展中的作用。挖掘不同药物导致 DILI 的遗传基础，为评估 DILI 风险及慢性 DILI 的发展提供一种可能。

（二）专家 2 点评

1. 由药物诱发的自身免疫性肝损害，称之为药物诱发的自身免疫性肝炎（drug-induced autoimmune hepatitis，DIAIH）。近几年来药物性肝损害患者越来越多，由药物性肝损害发展为 DIAIH 的患者也逐年增加，然而由于其发病率低，临床特征不典型，容易被忽视，且易与普通药物性肝损害相混淆。

2. 据报道，引起 DIAIH 最常见的药物有米诺环素、呋喃妥因、肼屈嗪、甲基多巴、HMG-CoA 还原酶抑制药、肿瘤坏死因子 α 拮抗药、中草药（黄芩和柴胡）和膳食补充剂等。

3.DIAIH 的临床表现与其他散发性自身免疫性肝炎的临床表现相似，常在服药后隐匿发生，一般发生在用药 2～24 个月或更长时间，其发生与药物剂量无关。80%～90% 的发病者为女性。临床表现包括乏力、恶心、厌油腻、嗜睡、腹部不适、腹泻、黄疸和肝脾大等。常伴有发热及多发对称性的关节疼痛、皮疹等肝外系统表现，部分患者停药后可缓解，但也有患者停药后病情仍在进展，少数可进展为肝硬化。如果再次用药（或用同类药物）发病间隔明显缩短。该患者第一次发病有明确毒物接触史，排除其他疾病，肝穿刺明确诊断为药物性肝炎，在发展中逐步出现自身抗体阳性，免疫球蛋白升高，伴肝功能损害，病理存在界面炎，可诊断为药物诱导的自身免疫性肝炎。

（三）专家 3 点评

1. 少数慢性 DILI 如停药后肝损害持续，出现自身抗体和 γ 球蛋白升高的 AIH 特征，简化的 AIH 诊断标准评分 ≥ 6 分，可考虑是 DILI 作为 AIH 发病的诱因或触发因素。不过临床上一旦应用了糖皮质激素则很难加以鉴别。DIAIH 治疗首要措施是立即停用可疑药物，并严密观察停药后状况，如果异常肝脏指标在 3 个月内不能恢复，应及时予激素和（或）免疫抑制药治疗。DIAIH 通常对激素治疗敏感，推荐疗程为 1～6 个月，甚至更长时间直至肝功能持续正常，同时应注意监测免疫球蛋白水平和自身抗体滴度，视情况决定最终激素停药时机。也有研究表明异甘草酸镁联合胸腺肽 α_1 或双环醇治疗 DIAIH 可明显改善患者肝功能及肝纤维化指标，但临床仍需大样本、前瞻性的研究来进一步评价其疗效以指导临床治疗。对于 DIAIH 激素难治性病例，有学者建议霉酚酸酯作为首选治疗方案，然而其临床疗效并不确定，对重症患者、激素及免疫抑制等治疗无效者则需紧急肝移植。

2.DIAIH 的发生机制尚未完全阐明。机体自身免疫耐受是调节性 T 细胞（Treg）和自身反应性 T 淋巴细胞比例平衡的结果，任何导致上述平衡破坏的遗传异常或环境因素都会引起自身免疫性疾病的发生。保持 Treg 和 Th17 细胞之间的平衡有望成为未来免疫治疗的有效策略。输注离体扩增的 Treg 或移植骨髓来源的抑制细胞可能成为包括 DIAIH 在内的自身免疫性疾病的有效治疗手段。

（解放军总医院第五医学中心 郭 聪 朱 冰 李 进）

参考文献

卞兆连，邵建国，马雄 . 2018. 药物性肝损伤与自身免疫性肝炎的鉴别诊断与治疗策略 . 临床肝胆病杂志，（6）：1156-1159.

黄昂，梁庆升，孙颖，等 . 2018. 慢性药物性肝损伤的诊治研究进展 . 传染病信息，31（2）：15-17.

梁珊，范作鹏，聂巍，等 . 2016. 药物性肝损伤慢性化的临床类型及特点 . 临床肝胆病杂志，32（12）：2356-2359.

刘靓懿，宿冬远 . 2018. 药物性肝损伤与自身免疫性肝炎临床和肝组织病理学特征比较研究 . 实用肝脏病杂志，21（3）：463-464.

苗琪，马雄 . 2012. 自身免疫性肝炎与药物性肝损伤：鉴别诊断和处理 . 中华肝脏病杂志，20（5）：327-329.

任美欣，陈杰，黄春洋，等 . 2018. 伴自身免疫现象的药物性肝损伤的临床和病理特点 . 中日友好医院学报，
　　32（5）：279-283.

于乐成，范晔，陈成伟 . 2017. 药物性肝损伤慢性化判断标准：3 或 6 个月还是 1 年 . 肝脏，22（2）：97-100.

朱雯静，赵新颜，马红 . 2015. 慢性药物性肝损伤的研究进展 . 中华肝脏病杂志，23（9）：718-720.

Medina-Caliz I, Robles-Diaz M, Garcia-Muñoz B, et al. 2016. Definition and risk factors for chronicity following
　　acute idiosyncratic drug-induced liver injury. J Hepatol, 65（3）: 532-542.

病例 25 一例肝衰竭合并肺部感染患者的救治

【病例诊治经过介绍】

（一）病例基本情况

患者陈某，男，30岁。主因"澳抗阳性20年，乏力、食欲缺乏、尿黄15d。"于2016年12月15日入院。

1. **现病史** 患者缘于1996年查体时发现HBsAg阳性，化验肝功能正常，无不适，未治疗。自诉近3年查体化验肝功能正常。2016年12月1日无明显诱因出现头晕、乏力、食欲减退、尿黄等不适，未在意，后症状逐渐加重。12月5日去当地医院住院治疗，化验：WBC 12.2×10^9/L，Hb 165g/L，PLT 136×10^9/L；肝功能：TBIL 512μmol/L，DBIL 239μmol/L，ALT 705U/L，AST 512U/L，CRE 108μmol/L，PT 32s，PA 22%。胸、腹部CT示：①双肺上、下叶感染，双侧少量胸腔积液；②肝门区及腹膜后多发大小不等淋巴结影，符合慢性肝炎活动期改变，早期肝硬化；③脾大，少量腹水。诊断"慢性重型乙型病毒性肝炎、自发性腹膜炎、肝肾综合征、传染性湿疹样皮炎、脂肪肝"，给予保肝、降酶、护胃、恩替卡韦抗病毒、美罗培南抗感染（9d）、人工肝（12月7日、12月12日）、连续性肾脏替代治疗、输血等对症支持治疗。经治疗，患者12月14日复查化验：WBC 8.9×10^9/L，Hb 144g/L；肝功能：TBIL 322μmol/L，DBIL 136μmol/L，ALT 128U/L，AST 96U/L，PT 23s，PA 36%。自觉乏力、食欲缺乏症状有所好转。为进一步诊治于今日来我院就诊，门诊以"慢性乙型病毒性肝炎肝衰竭"收入我科。自此次发病以来，精神尚可，食欲正常，睡眠正常，未见白陶土样便及血便，体重无明显变化。

2. **流行病学史** 无肝炎患者密切接触史。病前6个月内无输血及血制品应用史，病前3个月内无不洁饮食史。

3. **既往史** 2016年11月在当地某三甲医院诊断"传染性湿疹样皮炎"，并服用"氯雷他定、贝他斯汀片、多西环素、复方甘草酸苷片"治疗，外用"酮康唑乳膏、卤米松三氯生霜"。余无特殊。

4. **个人史** 生于原籍，无血吸虫病疫水接触史，无烟酒嗜好。无冶游史。婚育史：适龄结婚，1女体健。家族史无特殊。

5. **查体** 体温36.9℃，脉搏89次/分，呼吸18次/分，血压125/89mmHg，营养良好，体型肥胖，体重105kg，平车入病房，自动体位，查体合作。神志清楚，精神尚可，应答切题，定向力、记忆力、计算力正常。面色晦暗，皮肤、巩膜重度黄染，右侧腹股沟处可见一约21cm×9cm大小的瘀斑，肝掌阳性，未见蜘蛛痣。全身浅表淋巴结未扪及增大。双肺呼吸音粗，未闻及干、湿啰音，心脏未见异常。腹部饱满，未见腹壁静脉曲张，全腹软，无压痛、反跳痛，肝右肋下未触及，剑突下未触及，墨菲征阳性，脾左肋下未触及，肝上界位于右锁骨中线第5肋间，肝、脾、双肾区无叩痛，移动性浊音阴性，双下肢无水肿。双下肢及足部可见暗红色斑片，无水疱，无破溃渗液，少许脱皮。左股静脉留置导管。生理反射存在，病理征未引出。扑翼样震颤阴性。

6.初步诊断　①慢性乙型病毒性肝炎，慢加急性肝衰竭，合并腹水；②肺部感染？③双脚湿疹样皮炎。

（二）入院诊治第一阶段——肝衰竭诊治

1. 2015 年 12 月 15 ~ 18 日　入院化验：WBC 11.89×10^9/L（↑），N 77.4%（↑），RBC 5.25×10^{12}/L，Hb 164g/L，Ret 0.249×10^{12}/L（↑），Ret 4.74%（↑），PLT 65×10^9/L（↓）；ALT 159U/L（↑），AST 155U/L（↑），ALP 202U/L（↑），GGT 75U/L（↑），DBIL 218.4μmol/L（↑），TBIL 327.7μmol/L（↑），ALB 34g/L（↓），CRE 63μmol/L，AMY 125U/L（↑），CHE 10186U/L，TBA 186μmol/L（↑），LDH 274U/L（↑），K$^+$ 4.5mmol/L，TC 5.94mmol/L（↑）；PT 23.6s（↑），INR 2.1（↑），PTA 30.2%（↓）；BLA 66.5μmol/L（↑）；ESR 8mm/h；CRP 5.99mg/L、PCT 0.668ng/ml（↑）；FT$_3$ 3.2pmol/L（↓），TSH 0.115mU/L（↓），T$_3$ 0.806nmol/L（↓）；G 试验 97.5pg/ml；AFP 97.62ng/ml（↑），CA-125 232.3U/ml（↑），CA19-9 895.9U/ml（↑）；抗 -HBe（罗氏发光法）0.194COI，HBsAg（罗氏发光法）5729COI，抗-HBc（罗氏发光法）0.005COI，HBeAg（罗氏发光法）67.94COI，HBsAg 定量 604U/ml（↑），乙肝病毒核酸定量（cobas）6.86×10^{4}U/ml；AFP 异质体 13.425ng/ml（↑），AFP-L3/AFP 0.148（↑），AFP 90.81ng/ml（↑），高尔基体蛋白 306ng/ml（↑）；结核金标抗体 -1 弱阳性；IgG 20.79g/L（↑），IgM 3.31g/L（↑），自身抗体十二项均为阴性。肺 CT 提示：双侧少量胸腔积液，双肺组织膨胀不全。腹部超声检查提示：肝实质弥漫性损害（早期肝硬化结合临床）、脾大、腹水（肝前少量），胆囊继发改变，轻度脂肪肝。腹部 MR 检查提示：肝硬化、多发再生结节，脾大；动脉期肝内异常强化影考虑为灌注异常或 DN 结节；建议：定期复查（3 ~ 6 个月）；胆囊炎改变；脾动脉瘤。X 线胸片正常。心电图检查未见异常。

上级医师指示：入院后给予恩替卡韦分散片抗病毒治疗，予注射用丁二磺酸腺苷蛋氨酸、注射用促肝细胞生长素、复方茵陈注射液、复方甘草酸苷注射液、维生素 K$_1$ 注射液、乙酰半胱氨酸注射液等保肝、降酶、退黄、抗病毒等治疗。患者入院查体发现墨菲征阳性。化验：WBC 升高，PCT 升高。B 超提示胆囊继发改变，考虑胆囊炎。应用头孢哌酮舒巴坦钠抗感染治疗，疗程 7d。

2. 2015 年 12 月 19 ~ 30 日　患者精神差，食欲一般，诉乏力。化验：WBC 6.40×10^9/L，N 74.1%（↑），Hb 141g/L，RBC 4.39×10^{12}/L，PLT 45×10^9/L（↓），GGT 53U/L（↑），ALT 108U/L（↑），ALP 162U/L（↑），AST 123U/L（↑），DBIL 290μmol/L（↑），TBIL 393.8μmol/L（↑），ALB 32g/L（↓），CHE 9517U/L，CRE 61μmol/L（↓），CRP 10.4mg/L（↑），PCT 0.82ng/ml（↑），BLA 42.9μmol/L（↑），PT 20.7s（↑）、INR 1.83（↑），PTA 35.4%（↓），AFP 42.50ng/ml（↑），GM 试验 0.35，G 试验 65.5pg/ml。

上级医师查房，在综合治疗基础上，分别于 12 月 19 日、12 月 22 日行两次血浆置换治疗，胆囊炎控制，抗生素应用 7d 后停用，病情暂时稳定。

3. 2016 年 1 月 1 ~ 10 日　患者神志清，精神可，自诉乏力好转，食欲无明显变化，体温正常。查体发现腹部压痛阳性，轻度反跳痛，余无特殊。复查化验：WBC 5.84×10^9/L，N 68.4 %，Hb 126g/L（↓），RBC 4.04×10^{12}/L（↓），PLT 40×10^9/L（↓），GGT 50U/L，ALT 92U/L（↑），AST 116U/L（↑），DBIL 281.6μmol/L（↑），TBIL 369.6μmol/L（↑），ALB 27g/L（↓），GLO 20g/L，CHE 8409U/L，CRE 50μmol/L（↓），K$^+$ 3.7mmol/L，Na$^+$ 135mmol/L（↓），AMY 93U/L，GLU 3.7mmol/L（↓），Ca^{2+} 2.09mmol/L，BLA 53.1μmol/L（↑），PCT

1.3ng/ml（↑），CRP 16.3mg/L（↑），AFP 19.44ng/ml（↑），PT 25.1s（↑），INR 2.23（↑），PTA28%（↓），GM 试验 0.33，G 试验 53.3 pg/ml，乙肝病毒核酸定量（cobas）3.93×10³U/ml。

上级医师查房指出，患者体重较大，HBV-DNA 未阴转，改恩替卡韦 2 片 / 日，化验 PCT 有所上升，查体可见腹部压痛阳性、轻度反跳痛，因腹水量极少，无法行腹腔穿刺术，根据患者的病情特点，临床诊断为原发性腹膜炎，给予头孢哌酮钠舒巴坦钠抗感染治疗，继续保肝、降酶、退黄治疗。经过治疗，腹部压痛很快消失，抗生素 1 周后停药。

（三）入院诊治第二阶段——肺部感染

1. 2017 年 1 月 18 日　患者自诉受凉后夜间出现发热，最高体温 38.5℃，诉伴有咽部不适，偶有咳嗽，咳少量白色泡沫样痰，24h 尿量 1880ml，大便 7 次，均为黄色软便。查体：咽部轻度充血，巩膜重度黄染，双肺呼吸音基本正常，未闻及干、湿啰音，心脏未见异常。腹部饱满，腹软，无压痛、反跳痛，腹水征阴性。复查结果回报：血常规 WBC 5.44×10⁹/L，N 3.02×10⁹/L，Hb 117g/L（↓），RBC 3.61×10¹²/L（↓），PLT 69×10⁹/L（↓）；肝功能：AST 63U/L（↑），ALT 38U/L，ALP 111U/L，GGT 44U/L，TBIL 298.2μmol/L（↑），ALB 31g/L（↓），GLO 28g/L，CHE 4377U/L（↓），TBA 348μmol/L（↑），LDH 357U/L（↑），GLO 17g/L（↓），BUN 0.8mmol/L（↓），CRE 62μmol/L；PT 25.3s（↑），INR 2.25（↑），PTA 27.7 %（↓）；BLA 17.4μmol/L，AFP 11.64ng/ml（↑），PCT 0.57ng/ml（↑），CRP 12.9mg/L（↑）。肺 CT：双侧少量胸腔积液，双肺组织膨胀不全，与 2016 年 12 月 30 日 CT 片比较，左侧积液较前增多。

上级医师查房指出：①患者受凉后出现发热，查体咽部轻度充血，不除外上呼吸道感染，患者为肝衰竭，免疫力低下，病情重，因此予以加用头孢哌酮舒巴坦钠治疗。②目前患者肝功能相对平稳，继续予以保肝、降酶、退黄、支持、抗病毒、对症等治疗。

2. 2017 年 1 月 21 日　抗生素应用 3d 后，发热无好转，诉咳嗽咳痰，体温最高 38.7℃。查体：舌苔可见白斑，双肺呼吸音较前有所增粗。痰涂片找细菌：可见革兰阳性球菌，呈链状排列，痰涂片未找到真菌。大便涂片可见真菌孢子，未见菌丝。甲型 H1N1 流感病毒 RNA 阴性、甲型流感病毒通用（M 基因）阴性、甲型流感病毒抗原检测阴性，复查抗 -EBVIgM、抗 -CMV IgM 均阴性。

上级医师查房指出，考虑存在肺部感染，且高度怀疑真菌感染，予以加用伏立康唑积极抗感染治疗，注意监测血药浓度，根据血药浓度情况调整伏立康唑剂量并安排复查肺部 CT 进一步明确。因不排除细菌感染，应用头孢哌酮钠舒巴坦钠抗感染治疗体温控制欠佳，予以升级至美罗培南加强抗感染治疗。简化输液药物，排除药物热。

3. 2017 年 1 月 23 日　发热无好转，体温最高 40℃，肺部 CT 提示双肺感染性病变，建议治疗后复查。双侧少量胸腔积液，双肺组织膨胀不全，与 2017 年 1 月 17 日 CT 片比较，变化不大。急查血气分析：酸碱度 7.46（↑），氧分压 68mmHg（↓），二氧化碳分压 38mmHg，标准碳酸氢根 26.1mmol/L（↑），Na⁺ 137mmol/L，K⁺ 3.7mmol/L，氧饱和度 92 %（↓），细胞外液剩余碱 2.2mmol/L，肺泡 - 动脉氧分压差 40.2mmHg，实际剩余碱 2.7mmol/L，剩余碱 2.2mmol/L（↑），阴离子间隙 9.3mmol/L，二氧化碳总量 27.3mmol/L（↑），Cl⁻ 105mmol/L，血细胞比容 31%，碳酸氢根 26.2mmol/L（↑），缓冲碱 48.3mmol/L。痰培养提示甲型链球菌、奈瑟菌属。呼吸科专家会诊考虑肺泡出血综合征？病毒性肺炎？细菌性肺炎？真菌性肺炎？鉴于病情重，一边治疗，一边完善检查，建议加用奥司他韦胶囊，因不除外肺泡出血，予甲泼尼龙 40mg，每日 2 次，连用 3d 后减至 40mg，每日 1 次，连续 3d。综合会诊意见后考虑患者严重感染，GLO

下降明显，给予应用免疫球蛋白改善免疫情况，美罗培南、替考拉宁抗细菌感染及磷酸奥司他韦胶囊抗病毒治疗。呼吸科专家同意继续使用伏立康唑。

4. 2017 年 1 月 25 日　患者仍发热，行 CT 检查提示：双肺感染性病变，与 2017 年 1 月 23 日 CT 片比较，病变较前进展，建议治疗后复查。双侧少量胸腔积液，双下肺组织膨胀不全。WBC 4.43×10^9/L，N 82.4%（↑），Hb 115g/L（↓），RBC 3.47×10^{12}/L（↓），PLT 72×10^9/L（↓），GGT 47U/L，ALT 35U/L，ALP 93U/L，AST 68U/L（↑），DBIL 187.4μmol/L（↑），TBIL 248μmol/L（↑），ALB 32g/L（↓），GLO 18g/L（↓），CHE 3726U/L（↓），LDH 359U/L（↑），CRE 61μmol/L（↓），BUN 1.7mmol/L（↓），G 试验 392.7pg/ml（↑），PT 27.8s（↑），INR 2.48（↑），PTA 24.8%（↓），CRP 17.2mg/L（↑），PCT 0.67ng/ml（↑），BLA 22.6μmol/L。抗酸染色找抗酸杆菌阴性，支原体、衣原体抗体阴性。全院疑难病例讨论后考虑患者肺部感染明确，且存在呼吸衰竭，但病原学不明，建议转 ICU 行支气管下肺泡灌洗，并行灌洗液培养，暂时不考虑流感病毒感染，停用奥司他韦。

5. 2017 年 1 月 26 日　患者体温较前下降，最高体温 38℃，转 ICU，行纤维支气管镜肺泡灌洗病原学检查。1 月 27 日行腹水检查，WBC 129×10^6/L，N 16%，未提示腹腔感染。

6. 2017 年 1 月 29 日　患者神志清楚，精神尚可，未诉特殊不适，咳嗽，咳少量黄褐色黏痰，体温正常。双肺呼吸音粗，双肺可闻及湿啰音，腹部饱满，无压痛、反跳痛。今日化验血常规：WBC 6.79×10^9/L，N 79.7%（↑），Hb 116g/L（↓），RBC 3.55×10^{12}/L（↓），PLT 66×10^9/L（↓）；生化：ALT 53U/L（↑），DBIL 118.2μmol/L（↑），TBIL 179.0μmol/L（↑），ALB 34g/L（↓），GLO 24g/L（↓），CRE 45μmol/L（↓），BUN 4.61mmol/L，K^+ 3.7mmol/L，Na^+ 137mmol/L；凝血：PT 25.7s（↑），PTA 27.2%（↓）；PCT 0.288ng/ml；BLA 99.0μmol/L（↑）；CRP 4.67mg/L。接微生物室报警灌洗液培养见革兰阴性杆菌，患者目前发热好转，继续原治疗。支气管镜灌洗无明确肺泡出血表现，激素停用。

7. 2017 年 1 月 30 日　患者再次出现发热，体温最高 38℃，无畏寒及寒战，有咳嗽，少量咳痰，查体：肺部仍可闻及少量湿啰音。肺泡灌洗液细菌培养药敏回报：肺炎克雷伯菌，氨苄西林 ≥ 32（耐药）、氨苄西林 / 舒巴坦 ≥ 32（耐药）、哌拉西林 ≥ 128（耐药）、哌拉西林 / 他唑巴坦 ≥ 128（耐药）、头孢唑林 ≥ 64（耐药）、头孢呋辛 Na^+ ≥ 64（耐药）、头孢呋辛酯 ≥ 64（耐药）、头孢替坦 ≥ 64（耐药）、头孢他啶 ≥ 64（耐药）、头孢曲松 ≥ 64（耐药）、头孢吡肟 ≥ 64（耐药）、氨曲南 ≥ 64（耐药）、亚胺培南 ≥ 16（耐药）、美罗培南 ≥ 16（耐药）、阿米卡星 ≤ 2（敏感）、庆大霉素 ≤ 1（敏感）、妥布霉素 ≤ 1（敏感）、环丙沙星 ≥ 4（耐药）、左氧氟沙星 ≥ 8（耐药）、呋喃妥因 ≥ 512（耐药）、复方新诺明 ≤ 20（敏感），银染色找卡氏肺孢子虫阴性。CT 提示：双肺感染性病变，与 2017 年 1 月 25 日 CT 片比较，病变较前好转，建议治疗后复查，转回普通病房。

上级医师查房指出：患者停用激素后体温升高，肺泡灌洗液培养发现泛耐药肺炎克雷伯杆菌（XDRPB），调整抗生素为美罗培南、替加环素、阿米卡星联合治疗。继续伏立康唑预防真菌感染治疗。

8. 2017 年 2 月 1 ～ 5 日　近几日体温最高 38℃，今日体温逐步下降，最高体温 37.2℃。治疗方案不变。

9. 2017 年 2 月 10 日 患者最高体温 37.1℃，2 月 6 日、2 月 9 日两次痰培养为肺炎克雷伯菌，药敏结果同前为泛耐药肺炎克雷伯菌，示复方新诺明 ≤ 20（敏感）、超广谱 β - 内酰胺酶阳性。WBC 4.57×10⁹/L，Hb 103g/L（↓），PLT 54×10⁹/L（↓），ALT 49U/L（↑），AST 94U/L（↑），DBIL 148.8μmol/L（↑），TBIL 223.8μmol/L（↑），ALB 33g/L（↓），GLO 24g/L，CHE 2399U/L（↓），CRE 53μmol/L（↓），K⁺ 4.3mmol/L，Na⁺ 138mmol/L，AMY 84U/L，TG 0.56mmol/L，TC 1.27mmol/L（↓），PT 26.2s（↑），INR 2.34（↑），PTA 26.6%（↓），CRP 16.4mg/L（↑），PCT 0.48ng/ml，BLA 37.1μmol/L（↑），AFP 3.08ng/ml。

上级医师查房指出：患者经目前联合治疗后肺部 CT 示感染较前有所好转，体温下降，因此抗感染治疗不做调整。伏立康唑血谷浓度值 10.58μg/ml（↑），予以减量为 100mg，每日 2 次。

10. 2017 年 2 月 13 日 患者体温恢复正常，化验：WBC 4.94×10⁹/L，N 45.3%（↓），Hb 100g/L（↓），RBC 2.86×10¹²/L（↓），PLT 48×10⁹/L（↓），ALT 42U/L（↑），AST 89U/L（↑），DBIL 147.3μmol/L（↑），TBIL 217.6μmol/L（↑），ALB 33g/L（↓），CHE 2363U/L（↓），LDH 432U/L（↑），CRE 52μmol/L（↓），K⁺ 3.8mmol/L，Na⁺ 139mmol/L，TG 0.62mmol/L，TC 0.92mmol/L（↓），PT 24.6s（↑），INR 2.19（↑），PTA 28.7%（↓），BLA 34.6μmol/L（↑），PCT 0.52ng/ml（↑），G 试验 837.1pg/ml（↑），AFP 2.71ng/ml。肺部 CT 示肺部感染较前好转，胸腔积液减少，停用美罗培南。

11. 2017 年 2 月 17 日 阿米卡星应用 2 周，患者病情好转，停用阿米卡星及伏立康唑，暂继续应用替加环素巩固治疗。患者症状明显好转，少量咳嗽咳痰，体温正常。2 月 20 日 CT 提示：双肺感染性病变，较前吸收好转。左侧少量胸腔积液及双肺下叶局限性膨胀不全，右侧积液较前吸收。WBC 4.03×10⁹/L，N 48.7%（↓），Hb 103g/L（↓），RBC 2.93×10¹²/L（↓），PLT 72×10⁹/L（↓），ALT 36U/L，AST 88U/L（↑），GGT 97U/L（↑），DBIL 139.7μmol/L（↑），TBIL 202.9μmol/L（↑），ALB 35g/L，GLO 28g/L，CHE 2654U/L（↓），CRE 64μmol/L，CRP 13.1mg/L（↑），PCT 0.49ng/ml，PT 24.3s（↑），INR 2.16（↑），PTA 29.1%（↓），BLA 14.5μmol/L，G 试验 180.8 pg/ml（↑），GM 试验 0.81（↑），伏立康唑谷浓度值 14.57μg/ml（↑）。

12. 2017 年 2 月 20 日 患者体温基本正常，偶咳嗽，无咳痰，一般情况稳定，肝功能改善（图 25-1），替加环素应用 3 周，予以停用。

（四）诊治第三阶段——肝移植

2017 年 2 月 25 日，患者体温恢复正常，但仍觉乏力，食欲差，无畏寒、寒战，无腹痛、腹泻。CT 检查提示：原左侧胸腔积液吸收好转，右肺下叶局限性膨胀不全。DBIL 145.3μmol/L（↑），TBIL 180.6μmol/L（↑），CRE 103μmol/L，Na⁺ 129mmol/L（↓），K⁺ 3.9mmol/L，BLA 37.6μmol/L（↑），PCT 1.26ng/ml（↑），CRP 16.57mg/L（↑），PTA 28.1%（↓），PT 25s（↑），INR 2.23（↑）。

患者一般情况差，预后差，家属要求肝移植治疗，转移植中心进行肝移植治疗。

（五）随访

患者肝移植后，反复出现腹腔感染，4 月 10 日出现肝动脉破裂出血，抢救无效死亡。

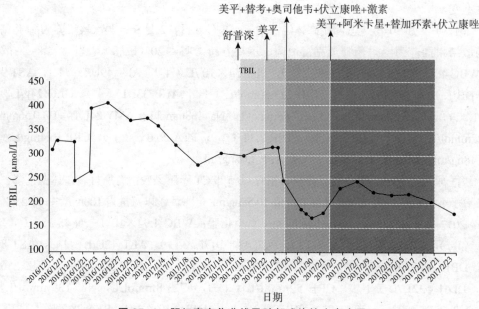

图 25-1　胆红素变化曲线及肺部感染抗生素应用

【专家评述】

（一）专家 1 点评

1. 该患者诊断 HBV 相关慢加急性肝衰竭（ACLF）明确，肝衰竭的病死率较高，目前主要采取综合治疗策略，包括抗病毒、保肝、降酶、退黄等治疗，必要时采取人工肝及肝移植治疗。

2. 随着强效抗病毒治疗药物的使用，HBV 相关 ACLF 的救治成功率有明显提高，目前直接死亡原因主要集中于晚期患者感染及肝肾综合征等。据报道 30%～57% 的 ACLF 由细菌感染诱发，而发生感染的 ACLF 患者的病死率是无感染患者的 4 倍。肝衰竭患者机体免疫力低下，容易诱发感染，而且因为病程长，各种机会性感染多见，导致临床救治困难，开展肝衰竭患者感染的相关临床经验总结及研究非常重要。

3. 肝衰竭、肝脏微循环障碍、全身性炎症反应、免疫功能缺陷和肠道微生态的紊乱，为肝衰竭患者感染的基础。本研究团队统计我院 1565 例肝衰竭患者，发现并发感染 757 例，占48.37%。其中 508 例存在 2 个以上部位感染，占感染总例数的 67.1%；164 例（21.66%）发生感染性休克。按单纯感染部位分，自发性细菌性腹膜炎 468 例次，肺部感染 296 例次，败血症 145 例次，泌尿系统感染 80 例次，肠道感染 47 例次。感染的发生与患者年龄、球蛋白水平、ACLF 分期、腹水、胸腔积液、上消化道出血、肝性脑病及低钠血症等因素有关。感染同时是导致 ACLF 患者病情加重并最终发展为多脏器功能衰竭的始动原因。Fernandez 等对 407 例 ACLF 患者进行随访后发现，152 例（37%）患者在诊断 ACLF 时并发细菌感染。在其余 255 例 ACLF 患者中，117 例（46%）患者在后续随访期间（4 周）发生细菌感染，9 例（2%）ACLF 患者发生真菌感染。感染患者 90d 病死率与没有发生感染的 ACLF 患者相比明显升高，ACLF 合并细菌感染的患者（诊断或随访期间）存在严重的全身炎症反应，90d 生存率更低（49% vs 72.5%）。细菌感染是 ACLF 患者 90d 死亡的独立预测因子。

4. 终末期肝病患者合并感染的类型主要有腹腔感染、呼吸道感染、胆道感染、泌尿系统感染、血流感染、胃肠道感染及皮肤软组织感染等，其中以自发性细菌性腹膜炎最多见，肺部感染次之。腹腔感染的常见病原体为大肠埃希菌，其次为肺炎克雷伯菌，金黄色葡萄球菌、屎肠球菌、粪肠球菌。呼吸道感染的病原体以条件致病菌多见，铜绿假单胞菌、金黄色葡萄球菌、念珠菌、曲霉菌多见。

（二）专家 2 点评

1. 肺部感染抗生素的选择基于对病原体的判定，因此病原体的确认是关键，而病原体的判定多数来源于临床专家的经验性治疗，精准性差，临床上肺部感染时抗生素"大包围"现象时常出现。痰培养在肺部病原体确认方面固然重要，但检出率低，随着纤维支气管镜的发展，肺泡灌洗检测发挥重要作用。支气管镜肺泡灌洗（broncho alveolar lavage，BAL）的适应证是肺部感染，特别是免疫受损患者肺部机会性感染的病原体诊断；肺部不明原因的阴影、疑似肺部感染或需要与其他疾病的鉴别。

2. 肺泡灌洗标本一般需要 10 ～ 20ml，要求 2h 内送到微生物室进行检测，近年来随着基因检测水平的提高，我们尚可以用标本进行病原体基因检测，提高临床确诊率。

（三）专家 3 点评

1. 细菌耐药在临床上已经成为危重患者救治成功的关键，一旦产生，就会给临床抗感染治疗带来极大困难，合理使用抗菌药物是延缓和减少耐药菌产生的根本，值得临床高度重视。肝衰竭患者免疫力低下，经常使用抗菌药物及激素，发生院内感染的耐药率相对较高，特别是耐碳青霉烯类的肺炎克雷伯菌和鲍曼不动杆菌。提高医院感染预防控制措施，防患于未然始终是重点工作。

2. 肺炎克雷伯菌（KPN）属条件致病菌，是院内感染的常见肠杆菌科细菌，随着碳青霉烯类抗菌药物的大量使用，碳青霉烯类耐药的肺炎克雷伯菌（CRKP）感染的报道逐年增加，往往呈泛耐药（XDR）或全耐药（PDR）的特征，导致感染患者可能陷入无药可用的困境，而且诊断困难，没有病原学资料很难确诊。

3. CRKP 在我国感染情况较前严重，全国 CHINET 细菌耐药性监测示血流感染肺炎克雷伯菌属的耐药情况严峻，对碳青霉烯类抗生素耐药率高达 10% 以上，死亡率高。合理选择抗菌治疗对于避免出现治疗失败至关重要。对于多药耐药菌的临床治疗，目前多数医师认为联合应用抗菌药物明显优于单药治疗。联合治疗应用多黏菌素、氨基糖苷类、替加环素、碳青霉烯类药物均有报道，多黏菌素及氨基糖苷类因其相关药物不良反应，临床使用受到限制，且我国尚无多黏菌素制剂。替加环素为临床泛耐药的感染提供了新的治疗手段。

（解放军总医院第五医学中心　朱　冰　游绍莉）

参考文献

池宏亮，陈江平，李丰 . 2017. 肝衰竭合并肺部感染临床分析 . 基层医学论坛，21（10）：1189–1190.

杭欣，张波 . 2016. 替加环素治疗耐药肺炎克雷伯菌肺部感染的疗效评价 . 北方药学，13（5）：33.

侯伟，涂文辉 . 2004. 引起肺部感染的肺炎克雷伯菌耐药性分析 . 现代实用医学，16（6）：351–352.

沈爱娣，邱雪菲 . 2001. 肺炎克雷伯杆菌肺部感染 60 例的临床和耐药性研究 . 上海医学，24（9）：560–563.

舒彩敏，冯兰芳，方秋雁，等 . 2015. 住院患者肺部感染铜绿假单胞菌的耐药性变迁分析 . 中华医院感染学杂志，

25（24）：5572-5574.

肖迪，昃海霞，刘梅，等 . 2016. 住院肝病患者肺部感染肺炎克雷伯菌及其耐药性分析 . 中国消毒学杂志，33（9）：865-867.

臧红，刘鸿凌，郝玉清，等 . 2015. 慢加急性肝衰竭并发感染的危险因素及对近期预后的影响 . 传染病信息，28（5）：288-292.

张晓芸，谭晓燕，李冬丽，等 . 2012. ICU 泛耐药肺炎克雷伯菌肺部感染暴发与控制 . 中华医院感染学杂志，22（1）：79-80.

中华医学会感染病学分会 . 2018. 终末期肝病合并感染诊治专家共识 . 临床肝胆病杂志，（9）：1862-1872.

Arvaniti V, D′Amico G, Fede G, et al. 2010. Infections in patients with cirrhosis increase mortality four-fold and should be used in determining prognosis. Gastroenterology, 139（4）：1246-1256.

Fernández J, Acevedo J, Wiest R, et al. 2018. Bacterial and fungal infections in acute-on-chronic liver failure: prevalence, characteristics and impact on prognosis. Gut, 67（10）：1870-1880.

病例 26　一例肝衰竭合并腹痛患者的诊治

【病例诊治经过介绍】

（一）病例基本情况

患者李某，男，40 岁。主因"间断乏力、身目黄染 2 年余，加重伴腹痛 6d"于 2018 年 7 月 4 日入院。

1. **现病史**　患者于 2015 年 11 月无明显诱因出现乏力，身目黄染，伴尿黄，未予重视及治疗，后逐渐加重。2016 年 2 月为诊治来我院门诊就诊，化验肝功能异常，查甲、乙、丙、戊型肝炎病毒血清学标记物阴性，自身免疫性抗体阴性。腹部超声示：肝实质弥漫性损害（肝硬化结合临床）、脾大、少量腹水；胆囊增大、壁毛糙（结合临床）；脾静脉扩张。诊断为：①肝硬化失代偿期合并腹水；②贫血（轻度），予保肝对症等治疗后症状好转出院。院外坚持口服优思弗、双环醇、六味五灵片等。2018 年 3 月患者再次出现乏力、身目黄染，尿黄如豆油色，肝功能异常。4 月中旬患者自行口服"中药"（名称不详）治疗 2 个月余，效果不佳。6 月 27 日出现乏力、食欲缺乏加重，进食量较前减少 50% 左右，同时发现身目黄染较前明显加重，伴有腹部疼痛，疼痛部位不固定，有时放射至右侧胸部及后腰部，持续性钝痛、针扎样痛、绞痛、烧灼样疼痛交替，不能具体描述，无明显缓解及加重因素。6 月 30 日就诊我院查体：PCT 0.832ng/ml，PT 58.0 %，INR 1.23，ALB 36g/L，TBIL 120.7μmol/L，DBIL 92.7μmol/L，ALT 418U/L，ALP 206U/L，GGT 708U/L，CRE 71μmol/L，BUN 3.87mmol/L，K^+ 3.6mmol/L，Na^+ 37mmol/L；血常规：WBC 4.32×10^9/L，N 3.24×10^9/L，Hb 105g/L，PLT 24×10^9/L。腹部超声示：肝硬化（结合临床）、脾大、腹水（下腹部 6cm）；肝内多发稍低回声；门静脉高压、侧支循环开放；胆囊继发改变；脾静脉扩张。予左氧氟沙星抗感染、保肝、降酶、退黄等治疗 2d，效果不佳，遂以"肝硬化失代偿期"收入病房。患者近 6d 来有排气，近 3d 无排便，自诉尿量少，具体量不详。

2. **流行病学史**　否认肝炎患者接触史，无血液制品使用史。

3. **既往史**　患者约 10 岁时出现"皮肤病（自诉为日光过敏性皮炎或紫外线过敏，表现为暴露部位的烧灼样感、红肿、水疱、结痂、愈合好转）"，间断口服"中药、西药"等治疗。2015 年 11 月发病前曾应用"干扰素"治疗 1 次。否认结核、伤寒等传染病病史，否认高血压等病史，否认手术外伤史，否认药物、食物过敏史，接种史不详。

4. **个人史**　生于原籍，在原籍长大，无长期外地居住史，无疫水、疫源接触史，无放射物、毒物接触史，无饮酒、吸烟史，无冶游史。适龄结婚，育 1 女 1 子，1 子为"白化病"，爱人及女儿身体健康。

5. **家族史**　患者哥哥在约 30 岁时有类似患"皮肤病（日光过敏性皮炎或紫外线过敏）"，但发作次数及程度较患者轻微。患者父母均体健。

6. **入院查体**　体温 36.3℃，脉搏 78 次/分，呼吸 19 次/分，血压 118/78mmHg，营养中等，步入病房，自动体位，查体合作。神志清楚，精神差，应答切题，定向力、记忆力、计算力正常。面色晦暗，皮肤、巩膜轻度黄染，口周及双上肢可见片状结痂（紫外线过敏皮肤损伤），其上附有少许渗血，未见瘀点、瘀斑，肝掌阳性，未见蜘蛛痣。全身浅表淋巴结未扪及增大。心肺未见异常。腹部平，未见腹壁静脉曲张，全腹软，右下腹压痛明显，轻微反跳痛，肝右肋下 2cm 可触及，质中，无触痛，剑突下未触及，墨菲征阴性，脾左肋下未触及，肝上界位于右锁骨中线第 5 肋间，肝、脾、双肾区无叩痛，移动性浊音可疑阳性，肠鸣音无亢进及减弱，4～6次/分，双下肢无水肿。生理反射存在，病理征未引出。扑翼样震颤阴性。

7. 初步诊断　①肝硬化失代偿期合并腹水；②腹痛原因待查：原发性腹膜炎？肠梗阻？胰腺炎？

（二）入院诊治第一阶段——初步诊治

1. 2018 年 7 月 4～5 日　患者入院后化验腹水常规：颜色黄、透明度清、李凡他试验阴性、细胞总数 1146×10^6/L、白细胞总数 146×10^6/L、分类中性粒细胞 23%，分类淋巴细胞 69%，分类间皮细胞 8%，CRP 33.5mg/L；血生化：ALB 40g/L，TBIL 201.3μmol/L，DBIL 158.8μmol/L，ALT 216U/L，AST 458U/L，ALP 233U/L，GGT 584U/L，K$^+$ 3.29mmol/L，Na$^+$ 133mmol/L，TG 2.56mmol/L，CRE 70μmol/L，BUN 4.6mmol/L，Fe^{2+} 46.7μmol/L，γ-球蛋白 19.5%，IgG 18.39g/L，铜蓝蛋白 0.43g/L，血清铜 24.9μmol/L，PT 58.9%，INR 1.22，PCT 1.08ng/ml，血常规：Hb 127g/L，N 75.64%，PLT 25×10^9/L，WBC 5.12×10^9/L。甲、乙、丙、戊型肝炎病毒血清学标志物均阴性，HSV、EBV、CMV 抗体均阴性。抗核抗体、抗线粒体抗体均阴性。腹部 CT：肝硬化，脾大、副脾，腹水，食管-胃底静脉曲张，脾静脉曲张；动脉期肝内异常强化影，考虑异常灌注；胆囊炎；肝囊肿；右肾囊肿。肺 CT：左肺上叶陈旧性病变。立位腹部平片：不完全肠梗阻，可见气-液平面。泌尿系超声未见异常。盆腔 CT：盆腔积液，腹水，盆腔钙化灶。腹部血管超声：门静脉、肠系膜上动脉及静脉、肝脏血管未见明显异常。

上级医师查房，分析诊断：①关于患者肝硬化原因分析。a.病毒性肝炎肝硬化：该病为肝功能损害最常见病因，患者既往我院 2016 年化验基本除外，入院后再次完善相关嗜肝病毒及非嗜肝病毒血清学检测均阴性，明确除外。b.自身免疫性肝病：患者男性，起病隐匿，病程中无瘙痒、口干、眼干等不适，虽然近期化验 ALP、GGT 稍有升高，既往我院化验及此次入院后化验肝病自身抗体及抗核抗体均阴性，除外该病。c.肝脏血管病变：入院后完善肝脏血管未见异常，除外血管病变（如布加综合征、肝小静脉闭塞等）。d.遗传代谢性疾病：先天性酶缺乏性疾病，致使某些物质不能被代谢而沉积在肝脏造成肝损伤，如肝豆状核变性（铜沉积）、血色病、卟啉病（卟啉或卟啉前体沉积）、抗胰蛋白酶缺乏症，入院化验铁代谢及铜代谢均未见明显异常，基本上除外铜代谢及血色病可能，抗胰蛋白酶缺乏症无临床支持证据；关于卟啉病（卟啉或卟啉前体沉积），该病临床上罕见，患者有光过敏现象，建议患者肝穿刺及基因学检测。e.药物性肝损害：患者既往病程中因治疗皮肤病，有间断应用不明成分药物史，除外上述疾病的基础上，RUCAM 评分为 5 分，考虑有可能。②关于腹痛原因分析：患者腹部压痛、反跳痛明显，墨菲征阴性，化验感染指标（CRP、PCT）较高，胰腺酶指标正常，腹部 CT 未见胰腺损伤表现，提示胆囊炎；腹部平片提示不完全肠梗阻，未见穿孔，腹部血管超声未见肠系膜血管病变，结合临床明确除外胰腺炎、阑尾炎、脏器穿孔、肠系膜栓塞；关于患者腹痛临床诊断考虑腹膜炎、不完全肠梗阻可能性大，胆囊炎不能除外。给予抗感染及对症支持治疗后进一步观察病情变化。

2. 2018 年 7 月 4～8 日　给予禁食水、胃肠减压、液状石蜡鼻饲、灌肠，曲马朵、哌替啶镇痛及特治星抗感染等治疗。患者少量排便，有排气，腹痛较前有所缓解。

（三）病情发展第二阶段——病情变化

1. 2018 年 7 月 9 日　患者晨起后腰背部疼痛，自觉皮下灼烧感，不能耐受，哌替啶镇痛后好转，后腰背部新发少量散在斑丘疹，无瘙痒。诊疗：请皮肤科会诊明确除外带状疱疹，利多卡因胶浆涂抹后疼痛较前缓解，有排便，考虑肠梗阻解除，拔除胃管及进流食。

2. 2018 年 7 月 10 日　患者再次腹痛，右下腹绞痛为主，伴有腹胀，无排便及排气，肠鸣音明显减弱。立位腹部平片提示：仍考虑肠梗阻。再次给予胃肠减压、液状石蜡、橄榄油、灌肠，化验血象、CRP、PCT 较前升高，考虑可能存在潜在感染加重。抗生素更改为美罗培南。

3. 2018 年 7 月 11 日　腹痛缓解，排大量糊状便，肠鸣音恢复正常，肠梗阻缓解，逐渐进流食，拔出胃管。

4. 2018 年 7 月 13 ～ 17 日　膀胱处及阴囊处、腹股沟区出现片状淤血，下腹部膀胱区感胀痛，并有前胸部、后背部、上臂及大腿部疼痛，表现为烧灼样皮表疼痛，触之加重疼痛。给予地佐新镇痛，7 月 17 日停用美平。

5. 2018 年 7 月 18 日　患者周身不适，腹胀，腰背部酸困感，一般状态差。肝功能及凝血指标逐渐恶化，化验：ALB 30g/L，TBIL 437.6μmol/L，DBIL 324.3μmol/L，ALT 251U/L，AST 480U/L，ALP 216U/L，GGT 271U/L，BUN 9.1mmol/L，CRE 73μmol/L，K^+ 3.48mmol/L，Na^+ 129mmol/L，TG 2mmol/L，TC 1.98mmol/L，GLU 5.90mmol/L，Ca^{2+} 2.2mmol/L，AMY 124U/L，脂肪酶 183U/L，CRP 24.65mg/L，ESR 30mm/h，PTA 38.8%，INR 1.6；血常规：N $5.07×10^9$/L，Hb 90g/L，PLT $36×10^9$/L，WBC $6.12×10^9$/L，铁蛋白 170.4ng/ml，NH_3 41.1μmol/L，LAC 1.48mmol/L。追问病史患者诉近期皮肤烧灼样疼痛和既往皮肤病（日光过敏性皮炎）发作时类似。

上级医师查房，再次详细分析病情：在肠梗阻解除、抗感染治疗的基础上，患者肝功能及凝血功能逐渐恶化。在整个病程中，患者出现腹痛、腰背部疼痛、膀胱区疼痛，前胸、后背部、上臂及大腿部烧灼样疼痛。目前查体发现口周破溃呈放射状萎缩性纹理。再次分析肝硬化（肝衰竭）合并周身疼痛（皮肤病）原因：明确除外病毒性肝炎、自身免疫性肝炎、酒精性肝病等常见病因；药物性肝损害诊断评分不够；在肝豆状核变性、抗胰蛋白酶缺乏、血色病、肝血管病变方面未找到证据。因患者突出的临床表现为腹痛、肠梗阻、皮肤烧灼样疼痛，有光过敏现象（手臂暴露部位色素沉着伴瘙痒、口周可见破溃，呈放射状萎缩性纹理），考虑不排除卟啉病。进一步完善相关尿卟啉、血卟啉、粪卟啉、ALA、PBG 化验检查。

（四）病情发展第三阶段——明确诊断

1. 2018 年 7 月 20 日　患者症状无改善，继续保肝、支持治疗。协和医院化验尿卟啉为阴性，细胞内锌卟啉为 57.5μg/gHb（参考值为 0 ～ 4.7μg/gHb）。明确诊断：卟啉病。

2. 2018 年 7 月 21 日　患者病情加重，全身疼痛明显，重度乏力，神志欠清，患者家属要求出院。

3. 最后诊断　卟啉病，合并肝硬化失代偿期，慢加急性肝衰竭（红细胞生成性原卟啉病可能性较大）。

（五）随访

1. 患者于 2018 年 7 月 21 出院，到家后当天死亡。

2. 2018 年 11 月 5 日，患者基因学检测结果回报：常染色体隐性红细胞生成性原卟啉病相

关基因 *FECH* 存在 3 处杂合突变。该样本在 *FECH* 基因外显子及内含子区域发现 3 处杂合突变点：c.892C ＞ T（胞嘧啶＞胸腺嘧啶），c.68-23C ＞ T（胞嘧啶＞胸腺嘧啶），c.315-48T ＞ C（胸腺嘧啶＞胞嘧啶）。进一步明确诊断为红细胞生成性原卟啉病（EPP）。

【专家评述】

（一）专家 1 点评

1. 卟啉病是一种先天性或后天性血红素生物合成过程中所需酶的缺陷，导致卟啉和（或）卟啉前体物质在体内过度蓄积与分泌异常所导致的一类代谢性及遗传性疾病。其生化特征为卟啉及卟啉前体的过度蓄积与排泌。根据不同的酶异常分为不同类型。遗传方式可能为常染色体显性或隐性遗传。红细胞生成性原卟啉病（EPP）属于其中的一种，它是因卟啉合成途径中最后一个催化酶亚铁螯合酶（*FECH*）基因的活性缺陷或活性低下，使原卟啉在体内蓄积沉积于皮肤等全身组织，所致的疼痛性遗传性皮肤病，患者可表现为光过敏、腹痛、肝损伤、神经精神症状（放射到背部的剧烈腹痛）。

2. EPP 罕见，发病率 1 ∶（7.5 ～ 20）万，属于罕见病。EPP 患者的 *FECH* 基因的活性低下，仅为正常人的 10%～ 25%，体内原卟啉不能与 *FECH* 基因结合生成血红素，导致原卟啉堆积在皮肤、红细胞、血管等，经 400 ～ 595nm 波长的光照后会发生光动力反应，原卟啉转变为激发态的卟啉，导致各种活性氧（如氧自由基、过氧化物）产生，与组织中的蛋白质、脂质、DNA相互作用，从而造成组织损伤。原卟啉在肝脏长久蓄积可诱发肝损害和肝硬化，过多的原卟啉在肝脏分泌入胆汁过程中沉积于肝细胞及胆管腔内聚集成小晶状体阻塞胆道并损伤肝脏，以肝内胆汁淤积为主要临床表现之一，占 EPP 的 5%～ 20%，常有肝大和门静脉高压，严重肝病发生率为 1%～ 4%，少数可发生肝衰竭。

3. 大部分 EPP 是由于 *FECH* 一个等位基因突变所致不全外显率的常染色体显性遗传。*FECH* 基因已被定位于染色体 18q21.3–22 区域，含有 11 个外显子和 10 个内含子。少数患者以常染色体隐性方式遗传（占 4%）。极少数由氨基乙酰丙酸合成酶 2（*ALAS2*）基因突变所致，此型已被命名为 X– 连锁显性遗传原卟啉病。常染色体隐性遗传或 X– 连锁显性遗传是发生肝衰竭的危险因素。本患者在常染色体隐性红细胞生成性原卟啉病相关基因 *FECH* 剪切位点区域和内含子区域发现 3 处杂合突变，突变位点 c.892C ＞ T（胞嘧啶＞胸腺嘧啶）报道为致病突变；突变位点 c.68-23C ＞ T（胞嘧啶＞胸腺嘧啶）为可疑致病突变，导致氨基酸改变；突变位点 c.315-48T ＞ C（胸腺嘧啶＞胞嘧啶），报道为疾病相关多态性位点，常常和明确致病突变点组合成复杂突变导致红细胞生成性原卟啉病。基本上可以明确诊断 EPP，但该患者未能从家族（父母及其子女）遗传方式上验证。

4. 目前国外已经有 110 多种 *FECH* 基因突变报道，大多数突变是家族特异性的，尚未发现热点突变。值得注意的是家族内不同成员携带相同突变基因而 *FECH* 基因的活性却不同，患者的 *FECH* 基因的活性仅为正常者的 10%～ 30%，而携带者 *FECH* 基因的活性则为正常者的50%，甚至具有同一突变却无临床症状，因此除了基因突变因素外，尚有表型多态性问题，应当还有其他因素影响 *FECH* 的活性，有待进一步研究揭示。

（二）专家 2 点评

1. EPP 多发于 2 ～ 5 岁人群，也可迟至成年发病，男性多于女性。EPP 有三大临床症状：

光过敏、腹痛、神经病变。①光过敏：多为疼痛性光敏反应，日晒 5 ~ 30min 发生烧灼、针刺感、红斑反应。反复发作皮疹呈蜡样增厚或皮革样改变，消退后留有虫蛀状浅萎缩瘢痕，瘢痕处色素沉着或减退。口周有放射状萎缩性纹理（假性皲裂）。本例患者自幼（10 岁）即出现光过敏，病情进展后出现口周有放射状萎缩性纹理，双手始终有皮肤结痂性皮损，属于 EPP 典型表现。②腹痛：主因是血红蛋白合成障碍时，胃肠组织内 5- 羟色胺增加，胃肠自主神经功能紊乱，同时卟啉前体蓄积，毒性作用直接刺激胃肠道平滑肌，导致以腹痛为主要表现的消化道症状，常伴有恶心、呕吐和便秘、肠梗阻。本例患者有明显腹痛、肠梗阻表现，并且腹痛、膀胱区疼痛，前胸、后背部、上臂及大腿部烧灼样疼痛发生，常被误诊为腹痛原因待查，该患者诊断为腹膜炎及肠梗阻，经积极抗感染及解除肠梗阻后，疼痛并未得到缓解。③神经病变：可有周围神经、自主神经及中枢神经系统功能损害；周围神经病变占 10% ~ 40%，多表现为肌无力，部分患者可伴肌肉剧痛（小腿尤为多见），50% 的患者可累及呼吸肌，严重时可引起呼吸肌麻痹而危及生命。自主神经受累主要表现为血卟啉病急性发作时的剧烈腹痛、便秘、腹泻、恶心、呕吐等症状；其他自主神经症状可以有心动过速、高血压、自主性低血压。中枢神经系统受累的临床表现多样，如精神症状、意识障碍、癫痫、低钠血症、姿势性震颤、幻觉、认知障碍等症状。本例患者无上述典型的神经系统表现。

2. 卟啉病的光过敏、腹痛、神经病变症状均无明显特异性，极易被医师判定为慢性皮炎、消化道功能紊乱（肠梗阻）、神经精神异常等非特异临床伴发表现。国内文献报道的 EPP 以皮肤表现为主，肝胆系统受累在 EPP 患者中并不多见。当卟啉生成过多超过肝脏代谢时，原卟啉在肝脏长久蓄积可诱发肝损伤和肝硬化，过多的原卟啉在肝脏分泌入胆汁过程中沉积于肝细胞及胆管腔内聚集成小晶状体阻塞胆道并损伤肝细胞，而且卟啉在肝脏淤积形成胆结石，并出现肝功能异常，1% ~ 4% 严重者引起肝硬化、肝衰竭。EPP 肝脏受累、肝衰竭多出现于成人，鲜有早发出现于儿童期者，这与原卟啉长久蓄积造成肝损伤的机制相一致。

3. EPP 的主要诊断依据如下：①皮肤光敏性损伤。②红细胞、血浆和粪中游离原卟啉的浓度增高。光显微镜下可见红细胞红色荧光阳性。③组织病理学改变。皮损病理特征为真皮上层和乳头层血管壁及周围有 PAS 阳性和耐淀粉酶的无定形玻璃样嗜酸性物质沉积。肝组织病理：双折光性原卟啉结晶沉积于肝细胞 Kupffer 细胞内，形成特征性的褐色沉积，肝细胞坏死、肝门和门静脉周围纤维化、胆汁淤积和较少发生的肝硬化。④基因检测。由于其他类型的卟啉病也有类似临床表现，最终确定卟啉病分型还需要基因检测。本患者具有典型的临床症状，红细胞内原卟啉明显升高，肝组织病理提示偏光下可见红色折光，基因见致病位点复合杂合突变，确诊 EPP，与同类文献报道比较，本例病例特殊处在于以肝硬化、肝衰竭为主要临床症状，属于 EPP 中较少见的肝胆受累的严重病例。

4. 本病的治疗原则：降低光敏感、减少原卟啉产生、促进原卟啉排出。口服胡萝卜素降低光敏性，鹅脱氧胆酸降低原卟啉，纠正铁缺乏，输注红细胞、正铁血红素，给予考来烯胺、活性炭阻断原卟啉的肝肠循环，血浆置换，肝移植等。本病的基础治疗是控制光敏感，欧洲联盟批准光损伤保护剂 Afamelanotide 用于治疗 EPP 的皮肤损伤。EPP 肝脏受累的治疗方法有限，有研究认为考来烯胺可阻断原卟啉的肠肝循环，促进原卟啉从粪便中排出，熊去氧胆酸也可用于治疗 EPP。有部分研究者采用反复输血提供血红素、血浆置换清除过多的原卟啉来治疗 EPP 合并急性胆汁淤积。当 EPP 合并肝衰竭时，可考虑肝移植，但是肝移植不能改变患者的基因缺陷，移植后仍可出现复发，卟啉再次沉积于肝脏。本例患者放弃肝移植及血浆置换，出院当天死亡，可见卟啉病一旦出现重度肝损害，预后极差。有报道 EPP 合并肝衰竭患者可考虑肝移植后骨髓移植。近年来，更多研究围绕基因治疗卟啉病和酶替代疗法等有望为卟啉病提供新的治疗手段。

（解放军总医院第五医学中心　李　会　李　晨　苏海滨）

参考文献

曹丽丽，董漪，储芳，等 . 2018. 以肝衰竭为主要表现的红细胞生成性原卟啉病 1 例报告 . 临床肝胆病杂志，34（9）：1975–1978.

冯灵美，曹盼，乔秀敏，等 . 2017. 以腹痛合并肝损伤为主要表现的红细胞生成性原卟啉病 . 中华消化杂志，37（2）：123–125.

梁斌，张爱群 . 2006. 卟啉症 . 希夫肝脏病学 . 北京：化学工业出版社，1087–1113.

晓青，师杰，赖雅敏，等 . 2017. 4 例以黄疸为主要表现的红细胞生成性原卟啉病临床、病理及遗传学分析 . 临床肝胆病杂志，33（7）：1332–1335.

病例 27　高胆红素血症一例

【病例诊治经过介绍】

（一）病例基本情况

患者薛某，男，42 岁。主因"皮肤、巩膜黄染 1 年余"于 2015 年 7 月 13 日入院。

1. 现病史　患者 2014 年 5 月无明显诱因出现皮肤、巩膜黄染，无发热、恶心、呕吐，无腹痛、腹泻，于河南当地医院诊断为"黄疸，肝硬化"，给予退黄、保肝等治疗后好转出院。出院后病情反复，间断住院治疗。2015 年 1 月出现病情加重，于当地医院化验肝功能：TBIL 242.5μmol/L，DBIL 48.4μmol/L，TBA 109.7μmol/L。行 4 次血浆置换治疗，并短期给予激素治疗（具体剂量及疗程不详），效果欠佳。患者转院至另一家医院，腹部彩色多普勒超声示"脂肪肝，肝内胆管增宽，胆囊体积增大，多发结石，胆囊沉积物，胆囊息肉样变并胆囊壁增厚，脾大，脾静脉增宽，腹水。"化验肝功能：TBIL 247.7μmol/L，DBIL 54μmol/L，ALP 129 U/L，GGT 28 U/L，ALB 29.4 g/L；血常规：WBC 4.17×10^9/L，N 2.46×10^9/L，Hb 74g/L；凝血功能：PT 23.5s，PTA 39％。腹部 MR 平扫 +MRCP 示：肝硬化，脾大，少量腹水并门静脉高压，胆囊炎，胆囊结石，右肾囊肿。治疗上给予保肝、退黄及对症支持治疗。住院期间患者出现发热、便血，给予止血、输血、抗感染（比阿培南，共 10d）等治疗，后患者出血停止，未再出现高热，但肝功能仍持续异常。2015 年 7 月 9 日复查肝功能：TBIL 222.4μmol/L，DBIL 33.4μmol/L，IBIL 189μmol/L，ALP 83U/L，GGT 38U/L，ALB 30.6g/L，PTA 34％。患者为进一步治疗首次来我院，门诊以"肝硬化失代偿期"收入我病区。自此次发病以来，患者精神尚可，食欲差，睡眠正常，偶有血便，尿黄，体重无明显变化。

2. 流行病学史　无肝炎患者密切接触史，病前 6 个月内无输血及血制品应用史，病前 3 个月内无不洁饮食史。

3. 既往史　既往无"伤寒、结核、猩红热"等传染病病史，无"心、脑、肺、肾"等脏器慢性病病史，无手术外伤史，无药物及食物过敏史。预防接种史不详。

4. 个人史　生于原籍，无血吸虫病疫水接触史，无放射性物质、毒物接触史；饮酒史 30 余年，每日酒精摄入量 200 ～ 300g，已戒酒 8 个月余；吸烟史 30 余年，每日 20 ～ 30 支。

5. 查体　体温 37℃，脉搏 79 次 / 分，呼吸 18 次 / 分，血压 105/76mmHg。营养一般，步入病房，自动体位，查体合作。神志清楚，精神尚可，应答切题，定向力、记忆力、计算力正常。面色晦暗，皮肤、巩膜重度黄染，肝掌阳性，颈部未见蜘蛛痣。全身浅表淋巴结未扪及增大。心、肺未见异常。腹部饱满，未见腹壁静脉曲张，全腹软，压痛、反跳痛阳性，肝右肋下未触及，剑突下可触及，墨菲征阴性，脾左肋下平脐可触及，质韧，肝上界位于右锁骨中线第 5 肋间，肝、脾、双肾区无叩痛，移动性浊音阳性，双小腿散在针尖样出血点，双下肢轻度水肿。生理反射存在，病理征未引出。扑翼样震颤阴性。

6. 初步诊断　①酒精性肝硬化慢加急性肝衰竭合并腹水；②胆囊炎；③胆囊结石；④贫血。

（二）入院诊治第一阶段——对症治疗，寻找病因

2015 年 7 月 13 ～ 21 日，化验：血常规示 WBC 3.03×10⁹/L（↓），N 1.99×10⁹/L（↓），RBC 2.33×10¹²/L（↓），Hb 72g/L（↓），Ret 5.56%（↑），PLT 39×10⁹/L（↓）；生化：TBIL 219.9μmol/L（↑），DBIL 45.4μmol/L（↑），DBIL/TBIL 0.21，ALT 39U/L，CRE 66μmol/L，K⁺ 2.8mmol/L（↓），CHE 3789U/L（↓），TBA 52μmol/L（↑）；凝血功能：PTA 38%（↓），PT 19.6s（↑），INR 1.71（↑）；BLA 105.3μmol/L（↑）；CRP 1.83 mg/L；PCT 0.081ng/ml；AFP 1.79ng/ml；尿常规：尿胆原、尿胆红素阳性。嗜肝病毒抗体血清学检查：甲肝阴性；乙肝表面抗体阳性，核心抗体阳性；丙肝阴性；戊肝抗体 IgM 阴性、IgG 阳性。血液系统疾病相关检测：含铁血黄素阴性，酸溶血试验、糖水试验、抗人球蛋白试验均阴性。腹水常规：分类淋巴细胞 0.85，细胞总数 1362×10⁶/L，颜色黄，李凡他试验阴性，白细胞总数 362×10⁶/L，分类中性粒细胞 0.06。腹部 B 超：结合病史考虑酒精性肝硬化、脾大、腹水；门静脉高压、侧支循环开放。心电图：窦性心律，T 波改变。肺部 CT：左肺上叶结节，建议定期复查；双侧少量胸腔积液，双肺下叶膨胀不全；右肺上叶及双肺门钙化灶。骨髓检查报告：脾功能亢进骨髓象。

上级医师查房后指出：患者高黄疸以间接胆红素升高为主，入院后完善溶血相关试验均为阴性，骨髓细胞学检查未提示溶血。患者虽存在中度贫血，但血红蛋白水平较平稳，考虑贫血与长期大量饮酒引发营养不良有关。故暂排除溶血性黄疸可能。患者非结合胆红素升高需警惕是否存在遗传代谢性肝病可能，可行基因检测进行排查。患者入院前有发热病史，并应用比阿培南抗感染治疗 10d，入科后查腹水中白细胞数不高，体温恢复正常，但腹部压痛、反跳痛仍存在，考虑腹膜炎好转但尚未治愈，故给予头孢哌酮钠舒巴坦钠降阶梯治疗后停用。患者有酒精性肝硬化基础，目前处于肝衰竭阶段，Maddery 评分 37.61 分，符合重症酒精性肝炎标准，但因目前存在感染，暂不给予激素治疗。治疗以保肝、退黄、通便、脱氨、改善凝血、补充白蛋白、利尿及增强抵抗力等为主。

（三）入院诊治第二阶段——深入检查，明确诊断

1. 2015 年 7 月 22 日 ～ 8 月 2 日　化验：血常规示 WBC 3.12×10⁹/L（↓），N 1.38×10⁹/L（↓），RBC 2.23×10¹²/L（↓），Hb 71g/L（↓），Ret 5.64%（↑），PLT 35×10⁹/L（↓）；肝功能：ALT 33U/L，ALP 186U/L（↑），TBIL 208.7μmol/L（↑），DBIL 45.2μmol/L（↑），ALB 28g/L（↓），CHE 3159U/L（↓），TBA 60μmol/L（↑），LDH 284U/L（↑），CRE 55μmol/L（↓）；凝血功能：PT 21.3s（↑），INR 1.86（↑），PTA 33.6%（↓）；其他：PCT 0.067ng/ml。腹部 MRI：肝硬化，铁过载，脾大、副脾，少量腹水，食管静脉及胃冠状静脉曲张，胃肾分流，附脐静脉开放，前腹壁静脉曲张；动脉期肝内异常强化影考虑为异常灌注；建议：定期复查（3 个月），右肾囊肿。胃镜：食管静脉曲张（轻），伴胃静脉曲张（Lm，F1，CB，RC-，E-，G+），门静脉高压性胃病（轻），非萎缩性胃炎，十二指肠球部溃疡（A₁ 期），幽门螺杆菌尿素酶快速检查（-）。建议：软食，每 6 个月复查胃镜以评估静脉曲张进展程度。

上级医师查房后指出：患者以间接胆红素增高为主，肝细胞结合转运胆红素能力下降，目前考虑遗传代谢性肝病可能性大。建议患者完善基因检测明确有无先天性高胆红素血症，如 Gilbert、Crigler-Najjar 综合征等。腹膜炎治愈，停用抗生素。

2. 2015 年 8 月 3 ～ 6 日　化验：血常规示 WBC 3.02×10⁹/L（↓），N 1.74×10⁹/L（↓），RBC 2.5×10¹²/L（↓），Hb 67g/L（↓），PLT 46×10⁹/L（↓）；肝功能：AST 40U/L，ALT 41U/L

（↑），ALP 196U/L（↑），TBIL 202.7μmol/L（↑），DBIL 47.1μmol/L（↑），TBA 90μmol/L（↑），ALB 31g/L（↓），CHE 3273U/L（↓），LDH 306U/L（↑），CRE 61μmol/L（↓）；凝血功能：PT 19.5s（↑），INR 1.7（↑），PTA 38.3%（↓）；其他：BLA 59.52μmol/L（↑）。患者经保肝、降酶、退黄及抗感染治疗后，一般情况较好，食欲明显恢复，乏力感减轻。虽然肝脏合成凝血因子的能力和胆红素代谢能力均下降，但患者症状明显好转，要求出院。

3. 基因检测结果显示 检测到两个具有临床意义的突变位点。提示 Gilbert 综合征。

上级医师查房后指出：根据基因检测结果，目前明确诊断患者存在 Gilbert 综合征，该病发病原因为肝细胞摄取胆红素及胆红素向微粒体运送障碍，或肝细胞内葡萄糖醛酸转移酶活性不足，故间接胆红素增高，但一般预后良好，无须特殊治疗。

4. 最后诊断 ①酒精性肝硬化失代偿期，慢加急性肝衰竭合并腹水、自发性细菌性腹膜炎、胸腔积液、电解质紊乱（低钾低钠血症）；② Gilbert 综合征；③贫血；④胆囊结石；⑤右肾囊肿；⑥脂肪肝；⑦非萎缩性胃炎；⑧十二指肠球部溃疡。

（四）诊治第四阶段——随访

2016 年 9 月 26 日，患者一般状态良，饮食、睡眠基本正常，无腹胀、腹痛，化验：血常规示 WBC $2.87×10^9$/L（↓），RBC $2.93×10^{12}$/L（↓），Hb 105g/L（↓），PLT $29×10^9$/L（↓）；肝功能：ALT 29U/L，AST 34U/L，GGT 32U/L，DBIL 46.6μmol/L（↑），TBIL 118.6μmol/L（↑），CHE 2896U/L（↓）；凝血功能：INR 1.88（↑），PTA 34.3%（↓）；AFP 8.260ng/ml；腹部超声提示：酒精性肝硬化（结合临床）、脾大、门静脉高压、侧支循环开放；胆囊多发结石、胆囊底部增厚（腺肌症？）；脾静脉扩张。

【专家评述】

（一）专家 1 点评

该例患者入院后化验发现间接胆红素升高，直接胆红素 / 总胆红素比例低，考虑原因如下。

1. 溶血性黄疸，表现为贫血、黄疸、脾大，可出现继发性肝损害。但尿常规、尿胆原、尿胆红素均为阳性，酸溶血试验、糖水试验、抗人球蛋白试验均为阴性，骨髓穿刺检查未提示溶血性骨髓象，因此可基本排除溶血性黄疸可能。

2. 肝衰竭可能会伴发葡萄糖醛酸转移酶活性降低，在肝脏内间接胆红素向直接胆红素转换能力减弱，造成高间接胆红素血症，但这种病例发生很罕见。

3. 为进一步排查有无 Gilbert、Crigler-Najjar 综合征等先天性高胆红素血症，进行了基因检测，检查结果提示存在关于 Gilbert 两个具有临床意义突变位点的存在，从而明确诊断 Gilbert 综合征。

（二）专家 2 点评

1. 该例患者虽腹水常规未达到原发性腹膜炎的诊断标准，但因其有腹部压痛、反跳痛，院外曾应用抗生素治疗，因此考虑存在原发性腹膜炎，给予抗感染治疗。正因为给予了积极的抗感染治疗，保证了患者顺利度过慢加急性肝衰竭阶段，最终病情得以缓解。患者酒精性肝硬化诊断明确，Maddrey 评分 37.61 分，适合激素治疗，但因其有腹腔感染、消化性溃疡等禁忌证，因此并没有进行激素治疗，只给予常规保肝、营养、血浆支持等治疗。

2. 患者经治疗病情有所好转，但黄疸轻微下降后就一直波动在 125 ～ 170μmol/L，PTA 为

37%～41.3%，INR 为 1.62～1.88，考虑黄疸原因非单因素引起，一方面是 Gilbert，另一方面与酒精性肝损害有关。

3. 对于有肝炎基础的患者，当临床上发现疾病特点有特殊之处时要拓展临床思维，不拘泥于基础诊断。多因素致病也成为目前疑难肝病诊治的一个特点。

4. 本病例学习遗憾之处在于没有应用苯巴比妥进行试验性治疗，进一步观察疗效。

（解放军总医院第五医学中心　宋芳娇　吕　飒）

参考文献

车芳，骆子义 . 2015. UGT1A1 基因在 Gilbert 综合征及 Crigler–Najjar 综合征发病机制中研究进展 . 中华实用诊断与治疗杂志，29（3）：219–222.

孙顺昌，周指明，陈群蓉，等 . 2013. 未结合型高胆红素血症患者 UGT1A1 基因的突变分析 . 中华医学遗传学杂志，30（4）：425–428.

孙艳玲，赵景民，辛绍杰，等 . 2008. 几种主要的先天性胆红素代谢障碍性肝病的临床及病理研究 . 中华传染病信息，21（5）：287–290.

中华医学会肝病学分会脂肪肝和酒精性肝病学组 . 2010. 酒精性肝病诊疗指南 . 临床肝胆病杂志，26：229–232.

中华医学会感染病学分会肝衰竭与人工肝学组，中华医学会肝病学分会重型肝病与人工肝学组 . 2013. 肝衰竭诊治指南（2012 年版）. 中华肝脏病杂志，21：177–183.

朱冰，刘利敏，刘鸿凌 . 2016. 重症酒精性肝炎治疗进展 . 实用肝脏病杂志，29：117–120.

病例 28　反复黄疸伴皮肤瘙痒一例

【病例诊治经过介绍】

（一）病例基本情况

患者白某，男，19岁。主因"尿黄 22d，全身瘙痒 19d"于 2010 年 10 月 15 日首次入我院。

1. **现病史**　缘于 2010 年 9 月 20 日左右因"感冒"口服"日夜百服宁（共 3 片）、阿莫西林（2 粒，每日 3 次，共 3d），银翘解毒丸（1 丸，每日 2 次，共 2d）"，此后出现尿色黄，9 月 26 日出现全身瘙痒，以双下肢瘙痒为主，于当地医院服用治疗瘙痒的"中药"（具体药名及成分不详）2d，未见明显好转。10 月 1 日无明显诱因出现阵发性下腹痛，腹泻，排黄色稀便，便后腹痛能缓解，自服"奎诺酮类"药物 2d 后，腹痛、腹泻停止，随后发现全身及巩膜黄染，伴尿色发黄，大便灰白色，2010 年 10 月 6 日当地医院查：TBIL 234.9μmol/L，DBIL 154.8μmol/L，ALT 32U/L，AST 27U/L，ALP 375U/L，GGT 10U/L。B 超示：肝回声增粗，考虑急性肝损害，胆囊萎缩，未治疗。2010 年 10 月 8 日至某医院住院治疗，查 ALT 24U/L，TBIL 239.4μmol/L，血常规未见明显异常，HAV、HBV、HCV、HEV 血清标志物均阴性，自身抗体五项阴性，予"保肝、降酶"（具体药物不详），疗效不佳。2010 年 10 月 11 日于某医院就诊，化验：TBIL 332.2μmol/L，DBIL 249.4μmol/L，ALP 389.7U/L，ALT 28.6U/L，AST 24.6U/L。腹部 B 超示胆囊体积小，未充盈，未予治疗，但皮肤瘙痒逐渐减轻，建议来我院治疗。门诊以"黄疸待查"收入院。发病后体重无明显减轻。

2. **既往史、个人史**　患者 1 岁时因"黄疸性肝炎"（表现黄疸、皮肤瘙痒）住院治疗效果不佳，当时黄疸持续 1 年后自行恢复，以后一直未复发。平时体弱多病，常感冒，故常口服"百服宁、清热解毒"等感冒药。无其他传染病病史或慢性病病史，儿时口服"磺胺"药物后出现贫血。无吸烟饮酒等不良嗜好。未婚，家族中无传染病病史及其他遗传病病史。

3. **查体**　生命体征正常，神志清楚，精神好，应答切题，面色晦暗，皮肤、巩膜重度黄染，未见瘀点、瘀斑，肝掌阴性，面部、胸前、腹部、背部及四肢可见散在蜘蛛痣。心、肺、腹部未及异常。双下肢无水肿。生理反射存在，病理征未引出。扑翼样震颤阴性。

4. **入院诊断**　黄疸原因待查。

（二）入院诊治第一阶段——病理检查

1. **2010 年 10 月 16 日**　入院后检查肝功能：TBIL 272μmol/L，DBIL 218μmol/L，ALT 22U/L，AST 22U/L，ALP 372U/L，GGT 9U/L，TBA 288μmol/L，TP 55g/L，ALB 21g/L，GLO 21g/L，CHE 6393U/L，LDH 149U/L，肾功能、电解质、血糖、甲胎蛋白正常，血常规、大便常规正常，PT 12.1s，PTA 84.15%。肿瘤标志物正常；红细胞沉降率 10mm/h；抗 –HCV 阴性；尿常规：BIL 100μmol/L，UBG 135μmol/L，余正常；免疫球蛋白 IgA、IgG、IgM 正常；HAV、HBV、HCV、HEV 血清标志物均阴性；抗 –HIV 及 TPHA 阴性；抗 –EBV 及抗 CMV IgM 阴性。铜蓝蛋白 0.44g/L。心电图及 X 线胸片正常。腹部彩色多普勒超声提示：肝回声增粗，胆囊

实体样改变。腹部 MRI 提示：肝脏未见明显异常，胆囊炎，脾大。

患者入院后给予异甘草酸镁注射液、复方茵陈注射液、思美泰、还原型谷胱甘肽等保肝退黄药物治疗，皮肤瘙痒逐渐消失，仍有灰白便。

2. 2010 年 10 月 23 日　复查肝功能：ALT 25U/L，AST 23U/L，TBIL 335.6μmol/L，DBIL 266.2μmol/L，ALP 345U/L，GGT 6U/L，TBA 340μmol/L，ALB 36g/L，GLO 21g/L，CHE 7020U/L，LDH 211U/L。

3. 2010 年 10 月 29 日　复查肝功能：ALT 21U/L，AST 19U/L，TBIL 310.4μmol/L，DBIL 251.6μmol/L，ALP 316U/L，GGT 8U/L，TBA 437μmol/L，ALB 38g/L，GLO 24g/L，CHE 7398U/L，LDH 138U/L。血常规、电解质、肾功能、PT、PTA 等多次复查均正常。

上级医师查房考虑诊断：①遗传代谢性疾病？②药物性肝炎淤胆型？③自身免疫性肝病（原发性硬化性胆管炎？）。指示拟行肝组织活检术。

4. 2010 年 11 月 2 日　行肝穿刺，11 月 5 日病理结果回报：急性或亚急性药物性肝损伤，中 - 重度肝细胞及毛细胆管性淤胆，HBsAg（－）、HBcAg（－）、a-SMA（＋）。11 月 4 日复查肝功能示：ALB 36g/L，GLO 20g/L，ALT 22U/L，AST 20U/L，TBIL 310.4μmol/L，DBIL 289.5μmol/L，ALP 297U/L，GGT 9U/L，TBA 421μmol/L。明确诊断为：药物性肝炎淤胆型。患者于 11 月 8 日带药出院，所带药物为熊去氧胆酸片、甲硫氨酸片。

5. 2010 年 12 月 2 日　患者出院后就诊其他医院，予口服醋酸泼尼松龙片 40mg/d，此后每 2 周减半片（2.5mg），并继续口服保肝退黄药物。

6. 2011 年 6 月　复查肝功能正常，此后将甲硫氨酸片、熊去氧胆酸胶囊自行逐渐减量停用。其间无乏力、食欲缺乏、尿黄、皮肤瘙痒等不适症状。

（三）入院诊治第二阶段——病理复查及基因检查

1. 2012 年 2 月　无明显诱因再次出现身目黄染，皮肤轻度瘙痒，尿黄色如浓茶，大便为灰白便，无发热、腹痛，无恶心、厌油，复查肝功能：TBIL 268μmol/L，DBIL 231μmol/L，转氨酶正常。于当地医院静脉滴注保肝退黄药物（具体不详），并口服熊去氧胆酸 250mg，口服，每日 2 次。

2. 2012 年 5 月　上述症状消失，肝功能恢复正常。继续熊去氧胆酸胶囊口服巩固治疗，同年 7 月再次无明显诱因出现眼黄、尿黄，皮肤瘙痒。

3. 2012 年 8 月　病理片进行多家病理科会诊，最后诊断：肝内单纯性胆汁淤积，结合临床考虑良性复发性肝内胆汁淤积（BRIC）。并做基因检测证实为 BRIC。

4. 2012 年 8 月 27 日　查肝功能：ALT 36U/L，AST 42.7U/L，TBIL 417.3μmol/L，DBIL 201.1μmol/L，ALP 552.18U/L，GGT 8.9U/L。8 月 29 日再次入住我院。依据患者临床表现特点和肝组织病理结果，明确诊断为良性复发性肝内胆汁淤积。9 月 15 日患者出院，出院时肝功能较前好转。

5. 最后诊断　良性复发性肝内胆汁淤积（BRIC）。

【专家评述】

（一）专家 1 点评

1. 良性复发性肝内胆汁淤积（benign recurrent intrahepatic cholestasis，BRIC）是一类以反复

发作的自限性严重瘙痒症和黄疸为特征的胆汁淤积性肝病，黄疸持续时间不一，长者可持续数月甚至数年，短者仅持续数周，而在黄疸恢复期临床表现和血生化指标均可完全正常。该病临床发病率低，一般不会发生进行性肝损害和肝硬化。40 年前，由 Summerskill 和 Walshe 首次提出 BRIC 这一概念，他们称其为良性复发性肝内梗阻性黄疸。

2. 早在 1969 年，Shiffman 等提出下列 BRIC 的诊断标准：①黄疸期表现为明显黄疸伴严重的皮肤瘙痒及胆汁淤积；②肝组织活检示胆栓形成；③胆管造影示肝内外胆管正常；④肝内胆汁淤积病因不明；⑤间歇期持续数月至数年。目前的诊断标准为：①持续数月至数年的无症状间隔黄疸至少发作 2 次；②实验室指标符合肝内胆汁淤积；③ GGT 水平正常或仅轻微升高；④继发于胆汁淤积后严重的瘙痒症；⑤肝组织病理学证实小叶中心性胆汁淤积；⑥胆管造影术显示肝内或肝外胆管正常；⑦没有已知的其他导致胆汁淤积的因素（如药物和妊娠等）。

（二）专家 2 点评

1. 细胞生物学及分子遗传学的研究进展已证明，BRIC 为 *ATP8B1* 或 *ABCB11* 基因突变引起。*ATB8B1* 基因突变导致氨基磷脂 P 型 ATP 酶（FIC1）功能缺陷可引起 BRIC1，此病缺损基因位于常染色体 18q21～q22，而 *ABCB11* 基因突变导致胆盐输出泵（BSEP）功能缺陷可引起 BRIC2，另外还与胆汁酸代谢异常有关。

2. 肝组织病理学检查显示，在 BRIC 发作期，小叶中心的胆汁淤积是最为突出的组织学特征，扩张的毛细胆管、肝细胞和肝巨噬细胞内均可见胆汁，较少见到的现象包括中央静脉周围的肝细胞变性、无胆色素部位肝细胞坏死和炎症、局灶性小叶单核细胞浸润、门静脉区炎症（包括单核细胞和偶发嗜酸性粒细胞）、小胆管增生及提示小叶胆管病变的小叶间改变。由于肝组织学在发作间期正常，发作缓解后肝组织病理学检查证实病变恢复正常，有助于多次不明原因的胆汁淤积发作的 BRIC 患者的诊断。

3. 本例患者在幼年期即出现黄疸、瘙痒，成年后反复发作，发作间隔中无明显不适表现，除 2010 年 9 月发病前有药物应用史外，其余数次发病均无明显诱发因素；病程中多次检查生化指标，除胆红素、胆汁酸、碱性磷酸酶升高外，其他指标如转氨酶、GGT 等基本正常。肝组织病理学检查提示：中到重度的肝细胞内胆色素沉积及胆汁淤积，可见毛细胆管内胆栓形成，可见凋亡小体及吞噬色素颗粒的 Kupffer 细胞。这些表现均符合 BRIC 的临床和病理特点。

4. 本病大部分预后良好，也有报道认为表现为持续低 GGT 的胆汁淤积者可进展为进行性家族性肝内胆汁淤积症 2 型（BRIC2）的可能。BRIC 目前无特效治疗药物，主要是对症治疗。早期应用熊去氧胆酸可增加胆汁酸分泌，降低血清胆红素水平，缩短发作期；利福平和血浆置换可改善黄疸及瘙痒症状，但不能改善肝脏受损情况；对骨质疏松症患儿应补充钙剂及维生素 D、中链脂肪酸、脂溶性维生素。有报道鼻胆管引流术可诱导良性复发性肝内胆汁淤积的长效缓解。

5. 该患者第一次病理报告为药物性肝炎，受患者服药史的明确，同时也体现了肝炎病理在药物性肝炎等疾病的非特异性表现。此后因病情反复发作，使病理科医师改变视觉全新审视才得以确诊，这一点值得临床医师总结。

（解放军总医院第五医学中心 福军亮 林 沪 周光德）

参考文献

李雪松，刘圣烜，刘艳，等 . 2016. 儿童良性复发性肝内胆汁淤积症 1 例报道及文献复习 . 华中科技大学学报（医学版），45（2）：234-237.

徐铭益，陆伦根 . 2015. 良性复发性肝内胆汁淤积诊治进展 . 中国医学前沿杂志（电子版），7（4）：5-9.

Luketic VA, Shiffman ML. 2004. Benign recurrent intrahepatic cholestasis. Clin Liver Dis, 8（1）：133-149.

Stapelbroek JM, van Erpecum KJ, Klomp LW, et al. 2006. Nasobiliary drainage induces long-lasting remission in benign recurrent intrahepatic cholestasis. Hepatology, 43（1）：51-53.

Summerskill WH，Walshe JM. 1959. Benign recurrent intrahepatic "obstructive" jaundice. Lancet, 2（7105）：686-690.

Van Ooteghem NAM, Klomp LWJ, Van Berge-Henegouwen GP, et al. 2002. Benign recurrent intrahepatic cholestasis progressing to progressive familial intrahepatic cholestasis: low GGT cholestasis is a clinical continuum. J Hepatol, 36（3）：439-443.

病例 29　发热、黄疸一例

【病例诊治经过介绍】

（一）病例基本情况

患者马某，男，52 岁。因"发热伴眼黄、尿黄 1 个月"于 2016 年 8 月 27 日入院。

1. **现病史**　患者于 2016 年 7 月 24 日无明显诱因出现发热，体温最高达 40℃，伴有中上腹胀，无畏寒、寒战，无恶心、呕吐，无腹痛、腹泻，无咳嗽、咳痰，无咽痛、流涕等不适，就诊于当地医院，给予"川琥宁、青霉素"静脉滴注及物理降温后，无明显效果，加用"地塞米松"后体温降至正常，数小时后体温再次升高到 39℃左右，查肝功能异常（具体不详），尿胆红素阳性，考虑"肝炎"。7 月 26 日在某传染病医院化验各项病毒性肝炎标志物均阴性，HIV 标志物阴性，布鲁杆菌、伤寒、斑疹伤寒、肾综合征出血热、EB 病毒等病原检查均阴性，肝功能：ALT 381U/L，AST 289U/L，ALB 44g/L，TBIL 57.03μmol/L，DBIL 30.08μmol/L；血常规：WBC 3.4×10⁹/L，N 72.5％；各项自身免疫抗体指标均阴性，骨穿刺未见异常。给予"甘草酸二铵、还原型谷胱甘肽"等保肝，"头孢曲松钠、左氧氟沙星"抗感染治疗，体温仍波动在 38～39℃（使用吲哚美辛栓后可降至正常），7 月 28 日患者出现眼黄、尿黄，尿色逐渐加深如浓茶样，饮食正常，无乏力、食欲缺乏，无恶心、厌油，无皮肤瘙痒，无陶土样大便及大便颜色变浅，复查肝功能：ALT 478U/L，AST 423U/L，ALB 41g/L，TBIL 99.4μmol/L，DBIL 43.3μmol/L，AMY 正常。为进一步诊治转入某医院，查血常规：WBC 2.2×10⁹/L，N 54.7％，ESR 正常；腹部 CT 示"脂肪肝、脾大、胆囊炎、胰腺肿大"，行 MRCP 示"胆囊炎改变，肝内外胆道未见明显扩张"。给予"甘草酸二铵、还原型谷胱甘肽、门冬氨酸钾镁、丁二磺酸腺苷蛋氨酸"等保肝、降酶、退黄治疗，"头孢哌酮钠舒巴坦钠、左氧氟沙星"抗感染，体温仍波动在 38～39℃（使用吲哚美辛栓后可降至正常），8 月 23 日复查肝功能：ALT 34U/L，AST 55U/L，ALB 26.5g/L，TBIL 114.4μmol/L，DBIL 52μmol/L；腹部 CT 示：肝大、脾大，胆囊炎，少量腹水、双侧胸腔积液、双下肺炎性病灶。为进一步诊治以"发热黄疸待查"收入院。

2. **流行病学史**　无发热、肝炎患者接触史，无输血及血制品史，近 2 个月内无在外不洁饮食史。

3. **既往史**　既往体健，否认肝炎、伤寒、结核病病史，无其他慢性病病史，无外伤手术史，无中毒史。无药物过敏史。预防接种史不详。

4. **个人史**　生于原籍，无血吸虫病疫水接触史，无放射性物质、毒物接触史，无烟酒嗜好，已婚，爱人及 1 子 1 女均身体健康。

5. **家族史**　父母体健，否认家族传染病病史及遗传性疾病。

6. **查体**　体温 38.0℃，脉搏 100 次/分，呼吸 22 次/分，血压 120/72mmHg，神志清楚，消瘦，面色红。全身皮肤未见皮疹，无皮下结节，全身皮肤明显黄染，无皮下出血点，肝掌阴性，未见蜘蛛痣。浅表淋巴结未触及增大。双肺听诊呼吸音粗，双下肺偶可闻及湿啰音。心率 100 次/分，律齐。腹软，饱满，无压痛及反跳痛，肝右肋下约 2cm，质中、边缘锐利，无触痛，剑突下未触及，脾左肋下 5cm、质中、边缘锐利，无触痛，墨菲征阴性，肝上界位于右锁骨中线第 5 肋间，肝区叩痛阳性，脾区轻叩痛，移动性浊音阳性，肠鸣音 3 次／分。扑翼样震颤阴性。

7. 初步诊断　不明原因发热，细菌感染？血液病？自身免疫性疾病？

（二）入院诊治第一阶段——抗生素治疗

1. 2016 年 8 月 28 日　患者入院后白天仍有稽留高热，予以吲哚美辛栓、阿尼利定及化学冰袋等退热治疗后晚上体温降至正常，发热时伴轻度畏寒，无寒战、乏力、食欲缺乏、恶心、呕吐、全身不适，大、小便无异常。查体较入院时无变化。化验：Na^+ 131.3mmol/L，K^+ 3.63mmol/L，Cl^- 100.1mmol/L，CO_2–CP 20.3mmol/L，TBIL 103.8μmol/L，DBIL 81.7μmol/L，ALT 31U/L，CRE 97μmol/L，BUN 6.8mmol/L，UA 175μmol/L；BLA 19μmol/L；ESR 5mm/h；血常规：WBC 3.7×10^9/L，LY 0.12%，RBC 3.02×10^{12}/L，Hb 100g/L，PLT 106×10^9/L，异常淋巴细胞 0，EO 66×10^6/L；PT 12.4s，PTA 102.1%。入院后给予头孢哌酮抗感染治疗，常规保肝、退黄治疗。

2. 2016 年 8 月 30 日　复查血常规：WBC 3.5×10^9/L，GRA 72%，LY 0.24%，RBC 3.19×10^{12}/L，Hb 97g/L，PLT 171×10^9/L。肝功能：TP 59g/L，ALB 29g/L，GLO 30g/L，TBIL 85.9μmol/L，DBIL 68.6μmol/L，ALT 30U/L，AST 58U/L，ALP 969U/L，GGT 376U/L，TBA 16μmol/L，CHE 1366U/L，AMY 34U/L，LDH 464U/L，HBDH 256U/L。电解质：Cl^- 94.6mmol/L，CO_2–CP 19.8mmol/L；TC 6.7mmol/L，TG 5.33mmol/L；ADA 20U/L。甲、戊型肝炎三项阴性，肥达、外斐试验阴性，纤维蛋白原 1.685g/L，尿常规正常。B 超示：肝脾大，腹水。X 线胸片：右侧胸腔少量积液，右下肺盘状肺不张。结核抗体阴性。

上级医师查房指出：患者入院后未能明确病因，但根据其发热近 1 个月，主要表现为稽留热、肝损害，血常规异常，在外院详细检查未明确病因，目前考虑不明原因发热。其原因主要有：①感染。患者血象不高，多种广谱抗生素治疗无效，一般性细菌感染不考虑，应注意少见细菌感染可能。另外虽然肺部未发现结核感染灶，但需进一步完善结核方面检查以明确诊断。②血液系统疾病或恶性肿瘤。多次骨髓穿刺未见异常，且无白血病常见的出血、贫血等表现，可基本排除白血病；虽患者浅表淋巴结未触及，但肝脾大，有无内脏淋巴结增大不明确，因此淋巴瘤有待进一步检查。③自身免疫性疾病。患者多为女性，ESR 加快，自身抗体阳性，患者病情与之不符，可基本排除。目前仍主要考虑感染或者恶性肿瘤可能性大，根据化验结果：电解质紊乱（低钠血症）、腹水、右侧胸腔积液、右下肺盘状肺不张诊断明确。下一步诊疗计划：①查全套自身抗体，排除自身免疫性疾病；②如无 39.5℃以上高热，暂不予药物降温，观察热型；③继续使用目前抗生素，若治疗 5d 症状仍无明显好转，且不能明确诊断，可给予亚胺培南／西拉司丁等抗生素诊断性治疗；④其余应用甘草酸二铵注射液等行保肝、降酶等治疗，并给予人血白蛋白注射液等对症支持治疗；⑤若常规检查不能明确诊断，应行肝组织活检术。

3. 2016 年 9 月 3 日　近几日患者仍稽留高热，体温最高 40℃，给予吲哚美辛栓等药物降温后，大汗，体温可降至正常，但数小时复升至 39℃左右，食欲较入院时明显变差，进食少，乏力明显，仍有眼黄、尿黄，无盗汗等症状，查体同前无变化。9 月 3 日上午复查血常规：WBC 2.9×10^9/L，NECT 50%，L 46%，RBC 3.31×10^{12}/L，Hb 101g/L，PLT 165×10^9/L。肝功能：TP 70g/L，ALB 35g/L，GLO 35g/L，TBIL 79.8μmol/L，DBIL 59.7μmol/L，ALT 33U/L，AST 56U/L，ALP 1107U/L，GGT 477U/L，TBA 15μmol/L，CHE 1524U/L，LDH 500U/L。电解质：Na^+ 128.7mmol/L，K^+ 4.4mmol/L，Cl^- 92.3mmol/L，CO_2–CP 21.7mmol/L。PT 12.8s，PTA

89.9%。PPD 皮试阴性。入院时血培养阴性。

4. 2016 年 9 月 4 日 患者开始给予亚胺培南/西拉司丁抗感染，但疗效差，使用 4d 后停药。9 月 4 日行骨髓穿刺，骨穿刺结果回报：骨髓增生减低，有核细胞少，未见其他异常细胞及寄生虫；标本混血，结果仅供参考，建议复查。

（三）入院诊治第二阶段——综合支持治疗

1. 2016 年 9 月 8 日 患者此期间仍有持续发热，体温高峰出现在午后，体温波动在 37～39℃，无畏寒，伴轻度盗汗，使用解热药物后体温可恢复正常，热退伴大汗，感明显乏力，食欲差，每日仅进食少量稀饭，大便、尿量未见异常。查体：神志清楚，精神欠佳。消瘦，皮肤、巩膜黄染较前减轻。浅表淋巴结未触及增大。心肺未见异常。腹部平软，无压痛及反跳痛，肝右肋下约 2cm、脾左肋下 5cm、质中、边缘锐利，无触痛，墨菲征阴性，肝区叩痛阳性，脾区轻叩痛，移动性浊音阴性。腹部 CT：脾稍大，胆囊炎。

2. 2016 年 9 月 10 日 复查血常规：WBC 3×10^9/L，N 68%，RBC 2.78×10^{12}/L，Hb 68g/L，PLT 232×10^9/L。肝功能：TP 65g/L，ALB 34g/L，GLU 31g/L，TBIL 46.7μmol/L，DBIL 34.8μmol/L，ALT 32U/L，AST 53U/L，ALP 1010U/L，GGT 569U/L，TBA 6μmol/L，CHE 1194U/L，LDH 406U/L。电解质：Na^+ 128.7mmol/L，K^+ 3.61mmol/L，Cl^- 91.4mmol/L，CO_2-CP 20.6mmol/L。ESR 25mm/h。

上级医师查房指出：患者近日体温高峰下降，病情似有好转，但仍考虑存在感染，给予克拉霉素 500mg 口服，每日 2 次，抗分枝杆菌诊断性治疗 1 周。

3. 2016 年 9 月 12 日 行肝穿刺术。

4. 2016 年 9 月 15 日 复查血常规：WBC 2.7×10^9/L，N 67.6%，RBC 2.52×10^{12}/L，Hb 78g/L，PLT 236×10^9/L。ALB 33g/L，GLU 26g/L，BIL 36.8/26.4μmol/L，ALT 40U/L，AST 47U/L，ALP 811U/L，GGT 568U/L，TBA 7μmol/L，CHE 1183U/L，LDH 402U/L；UREA 7.7mmol/L，CRE 94μmol/L，UA 117μmol/L；HDL-C 0.31mmol/L，LDL-C 3.51mmol/L；Na^+ 126.2mmol/L，K^+ 3.47mmol/L，Cl^- 87.6mmol/L，CO_2-CP 27.6mmol/L；ESR 23mm/h。9 月 9 日血培养回报阴性。

上级医师查房指出：患者 RBC、Hb 较前降低，无消化道出血证据，考虑为长期发热、基础疾病消耗所致；胆红素、转氨酶较前降低，肝功能较前有好转，继续目前保肝、降酶、支持治疗；患者仍有低钠、低钾、低氯，为每日大量出汗、进食量少所致，继续给予静脉及口服补充。患者发热仍无明显改善，遂停用克拉霉素。

（四）入院诊治第三阶段——明确诊断

1. 2016 年 9 月 21 日 体温再次出现高热，波动在 38～39.5℃，给予解热药后可下降，热退伴大汗，感明显乏力，仍有轻度盗汗，食欲差，每日仅进食少量稀饭，大便、尿量尚可。查体：神志清楚，精神欠佳，消瘦，皮肤、巩膜黄染较前减轻。余查体同前。复查 X 线胸片：右下肺盘状肺不张；双肺散在粟粒状高密度影，建议行胸部 CT 进一步检查。病理结果：肝内多量结核结节，由于病变（肉芽肿）程度近似，考虑为血源播散。解放军 309 医院会诊：根据肝组织病理结果及 X 线胸片，患者肝结核、肺结核诊断明确，患者情况差，病情重，建议转院治疗。

2. 最后诊断 ①肝结核合并电解质紊乱（低钠、低钾、低氯血症）、腹水、胸腔积液；②肺结核；③贫血；④右下肺盘状肺不张。

（五）随访

随访患者家属后得知，患者转院后出现昏迷，行腰穿诊断为结核性脑膜炎。最终救治无效死亡。

【专家评述】

（一）专家 1 点评

1. 肝结核常继发于全身播散性结核、肺结核、肠结核等其他部位。临床上根据是否伴有肝外结核分为粟粒型和局限型。粟粒型肝结核最常见，多有肺部等器官活动性结核的表现。局限型肝结核只累及肝，无肝外结核的证据，诊断较为困难。

肝结核病的临床表现是肺外结核的表现，肝脏的受累通常没有症状，国外学者曾报道过在有免疫抑制基础的患者中曾出现暴发性肝衰竭，来自美国加州胃肠道结核病例的报道中，肝脏受累者常有右上腹疼痛或不明原因发热，与该患者症状类似。肝结核查体最常见的体征是肝大，可见大多数病例。还可见碱性磷酸酶不成比例地升高，而非特异性转氨酶升高对诊断没有帮助，黄疸的升高往往提示胆道受累，生化改变可类似肝外胆道梗阻。

2. 肝结核的诊断主要依靠以下几点：①有活动性结核，或 X 线胸片提示既往曾感染过结核；②青壮年有反复发热或持续高热，抗细菌治疗无效；③ ESR 增快，结核菌素试验阳性，抗核抗体可阳性，血白细胞总数多正常，甲胎蛋白阴性；④ B 超、CT 等影像学检查表现为圆形或椭圆形低密度影，CT 增强可见病灶边缘显示清楚，病灶内可见细点状钙化灶。

3. 肝结核的鉴别诊断：①肝脓肿。肝脓肿常为稽留高热、多汗、消瘦、肝损害及影像学检查提示肝占位，血常规白细胞升高。肝结核多有结核病病史及结核全身症状如盗汗、ESR 增快及白细胞不高，抗细菌治疗无效，肝穿刺多为干酪样物质，易形成窦道。②肝脏肿瘤。肝脏肿瘤也可出现发热，一般为低热，多有肝炎、肝硬化等基础疾病，增强影像学检查多能诊断，肝脏转移瘤常可发现肝外病灶。③急性肝炎。少数急性肝炎也可出现发热，但发热持续时间一般较短，不超过 1 周，伴有肝损害、食欲缺乏等症状，鉴别较为容易。④风湿免疫病。许多风湿免疫病，例如红斑狼疮、多发性肌炎、成人 Still 病等，亦可出现发热、肝损害，检查可发现血白细胞不高、ESR 增快、抗核抗体阳性等，抗生素无效。但往往伴有肌酸激酶、CKMB 等升高，以及特殊的自身抗体阳性等，肝穿刺往往提示肝脏炎症损害，无干酪样坏死等病灶。

（二）专家 2 点评

1. 我国结核病年均发病患者数约 130 万人，约占全球发病患者人数的 14%。我国肺外结核病的发病率近年已上升至 20%～50%，且某些系统感染还伴随着高致残率和高致死率，肺外结核病例中，肝结核并不少见，并且有逐渐增多的趋势。由于其临床表现不具特征性，早期可无任何症状，或被其他脏器结核的症状所掩盖，往往难以及时做出临床诊断及相应的治疗。

2. 肝结核患者的血常规大多数病例显示白细胞正常，但多有轻或中度贫血、ESR 增快，部分患者肝功能指标均会出现不同程度的异常，如白蛋白减少，球蛋白、转氨酶、碱性磷酸酶或胆红素轻到中度升高等。皮肤试验如 OT 或 PPD 试验，阳性情况可作为诊断参考。肝结核的误诊率普遍较高，因为肝结核的影像学检查并无明显特异性，除非在其他器官的结核性病变已诊断明确，并且肝脏出现具有结核灶特征的病变，一般临床医师很难首先做出肝结核的诊断。

对于肝结核的确诊，往往依靠肝穿刺活检、淋巴穿刺引流物发现结核杆菌或经腹腔镜或开腹手术检查，发现在肝表面见到乳白或灰白色结节明确诊断。当患者表现出明显的肝区疼痛不适，结合影像学检查发现肝占位性病变或钙化灶，且合并有如下情况，应高度怀疑肝结核：长期不明原因的低热、盗汗、乏力、纳差、消瘦等结核病表现；肝功能异常，慢性上腹部或右上腹部隐痛、肝脾大或存在肝脏肿块；轻、中度贫血，ESR 增快；PPD 试验阳性；有结核病病史或发现除肝脏以外的结核灶。

3. 肝结核的治疗以内科为主。由于肝结核病患者常存在慢性消耗，存在营养不良、低蛋白血症、贫血、免疫功能低下，全身情况较差。因此肝结核患者除需进行抗结核治疗、保肝治疗外，同时应加强营养、补充蛋白和维生素等支持治疗。肝结核明确诊断后，无论是否进行外科处理，均应进行正规的内科治疗。肝结核的治疗至少应包含 4 种抗结核药物，常用的有异烟肼、利福平、吡嗪酰胺和乙胺丁醇等，疗程至少持续 1 年。

（三）专家 3 点评

1. 该患者入院时，按照不明原因发热进行排查。不明原因发热的病因主要考虑为感染、肿瘤、风湿免疫疾病和其他因素。根据文献报道，有 30%～60% 的不明原因发热的病因最终确诊为感染，而在各种感染中，结核感染为不明原因发热的最常见的感染之一，占感染性疾病病因的 50% 以上。近年来，肺外结核的报道常见，不典型结核较以往更加常见，有 50% 以上的患者 X 线胸片正常，PPD 常可阴性。并且由于药物滥用、抗结核疗程不足等原因，目前结核耐药的发生也呈现逐年升高的趋势。

2. 该患者入院初始，对于患者的病史采集，包括既往史、流行病学史、用药史等病史，以及临床症状、查体等，均未有特殊发现。该病例仅表现为高热、大汗、消瘦、肝脾大、肝功能轻度异常，但 ESR 入院时正常，后期轻度升高，PPD 皮试、结核抗体均阴性，X 线胸片正常，在这样的情况下，很难及时确诊为结核。

3. 该病例在诊治过程中仍有不足，一是该患者入院时胆红素较高，高热，一般情况差，导致肝脏病理结果的取得尚不够及时，明确诊断时间较迟，耽误了治疗时机；二是未能动态监测肺部影像学变化。任何一个疾病的发生发展都有其一定的时间规律，在疾病初期，可能特征性的症状和体征并不明显，一段时间后才会显现，尤其是肺部感染性病变，变化尤其明显。这就需要临床医师在没有阳性结果的时候，必要时要进行复查，动态监测变化，且肺 CT 检查往往比 X 线胸片更清晰或早期发现肺部感染。该病例入院时 X 线胸片未见异常，但 3 周后复查 X 线胸片，显示为粟粒型肺结核，虽然很快转入专科进行救治，但为时已晚，值得深思。

（解放军总医院第五医学中心　张新伟　聂为民　赵　敏）

参考文献

杨祎娜，欧阳钦 . 2014. 肺外结核的免疫及分子生物学诊断进展 . 西部医学，（7）：955-958.

Alvaerz SZ, Carpio R. Hepatobiliary tuberculosis. Dig Dis Sci, 1983, 28: 193-200.

Bernhard JS, Bhatia G, Knauer CM. 2000. Gastrointestinal tuberculosis: an eighteen-patient experience and review. J Clin Gastroenterol, 30: 397-402.

Kushihata S, Yorioka N, Nishida Y, et al. 1988. Fatal Heptatic failure caused by miliary tuberculosis in a hemodialysis patient: case report. Int J Artif Organs, 21: 23-25.

Raviglione MC, O′Brien RJ, Tuberculosis//Brauwald E, Fauci AS, Kasper DL, et al. . 2001. Harrison′s principles of internal medicine. New York: McGraw-Hill, 1024-1035.

病例 30　一例发热伴身目黄染患者的诊治

【病例诊治经过介绍】

（一）病例基本情况

患者李某，男，22 岁。因"发热伴皮疹 2 个月，身目黄染 15d，意识障碍 1d"于 2016 年 7 月 4 日入院。

1. **现病史**　缘于 2016 年 5 月 5 日无明显诱因出现乏力、低热，于社区医院输液治疗 5d 后未见明显缓解，于 5 月 15 日左右出现红色片状丘疹，足背及后背始发，在某医院查肝功能：TBIL13.9μmol/L，DBIL 6.8μmol/L，ALT 147U/L，诊断为"皮疹、肝功能异常"，住院期间体温最高至 40℃，皮疹范围逐渐增大至全身，给予抗感染、抗病毒等治疗（不详），体温及皮疹均好转后于 6 月 6 日出院。6 月 13 日左右，患者无明显诱因出现恶心、呕吐，伴腹胀，2d 后出现低热，自行口服解热药后体温正常，消化道症状仍无好转，口服 4 种药物症状未缓解，1d 后出现皮肤巩膜黄染，再次就诊此医院，查肝功能：TBIL 162μmol/L，DBIL 104μmol/L，ALT 2358U/L，PTA 32.4%，行腹部超声示肝脏弥漫性损害，给予保肝等治疗，肝功能持续恶化，住院期间间断发热，最高体温 40℃，1d 前出现意识不清，明显烦躁，家属为求进一步诊治，就诊于我院，急诊以"肝衰竭原因待查，肝性脑病"收入我科。

2. **流行病学史**　无肝炎患者密切接触史，发病前 6 个月内无输血及血制品应用史。发病前 3 个月内无不洁饮食史。

3. **既往史**　既往无"伤寒、结核、猩红热"等传染病病史，无"心、脑、肺、肾"等脏器慢性病病史，无手术外伤史，无药物及食物过敏史。预防接种史不详，幼时患过麻疹。

4. **查体**　体温 36.5℃，呼吸 24 次 / 分，心率 130 次 / 分，血压 102/80mmHg。营养中等，平车推入病房，自动体位，查体不能合作。神志不清，躁动明显，呼之不应，无法对答。面色晦暗，皮肤、巩膜黄染明显，肝掌阴性，前胸部及颈部未见蜘蛛痣。全身浅表淋巴结未扪及增大。心、肺未见异常。腹部饱满，见腹壁静脉曲张，全腹软，按压无痛苦表情，肝、脾触诊不满意，墨菲征无法配合，肝、脾、双肾区叩诊不满意，移动性浊音阴性，肠鸣音 5 次 / 分，不亢进。双下肢无明显水肿，生理反射存在，病理征未引出。扑翼样震颤无法配合。

5. **初步诊断**　①肝衰竭原因待查：病毒性肝炎？药物性肝炎？自身免疫性肝炎？合并肝性脑病？②病毒性脑炎？

（二）入院诊治第一阶段——肝衰竭的救治与病因的排查

1. **2016 年 7 月 5 日**　患者持续高热，最高 40.4℃。化验血常规：WBC $5.1×10^9$/L，N 58.2%，RBC $4.15×10^{12}$/L，Hb 115g/L，PLT $118×10^9$/L；生化：TBIL 418.8μmol/L，DBIL 311.9μmol/L，ALT 616U/L，CRE 85μmol/L，UA 3.27μmol/L，AMY 173U/L；BLA 143.5μmol/L；PT 28.7s，PA 23%；CMV-DNA 阳性。患者Ⅳ度肝性脑病，予以脱氨、通便，必要时予以甘露醇降颅内压，入院后给予气管插管，持续呼吸机辅助通气，药物镇静状态，呼之无反应。查体：呼吸 15 次 / 分，体温 36.8℃，心率 106 次 / 分，血压 105/67mmHg。双肺呼吸音清，未闻及干、

湿啰音，心率快，律齐，各瓣膜听诊区未闻及杂音，腹软，压痛、反跳痛无法配合。B 超引导下腹腔穿刺，腹水常规结果回报：细胞总数 453×10^6/L、色黄、白细胞总数 153×10^6/L、分类中性粒细胞 4%，腹水常规未提示感染。

上级医师查房后指出：应用抗生素哌拉西林他唑巴坦钠抗感染，结合 CMV-DNA 阳性，予以更昔洛韦抗病毒治疗。并行血浆置换治疗。

2. 2016 年 7 月 6 日　为协助诊断患者不明原因发热，行骨髓穿刺术未发现特殊异常。继续更昔洛韦抗病毒治疗，继续甘露醇降颅内压，患者黄疸、转氨酶呈下降趋势，继续保肝、退黄支持。继续通便、脱氨，营养支持及维持水、电解质平衡。

3. 2016 年 7 月 7 日　行腰椎穿刺送检脑脊液协助诊断，见无色清亮脑脊液流出，接测压管测颅内压 255mmH$_2$O。

4. 2016 年 7 月 11 日　患者神志转清，能遵医嘱动作，气管拔管。体温较前有所下降，波动在 37～38℃。查体：巩膜重度黄染，双球结膜水肿较前明显好转，双侧瞳孔等大等圆约 3mm，对光反应迟钝，双肺呼吸音清，未闻及干、湿啰音，腹软，压痛、反跳痛无法配合。化验血常规：Hb 84g/L（↓），N 73.7%（↑），PLT 56×10^9/L（↓），RBC 3.01×10^{12}/L（↓），WBC 5.62×10^9/L，PTA 34.3%（↓），PCT 1.21ng/ml（↑）；生化：ALT 158U/L（↑），TBIL 338.9μmol/L（↑），DBIL 255.5μmol/L（↑），CRE 80μmol/L，AMY 104U/L（↑）。

5. 2016 年 7 月 12 日　患者神志清楚，精神可，未诉不适，仍有发热，昨日最高体温 39.3℃。查体：巩膜重度黄染，双肺呼吸音粗，双肺可闻及少许湿啰音，心律齐，各瓣膜听诊区未闻及杂音，腹软，无压痛、反跳痛。今日化验：WBC 3.36×10^9/L（↓），Hb 80g/L（↓），RBC 2.89×10^{12}/L（↓），PLT 46×10^9/L（↓），ALT 95U/L（↑），TBIL 354.9μmol/L（↑），DBIL 273.1μmol/L（↑），CRE 81μmol/L，AMY 86U/L，PTA 40%（↓），PCT 1.69ng/ml（↑），BLA 37.5μmol/L（↑）。胸部 CT：双侧胸腔积液，伴肺组织膨胀不全，与 2016 年 7 月 5 日 CT 片比较，稍示吸收，双肺下叶斑片状高密度影，不除外炎症。腹部 CT：肝脾大，脂肪肝，腹水；胆囊炎；胰腺形态饱满，请结合临床；左肾结石；与 2016 年 7 月 5 日 CT 片比较，腹水较前稍示减少，余变化不大。头颅 CT 平扫未见明确病变。

主任查房后指出：昨日脱机拔管后呼吸平稳，血气分析基本正常，加强排痰，继续反复留取痰培养；为协助诊断患者不明原因发热，局麻下行骨髓穿刺术。

6. 2016 年 7 月 14 日　化验：WBC 5.22×10^9/L，N 80.9%（↑），Hb 76g/L（↓），PLT 39×10^9/L（↓），ALT 57U/L（↑），DBIL 245.4μmol/L（↑），TBIL 323.6μmol/L（↑），CRE 68μmol/L，BLA 24.8μmol/L，PTA 50.9%（↓），PCT 1.72ng/ml（↑）。骨髓涂片：请结合临床考虑排除纯红细胞再生障碍或急性红系造血停滞；全片见 1 个嗜血细胞。

上级医师查房后指出：患者凝血 PTA 较前好转，胆红素仍持续性升高，可再次行血浆置换对症支持，继续保肝、退黄治疗；患者体温好转趋势，降钙素原下降，无细菌感染证据，继续予以阿昔洛韦抗病毒治疗，监测体温及感染指标变化。

7. 2016 年 7 月 18 日　体温最高 38.8℃，患者神志清楚，精神可，偶有咳嗽、腹胀，未诉其余不适。化验：Hb 70g/L（↓），PLT 111×10^9/L，WBC 9.01×10^9/L，ALT 40U/L，DBIL 357.5μmol/L（↑），TBIL 481.3μmol/L（↑），DBIL/TBIL 0.74。

（三）入院诊治第二阶段——发热待查

1. 2016 年 7 月 19 日　患者仍发热，最高体温 39℃，当时无头晕头痛、恶心呕吐、里急后重等不适，偶有咳嗽咳痰，查体：神志清楚，全身皮肤重度黄染，口腔黏膜未见白斑，咽部无红肿，扁桃体未见肿大，心、肺听诊未见异常，腹平软，全腹无压痛及反跳痛，墨菲征阴性，肝脾区无叩痛，双下肢无明显水肿，无扑翼样震颤。化验：WBC 7.9×10^9/L，N 70.9%（↑），RBC 2.46×10^{12}/L（↓），Hb 68g/L（↓），PLT 122×10^9/L；生化：AST 46U/L（↑），GGT 100U/L（↑），DBIL 386.8μmol/L（↑），ALP 136U/L，TBIL 497.5μmol/L（↑），CRE 80μmol/L，ALB 35g/L，CHE 2676U/L（↓），TC 3.14mmol/L（↑），TG 2.16mmol/L（↓）；PTA 57.8%（↓），PCT 1.23ng/ml（↑）。

　　上级医师查房指出：目前诊断为：①巨细胞病毒感染，急性肝衰竭合并肝性脑病、低蛋白血症、电解质紊乱、腹水、胸腔积液；②贫血。患者入院后持续出现发热，查 CMV-DNA 阳性，考虑与巨细胞病毒感染有关。患者病程中存在发热、肝脾大、全血细胞减少、肝功能异常、高三酰甘油血症、铁蛋白异常，行骨髓细胞学检测偶见嗜血细胞，高度怀疑嗜血细胞综合征，注意完善相关检查。患者偶有咳嗽咳痰，注意完善肺部 CT、结核抗体、G 试验、GM 试验除外肺部感染。注意监测患者体温变化情况。

　　2. 2016 年 7 月 23 日　化验血常规：WBC 4.84×10^9/L，N 72.6%（↑），Hb 75g/L（↓），RBC 2.57×10^{12}/L（↓），PLT 118×10^9/L，网织红细胞绝对值 0.284×10^{12}/L（↑），网织红细胞百分比 11.03%（↑），网织血小板 15.8%（↑）。CMV-DNA 定量 < 100U/ml，CMV-PP65 阴性、结核抗体阴性，G 试验 10.6pg/ml，GM 试验 0.25、痰培养甲型链球菌 / 奈瑟菌属。

　　上级医师查房后指出：①复查 CMV-DNA 阴性，抗病毒治疗有效，达到疗程后停药。②目前仍有发热，结合血红蛋白下降，胆红素上升明显，网织红细胞升高，患者曾骨穿刺报告可见 1 个嗜血细胞，完善血清铁三项，CD55、CD59 检查，目前高度怀疑嗜血细胞综合征，根据 2004 年国际组织细胞协会修订标准符合以下 8 条中的 5 条者诊断为 HPS：a. 发热超过 1 周，高峰值达 38.5℃以上；b. 脾大；c. 两系或三系血细胞减少；d. 血清三酰甘油升高（≥ 3mmol/L）、纤维蛋白原下降（< 1.5g/L）；e. 血清铁蛋白升高（≥ 500μg/L）；f. 血浆可溶性 CD25（可溶性 IL-2 受体）升高（≥ 2400U /ml）；g. 自然杀伤（natural killer，NK）细胞活性下降或缺乏；h. 骨髓、脾、脑脊液或淋巴结发现嗜血细胞现象。结合患者入院后相关辅助检查结果，目前明确诊断嗜血细胞综合征。嗜血综合征分为两大类，一类为原发性或家族性，另一类为继发性，该患者入院后实验室检查提示 CMV-DNA 阳性，故考虑为巨细胞病毒感染所致继发性嗜血综合征。结合血液科意见，给予地塞米松 10mg/（m²·d），共用 2 周，2 周后减为半量，拟共 8 周停药。

　　3. 2016 年 7 月 24 日　患者精神可，体温 36.2℃，昨日未再出现发热，自觉咳嗽咳痰等不适较前稍缓解。查体：神志清楚，巩膜重度黄染，全身浅表淋巴结未扪及增大。心、肺未见异常。腹部平软，无压痛、反跳痛，肝右肋下未触及，剑突下未触及，墨菲征阴性。化验：Hb 77g/L（↓），PLT 105×10^9/L，WBC 1.61×10^9/L（↓），DBIL 388.1μmol/L（↑），TC 2.78mmol/L（↑），ALP 166U/L（↑），Ca^{2+} 2.25mmol/L，ALT 34U/L，TBIL 485.3μmol/L（↑），TG 2.14mmol/L（↓），AST 55U/L（↑），CRE 75μmol/L/L，CHE 2238U/L（↓），ALB 34g/L（↓），CRP 24.1mg/L（↑），PTA 53.3%（↓）。

　　4. 2016 年 7 月 29 日　今日患者精神状态稳定，体温正常。上级医师查房指示：①患者病情较前好转，激素治疗有效，继续按疗程应用地塞米松治疗。②目前 CMV-DNA 定量 < 100U/ml，停阿昔洛韦。③注意择期复查肺部 CT 监测有无肺部感染。④继续给予保肝、降酶、退黄

等内科综合治疗方案。遵嘱执行。

（四）入院诊治第三阶段——控制肺部感染

1. 2016 年 8 月 4 日　化验：Hb 104g/L（↓），N 91.7%（↑），PLT 126×10^9/L，WBC 12.79×10^9/L（↑），DBIL/TBIL 0.87，GGT 218U/L（↑），ALT 187U/L（↑），AST 78U/L（↑），DBIL 179μmol/L（↑），ALB 34g/L（↓），CHE 2801U/L（↓），TBIL 206.8μmol/L（↑），TC 4.42mmol/L（↑），TG 5.23mmol/L（↑），PTA 93.0%，GLU 9.8mmol/L。

上级医师查房后指出：①患者应用地塞米松治疗 12d，8 月 6 日按计划予以减量应用，目前血糖明显升高，考虑与应用糖皮质激素相关，予动态监测患者血糖并予胰岛素对症控制血糖治疗。②患者长期应用免疫抑制药，嘱患者保持口腔清洁，警惕感染风险，择期复查 G 试验、GM 试验。

2. 2016 年 8 月 10 日　患者精神可，生命体征平稳，偶有咳嗽、咳痰，查体：皮肤、巩膜黄染，口腔黏膜未见白斑，心、肺听诊未见异常，全腹软，无压痛及反跳痛。昨日尿量 2400ml。化验：Hb 111g/L（↓），N 93.2%（↑），PLT 116×10^9/L，WBC 24.66×10^9/L（↑），ALT 191U/L（↑），GGT 343U/L（↑），AST 75U/L（↑），ALB 38g/L，CHE 2779U/L（↓），DBIL 147.7μmol/L（↑），TBIL 179.7μmol/L（↑），CRE 75μmol/L，TG 6.49mmol/L（↑），TC 2.8mmol/L（↑），PTA 95.0%，G 试验 786.4 pg/ml（↑），GM 试验 2.26（↑）。肺 CT 示：双肺多发病灶考虑感染（真菌可能性大）（图 30-1）。

上级医师查房后指出：患者长期应用免疫抑制药，出现咳嗽、咳痰，化验：G 试验、GM 试验明显升高，肺部 CT 可见双肺多发结节，考虑真菌感染可能性大，予完善痰培养，并积极予伏立康唑抗感染治疗，注意有无周围性水肿、皮疹、恶心、呕吐和视觉障碍，3d 后注意复查肺部 CT 明确抗感染治疗效果，根据检查结果酌情调整治疗。

3. 2016 年 8 月 12 日　化验：Hb 97g/L（↓），N 93%（↑），PLT 99×10^9/L，WBC 10.69×10^9/L（↑），TBIL 120.8μmol/L（↑），ALP 207U/L（↑），ALT 143U/L（↑），DBIL 109μmol/L（↑），ALB 34g/L（↓），CHE 2557U/L（↓），G 试验 401.9 pg/ml（↑），GM 试验 2.26。肺部 CT 提示：双肺多发病灶考虑感染（真菌可能性大），与 2016 年 8 月 9 日 CT 片比较变化不大。

上级医师查房后指出：目前考虑曲霉菌感染，继续伏立康唑抗感染治疗，患者诉偶有视觉障碍（视物变暗，持续 3～5min，可自行缓解），及时完善痰培养等检查争取获取病原学证据，注意监测药物不良反应。

4. 2016 年 8 月 14 日　上级医师查房指示，患者发热及血液系统病情明显好转，鉴于患者应用激素时间长，目前存在肺部真菌感染，再次与血液科联系，建议激素减量应用，将地塞米松减量至 5mg/d，维持 1 周，1 周后可酌情停药，择期复查血常规、肝功能、凝血功能，遵医嘱执行。

5. 2016 年 8 月 22 日　患者精神可，睡眠、饮食可，肺部 CT 提示：双肺多发感染灶，较前进一步吸收好转。化验：Hb 109g/L（↓），N 88.9%（↑），PLT 110×10^9/L，WBC 5.77×10^9/L，AST 53U/L（↑），GGT 648U/L（↑），TBIL 83.7μmol/L（↑），ALP 222U/L（↑），ALT 102U/L（↑），DBIL 76.8μmol/L（↑），PTA 110.7%。复查肺部 CT 提示双肺多发感染灶较前进一步吸收好转，更换伏立康唑片（100mg，12h 一次）继续抗真菌治疗，目前应用激素已达疗程，予以停药。

6. 2016 年 8 月 24 日　复查肺部 CT（图 30-2）提示双肺多发感染灶较前进一步吸收好转。化验血药浓度 0.5μg/ml，未达有效血药浓度，调整伏立康唑片剂量为（200mg，12h 一次）。

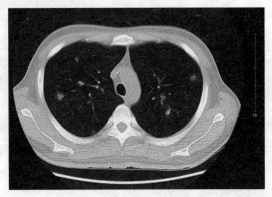

图 30-1　8 月 10 日肺部 CT

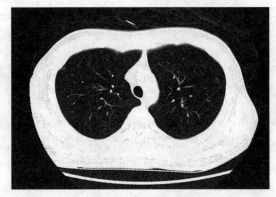

图 30-2　8 月 24 日肺部 CT

7. 2016 年 8 月 31 日　患者因服用伏立康唑，再次出现视觉异常，伴幻觉、失眠及做噩梦。调整伏立康唑片剂量为（100mg，12h 一次）。

8. 2016 年 9 月 2 日　患者病情好转出院。

9. 最后诊断　①巨细胞病毒感染，急性肝衰竭合并肝性脑病、低蛋白血症、腹水、胸腔积液；②嗜血细胞综合征；③肺部真菌感染；④贫血。

（五）随访

患者出院后继续服用伏立康唑片，根据不良反应调整剂量，出院 2 个月电话回访，肝功能基本恢复正常，无特殊不适，肺部 CT 基本恢复正常，在当地呼吸科进一步随访。

【专家评述】

（一）专家 1 点评

1. 噬血细胞综合征（HPS）又称噬血细胞性淋巴组织细胞增生症，以淋巴细胞、巨噬细胞非恶性增生伴噬血细胞增多为特征，一般多器官、多系统受累，呈进行性加重。病情常发展迅速，预后差。

2. 噬血细胞综合征分原发性噬血细胞综合征（与基因缺陷、免疫缺陷有关）和继发性噬血细胞综合征（感染相关、肿瘤相关、药物相关及免疫相关性噬血细胞综合征）。

3. 感染相关噬血细胞综合征病因包括：病毒（如 EB 病毒、单纯疱疹、巨细胞病毒、水痘病毒等）、细菌（如布鲁杆菌、伤寒杆菌、大肠埃希菌、结核杆菌等）、真菌（如念珠菌、隐球菌、荚膜组织胞浆菌等）；立克次体（如恙虫病、Q 热等）；原虫（利什曼原虫、疟原虫）。

4. 文献统计，在继发性的噬血细胞综合征中，最常见的是继发于 EBV 感染和非霍奇金淋巴瘤。该病例患者 CMV-DNA 阳性，考虑为巨细胞病毒感染所致继发性嗜血细胞综合征。入院后给予积极抗 CMV 治疗，保证了患者疾病的顺利恢复，未延误诊断及治疗时间，尽早给予了干预治疗，为后续治疗争取了机会。

（二）专家 2 点评

噬血细胞综合征出现的第一个症状往往是非特异性的急性或亚急性（1～4 周）的临床表现，临床特征是发热（持续＞38.5℃）以及肝脾大。约 1/4 的成年患者有非特异性的伴随症状，包括红斑样皮疹、水肿、瘀斑、紫癜等。内脏受累很常见，易导致多器官功能衰竭。肝脾及肺受累分别占 60％及 42％，还可以表现为脑病、腹水、静脉阻塞及非创伤性脾破裂。临床表现多样，诊断困难，病死率高。治疗包括对症支持、抑制免疫及生物学治疗或造血干细胞移植。HPS 的支持治疗可参照全身性炎症反应综合征和多器官功能衰竭的患者治疗标准。当怀疑中枢神经系统受累时，首选地塞米松，它比泼尼松和泼尼松龙更易穿透血 - 脑屏障。其他常用免疫抑制药也包括依托泊苷（VP-16）、环孢素、甲氨蝶呤、环磷酰胺等。也有个案及小临床试验报道，对于肿瘤、感染及自身免疫性疾病的患者，血浆置换可以提高存活率。在成人复发或重症的 HPS 中依托泊苷也推荐使用，在肝、肾衰竭的患者中应减量，并尽早行造血干细胞移植。

该病例患者发热原因未明，伴神志不清，给予积极对症治疗后完善骨髓穿刺、腰穿刺等检查，及时诊断 HPS，并完善血液科会诊后给予地塞米松治疗，同时给予积极对症支持治疗，患者疾病缓解，避免了造血干细胞移植。

（三）专家 3 点评

肝衰竭合并肺部侵袭性真菌感染发病率高、病情发展快、病情复杂且病死率高，有研究显示，死亡率高达 35%～ 80%。长期采用类固醇激素、广谱抗菌药、侵入性操作等，会导致患者免疫功能下降，从而引发真菌感染，其中侵袭性肺部真菌感染最多，造成呼吸障碍加重、病情反复，导致病死率增加。伏立康唑是三唑类新型药物，对新生隐球菌、曲霉属、念菌属、镰刀霉属等，有较好抗菌活性，药物安全性与代谢动力学性质较好。本例患者长期应用免疫抑制剂，出现咳嗽咳痰，化验：G 试验、GM 试验明显升高，肺部 CT 可见双肺多发结节，考虑存在肺部真菌感染，积极给予伏立康唑抗真菌治疗，最终患者肺部真菌感染治愈，顺利出院。回顾整个病例的诊治过程，主管医师能够根据化验检查结果顺藤摸瓜，并考虑到罕见病可能，积极完善相关检查，在治疗过程中注意防治并发症，给予积极的对症支持治疗，最终挽救了患者生命。

（解放军总医院第五医学中心　朱　冰　游绍莉　辛绍杰）

参考文献

霍凤玲 . 2016. 伏立康唑治疗肺部侵袭性真菌感染的有效性与安全性分析 . 北方药学，13（12）：148-149.

马夫芹，朱冰，吕飒，等 . 2016. 嗜血细胞综合征伴肝功能异常 28 例分析 . 人民军医，（09）：956-957.

阳文捷，林金盈，黄向英，等 . 2014. 成人嗜血细胞综合征诊治分析 . 中国临床医学，7（04）：350-352.

朱俪，孟海涛 . 2015. 成人嗜血细胞综合征 . 中外医疗，34（13）：191-193.

病例 31　转氨酶升高原因待查一例

【病例诊治经过介绍】

（一）病例基本情况

患者吴某，女，40 岁。因"间断肝区不适 1 年"于 2015 年 12 月 1 日入院。

1. 现病史　缘于 1 年前患者自觉肝区不适，就诊于当地门诊，化验肝功能异常，自诉 ALT 100U/L（未见化验报告），口服药物（具体药名不详）治疗 15d 后停药，未复查。以后间断感觉肝区不适，未予重视。2015 年 7 月因双下肢乏力，诊断"腰椎间盘突出"行手术治疗，手术前化验肝功能异常，具体结果不详，经保肝治疗后肝功能恢复正常。出院后口服联苯双酯滴丸及中草药治疗 1 月余，仍觉肝区不适。10 月在当地门诊化验肝功能：ALT 85U/L，ALB 47.5g/L，TBIL 17.45μmol/L；超声示肝右叶钙化灶。于 2015 年 11 月 2 日就诊于保定市第一医院，化验血常规：WBC 6.68×10^9/L，RBC 4.53×10^{12}/L，Hb 82g/L，PLT 339×10^9/L；肝功能：ALT 144U/L，AST 110U/L。诊断"肝损伤，腰椎间盘脱出"，给予"泮托拉唑、门冬氨酸鸟氨酸"等综合治疗，病情好转出院，出院后继续口服"联苯双酯滴丸"降酶治疗。2015 年 11 月 25 日在雄县中医院化验肝功能：ALT 40.4U/L，AST 96.3U/L，ALP 225.8U/L，GGT 442.3U/L；乙肝五项：表面抗原阴性、表面抗体阳性。为求进一步诊治而来我院，门诊以"肝损害"收入我区。患者自发病以来，无恶心、呕吐，无发热、畏寒，无腹痛、腹泻，食欲可，大、小便正常。体重无明显变化。

2. 流行病学史　无肝炎患者密切接触史，发病前 6 个月内无输血及血制品应用史。发病前 3 个月内无不洁饮食史。

3. 既往史　因双下肢乏力诊断"腰椎间盘突出"3 年，一直口服中成药、西药治疗，于 2015 年 7 月在北京某医院手术治疗，术后双下肢乏力有所改善，未再服用此类药物。无"伤寒、结核、猩红热"等传染病病史，无"心、脑、肺、肾"等脏器慢性病病史，无外伤史，无药物及食物过敏史。预防接种史不详。

4. 个人史　生于原籍，无血吸虫病疫水接触史，无放射性物质、毒物接触史，无烟酒嗜好。无冶游史。

5. 查体　体温 36.3℃，脉搏 100 次/分，呼吸 19 次/分，血压 137/87mmHg。营养中等，步入病房，自动体位，查体合作。神志清楚，精神尚可，应答切题，定向力、记忆力、计算力正常。面色正常，皮肤、巩膜无黄染，未见瘀点、瘀斑，肝掌阴性，未见蜘蛛痣。全身浅表淋巴结未扪及增大。心、肺未见异常。腹部平，未见腹壁静脉曲张，全腹软，无压痛、反跳痛，肝右肋下未触及，剑突下未触及，墨菲征阴性，脾左肋下未触及，肝上界位于右锁骨中线第 5 肋间，肝、脾、双肾区无叩痛，移动性浊音阴性，双下肢无水肿。腰部可见一长约 10cm 手术瘢痕。生理反射存在，病理征未引出。四肢肌力基本正常。扑翼样震颤阴性。

6. 初步诊断　①肝功能异常原因待查：药物性肝损害？病毒性肝炎？自身免疫性肝病？②腰椎间盘突出术后。

（二）入院诊治第一阶段——完善检查

1. 2015 年 12 月 2 日　患者诉肌肉酸痛，化验：WBC 6.09×10^9/L，N 45.64%（↓），RBC 5.64×10^{12}/L（↑），Hb 104g/L（↓），Ret 2.94%（↑），PLT 323×10^9/L（↑），ALT 74U/L（↑），AST 82U/L（↑），ALP 220U/L（↑），GGT 278U/L（↑），PT 10s（↓），INR 0.87，PTA 105%，BLA 37μmol/L（↑），ESR 5 mm/h，HBsAb > 1000U/L（↑），HBcAb 0.009COI，LDH 252U/L（↑），CK 816U/L（↑），IgM 5.75g/L（↑），BNP 23.21pg/ml，发光法肌酸激酶同工酶 MB35.55ng/ml（↑），发光法肌红蛋白 356ng/ml（↑），发光法高敏肌钙蛋白 T 0.046ng/ml、抗核孔复合物糖蛋白 210 抗体（++），抗线粒体抗体弱阳性，抗核抗体（荧光法）核颗粒型（1：100）、无创肝：肝脏硬度值 3.6kPa，相当于肝组织病理纤维化 $F_0 \sim F_1$；腹部超声：肝回声增粗，肝多发钙化灶。

上级医师查房指出：患者乳酸脱氢酶、肌红蛋白、CK-MB 明显升高，考虑可能存在心肌损伤、骨骼肌损伤，但目前患者无心慌、胸闷、胸痛等不适，连续两次复查心电图无明显异常，肌钙蛋白正常，故暂不考虑心脏方面疾病，但需进一步完善心脏超声予以明确。另外患者近期无剧烈运动史，无外伤挤压史，肾功能正常，横纹肌溶解综合征可暂时排除。患者抗线粒体抗体、抗核抗体阳性，需警惕是否存在风湿免疫病导致的相关肌病，完善肌电图检查。患者人细小病毒 IgM 抗体阳性，注意复查。患者肝损害原因不明，长期服用各种治疗"椎间盘突出"药物，高度怀疑药物性肝炎，完善检查后如无肝穿刺禁忌证，可行肝穿刺病理检查。

2. 2015 年 12 月 6 日　头颅 CT 未见明确病变。心脏超声：目前心内结构及血流未见明确异常。患者肌钙蛋白不高，心脏超声未见异常，考虑肌酸激酶、肌红蛋白明显升高为心脏病变所致可能性小。

3. 2015 年 12 月 7 日　肌电图结果示：左伸指总肌、股二头肌、右股四头肌、胫前肌呈肌源性损害。并行肌活检。

4. 2015 年 12 月 8 日　行肝穿刺术。

（三）入院诊治第二阶段——明确诊断

1. 2015 年 12 月 10 日　病理：肝细胞区域性气球样变，散在点灶状坏死，可见凋亡小体，肝窦内少量混合性炎症细胞浸润，汇管区扩大，纤维组织增生，纤维间隔形成，大量混合性炎症细胞浸润，偶见嗜酸性粒细胞，可见浆细胞，轻度界面炎。考虑慢性药物性肝损害，不除外重叠自身免疫性肝炎，病变程度相当于 G_2S_2。免疫组化：HBsAg（-），HBcAg（-），Hepa（+），CD34（血管+），mum-1（散+），CD3（灶+），CD10（+），CD20（散+），CD68（散+），CK7/CK19 示胆管阳性。特殊染色：铜染色（-），PAS（未见异常糖原贮积），铁染色（-）。

上级医师查房后指出：结合肝穿刺病理结果，特别是存在 S_2 变化，支持慢性药物性肝损害的诊断。患者自身抗体阳性，AIH 简化评分 5 分，AIH 诊断依据不足。ALP、GGT 明显升高，IgM 升高，但 AMA-M2 阴性，肝穿刺病理检查不符合 PBC 表现，PBC 诊断依据不足，因此不除外药物性肝损害诱发自身抗体阳性，警惕自身免疫性肝病倾向。患者肌酸激酶、肌红蛋白、肌酸激酶同工酶均升高，既往检查已基本排除心脏疾病及脑部病变，肌电图提示肌源性损害，待肌活检结果回报后进一步评估病情。

2. 2015 年 12 月 17 日　北京某医院肌活检病理诊断：骨骼肌呈坏死性肌病样病理改变（右肱二头肌）。肌电图及病理检查均提示存在肌源性损害，建议患者到神经内科或风湿免疫科进一步诊治，明确肌损害原因。同时建议患者专科进一步明确椎间盘突出问题。

3. 最后诊断　①药物性肝损害；②肌源性损害；③腰椎间盘突出术后。

【专家评述】

（一）专家 1 点评

药物性肝损害（DILI）是指在使用药物时，由于药物本身和（或）其代谢产物导致肝损伤或肝脏对其发生过敏反应引起的肝损伤。大多数药物都需通过肝脏进行生物转化被清除。在生物转化过程中，药物本身和（或）其代谢产物可直接或间接通过免疫机制引起肝损害，严重时可发生肝衰竭。随着药物品种的增多及不合理使用，DILI 的发病率逐年增加，仅次于病毒性肝炎及脂肪性肝病，此外它还是隐匿性肝病的常见原因。

本例患者肝损害原因不明，入科后针对常见肝损害病因逐一进行排查，根据化验检查结果排除了嗜肝病毒、非嗜肝病毒、遗传代谢因素导致的肝损害。在明确无肝穿刺禁忌证后，给予完善肝穿刺病理检查，并根据病史及肝穿刺病理结果，明确慢性药物性肝损害诊断。患者化验抗线粒体抗体、抗核抗体阳性，根据 AIH 简化评分为 5 分；ALP、GGT 明显升高，IgM 升高，但 AMA-M2 阴性，排除 PBC、AIH 诊断。国内已有文献报道，药物性肝损害可导致自身抗体阳性。本病例结合肝穿刺病理结果考虑药物性肝损害诱发自身抗体阳性。

（二）专家 2 点评

1. 患者入院后完善化验检查时发现乳酸脱氢酶、肌红蛋白、CK-MB 明显升高，考虑除肝损伤外，不排除心肌、骨骼肌损伤可能，临床医师没有放过化验检查中的异常结果，给予进一步完善肌电图、肌活检等检查。该例患者肌电图及肌活检均提示存在肌源性损害，为患者及早发现了问题，并建议患者就诊专科进一步诊治。

2. 肝炎及肌炎均可表现为 ALT、AST 异常，在临床上常常有肌损伤误诊为肝炎的病例出现，曾经有进行性肌营养不良以肝损害为首要临床表现的报道，但这类患者往往肝穿刺病理表现为肝脏炎症轻，是一种继发性肝损害，而本患者肝病理有明显 AIH 趋势，且有长期应用可以损肝药物史，因此考虑肝损害和肌损害为二元论。也提示临床医师不要形成 ALT/AST 为肝酶谱的固性思维，需注意监测 CK、CK-MB 的变化，以免误诊及漏诊。

3. 该患者因双下肢乏力，诊断为"椎间盘突出"，行手术治疗及多种药物治疗，因经专科诊治，我们不好判定是否有误诊可能，因为患者存在肌炎，不排除双下肢乏力是肌肉导致，而非椎间盘突出所致，这一点值得思考及进一步确诊。

（解放军总医院第五医学中心　王海波　游绍莉）

参考文献

李梦楠，王玉平，周永宁 . 2016. 药物性肝损伤的研究进展 . 胃肠病学和肝病学杂志，25（7）：828-831.

张红英 . 2005. 肌电图检查在不典型肌源性损害诊断中的价值 . 实用医技杂志，3（14）：1906.

中华医学会肝病学会，中华医学会消化病学分会，中华医学会感染病学分会 . 2016. 自身免疫性肝炎诊断和治疗共识（2015）. 临床肝胆病杂志，32（1）：9-22.

病例 32　肝功能异常原因待查一例

【病例诊治经过介绍】

（一）病例基本情况

患者朱某，女，24 岁。主因"发现转氨酶升高 2 年，尿黄 3 周"于 2018 年 3 月 19 日收入我科。

1. 现病史　患者 2 年前查体发现谷丙转氨酶升高，约 200U/L，无纳差、乏力、恶心、呕吐，无皮肤黄染、尿黄，无发热、腹痛、腹泻，就诊于江苏省某县医院，予保肝药口服 1 个月（具体不详），停药 2 个月后复查转氨酶正常，近 2 年未监测肝功能。3 周前无明显诱因出现尿黄，尿量正常，伴乏力、纳差、厌油腻，无腰痛、酱油色尿、排柏油样黑便或白陶土样便，无尿频、尿急、尿痛，未在意。1 周前出现眼黄，乏力、纳差较前明显，伴腹胀、恶心、呕吐，呕吐物为少量胃内容物，无发热、腹痛、腹泻，无皮肤瘙痒，大便颜色正常，遂就诊于唐山市某医院，查血常规：WBC $6.8×10^9$/L，Hb 143g/L，PLT $187×10^9$/L；肝功能：ALT 780U/L，AST 676U/L，GGT 182U/L，TBIL 177μmol/L，DBIL 120μmol/L；乙肝五项：HBsAb 阳性，余阴性；腹部超声示：胆囊壁增厚。患者自发病以来，无皮疹、光敏感、口腔溃疡及关节肿痛，无口干、眼干、猖獗龋齿，精神、食欲、睡眠欠佳，无呕血、黑便，大便未见明显异常，小便如前所述。

2. 既往史　2 年前查体发现"甲状腺功能亢进"，口服治疗甲状腺功能亢进药物 1 个月（具体不详），近 1 年复查甲状腺功能正常。多次服用中药调节月经，7 个月前曾口服中药汤剂 1 个月，有"鹿胎膏"等成分（具体不详）。无病毒性肝炎患者密切接触史，无血制品输注史，无过敏史。

3. 个人史　生于江苏，久居唐山市，近期有外出就餐史，无毒物接触史，无烟酒嗜好。

4. 月经婚育史　月经初潮 14 岁，经期 5d，末次月经日期 2018 年 2 月 15 日，月经不规律，月经周期 20 ～ 40d。22 岁结婚，未育，配偶体健。

5. 家族史　否认肝病家族史，否认其他遗传病家族史。

6. 查体　体温 37.8℃，脉搏 76 次 / 分，呼吸 18 次 / 分，血压 120/80mmHg。发育正常，营养良好，神清语利。皮肤黏膜重度黄染，无肝掌，无蜘蛛痣。全身浅表淋巴结无增大。巩膜黄染。心、肺查体未见异常。腹部平坦，腹壁静脉无曲张，腹壁柔软，无压痛、反跳痛及肌紧张。Murphy 征阴性，肝肋下及剑突下未触及，脾肋下未触及，腹部无包块，移动性浊音阴性。双侧下肢无可凹性水肿。

7. 初步诊断　肝功能异常原因待查：①药物性肝损伤？②急性病毒性肝炎？③自身免疫性肝炎？

（二）入院诊治第一阶段——病因诊断

1. 入院后辅助检查　血常规：WBC $5.49×10^9$/L，N 76.1%（↑），Hb 136g/L，PLT $195×10^9$/L；尿常规：尿胆原（+），胆红素（++）。便常规：正常。生化：ALT 708U/L（↑），AST

819U/L（↑），GGT 144U/L（↑），ALP 134U/L（↑），LDH 324U/L（↑），BUN 2.10mmol/L（↓），TBIL 247.3μmol/L（↑），DBIL 167.9μmol/L（↑）；电解质：正常。DIC 全项：PT 17.5s（↑），PTA 51%（↓），INR 1.64（↑），FIB 152mg/dl（↓），APTT 38.8s（↑）。乙肝五项全阴性；抗 -HCV 阴性；甲型肝炎 IgM 阴性；EBV、CMV：IgM、IgG 均阴性；CRP、PCT、TPHA 均阴性；戊型肝炎 IgM 阳性，IgG 阴性，HEV-RNA 阴性。IgG 17.1g/L（↑），补体 C 3 0.744g/L（↓），类风湿因子 28.6U/ml（↑）；自身抗体谱、自免肝四项均阴性；dsDNA、心磷脂抗体、狼疮抗凝血因子均阴性；血清铁蛋白 1290ng/ml（↑）。X 线胸片：胸部未见活动性病变；Fibroscan：21.1kPa；CAP 159dB/m；彩色多普勒超声示：肝脏回声弥漫不均匀 SOS？肝右静脉细窄、肝左、肝中静脉显示不清，肝病所致？血管病变不除外。

上级医师查房后分析：患者为青年女性，既往体检曾发现肝损伤，保肝治疗肝功能可恢复。本次急性起病，以乏力、纳差及转氨酶、胆红素显著升高为主要表现，需鉴别以下病因：①急性病毒性肝炎。患者急性病程，肝损伤表现为转氨酶显著升高伴高胆红素血症且以直接胆红素升高为主，戊型肝炎 IgM 阳性，近期有外出就餐史，考虑急性戊型病毒性肝炎诊断明确。②药物性肝损伤。患者反复多次服用中药，成分不详，现出现肝损伤，需考虑药物性肝损伤可能，尤其患者腹部超声提示 3 支肝静脉显示不清，需考虑药物性肝损伤的特殊类型如肝窦阻塞综合征（hepatic sinusoidal obstruction syndrome，SOS）可能，但患者无腹水、近期体重增加。入院后尽快完善腹部增强 CT 或 MRI，必要时行肝穿刺活检协助诊断。③自身免疫性肝炎。患者为青年女性，表现为血清 IgG 水平升高、转氨酶显著升高，需考虑自身免疫性肝炎等可能，但患者无其他自身免疫性疾病伴随症状，相关自身抗体均阴性，入院后必要时行肝穿刺协诊。目前予复方甘草酸苷、多烯磷脂酰胆碱、前列地尔、丁二磺酸腺苷蛋氨酸保肝降酶退黄治疗。

2. 2018 年 3 月 20 日　完善腹部增强 CT：肝脏形态饱满，表面欠光滑，边缘圆钝，肝叶比例欠协调，肝脏密度欠均匀，增强扫描肝实质呈花斑样强化，以肝静脉周围为著，肝静脉显示不清晰。盆腔未见液性密度影。印象：考虑 SOS，合并肝纤维化。患者临床不符合 SOS 的诊断标准，但腹部影像学却表现为 SOS，为明确诊断，拟行肝穿刺。

3. 2018 年 3 月 27 ~ 30 日　行肝穿刺，手术顺利。肝穿刺病理结果回报：穿刺肝组织内炎症坏死性病变明显，可见融合灶状坏死、桥接坏死及全小叶坏死，多数网状支架塌陷，代之以纤维间隔及纤维瘢痕组织，周围胆管增生，肝小叶结构紊乱，肝细胞较弥漫性水样变性及气球样变，轻度肝细胞及毛细胆管内淤胆；大量混合型炎症细胞浸润，易见分叶核白细胞，中 - 重度界面炎；肝窦内混合性炎症细胞浸润，可见吞噬色素颗粒的 Kupffer 细胞，窦周纤维化可见。免疫组化：HBsAg（-），HBcAg（-）；mum-1（少数 +）；CK7/CK19 示：小胆管增生。诊断：慢性药物性肝损伤；重叠急性肝炎，结合临床不除外急性戊型肝炎和（或）急性药物性肝损伤；综合病变程度相当于 G_4S_3，轻度肝内淤胆。无 SOS 的典型病理特点。

（三）入院诊治第二阶段——治疗和随访

1. 出院诊断：①急性戊型病毒性肝炎；②药物性肝损害（慢性）；③肝内胆汁淤积症。

2. 2018 年 4 月 15 日，继续予以保肝降酶退黄等治疗 4 周后肝功能基本正常出院。

3. 出院后 3 个月于 2018 年 7 月 19 日来院复查：肝功能大致正常；胃镜：慢性浅表性胃炎，未见食管 - 胃底静脉曲张。腹部 CT：大致同前。

【专家评述】

（一）专家 1 点评

肝窦阻塞综合征（SOS），又称肝小静脉闭塞病（hepatic veno-occlusive disease，VOD），是由各种原因导致的肝血窦、肝小静脉和小叶间静脉内皮细胞水肿、坏死、脱落进而形成微血栓，引起肝内淤血、肝功能损伤和门静脉高压的一种肝脏血管性疾病。SOS 的临床表现为腹胀、肝区疼痛、腹水、黄疸、肝大等，常被误诊为布加综合征、失代偿期肝硬化或急性肝衰竭等疾病。

SOS 除发生于骨髓造血干细胞移植预处理后，国内报道还以服用含吡咯生物碱的植物居多，其中以土三七最多。近些年来，国内报道的因服用含吡咯生物碱植物罹患 SOS 病例数量呈现上升趋势。

由于 SOS 多发生于造血干细胞移植前的化疗过程，因此相关指南和共识多由血液科、肿瘤科学会发布，SOS 在肝病领域并未受到十分的重视。在 2009 年 AASLD 肝脏血管性疾病指南中对该病做了介绍，但至今未有更新。目前国际上常用的骨髓造血干细胞移植 SOS 临床诊断标准主要包括西雅图标准和巴尔的摩标准。但上述标准的敏感度和特异度并不明确，且只针对骨髓移植相关 SOS，未在其他病因的 SOS 诊断中得到充分验证。西雅图标准：骨髓造血干细胞移植后 20d 内出现以下 3 项中的 2 项。①血清胆红素＞ 34.2μmol/L；②肝大或右上腹 / 肝区疼痛；③由于液体潴留基础体重增加＞ 2%。巴尔的摩标准：骨髓造血干细胞移植后 21d 内血清总胆红素＞ 34.2μmol/L 且有以下 3 项中的 2 项：①肝大，常伴右上腹痛；②腹水；③基础体重增加 5% 以上。该患者不符合上述两项诊断标准，考虑到上述诊断标准对于非骨髓移植患者的诊断价值并不明确，因此不可根据该标准轻易排除患者的 SOS 诊断。

（二）专家 2 点评

影像学检查对 SOS 的诊断价值：①超声。相关研究较多，但多数研究采用的是非特异性的指标，并且超声的主要作用为除外其他病因。SOS 的超声表现为：胆囊壁增厚，肝静脉血流消失、逆转或湍流，肝内或被膜下较大的侧支循环形成伴持续血流，腹水、肝大和脾大等。② CT。虽然 CT 对于 SOS 的诊断价值得到了广大临床医师的认可，但相关研究并不多，该病的 CT 表现为肝实质不均匀的低密度，动脉期花斑样不均匀强化，门静脉期花斑样强化伴或不伴肝静脉狭窄或消失，胆囊水肿，门静脉周围水肿，肝大，腹水，脾大。③ MRI。平扫表现为肝脏体积增大和大量腹水，肝脏信号不均，肝静脉纤细或显示不清；T_2 加权成像表现为片状高信号，呈"云絮"状。MRI 动态增强扫描表现为动静脉期不均匀强化，呈"花斑状"，延迟期强化更明显。

影像学检查对于 SOS 的诊断地位越来越高，2017 年《吡咯生物碱相关肝窦阻塞综合征诊断和治疗专家共识意见》中制定的南京标准首次将影像学检查作为该病的诊断标准之一：有明确服用吡咯生物碱植物史，且符合以下 3 项或通过病理确诊，同时排除其他已知病因所致肝损伤：①腹胀和（或）肝区疼痛、肝大或腹水；②血清胆红素升高或其他肝功能异常；③典型的增强 CT 或 MRI 表现。因 SOS 的诊断需要除外其他已知病因所致肝损伤，而该患者的黄疸明显是由急性戊型肝炎所致，故考虑该患者仍然不符合南京标准。

（三）专家 3 点评

SOS 的典型病理表现为：急性期可见肝终末静脉内皮损伤脱落，内膜下急性出血，腔内纤维素沉积，伴中央静脉内皮阻塞和肝实质周围肝窦淤血、水肿。慢性期可见中央静脉出现同心性或偏心性内膜纤维化或纤维化闭锁，有时伴有窦周纤维化。中央静脉周围及窦周纤维化常互相连接。静脉周围纤维化常互相连接，形成纤维间隔。该患者的病理仅有程度不重的窦周纤维化，无 SOS 的典型病理特点。

综上所述，患者有反复中药服用史造成慢性药物性肝损伤，在损伤肝细胞的同时也造成了肝脏血管的部分损伤，病理上表现为窦周纤维化，影像学表现为肝脏不均匀强化，但并未引起血管内皮损伤脱落和出血、内皮阻塞而达到 SOS 程度，因此不能诊断 SOS。

在这个病例中，医师发现影像 SOS 表现，但并没有盲目诊断，能够从临床中找到疑点，并通过其他方法进行验证，最终得以排除。同时也提示我们，慢性药物性肝损害重叠急性肝炎，在窦周纤维化基础上出现严重的肝细胞坏死时，从影像学上可能会出现类似于"花斑样"改变，类似于 SOS，需要临床医师做好鉴别诊断。

（北京大学人民医院 黄 睿 饶慧英）

参考文献

彭向欣，王泰龄 . 2010. 肝脏疾病临床病理学 . 北京：化学工业出版社，254-268.

中华医学会消化病学分会肝胆疾病协作组 . 2017. 吡咯生物碱相关肝窦阻塞综合征诊断和治疗专家共识意见（2017 年，南京）. 中华消化杂志，8（37）：513.

DeLeve LD, Valla DC, Garcia-Tsao G. 2009. Vascular Disorders of the Liver. Hepatology, 49（5）：1729-1764.

Dignan FL, Wynn RF, Hadzic N, et al. 2013. BCSH/BSBMT guideline: diagnosis and management of veno-occlusive disease （sinusoidal obstruction syndrome） following haematopoietic stem cell transplantation.Br J Haematol, 163（4）：444-457.

病例 33　人工肝联合造血干细胞移植治疗肝衰竭一例

【病例诊治经过介绍】

（一）病例基本情况

患者袁某，男，51岁。因"发现澳抗阳性30年，食欲缺乏、皮肤黄染1个月余"于2018年9月12日入院。

1. **现病史**　患者缘于1987年发现澳抗阳性，无明显不适，未治疗。2015年6月患者化验提示HBV-DNA 10^8 U/ml，自行服用恩替卡韦抗病毒治疗至2017年6月，病毒含量下降至 10^2 U/ml。2017年6月患者自行将恩替卡韦更换为拉米夫定至2018年6月，HBV-DNA未监测，自行停用。2018年8月患者出现纳差、皮肤黄染等不适；于当地医院住院治疗15d余，给予保肝、降酶、退黄及输注血浆（10余天）对症治疗（具体不详），肝功能未见明显好转，后转入济南某医院住院治疗，住院期间给予富马酸替诺福韦酯抗病毒治疗，自8月31日开始给予4次人工肝治疗（自诉治疗过程中无激素应用，最后一次人工肝治疗为9月10日）；余给予维生素 K_1 改善凝血治疗（14d），黄疸最高610μmol/L，最低为200μmol/L。9月11日化验：Hb 132g/L，PLT $135×10^9$/L，WBC $6.3×10^9$/L，INR 1.64（↑），TBIL 379.2μmol/L（↑），BLA 34.2μmol/L（↑），病情仍无好转，转入我院，门诊以"乙型肝炎肝衰竭"收入我科。

2. **流行病学史**　母亲为乙型肝炎患者，密切接触。病前6个月内无输血及血制品应用史。病前3个月内无不洁饮食史。

3. **个人史**　无"伤寒、结核、猩红热"等传染病病史，无"心、脑、肺、肾"等脏器慢性病史，否认外伤、手术史。预防接种史不详。

4. **查体**　体温36.7℃，脉搏84次/分，呼吸20次/分，血压127/88mmHg；营养中等，步入病房，自动体位，查体合作。神志清楚，精神尚可，应答切题，定向力、记忆力、计算力正常。面色晦暗，皮肤、巩膜重度黄染，未见瘀点、瘀斑，肝掌阳性，未见蜘蛛痣。全身浅表淋巴结未扪及增大。心、肺未见异常。腹部平，未见腹壁静脉曲张，全腹软，无压痛、反跳痛，肝右肋下未触及，剑突下未触及，墨菲征阴性，脾左肋下未触及，肝上界位于右锁骨中线第5肋间，肝、脾、双肾区无叩痛，移动性浊音阴性，双下肢无明显水肿。生理反射存在，病理征未引出。扑翼样震颤阴性。

（二）病情发展第一阶段——内科非手术治疗

1. **2018年9月13日**　患者精神差，诉恶心、乏力，昨日尿量1300ml，每日大便1次。查体同前无补充。入院检查：乙肝病毒核酸定量（cobas）$5.97×10^2$U/ml、结核金标抗体1阴性、结核金标抗体2阴性，巨细胞病毒IgM、EB病毒IgM、人细小病毒B19IgM、单纯疱疹病毒Ⅰ型IgM、单纯疱疹病毒Ⅱ型IgM阴性，HBV-M 1、3、5阳性，AFP 96.29ng/ml（↑），抗线粒体抗体、抗核抗体阴性，ALT 122U/L（↑），GLU 3.4mmol/L（↓），ALB 35g/L，CRE 53μmol/L（↓），CHE 4027U/L（↓），AST 241U/L（↑），TBIL 434.7μmol/L（↑），CRP 19.92mg/L（↑），PTA 33.9%（↓），INR 1.79（↑）；肺部CT提示：右肺尖陈旧性病变。腹部超声提示：

肝实质弥漫性损害，胆囊继发改变，胆汁淤积；腹水（肝前少量）。

　　上级医师查房指出：患者 51 岁男性，起病隐匿，病程长；母亲为乙型肝炎患者，密切接触；病程中存在纳差、乏力等不适；查体见面色晦暗，皮肤、巩膜重度黄染，肝掌阳性；化验：TBIL 434.7μmol/L（↑），INR1.79（↑），HBV-DNA、HBsAg 阳性，基本排除其他肝病，目前诊断：慢性乙型病毒性肝炎，慢加急性肝衰竭成立。病情分析：患者既往病毒含量为阳性，曾使用恩替卡韦后换用拉米夫定抗病毒治疗 1 年，本次发病前曾停用 LAM 治疗 1 个月，考虑乙型肝炎病毒反弹诱发此次发病，入院后给予完善耐药基因检测，继续给予替诺福韦酯抗病毒治疗；注意完善其他肝损伤病因检测。同意目前保肝、抗病毒、退黄及降酶对症治疗。

　　2. 2018 年 9 月 14 日　患者神志清，精神差，诉乏力、纳差等不适，每日大、小便基本正常。复查：INR 1.67（↑），PTA 36.7%（↓），GGT 59U/L（↑），ALT 162U/L（↑），AST 276U/L（↑），TBIL 513.4μmol/L（↑），CHE 4880U/L（↓），K^+ 3.18mmol/L（↓），Na^+ 132mmol/L（↓），Cl^- 92.6mmol/L（↓），AMY 78U/L，GLU 3.70mmol/L（↓），CRP 19.53mg/L（↑），BLA 61.3μmol/L（↑）。心电图检查提示：窦性心律，Q-T 间期延长，T 波改变，心电轴左偏。

　　上级医师查房指出：该患者外院经抗病毒、保肝、退黄、4 次人工肝治疗，病情无好转，入院后内科非手术治疗病情继续加重，预后差，建议行人工肝联合自体外周血干细胞移植治疗或肝移植，患者及其家属签署知情同意书，要求行干细胞治疗，拟行干细胞移植治疗。

　　（三）病情发展第二阶段——干细胞移植治疗

　　1. 2018 年 9 月 17 日　患者症状较前无改善。拟 9 月 15 ～ 19 日，注射粒细胞集落刺激因子，300μg/d，9 月 19 日行人工肝联合外周血干细胞移植治疗。注射 GCSF 后无明显不适。化验：AST 285U/L（↑），ALT 193U/L（↑），GLU 7.7mmol/L（↑），CRE 90μmol/L，CHE 4309U/L（↓），TBIL 507.6μmol/L（↑），BLA 58μmol/L（↑），PCT 1.78ng/ml（↑），CRP 21.34mg/L（↑），PTA 36.7%（↓），INR 1.7（↑），N $10.37×10^9$/L（↑），Hb 128g/L（↓），RBC $3.62×10^{12}$/L（↓），WBC $13.3×10^9$/L（↑）。腹部磁共振提示：肝硬化，脾大，少量腹水；动脉期肝内多发强化灶，考虑异常灌注；肝 S_3 血管瘤；肝 S_8 异常信号，考虑钙化灶；胆囊炎；胰腺及双肾囊肿。

　　2. 2018 年 9 月 19 日　患者精神一般，乏力明显，仍有恶心。今日在血液净化科进行血浆置换联合干细胞联动采集治疗，随后到放射科行肝动脉内干细胞注射治疗，过程顺利。术后化验：ALT 73U/L（↑），TBIL 206.5μmol/L（↑），DBIL 157μmol/L（↑），GLU 8mmol/L（↑），CRE 84μmol/L，BLA 35μmol/L（↑），CRP 8.6mg/L（↑），PCT 1.22ng/ml（↑），K^+ 3.2mmol/L（↓），Na^+ 130mmol/L（↓），Cl^- 97.9mmol/L，CO_2-CP 24mmol/L。术后患者安返病房，无发热。继续给予保肝、降酶、退黄治疗。

　　（四）病情发展第二阶段——病情恢复

　　1. 2018 年 9 月 21 日　患者神志清，精神尚可，诉乏力、恶心较前稍好转，无腹痛等不适。复查：PTA 36.7%（↓），INR 1.70（↑），N $23.01×10^9$/L（↑），Hb 101g/L（↓），RBC $2.91×10^{12}$/L（↓），WBC $25.22×10^9$/L（↑），ALT 110U/L（↑），TBIL 336.2μmol/L（↑），GLU 8.1mmol/L（↑），Na^+ 130mmol/L（↓），K^+ 3.2mmol/L（↓），BLA 32.6μmol/L（↑），CRP 12.67mg/L（↑），ALB 29g/L（↓），AMY 88U/L。

　　上级医师查房指出：患者人工肝术后胆红素较前反弹，凝血功能下降，符合肝衰竭人工肝术后表现，继续原治疗方案，安排第二次人工肝治疗。

2. 2018 年 9 月 27 日　患者神志清，精神差，诉反酸、胃部不适。查体同前无补充。安排第二次人工肝治疗，治疗前复查：INR 1.9（↑），PTA 32.3%（↓），Hb 106g/L（↓），PLT 107×10^9/L，RBC 3.01×10^{12}/L（↓），WBC 6.52×10^9/L，ALT 114U/L（↑），GGT 60U/L（↑），AST 145U/L（↑），ALB 29g/L（↓），CHE 3320U/L（↓），TBIL 352.7μmol/L（↑）。人工肝术后复查：PTA 48%（↓），INR 1.4（↑），ALT 61U/L（↑），TBIL 172.3μmol/L（↑），BLA 44.8μmol/L（↑），PCT 0.762ng/ml（↑）。

上级医师查房指出：此次人工肝术前复查胆红素较第一次治疗前明显下降，说明治疗有效，继续原方案。

3. 2018 年 10 月 3 日　患者一般情况可，恶心、乏力好转。复查结果：BLA 30.1μmol/L（↑），Hb 95g/L（↓），PLT 73×10^9/L（↓），WBC 3.04×10^9/L（↓），PCT 1.09ng/ml（↑），AFP 19.22ng/ml（↑），ALT 85U/L（↑），AST 97U/L（↑），TBIL 276.1μmol/L（↑），ALB 28g/L（↓），CHE 4092U/L（↓），CRE 43μmol/L（↓），K$^+$ 3.27mmol/L（↓），Na$^+$ 135mmol/L（↓），Cl$^-$ 102.6mmol/L，TC 2.49mmol/L（↓），CRP 16.36mg/L（↑）。

4. 2018 年 10 月 10 日　患者一般情况可，食欲较前好转，未诉其他明显不适，查体无特殊。复查结果：HBV-DNA 8.72×10^{1}U/ml，INR 2.09（↑），G 试验 30.2 pg/ml，AFP 14.20ng/ml（↑），ALT 57U/L（↑），AST 83U/L（↑），TBIL 238.4μmol/L（↑），CRE 60μmol/L（↓），K$^+$ 3.24mmol/L（↓）、Na$^+$ 140mmol/L，AMY 90U/L，CRP 9.8mg/L（↑），PCT 0.81ng/ml（↑），N 2.01×10^9/L，Hb 97g/L（↓），PLT 123×10^9/L，RBC 2.79×10^{12}/L（↓），WBC 3.5×10^9/L（↓）。

5. 2018 年 10 月 17 日　复查：INR 2.16（↑），PTA 29.4%（↓），ALT 52U/L（↑），AST 76U/L（↑），TBIL 228.6μmol/L（↑），ALB 36g/L，CHE 5223U/L，CRE 50μmol/L（↓），K$^+$ 3.20mmol/L（↓），Na$^+$ 129mmol/L（↓），Cl$^-$ 94.8mmol/L，CRP 13.96mg/L（↑），AFP 12ng/ml（↑），Hb 96g/L（↓），PLT 127×10^9/L，WBC 4.85×10^9/L。

6. 2018 年 11 月 5 日　患者一般情况好，未诉明显不适，查体同前无补充。复查：AST 77U/L（↑），ALB 31g/L（↓），CHE 2607U/L（↓），TBIL 130.7μmol/L（↑），ALT 37U/L，CRE 56μmol/L（↓），Na$^+$ 134mmol/L（↓），Cl$^-$ 98.7mmol/L，K$^+$ 3.37mmol/L（↓），TC 1.33mmol/L（↓），PTA 33.3%（↓），INR 1.85（↑），AFP 7.99ng/ml，PLT 135×10^9/L，WBC 5.84×10^9/L，BLA 35.6μmol/L（↑）。经治疗患者肝功能好转，病情稳定出院。

7. 出院诊断　①慢性乙型病毒性肝炎，慢加急性肝衰竭合并低钠血症、低钾血症、胸腔积液、腹水；②慢性胆囊炎急性发作；③肝血管瘤。

【专家评述】

（一）专家 1 点评

1. 目前临床上治疗肝衰竭的有效手段，主要包括人工肝和原位肝脏移植。人工肝治疗技术开展比较广泛，结合内科综合治疗，可以降低一定病死率，但治疗效果仍不够理想，最终病情的恢复还需依赖患者自身肝细胞的再生。因此，及时有效的支持治疗和最大限度地促进肝细胞再生将有助于肝衰竭患者自行恢复或者渡过等待移植时间的难关。

近年来随着细胞生物学尤其是干细胞生物学的迅速发展，细胞治疗在基础研究领域取得了重大进展。干细胞治疗是指将干细胞或由其分化产生的功能细胞直接或经体外遗传技术处理后，植入病变部位，使干细胞在组织中生长分化，以代替丧失功能的病变细胞，重构损伤组织，恢复器官功能。有研究证实干细胞在治疗肝脏疾病的实验中已取得不错的疗效。干细胞移植具有供体细胞来源丰富、手术损伤小、免疫排斥少、可重复使用、费用低等优点，有望成为替代疗法的新选择，为肝衰竭治疗开辟新的途径。

2. 干细胞以多种形式存在于人体内，它们具有的共同特点是增殖能力极强并且可以分化为其他多种细胞。自细胞治疗技术开展以来，治疗细胞从最初的同种异体成熟肝细胞，发展到异种肝细胞、胎肝细胞、骨髓干细胞、脐血干细胞、外周血干细胞、胚胎干细胞、诱导型多能干细胞等。目前在临床上开展治疗终末期肝病的干细胞来源主要有脐带间充质干细胞、骨髓间充质干细胞、造血干细胞等。

（二）专家2点评

1. 目前关于干细胞在终末期肝病治疗中的作用机制尚无定论，主要有3种假说：①细胞转分化学说，认为归巢的干细胞在体内分化为功能性肝细胞，替代肝脏原有功能。②细胞融合学说，认为归巢的干细胞与原有肝细胞融合成为含两套或多套染色体的细胞，再经减数分裂形成"中间细胞"，从而发挥作用。③旁分泌学说，该学说认为归巢的干细胞通过分泌各种细胞因子，一方面作用于已损伤的肝细胞，改善其功能状态；另一方面抑制局部免疫反应、增加血管再生，促进干细胞归巢并减少其凋亡，延缓纤维化进展。

2. 对于干细胞移植治疗终末期肝病，如何选择干细胞，主要考虑以下几个方面：①疗效好；②干细胞来源丰富，易于获取，如脐带间充质干细胞、外周血干细胞等；③符合伦理学要求，这方面自体干细胞更符合要求。

3. 干细胞移植治疗的途径：常见有外周静脉输注、肝动脉、门静脉注射3种途径。由于其治疗疾病的机制尚未完全明确，目前尚无明确结论哪种方式最佳，在终末期肝病治疗方面，常用的是静脉输注及肝动脉注射，目前认为肝动脉注射可能更容易发挥干细胞功能。

4. 干细胞移植已经初步应用于临床，但是作为一种新兴的疗法，目前仍存在一些问题：①干细胞本身生理特性的研究还需要进一步加深，阐明干细胞移植治疗的作用机制及干细胞诱导分化机制，对后续研究非常重要；②对干细胞体外分离、培养、鉴定等技术目前没有统一的安全性标准；③培养、分化过程中需要预防干细胞向肿瘤细胞分化；④移植细胞数量和疗效之间的关系目前也未阐明，动物实验中移植数量多为 $10^6 \sim 10^7$ 个，而据推算，移植于人体的干细胞数量约需 10^9 个，确切的移植数量还需要大量研究来确定；⑤干细胞移植时机、移植途径及细胞发挥出功能的时间也需要进一步研究等。尽管存在上述一些问题，但干细胞移植仍为肝衰竭患者提供了一条新的治疗方法。虽然很多问题仍亟待深入研究和探讨，但相信不久的将来，干细胞移植技术必将发挥重要的作用。

（三）专家3点评

1. 造血干细胞（hematopoietic stem cells，HSC）是人类发现最早的一种干细胞，也是目前研究最多的一种干细胞，已广泛应用于细胞替代治疗、基因治疗及组织工程，体外分离、纯化技术也最成熟。有研究证实，高度纯化的造血干细胞不仅能补充多种造血系统成分，还可以分化为肝细胞。目前开展造血干细胞移植治疗肝衰竭的病例甚少见。肝衰竭患者开展干细胞移植治疗困难在于肝衰竭患者凝血机制障碍，干细胞采集困难，通过肝动脉移植入肝脏风险更大。

2. 本例患者经外院综合内科治疗及 4 次人工肝治疗,病情无好转,转入我院后行干细胞移植治疗,取得良好疗效,值得进一步开展研究。肝衰竭患者凝血机制障碍,干细胞通过肝动脉进行移植,局部出血风险较大。本研究采用血浆置换联合干细胞采集联动技术,保证干细胞采集简便易行的同时,因血浆置换后凝血功能改善可减少移植风险,符合患者病情需求。同时,在血浆置换后行干细胞移植治疗,患者内环境改善,可能更有利于干细胞的定植与存活,当然这项技术尚有待于进一步扩大样本研究论证。

（解放军总医院第五医学中心　游绍莉　朱　冰　辛绍杰）

参考文献

李楠, 石玉玲, 李娜, 等. 2010. 经门静脉外周血干细胞移植治疗肝硬化失代偿期的疗效研究. 中国全科医学, 13（3B）: 852–854.

Di Campli C, Zocco MA, Saulnier N, et al. 2007. Safety and efficacy profile of G–CSF therapy in patients with acute on chronic liver failure. Dig Liver Dis, 39（12）: 1071–1076.

Elkhafif N, Elbaz H, Hammam O, et al. 2011. CD133（+）human umbilical cord blood stem cells enhance angiogenesis in experimental chronic hepatic fibrosis. APMIS, 119（1）: 66–75.

Gilchrist ES, Plevris JN. 2010. Bone Marrow–Derived Stem Cells in Liver Repair: 10 Years Down the Line. Liver Transpl, 16: 118–129.

Han Y, Yan L, Han G, et al. 2008. Controlled trials in hepatitis B virus–related decompensate liver cirrhosis: peripheral blood monocyte transplant versus granulocyte–colony–stimulating factor mobilization therapy. Cytotherapy, 10（4）: 390–396.

Robinton DA, Daley GQ. 2012. The promise of induced pluripotent stem cells in research and therapy. Nature, 481（7381）: 295–305.

Shi M, Zhang Z, Xu R, et al. 2012. Human mesenchymal stem cell transfusion is safe and improves liver function in acute–on–chronic liver failure patients. Stem Cells Transl Med, 1（10）: 725–731.

Wan Z, You S, Rong Y, et al. 2013. CD34[+] Hematopoietic Stem Cells Mobilization, Paralleled with Multiple Cytokines Elevated in Patients with HBV–Related Acute–on–Chronic Liver Failure. Dig Dis Sci, 58（2）: 448–457.

病例 34 人工肝治疗肝衰竭一例

【病例诊治经过介绍】

（一）病例基本情况

患者黄某，男，35 岁。主因"腹胀伴皮肤巩膜黄染 40 余天"于 2013 年 3 月 16 日入院。

1. 现病史 患者于 40d 前初在无明显诱因下出现腹胀，伴皮肤、巩膜黄染。无腹痛，无恶心、呕吐，无寒战高热，无厌食油腻。遂至宁夏某医院就诊，查 HBsAg 阳性，查生化：AST 159.6U/L，ALT 269.7U/L，TBIL 392.2μmol/L，ALB 29.5g/L，查 AFP 644.5ng/ml。行腹部彩色多普勒超声提示"肝硬化、脾大、腹腔大量积液"。给予恩替卡韦抗病毒治疗，并联合保肝、降酶、利尿等药物。患者症状未见明显好转。2013 年 3 月 15 日复查生化：AST 313.2U/L，ALT 311.7U/L，TBIL 538.4μmol/L，ALB 26.5g/L。查 AFP 92.07ng/ml，现患者为求进一步治疗来我院，门诊以"乙肝肝硬化，肝功能异常"收治我科。自发病以来，精神尚可，食欲一般，睡眠正常，大、小便正常，体重无明显变化。

2. 流行病学史 母亲为乙型肝炎患者，密切接触，无输血及血制品应用史。

3. 既往史 患者自幼发现"乙型肝炎"，否认高血压等病史，否认外伤、手术史，否认药物、食物过敏史，预防接种史不详。

4. 个人史 生于原籍，在原籍长大，无长期外地居住史，无疫水、疫源接触史，无放射物、毒物接触史，无有害粉尘吸入史，无饮酒史，无吸烟史，无冶游史。适龄结婚，配偶健康状况良好，夫妻关系和睦，子女健康状况良好，育 1 女。家族史无特殊。

5. 查体 体温 36.7℃，脉搏 70 次 / 分，呼吸 19 次 / 分，血压 105/66mmHg，身高 169cm，体重 59.1kg，发育正常，营养良好，神志清，精神好，皮肤、巩膜可见明显黄染。腹部膨隆，腹壁静脉未见曲张，未见肠型及蠕动波。腹软，无压痛反跳痛，全腹未触及包块。肝脾肋下未触及，肝 – 颈静脉回流征阴性，胆囊未触及明显异常，墨菲征（–），双肾未触及。移动性浊音（+），肝上界位于右锁骨中线上平第 5 肋间，肝区叩击痛（–），双侧肾区叩击痛（–）。肠鸣音正常，3 次 / 分，未闻及振水音及血管杂音。

6. 初步诊断 乙型肝炎肝硬化失代偿期合并腹水。

（二）入院诊治的第一阶段——常规内科治疗阶段

1. 2013 年 3 月 18 日 患者最高体温 37.5℃。查体：皮肤、巩膜重度黄染，腹部膨隆，叩诊移动性浊音阳性，无压痛、反跳痛。血常规：Hb 107g/L，N 70.1％，PLT 46×10⁹/L，WBC 9.09×10⁹/L，AST 251U/L，ALT 281U/L，ALB 31g/L，CHE 2031U/L，TBIL 601.8μmol/L，DBIL 448.4μmol/L，BUN 12.8mmol/L，CRE 130μmol/L，K⁺ 3.4mmol/L，AFP 28ng/ml，PTA 39.6％，急诊腹水常规：颜色深黄、李凡他试验阴性、透明度微浑、细胞总数 3700×10⁶/L，WBC 总数 680×10⁶/L，分类中性粒细胞 0.41，分类淋巴细胞 0.77，分类间皮细胞 0.02。查乙肝五项 HGBVM 1、3、5 阳性，乙型肝炎病毒核酸定量＜ 40U/ml，查肿瘤标志物：CA125 423.1U/ml、CA19–9 480.6U/ml、CA72–4 0.995U/ml。腹部彩色多普勒超声提示：肝实质弥漫性损害

（肝硬化结合临床）、脾大、腹水；门静脉高压、侧支循环开放；胆囊炎性改变。行腹部增强 CT 提示：肝硬化，脾大，腹水，附脐静脉开放，食管及胃底静脉曲张；动脉期肝内多发异常强化斑片影，考虑异常灌注；门静脉及延迟期肝 S_8 稍低密度结节，考虑良性病变。

上级医师查房指出：患者低热，腹水化验提示渗出液改变，提示腹膜炎，目前诊断：①乙型肝炎肝硬化失代偿期，慢加急性肝衰竭，合并腹水；原发性腹膜炎；电解质紊乱；胸腔积液；②贫血；③非萎缩性胃炎；④胆囊结石。该患者属于典型 HGBV-ACLF 患者，指示予内科常规治疗，继续恩替卡韦分散片抗病毒、保肝、降酶、退黄治疗，予舒普深抗感染治疗。

2. 2013 年 3 月 20 日　患者精神差，乏力明显，食欲缺乏。复查肝功能：AST 270U/L，GGT 83U/L，TBIL 642.8μmol/L，ALP 176U/L，ALT 253U/L，ALB 30g/L，CHE 1883U/L，CRE 130μmol/L，Na^+ 132mmol/L，CRE 132μmol/L，BUN 8.9mmol/L ，CRP 34.14mg/L，PT 19.6s，PTA 48 %， 全血细胞分析（五分类）：Hb 106g/L，N $8.07×10^9$/L，PLT $74×10^9$/L，RBC $3.57×10^{12}$/L，WBC $10.15×10^9$/L，结核金标抗体 1 阴性，结核金标抗体 2 阴性。

上级医师查房后指出，内科综合治疗 3d，症状无明显改善，乏力明显，虽然凝血稍有改善，但胆红素继续升高，提示肝损伤严重，可请血液净科会诊拟行人工肝治疗。并继续予以抗感染、抗病毒、保肝、降酶、退黄等治疗。

3. 血液净化科会诊意见　①患者病情重，高胆红素血症明显，且胆红素仍在升高，目前有行人工肝治疗指征，近期血浆供应充足，可行血浆置换治疗。②人工肝支持治疗过程中，可能会出现局部或全身过敏反应，重者可能出现过敏性休克。治疗前已向患者及其家属交代，同意并签知情同意书后，尽快安排治疗。

（三）入院诊治的第二阶段——人工肝联合支持治疗

1. 2013 年 3 月 22 日　第一次人工肝联合治疗，治疗前化验肝功能：TBIL 709.2μmol/L，ALP 169U/L，GGT 79U/L，CHE 1979U/L，TBA190μmol/L，AST 221U/L，DBIL 508.1μmol/L，ALT 187U/L，CRE 145μmol/L，BUN 9.1mmol/L，Na^+ 128mmol/L，GLU 10.1mmol/L，PTA 34.7 %；细菌内毒素定量检测 ＜ 5pg/ml，全血细胞分析：Hb 108g/L，N $6.02×10^9$/L，PLT $58×10^9$/L，RBC $3.58×10^{12}$/L，WBC $7.59×10^9$/L，丁型肝炎病毒 IgM 抗体阴性：ALB 11g/L，A/G 2.42，ADA 9U/L，GLO 5g/L，LDH 71U/L。人工肝术后复查肝功能：TBIL 329.0μmol/L，ALT 87U/L，Na^+ 124.2mmol/L，Cl^- 91.9mmol/L，K^+ 3.78mmol/L，CRE 106μmol/L。复查腹水常规：颜色深黄、李凡他试验阴性、透明度微浑、细胞总数 $1800×10^6$/L，白细胞总数 $390 ×10^6$/L，分类中性粒细胞 26%。术中及术后无不适。

上级医师查房指示：予以人工肝后，复查胆红素明显下降，继续观察病情变化。血象较前升高，腹穿提示腹水较前好转，但血象升高，考虑与人工肝治疗期间应用激素预防过敏有关。密切监测病情变化。

2. 2013 年 3 月 23 日　人工肝术后 1d，复查血常规：Hb 80g/L，N $7.22×10^9$/L，PLT $36×10^9$/L，RBC $2.54×10^{12}$/L，WBC $7.88×10^9$/L，急诊肾功能：CRE 74μmol/L，Na^+ 136.4mmol/L，K^+ 4.04mmol/L，TBIL 364.8μmol/L，ALT 88U/L，BLA 35μmol/L，PTA 43.6%，PT 19.5s。

3. 2013 年 3 月 26 日　第二次人工肝联合治疗。患者精神明显好转，自诉饮食、睡眠良好，无发热、恶心、腹胀等不适。查体同前。治疗前化验肝功能：ALT 114U/L，TBIL 394.8μmol/L，ALP 182U/L，ALB 36g/L，CHE 3922U/L，CRE 96μmol/L，K^+ 4.7mmol/L，Na^+ 133mmol/L，CRP 14.8mg/L，GLU 3.4mmol/L，PT 18.2s，PTA 52%，血常规提示 Hb 95g/L，N $5.86×10^9$/L，

PLT 51×10⁹/L，RBC 3.12×10¹²/L，WBC 8.29×10⁹/L。

　　治疗后化验肝功能：ALP 142U/L，ALB 33g/L，CHE 5738U/L，ALT 71U/L，AST 97U/L，TBIL 258.8μmol/L，GGT 64U/L，CRE 88μmol/L，CRP 9.92mg/L，TC 2.98mmol/L，血常规提示：N 4.5×10⁹/L，Hb 82g/L，N 70.1 %，PLT 49×10⁹/L，RBC 2.67×10¹²/L，WBC 6.42×10⁹/L，PT 16s，PTA 60.1%。术中及术后无不适，主诉症状改善。

（四）入院诊治的第三阶段——病情恢复阶段

1. 2013 年 3 月 31 日　患者一般状态可，乏力较前好转，无发热，恶心、腹胀等不适。查体无新阳性体征。血常规：Hb 81g/L，N 2.66×10⁹/L，PLT 50×10⁹/L，RBC 2.54×10¹²/L，WBC 4.45×10⁹/L，PT 16.7s，PTA 56.8%，肝功能：AST 100U/L，GGT 58U/L，TBIL 226.7μmol/L，ALP 141U/L，ALT 70U/L，ALB 30g/L，CHE 4588U/L，CRE 88μmol/L，Na⁺ 133mmol/L，CRP 16.69mg/L。腹水细菌及厌氧菌培养阴性。

2. 2013 年 4 月 10 日　患者精神好，自诉近日饮食、睡眠恢复正常，无特殊不适。查体：腹部平坦，无压痛及反跳痛，移动性浊音阳性，余同前。乳酸 0.8mmol/L，PT 15.8s，PTA 61.2%，肝功能：TBIL 176.7μmol/L，ALP 164U/L，ALT 64U/L，总蛋白46g/L，ALB 34g/L，CHE 2739U/L。肾功能：CRE 90μmol/L，CRP 12.83mg/L，GLU4.1mmol/L。血常规：N 1.82×10⁹/L，Hb 82g/L，PLT 63×10⁹/L，RBC 2.62×10¹²/L，WBC 3.31×10⁹/L。

　　上级医师查房指出：监测肝功能胆红素逐渐缓慢下降，PTA 上升，蛋白提高，提示治疗有效，目前肝功能逐渐恢复，现治疗方案不变。警惕肝硬化失代偿期出现腹水增多，腹水感染，肝性脑病、肠道感染、肝肾综合征等。密切监测病情变化。

3. 2013 年 4 月 19 日　患者精神状态良好，无不适。查体无新阳性体征。BLA 37μmol/L。肝功能：ALP 169U/L，ALB 29g/L，CHE 2181U/L，ALT 44U/L，AST 71U/L，TBIL 148.6μmol/L，CRE 79μmol/L，Na⁺ 128mmol/L，CRP 9.33mg/L，TC 1.5mmol/L，PT 16.2s，PTA 59.2%。全血细胞分析（五分类）：Hb 84g/L，N 1.82×10⁹/L，PLT 61×10⁹/L，RBC 2.64×10¹²/L，WBC 3.74×10⁹/L。患者病情处于恢复中，蛋白较前下降，可适量输注 ALB，继续内科综合治疗，预防并发症。

4. 2013 年 5 月 15 日　患者精神、饮食、睡眠良好，无发热、腹胀等不适。24h 尿量为 2600ml。查体：巩膜、皮肤中度黄染，移动性浊音可疑阳性，双下肢无水肿。血常规：Hb 102g/L，PLT 68×10⁹/L，RBC 3.14×10¹²/L，WBC 3.8×10⁹/L，ALT 25U/L，GGT 89U/L，ALB 36g/L，CHE 1563U/L，AST 48U/L，TBIL 74.7μmol/L，ALP 155U/L，CRE 69μmol/L，K⁺ 4.2mmol/L，CRP 6.299mg/L，GLU 4mmol/L，PTA 61.2%。复查肝功能明显好转，患者一般状态好，可以安排出院，嘱近日予以办理出院。

5. 出院诊断　①乙型肝炎肝硬化，慢加急性肝衰竭，合并腹水、原发性腹膜炎、电解质紊乱（低钠血症、低钾血症）、胸腔积液；②贫血；③非萎缩性胃炎；④胆囊结石。

【专家评述】

（一）专家 1 点评

1. 人工肝支持系统（artificial liver support system，ALSS）是治疗肝衰竭有效的方法之一，其治疗机制是基于肝细胞的强大再生能力，通过一个体外的机械、理化或生物装置，清除各种有害物质，补充必需物质，改善内环境，暂时替代衰竭肝脏的部分功能，为肝细胞再生及肝功能恢复创造条件或等待机会进行肝移植。

2. 人工肝支持系统主要适用于肝衰竭患者，包括急性、亚急性、慢加急性肝衰竭患者，其次还适用于肝移植术前支持，术后肝脏无功能，极量肝切除后肝功能不全等支持治疗。近年来，人工肝适应证也在不断扩大，尚用于各种原因引起的高胆红素血症、高脂血症、免疫因子清除等。

人工肝支持系统治疗的相对禁忌证包括：①患者伴有严重活动性出血或弥散性血管内凝血者；②对治疗过程中所用血制品或药品如血浆、肝素和鱼精蛋白等过敏；③循环功能衰竭者；④心脑梗死非稳定期者；⑤妊娠晚期。

3. 人工肝支持系统通常分为非生物型、生物型和混合型3种。目前非生物型人工肝方法在临床广泛使用并被证明是确实有效的方法，包括血浆置换、血浆胆红素吸附、血液/血浆灌流、血液滤过、连续性血液净化、分子吸附再循环及一些类型的组合或联合治疗模式等。生物型人工肝及混合型人工肝目前尚未大范围应用，处于临床研究阶段。

（二）专家2点评

1. 现代人工肝技术多种多样，具体常用的有下列几种：血液透析、血液滤过、血液灌流、血浆置换和体外白蛋白透析等组合型生物人工肝。如何选择人工肝的类型，目前在临床上主要采取个体化方案，在选择过程中主要参考以下几方面：主要解决的矛盾、血浆是否充足、医疗经费是否充足，凝血机制水平、是否合并感染、是否合并肝性脑病、是否合并肾损伤等。例如，对单纯高胆红素血症采用血浆灌流进行单纯胆红素吸附；对肾功能严重受损、电解质紊乱肝衰竭患者应用持续血液透析或滤过；对体内含大量蛋白结合毒素或分子量巨大毒素，应用血浆置换予以清除等。另外，不同的人工肝技术可以根据需要组合使用以增加治疗效果，如血液透析加血液灌流、双重血浆吸附联合血浆置换（DPMARS+PE）等。

血浆置换是一种以正常人新鲜血浆或血浆替代物置换取代患者血浆，去除体内毒素、净化血液的方法。由于血浆置换既可机械性被动去除肝衰竭患者体内毒素，又能人为补充ALB、凝血因子等生物活性物质，因此，是介于物理和生物人工肝之间的中间型人工肝。目前在国内，血浆置换是治疗肝衰竭使用最多的人工肝支持方法，因为其操作简便、效果明显。一般认为，早期积极的、符合患者实际情况的血浆置换，能及时有效清除不断产生的内毒素、TNF、胆红素、氨等炎性和毒性物质，为肝细胞再生创造一个良好的内环境。而对于病情严重的晚期和急性期肝衰竭患者，常需要联合血液滤过、血液透析等治疗，才能产生较好的效果。其不足之处是分离与去除患者的血浆无选择性，即在去除患者血浆中有毒物质的同时，也将患者血浆中大量有益的物质一起丢弃。此外，由于该方法需消耗大量新鲜冷冻血浆（每次2000～3000ml），因此受血浆供给的影响较大。

2. 血浆灌流即血液吸附，是用吸附器吸附清除患者血液中某些内源性或外源性毒物，达到净化血液的一种治疗方法。血浆灌流能吸附清除胆红素、芳香族氨基酸等物质，故可用于肝衰竭的治疗。目前认为，血浆灌流对减轻体内毒素和肝性脑病有肯定的作用，与其他人工肝联用效果较好，可提高患者的存活率。

德国研制的分子吸附循环系统（MARS），主要用于肝衰竭的治疗，属于一种新型血液透析滤过装置，应用的仍然是血液净化的基本原理，所不同的是采用了一种特殊的透析膜和含ALB的透析液（又称ALB透析）。MARS透析膜为一特殊结构的膜，由一种与ALB类似的物质制成仿生高通透性的中空纤维膜。患者血液中的小分子水溶性毒性物质通过扩散和对流方式自由透过半透膜，并进一步被系统中透析器清除。ALB结合毒素则通过与膜的理化作用而与载体蛋白松解，游离出的毒素穿过该膜扩散至透析液一侧，并不断地转移和清除。MARS中还设置了低流量透析器，可清除小分子毒素，并通过向该系统输入有益物质来保证体液平衡、酸碱平衡、糖盐平衡。但 MARS 人工肝的治疗费用昂贵，过程中还需要大量的 ALB，费用昂贵，一般患者难以承受，目前在我国临床应用较少。

生物人工肝的基本原理是将体外培养增殖的肝细胞置于特殊的生物反应器内，利用体外循环装置将肝衰竭患者血液或血浆引入生物反应器，通过反应器内的半透膜与肝细胞进行物质交换与生物作用。由于这一过程如正常机体血液流过肝脏肝窦一样，一方面血液中的毒性物质被培养肝细胞摄取、转化、代谢，另一方面血液中因肝衰竭而缺乏的机体必需物质由培养肝细胞合成、补充，因此是一种最为理想的人工肝支持与治疗模式。但目前生物人工肝还停留在研究阶段。国内仅有少数单位在开展临床研究。

（三）专家 3 点评

1. 目前临床上受血浆供给紧缺的影响及晚期肝病患者合并电解质紊乱、肾功能损害等的影响，采用组合式人工肝越来越多。例如血液滤过主要清除中分子及部分大分子物质，通过对流作用清除溶液，通过跨膜压清除部分溶质，可有效纠正电解质紊乱、减轻脑水肿、改善肾功能、同时能清除各类促炎症因子，提高抗炎症因子活性。可见，血液滤过的优势是可以纠正肝衰竭中的水、电解质紊乱和酸碱平衡的失调，但与蛋白结合的各种毒素难以清除，与血浆置换组合可以有效互补并发挥协同作用。

2. 该病例诊断为慢加急性肝衰竭早期，胆红素较高、血浆供给充分，所以选择血浆置换治疗，医疗花费较少、疗效好。近年来随着我国各地医院血制品的缺乏，DPMARS 联合半量血浆置换治疗肝衰竭在临床上应用日趋广泛。DPMARS 使用血浆分离器分离出的血浆进入血浆吸附器和血浆灌流器可连续性吸附胆红素、芳香氨基酸等蛋白结合毒素。它的优势在于 DPMARS 在不使用新鲜血浆的情况下也可以实现对胆红素等的清除，特别是对 NH_3、BUN、CR 清除效果甚至高于单纯血浆置换，但其缺点是不能补充 ALB、凝血因子等生物活性物质。因此，在此基础上，临床常常联合使用半量血浆置换规避缺点，此过程不需要追加医疗器械，增加经济负担，同样能取到良好疗效。DPMARS 联合半量血浆置换治疗适应了现阶段医疗状态的需求，但该方法也存在一定缺点：治疗时间较单纯血浆置换延长，并且使用的耗材比单纯血浆置换多两个吸附柱，抗凝技术要求更高等，因此仍然需要个体化选择。

（解放军总医院第五医学中心　王开利　游绍莉　赵　军）

参考文献

刘月英，黄建荣 . 2017. 非生物型人工肝治疗的变迁与展望 . 中华肝脏病杂志，（9）：646-650.

李伟建，杨秋蕊，王振宇，等 . 2018. 生物人工肝的研究现状与进展 . 肝脏，（1）：80-83.

王笑笑，黄建荣 . 2018. 人工肝在肝衰竭中的应用进展 . 临床肝胆病杂志，（9）：1847-1854.

杨梅，刘丽英，陈容，等 . 2018. 血浆置换联合双重血浆分子吸附系统治疗急性肝衰竭的疗效分析 . 中国临床医生杂志，（7）：792-794.

张乐，唐理斌，姜建杰，等 . 2017. 非生物型人工肝技术治疗肝衰竭合并肝肾综合征 . 昆明医科大学学报，（6）：36-39.

张文凤 . 2018. 人工肝血浆置换联合分子吸附系统对重症肝炎肝硬化患者血清内毒素、细胞因子清除和肝功能的影响 . 标记免疫分析与临床，（6）：863-866，917.

第二章

肝硬化、门静脉高压

病例 35　一例上消化道出血患者的诊治

【病例诊治经过介绍】

（一）病例基本情况

患者金某，男，48 岁，教师。因"间歇性上腹隐痛 2 年余，加重伴呕血 2h"于 2016 年 3 月 22 日入院。

1. **现病史**　患者于 2013 年 12 月始无明显诱因出现上腹部隐痛，伴乏力、纳差。于 2013 年 12 月 30 日在我院住院查肝功能：TBA 179μmol/L，TBIL 178.3 μmol/L，DBIL 99.7μmol/L，ALT 1375U/L，AST 821U/L；凝血：PT 24.7s，INR 2.36；血常规：PLT 91×10^9/L，WBC、Hb 正常；乙型肝炎血清标志物：HBsAg、HBeAb、HBcAb 阳性；HBV–DNA 定量 7.465×10^5cps/ml；AFP 36.9ng/ml；CA19–9 169.4U/ml；胃镜：贲门口溃疡（A1）、胃窦局部黏膜改变（炎症？）、十二指肠球炎。腹部彩色多普勒超声：肝实质回声增粗、胆囊壁增厚、右肾结石。上腹 CT 平扫：肝内低密度灶、右肾小结石。上腹 CT 增强：肝内多发小囊肿。诊断为慢性乙型病毒性肝炎慢加急性肝衰竭、胃溃疡、十二指肠炎、右肾结石、肝囊肿，予以泮托拉唑钠抑酸、恩替卡韦抗病毒及护肝等治疗后好转出院。出院后一直予以恩替卡韦抗病毒治疗，病情稳定。2016 年 3 月 22 日 15：00，患者感上述症状明显加重，感恶心，呕吐暗红色血液 3 次，总量约 800ml，伴头晕、胸闷、心慌、乏力，在当地人民医院予以"止血、抑酸、补充血容量"等对症处理后，症状未见明显改善，由"120"送入我院，急诊以"上消化道出血"收入我院。

2. **既往史、个人史**　无特殊。

3. **婚育史及家族史**　已婚，育 1 女，配偶体健。父亲因"肝硬化"去世，母亲、兄弟姐妹及孩子均体健。

4. **查体**　体温 36.4℃，呼吸 20 次 / 分，脉搏 72 次 / 分，血压 90/60mmHg，发育正常，急性病容，贫血貌，睑结膜及甲床稍苍白，未见肝掌及蜘蛛痣，全身皮肤黏膜无出血点，周身浅表淋巴结未扪及。双肺呼吸音清晰，未闻及干、湿啰音，心脏未见异常。腹部稍膨隆，腹软，无肌紧张及反跳痛，墨菲征阴性，肝脾肋下未扪及，腹水征阴性，双肾区无叩击痛，肠鸣音 7 ～ 8 次 / 分。双下肢无水肿。

5. **初步诊断**　①上消化道出血，食管 – 胃底曲张静脉破裂？消化性溃疡？ ②慢性乙型病毒性肝炎。③失血性贫血。

（二）入院诊治第一阶段——常规上消化道出血诊治

1. 2016 年 3 月 22 日　入科后予以醋酸奥曲肽降门静脉压、泮托拉唑钠抑酸、昂丹司琼止呕及护肝、预防肝性脑病、补充维生素及电解质、补充血容量及营养支持等处理，并于入院当日 18：00 急诊胃镜检查示食管静脉曲张（重度）；行食管静脉曲张套扎治疗，局部予以去甲肾上腺素喷洒止血。术后予以心电监测、吸氧、禁食、绝对卧床，余治疗继前。急诊完善相关检查，结果回报：血常规示 WBC $5.3×10^9/L$，N 79.6%，RBC $3.17×10^{12}/L$，Hb 90g/L，PLT $95×10^9/L$；肾功能：BUN 9.6mmol/L，GLU 7.8mmol/L；凝血常规：PT 15.1s；乙型肝炎血清标志物：HBsAg、HBcAb 阳性；粪便隐血阳性；急诊尿常规、肝功能、血脂、电解质、心肌酶谱、AFP、CEA、CA125、CA19-9、HIV 抗体、梅毒特异性抗体、丙型肝炎抗体等未见异常。血型：A 型，Rh（+）。初步诊断：乙型肝炎肝硬化失代偿期合并食管曲张静脉（重度）破裂出血、失血性贫血。

2. 2016 年 3 月 25 日　胃镜术后患者未再呕血，诉上腹隐痛较前明显减轻，伴头晕、四肢乏力，无恶心、呕吐，精神、睡眠较前有所改善，进少量流食。辅助检查：幽门螺杆菌抗体阳性；HBV-DNA < 100U/ml；早期胃癌筛查三项未见明显异常。

（三）入院诊治第二阶段——可疑之处的解决

1. 2016 年 3 月 27 日　患者无上腹隐痛，偶感头晕、乏力，精神、食欲、睡眠较前明显改善，大便未排，小便正常。辅助检查：腹部彩色多普勒超声：肝多发囊肿，脾大；心电图、X线胸片等未见异常。

上级医师查房指出：该患者肝功能基本正常，血常规正常，B 超未提示肝硬化，肝硬化证据不足，但却存在食管－胃底曲张静脉重度破裂出血，建议完善上腹部 CT 检查明确肝脏影像学表现。目前活动性出血停止，可停奥曲肽，改为普萘洛尔降门静脉压治疗，添加蔗糖铁补充铁剂促进造血。

2. 2016 年 3 月 31 日　患者未诉特殊不适，上腹部增强 CT（图 35-1）：肝硬化（结合临床），脾大，侧支循环形成；肝内多发囊肿；胆囊炎；右肾结石；肝左动脉门静脉瘘，门静脉附壁血栓形成；双侧胸腔少量积液。

3. 2016 年 4 月 6 日　患者未诉不适，大、小便正常。复查血常规示：WBC $3.29×10^9/L$，RBC $2.95×10^{12}/L$，Hb 88g/L，PLT $124×10^9/L$；复查胃镜示：食管静脉曲张（重度）、胃底静脉曲张、门静脉高压性胃病；肝肾功能、电解质、血糖正常。

4. 2016 年 4 月 8 日　上级医师查房，拟行介入 DSA 造影并根据介入下肝脏病变情况考虑行肝动脉门静脉瘘栓塞治疗以降低门静脉压力，必要时予以外科手术治疗。

5. 2016 年 4 月 15 日　患者及其家属经商议后，同意行肝动脉门静脉瘘栓塞治疗。局部麻醉下应用 Seldinger 方法穿刺右股动脉，引入肝右导管至腹腔干、肠系膜上动脉、肝固有动脉、肝左动脉内，注入造影剂行动脉造影、DSA 摄片。造影见肝左动脉增粗、纡曲，远端与门静脉左支相通，造影剂从门静脉左支反流入门静脉系统，实质期肝内未见明显结节状肿瘤染色。间接门静脉造影示门静脉主干及其分支通畅。介入处理：置管于肝左动脉，透视下经导管缓慢注入适量（560 ~ 710μm）PVA 行栓塞治疗，复查造影见栓塞满意，未见造影剂流入门静脉左支。手术中患者无不良反应。术后予以醋酸奥曲肽、普萘洛尔降门静脉压预防出血，泮托拉唑钠抑酸，胃膜素胶囊保护胃黏膜，护肝，补充维生素及电解质，补充能量及营养支持等治疗。

6. 2016 年 4 月 21 日　患者未诉特殊不适，无腹痛、腹胀，无头晕、乏力，无恶心、呕吐，精神、食欲、睡眠尚可，大、小便正常。查体：轻度贫血貌，睑结膜及甲床红润，肝、脾肋下

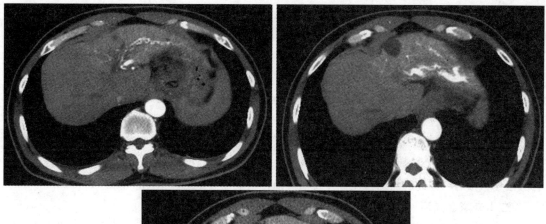

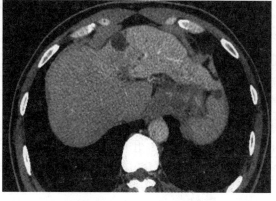

图 35-1　腹部增强 CT

未触及，肠鸣音 3 ～ 5 次 / 分，双下肢无水肿。复查血常规示：RBC $3.24×10^{12}$/L，Hb 95g/L；胃镜示：食管静脉曲张（重度）、胃底静脉曲张、门静脉高压性胃病；大小便常规、肝肾功能、电解质正常。患者症状好转出院。

7.最后诊断　①食管－胃底曲张静脉破裂出血。②肝左动脉门静脉瘘。③乙型肝硬化？④失血性贫血。

（四）随访

患者出院 1 年余，继续恩替卡韦抗病毒治疗，多次随访病情稳定，未再出现腹水及消化道出血。

【专家评述】

（一）专家 1 点评

1.肝动脉门静脉瘘指肝、脾、肠系膜上动脉与门静脉系统间发生分流，致压力较高的大量动脉血流入门静脉，形成门静脉高压。主要有肝动脉－门静脉瘘、肝动脉－肝静脉瘘、混合型瘘。其主要病因有先天性（遗传性疾病、先天性动静脉畸形、血管瘤）和后天性（肿瘤、外伤、肝活检、介入治疗）。

2.肝动脉门静脉瘘临床表现主要有：瘘口较大或弥漫性动静脉瘘时可闻及腹部杂音；食管曲张静脉破裂出血及顽固性腹水等门静脉高压表现；肝动脉血流阻力降低、血流量增加，腹腔血流重新分布，肠系膜供血减少，肠道缺血导致的腹痛；心力衰竭较少见。彩色多普勒超声典型表现为：①门静脉主干及分支内反向血流，门静脉频谱为动脉型；②肝动脉增宽，流速增高；

③无合并肝脏疾病时，肝实质回声无明显改变；④脾大、腹水等门静脉高压表现。CT、DSA、MRI 等影像学典型表现为增强动脉期门静脉显影。肝动脉造影是诊断肝动静脉瘘的金标准，且能了解动静脉瘘的部位和范围。

3.肝动脉门静脉瘘治疗的目的是为了预防门静脉高压及肝硬化进一步进展。具体治疗方式主要取决于瘘口大小、部位、流速。最常见的治疗方式为介入栓堵、外科治疗及外科与介入联合治疗，或者行原位肝移植治疗。

4.肝癌与动静脉瘘：肝动静脉瘘是中晚期肝癌常见合并症，容易导致肝癌播散转移，加重肝功能损害及门静脉高压症状，并容易造成药物分流，造成栓塞失败及异位栓塞，严重影响患者的治疗和预后。因此肝癌患者在行介入治疗前，常规需要造影排查动静脉瘘。

（二）专家 2 点评

1.该病例诊断思路较清晰，抓住消化道出血进一步深入，不拘泥于肝硬化合并消化道出血的套路进行诊治。患者 2 年前诊断为慢性乙型病毒性肝炎，两年来服用恩替卡韦，病情稳定，但突然出现上消化道出血，腹部彩色多普勒超声未提示肝硬化，CT 肝包膜形态学改变并不明显，而脾大、侧支循环形成、食管曲张静脉重度等门静脉高压症明显；特别是行食管曲张静脉套扎治疗 12d 后复查胃镜食管静脉再次明显曲张；种种迹象提示患者门静脉高压与其肝脏病变程度不符。此时需要排除特发性门静脉高压、肝窦阻塞综合征、血吸虫性肝硬化、布加综合征、右心衰竭、门静脉血栓、门静脉癌栓、胰源性门静脉高压、肝动静脉瘘等疾病可能。特发性门静脉高压是一种排他性诊断，需肝穿刺病理明确，肝窦阻塞综合征主要由于重金属、化学毒物、中草药、化疗药物等所致，该患者反复追问无相关病史。患者无疫水接触史，血吸虫性肝硬化可能性不大。布卡综合征、门静脉血栓、门静脉癌栓、胰源性门静脉高压、肝动静脉瘘、肝窦阻塞综合征等需要影像学检查证实，特别是增强影像学检查能协助诊断。该患者通过完善相关影像学检查后考虑肝动脉门静脉瘘，经肝动脉造影进一步证实，并行栓塞治疗。

2.该患者虽既往有肝衰竭基础，但肝功能、血常规、影像学等无肝硬化典型表现，目前诊断肝硬化证据不足，需要行肝穿刺检查才能明确诊断。

（解放军第一六九医院感染科　尹凤鸣　张海燕　周友乾）

参考文献

陈立军，杨仁杰，朱林忠，等.2015.原发性肝癌介入术中肝动脉－门静脉瘘的影像学特点及治疗.中国肿瘤临床，42（11）：570-575.

李玲玲，于世平.2014.肝动脉－门静脉瘘的分类及治疗进展.实用医学影像学杂志，15（4）：286-288.

Chung BM, Park HJ, Park SB, et al. 2015. Differentiation of small arterial enhancing hepatocellular carcinoma from non-tumorous arterioportal shunt with an emphasis on the precontrast CT scan.Abdom Imaging, 40（7）：2200-2209.

Elsayes KM, Shaaban AM, Rothan SM, et al. 2017. A Comprehensive Approach to Hepatic Vascular Disease. Radiographics, 37（3）：813-836.

Oh D, Shin SW, Park HC, et al. 2015. Changes in arterioportal shunts in hepatocellular carcinoma patients with portal vein thrombosis who were treated with chemoembolization followed by radiotherapy. Cancer Res Treat, 47（2）：251-258.

病例 36　　一例门静脉高压患者的诊治

【病例诊治经过介绍】

（一）病例基本情况

患者李某，女，58 岁。因"乏力 2 年余"于 2016 年 8 月 9 日首次入院。

1. 现病史　患者于 2014 年自觉乏力，于左上腹可自行触及脾脏，就诊于北京市某医院，检查肝功能、血常规基本正常，B 超提示"门静脉高压"，诊断考虑"门静脉高压"，未予特殊治疗。此后患者间断口服中药（具体成分不详），症状无缓解。2016 年 7 月 26 日于承德市中心医院检查甲、乙、丙、戊型肝炎病毒学指标阴性，肝功能：ALT 68U/L，AST 33U/L，ALP 315U/L，GGT 248U/L，CHE 3763U/L，ALB 37g/L，TBIL 13.1μmol/L，DBIL 10.7μmol/L，LDH 537U/L，自身抗体阴性。血常规：WBC $6.3×10^9$/L，N 73%，Hb 118g/L，PLT $309×10^9$/L。肝脏 MRI 提示肝硬化、脾大、门静脉高压，门静脉主干及分支纤曲、扩张，肝静门区胆管受压，肝内胆管扩张，腹水，肝脏多发囊肿。为行进一步诊治来我院。

2. 既往史、个人史　既往体健，1986 年行剖宫产术，无饮酒史，无输血史及药物过敏史。月经初潮年龄 15 岁，规律正常，51 岁闭经。家族中无传染病及遗传病病史。

3. 查体　生命体征正常，面色稍暗，皮肤、巩膜无黄染，肝掌阴性，未见蜘蛛痣，浅表淋巴结未触及。心、肺未及异常。腹部平，下腹可见长约 10cm 剖宫产手术瘢痕，腹壁静脉未见曲张，未见肠型及蠕动波，腹壁柔软，全腹无压痛及反跳痛，肝肋缘下未触及，胆囊肋下未触及；脾肋缘下平脐，质硬，无触痛，墨菲征阴性，肝区、脾区无叩痛，肝浊音界位于右锁骨中线第 5 肋间，移动性浊音阴性，肠鸣音正常。双下肢无水肿，扑翼样震颤阴性。

4. 入院诊断　①肝硬化合并腹水；②门静脉高压症。

（二）入院诊治经过

1. 2016 年 8 月 12 日　入院后化验：血常规示 WBC $3.7×10^9$/L，N 72%，RBC $3.36×10^{12}$/L，Hb 96g/L，PLT $201×10^9$/L；PT 12.8s，PTA 76%；生化全项：TP 57g/L，ALB 34g/L，GLO 23g/L，TBIL 11.9μmol/L，DBIL 7.6μmol/L，ALT 17U/L，AST 23U/L，ALP 188U/L，GGT 94U/L，TBA 4μmol/L，CHE 3306U/L，LDH 466U/L，CRE 64μmol/L，UA 392μmol/L，Ca^{2+} 2.17mmol/L，P 1.41mmol/L，GLU 4.7mmol/L，TC 1.91μmol/L，TG 1.05μmol/L；电解质正常；IgA、IgG、IgM 正常；肿瘤标志物正常；HAV、HBV、HCV、HEV 血清标志物阴性；肝包虫抗体、肝吸虫抗体阴性；ESR 7mm/h；自身抗体系列：抗 -gp210 抗体弱阳性，其余阴性；尿常规、大便常规无异常。腹部彩色多普勒超声提示：门、脾静脉异常扩张（建议进一步检查）；肝实质弥漫性损害（结合临床）、巨脾、副脾、腹水；肝右叶稍高回声（建议定期复查）；门静脉高压、侧支循环开放；胆囊多发结石；肝内外胆管扩张。腹部增强 CT 提示（图 36-1）：肝硬化，腹水，巨脾、副脾；门静脉左右支及主干明显曲张，食管 - 胃底静脉曲张，脾静脉曲张，脾肾分流，附脐静脉开放；建议定期复查（3 个月）；肝内多发小囊肿，胆囊炎，胆囊结石；肝左、右叶肝内胆管扩张，建议 MRCP 进一步检查。三维血管重建：门静脉左、右支及主干明显曲张，食管 -

胃底静脉曲张，脾静脉曲张，脾肾分流，附脐静脉开放，考虑脾动脉瘤。肺 CT：双肺上叶陈旧性病变。右肺中叶索条灶，考虑局限性肺不张可能。心电图正常。胃镜：食管中下段见 3 ～ 4 条隆起，直线形、略纡曲，最大直径约 0.6cm，红色征（++），食管静脉曲张（中）伴胃静脉曲张（Lemi，gb，D1.0，Rf1）；门静脉高压性胃病（轻）；非萎缩性胃炎。

上级医师查房指出，患者影像学检查提示肝硬化、巨脾，但肝功能基本正常，血常规无脾功能亢进表现，与常见病因所引起的肝硬化不符，拟行骨髓穿刺术及肝组织活检术。

2. 2016 年 8 月 11 日　患者行骨髓穿刺活检术，骨髓细胞形态检查提示（图 36-2）：骨髓增生减低（混血），外周血可见幼稚粒细胞及有核红细胞，外周血涂片可见泪滴形红细胞。

3. 2016 年 8 月 18 日　患者行肝穿刺活检术，肝穿刺结果提示（图 36-3）：肝中央静脉及肝窦扩张，考虑肝血管病变，请临床注意除外 Budd-Chiari 综合征及心脏病变，肝脏髓外造血，建议临床行骨髓穿刺检查除外血液系统疾病。未见肝硬化病理表现。结合患者症状体征和化验检查结果，即贫血、脾大、外周血幼稚细胞、泪滴形红细胞，肝脏病理提示有髓外造血，考虑为慢性原发性骨髓纤维化，经血液科会诊后明确该诊断。

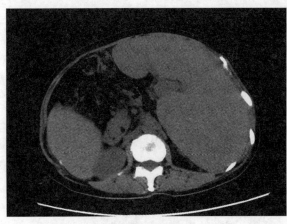

图 36-1　胸部 CT

示肺硬化，巨脾

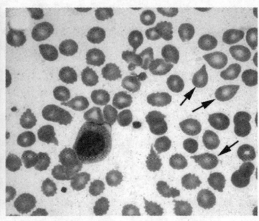

图 36-2　骨髓涂片

示骨髓穿刺混血，但可见混入的外周血中有泪滴形红细胞（外周血涂片未能保存）

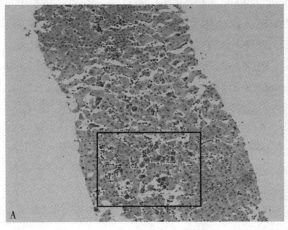

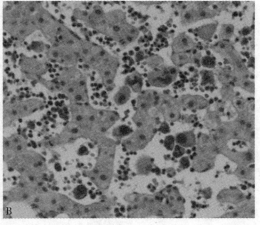

图 36-3　肝穿刺病理（A、B）

两图示肝血窦中存在大量幼稚红细胞和产板细胞，提示髓外造血

4. 2016 年 8 月 20 日 明确诊断后给予保肝利尿等对症治疗、盐酸普萘洛尔降低门静脉压治疗，患者腹水消退，白蛋白恢复正常，好转出院。

5. 最后诊断 ①原发性骨髓纤维化；②门静脉高压症；③贫血。

（三）随访

1. 2016 年 11 月再度出现腹水，再次入院化验转氨酶、胆红素轻度升高，予保肝利尿等治疗后好转出院。

2. 2017 年 3 月 21 日排黑便 1 次，22 日排暗红色血便 5 次，同日再次入我院。化验生化指标：转氨酶、胆红素正常，其余较前无明显变化。血常规：WBC 9.39×10^9/L，N 81%，RBC 2.03×10^{12}/L，Hb 54g/L，PLT 285×10^9/L；急诊胃镜：食管中下段见 3～4 条隆起，串珠样，最大直径约 1cm，红色征（+），静脉曲张延伸至胃小弯侧、前后壁，壁薄，红色征（+），上有较多咖啡样物质附着，胃底、胃体腔内见大量咖啡样物质及食物残渣存留，黏膜暴露不完全。建议胃镜下治疗，患者拒绝，予止血、输血等对症治疗后于 4 月 6 日出院。出院当天再次出现黑便，当地医院对症治疗 1 周后好转，于 4 月 11 日再次入我院，行胃镜下胃曲张静脉组织黏合剂栓塞术和食管曲张静脉硬化术后好转出院。

3. 2017 年 6 月复查胃镜：食管静脉曲张基本消失；贲门原组织黏合剂栓塞部位肿胀，未见排胶及出血；胃底、胃体黏膜呈广泛的蛇皮样变；门静脉高压性胃病（轻）。目前仍在定期随访中。

【专家评述】

（一）专家 1 点评

1. 原发性骨髓纤维化（primary myelofibrosis，PMF）是一种原因不明的造血干细胞异常引起的慢性骨髓增生性疾病，骨髓纤维组织明显增生和髓外造血是骨髓纤维化的病理学基础。其临床进展缓慢，出现进行性贫血、脾大、外周血幼稚细胞、泪滴形红细胞和骨髓干抽，伴有发热、乏力、盗汗、消瘦等全身症状。大多数在中年以后发病，男性多于女性，起病隐匿，临床表现不一，无特异性症状，易误诊、漏诊。

2. PMF 主要诊断依据为骨髓活检，次要依据包括：①外周血发现幼红、幼粒细胞；②血清乳酸脱氢酶水平增高；③贫血；④脾大。此外尚可见肝、脾、淋巴结等髓外造血及红细胞沉降率增快等表现。

3. 本例患者以乏力起病，发病之初即发现脾大，轻微贫血，外院及我院查 LDH 明显升高，外周血可见幼稚粒细胞及有核红细胞，外周血涂片可见泪滴形红细胞，肝穿刺活检提示肝髓外造血（肝血窦中存在大量幼稚红细胞和产板细胞）。根据以上证据并在血液科会诊基础之上明确为 PMF。

（二）专家 2 点评

1. PMF 并发门静脉高压时常以腹胀、呕血和黑便等消化道症状为突出表现，而血液系统表现隐匿，极易误诊为肝硬化等疾病。

2. 有报道 17%～25% 的骨髓纤维化患者可合并门静脉高压，20% 的骨髓纤维化合并肝硬化。肝硬化形成可能是肝脾髓外造血，继而引起脾血流增加、肝血窦阻力增大等，导致部分患者继发门静脉高压症，晚期导致肝硬化。该例患者经肝脏病理检查，未看见肝硬化假小叶形成，尚未达到肝硬化诊断标准。

（三）专家3点评

1. PMF 导致的肝硬化和病毒性、自身免疫性等常见肝硬化相对容易鉴别，肝功能正常或仅轻微异常，同时病毒学指标和自身抗体等均阴性，而后者的肝功能变化往往较为突出。需要注意的是，在合并病毒性肝炎肝硬化时，PMF 的诊断则更多地依赖于骨髓组织学检查。

2. PMF 所致的门静脉高压与肝硬化门静脉高压的鉴别需要注意以下几点：①前者的肝功能基本正常，即使有腹水者白蛋白仍正常为其特点，后者的肝功能变化则截然相反。②脾大但没有白细胞及血小板下降等脾功能亢进表现是骨髓纤维化患者的特点，早期外周血象还可以表现为白细胞及血小板增高，这与肝硬化门静脉高压相对容易鉴别；但晚期骨髓纤维化可引起全血细胞减少，此时不易与肝硬化脾功能亢进相鉴别。③骨髓穿刺及活组织检查是鉴别上述两种疾病的主要依据，骨髓纤维化骨髓干抽及泪滴形细胞是其特点，并往往有骨髓增生减低，而肝硬化患者的骨髓象为增生样改变。

3. PMF 合并门静脉高压还需要与一些少见疾病相鉴别，如特发性门静脉高压，后者也是表现为肝功能正常的门静脉高压和脾大，但其贫血和脾功能亢进表现更为明显，组织学检查有助于进一步明确诊断。

（四）专家4点评

1. 目前仍无明确有效治疗 PMF 的方法。主要治疗方法有造血干细胞移植、雄激素、糖皮质激素、促红细胞生成素、沙利度胺、干扰素、羟基脲、维甲酸及试验性药物等。由于原发性骨髓纤维化主要发生在老年人群，因此可供选择的治疗方法有限。治疗的主要目的为减轻贫血、脾大等症状，改善造血功能。食管－胃底曲张静脉破裂出血时可行套扎及硬化剂治疗，脾大引起的明显腹胀等压迫症状时可行脾栓塞治疗，脾切除术存在争议和风险，因为脾脏是骨髓纤维化髓外造血的主要器官，一方面切除后加重造血障碍，另一方面切除后常会继发血小板过高引起血栓等并发症，所以脾切除术应慎重。目前多数专家认为如无明显压迫症状及疼痛，无溶血出血，无须行脾切除术。而部分脾动脉栓塞术后仍能保留脾脏的破坏衰老血细胞功能和免疫功能，血小板缓慢上升，避免了切脾潜在感染和高黏滞血症的危险。

2. 原发性骨髓纤维化可有 8%～20% 的机会转化成急性白血病。骨髓纤维化患者转化成急性白血病的病因不明，可能与以下因素有关：① PMF 的病情加重，致造血微环境病态造血；②过度治疗诱发白血病的发生，其中与过早的盲目切脾可能有一定关系；③ PMF 患者带有不良核型染色体或基因，因某种因素导致突变。PMF 继发急性白血病预后较差，病程进展迅速，多在短期内死亡。

（解放军总医院第五医学中心　福军亮　王嗣予　周光德）

参考文献

党晓卫，许培钦 . 2008. 脾切除治疗原发性骨髓纤维化合并门静脉高压症 8 例疗效观察 . 中华普通外科学文献（电子版），2（6）：484-485.

赖小欢，徐涛，潘兴南 . 2015. 骨髓纤维化误诊为肝硬化 1 例 . 肝脏，20（7）：569-570.

田洋，李燕，郝洪岭，等 . 2017. 原发性骨髓纤维化误诊为脾功能亢进行脾切除 1 例并文献复习 . 临床与病理杂志，37（4）：872-874.

吴圣豪，陈松燕，郑翠苹 . 2015. 骨髓纤维化转化为急性单核细胞白血病 1 例并文献复习 . 临床血液学杂志，28（2）：257-258.

张莉，付晓霞，李洵 . 2015. 骨髓纤维化合并肝硬化门静脉高压 1 例报告 . 临床肝胆病杂志，31（2）：280-281.

Jacobs P, Maze S, Tayob F,et al. 1985. Myelofibrosis, splenomegaly, and portal hypertension. Acta Haematol, 74(1): 45-48.

病例 37 一例门静脉高压患者的诊治

【病例诊治经过介绍】

（一）病例基本情况

患者郑某，女，53岁。因"血小板减少1年，乏力3个月"于2014年6月13日入院。

1. 现病史 患者于1年前因"咽痛"行"扁桃体摘除术"，术前检查血常规示白细胞及血小板低，未做特殊处理。2014年2月因"血小板减少"就诊于当地医院行骨髓穿刺提示"骨髓增生明显活跃"，伴随乏力，无其他不适。1个月前因出现牙龈出血，再次就诊于当地医院。住院检查血常规：WBC 2.45×10^9/L，N 60.4%，Hb 140g/L，PLT 47×10^9/L；ALT 42U/L，AST 53U/L，DBIL 6.2μmol/L，TBIL 22μmol/L，ALB 45g/L，GGT 63U/L，ALP 139U/L；血清铁正常；蔗糖溶血试验阴性；酸溶血试验阴性；单纯疱疹病毒、巨细胞病毒均阴性；凝血功能：PT 14.3s，PTA 66.2%；肺炎支原体、肺炎衣原体抗体均阴性；抗链球菌溶血素"O"237U/ml（0～200），C反应蛋白、类风湿因子、血清淀粉样蛋白A阴性；抗-DNA酶B 383μ/ml（0～200）；血清铁蛋白、叶酸、维生素 B_{12} 正常；抗环瓜氨酸肽抗体阴性；红细胞沉降率正常；甲状腺功能：TSH 5.35mU/L，余项正常；AFP正常；免疫球蛋白正常；λ、κ轻链正常；自身抗体系列均阴性。腹部CT平扫+增强提示：巨脾，肝左叶增大，右叶萎缩，门静脉高压。胸部CT未见明显异常。甲状腺B超提示：双侧甲状腺多发结节。门静脉B超未见明显异常。胃镜提示：食管静脉曲张轻度，慢性萎缩性胃窦炎。经治疗（具体不详）效果不明显。现为求进一步诊治入我院。门诊以"肝硬化代偿期"收入我科。患者自发病以来，精神尚可，食欲正常，睡眠正常，大、小便正常，体重无明显变化。

2. 既往史 1991年因胆结石行胆囊切除术。7年前发现"胃窦炎"，间断中药等治疗，效果欠佳。间断扁桃体化脓1年，间断应用"阿莫西林、头孢类抗生素"等治疗后摘除扁桃体。1个月前发现甲状腺结节，未进一步诊治。余无特殊。

3. 流行病学史 无肝炎患者接触史，1991年术中输血。

4. 个人史 无特殊。适龄结婚，离异，未育。月经史无特殊。父亲健在，母亲故于肺癌。

5. 查体 体温36.5℃，脉搏72次/分，呼吸16次/分，血压110/70mmHg。面色稍暗，皮肤、巩膜无黄染，肝掌阳性，未见蜘蛛痣，浅表淋巴结未触及。心、肺无异常。腹部平坦，腹壁静脉未见曲张，右上腹可见长约6cm陈旧性手术瘢痕，肝肋缘下未触及，脾肋下5cm可触及，质韧，无触痛，移动性浊音阴性，双下肢无水肿。

6. 初步诊断 ①脾大原因待查：肝硬化？门静脉高压？血液病？ ②胆囊切除术后。

（二）入院诊治第一阶段——病因诊断

2014年6月14日，化验：全血细胞分析，WBC 2.43×10^9/L（↓），N 65.5%，RBC 4.19×10^{12}/L，Hb 133g/L，PLT 32×10^9/L（↓）；生化全项：ALT 39U/L（↑），AST 51U/L（↑），ALP 116U/L，GGT 88U/L，TBIL 23.0μmol/L（↑），ALB 44g/L，CHE 4244U/L（↓），肾功能、血脂、电解质、免疫球蛋白均正常；BLA 36.1μmol/L（↑）；凝血功能正常，血清铜15.5μmol/L；甲、乙、

丙、戊型肝炎病毒血清学标志物均阴性。自身抗体五项阴性；女性肿瘤标志物组合正常；贫血检查 3 项：血清铁蛋白 70.1ng/ml、维生素 B_{12} 494.2pg/ml，叶酸 11.05ng/ml；急诊尿常规：白细胞 20～25/HP；经复查尿常规白细胞仍阳性。B 超示：肝硬化、脾大、腹水（少量）；门静脉高压、侧支循环开放；脾静脉扩张；胆囊切除术后。X 线胸片示：双肺未见明确病变。Fibroscan 检查：肝脏硬度值 10.2kPa，相当于肝组织病理纤维化 F_2。腹部 CT 示：肝硬化，巨脾，少许腹水，食管下段轻度静脉曲张，脾静脉扩张，附脐静脉开放，建议定期复查；胆囊切除术后，胆总管及肝内胆管轻度扩张；左肾小囊肿。肝脏血管三维重建：食管下段轻度静脉曲张，脾静脉扩张，附脐静脉开放。

上级医师查房指出：目前常见的病毒性肝炎、自身免疫性肝病等原因可基本排除，门静脉高压诊断明确，但因为肝功能仅轻度异常，合成功能也无明显改变，肝脏硬度值示相当于 F_2，且从影像学检查资料来看肝脏形态学改变不明显，是否确实存在肝硬化还需要进一步明确。综上所述考虑患者目前诊断：①门静脉高压原因待查：特发性门静脉高压？药物性肝炎肝硬化？②胆囊切除术后；③泌尿系统感染。给予适当保肝治疗，左氧氟沙星抗感染治疗，并皮下注射白介素 11 提高血小板，为进一步行肝穿刺检查做准备。

（三）入院诊治第二阶段——支持治疗完善肝穿刺

2014 年 6 月 23 日，左氧氟沙星疗程结束后停药。经过治疗复查 PLT $29×10^9$/L，血小板无明显上升，行肝穿刺术出血风险大，因此输注血小板 2U，当日复查 PLT $55×10^9$/L，于 16：00 为患者行 B 超引导下肝穿刺活检术。

（四）入院诊治第三阶段——明确诊断

2014 年 7 月 4 日，肝组织病理回报：穿刺组织仅见 3 个完整或不完整汇管区，未见典型假小叶结构，网状纤维染色显示肝板转向，纤维组织增生，纤维细间隔形成，少量炎症细胞浸润，未见明确界面炎；肝细胞较弥漫性水样变性，区域性气球样变，少数肝细胞脂肪变性，散在点灶状坏死，可见少数大核、双核肝细胞；肝窦内少量炎症细胞浸润。未见肝硬化，病变符合肝门静脉纤维化，考虑特发性门静脉高压症。免疫组化：HBsAg（－），HBcAg（－），CD8（少数＋），CD20（灶＋），CD3（－），CD4（少数＋），mum–1（少数＋），CD56（－），CK7/CK19 示小胆管轻度增生。

最后诊断：①特发性门静脉高压合并腹水；②泌尿系统感染；③胆囊切除术后；④贫血（轻度）。

患者诊断明确，目前门静脉高压所引起的表现仅有食管静脉曲张，脾静脉扩张，附脐静脉开放，因此不需特殊治疗，嘱患者定期复查。

（五）随访

2015 年 11 月 24 日，门诊随访病情基本稳定。

【专家评述】

（一）专家 1 点评

特发性门静脉高压症（idiopathic portal hypertension，IPH）是非硬化性门静脉高压症的一种，主要是门静脉系统血管周围纤维化，尽管可表现有纤维化及结节，但没有假小叶的形成，因此特别容易被误诊为肝硬化。此病又称肝结节状再生性增生、肝内窦前性门静脉高压和 Banti 综合征。病因不明，多数认为与免疫因素、腹腔感染引起的门静脉炎症、接触有毒物质和凝血因子 V 的突变等损伤肝门静脉分支有关。该病可发生于各个年龄段，女性多发。临床主要表现为门静脉高压、食管 – 胃底静脉曲张、脾大伴脾功能亢进、贫血，而肝功能基本正常，与其他原因所致肝硬化门静脉高压临床表现有一定差异，但影像学上与其他原因导致肝硬化表现不易区分。该病无有效治疗方法，主要是针对脾功能亢进、食管 – 胃底曲张静脉破裂出血及预防出血复发进行脾切断流术，必要时可行肝移植。

（二）专家 2 点评

1. 特发性门静脉高压症的病理改变为不同程度的门静脉纤维化及门静脉硬化。镜下可表现为被膜下肝萎缩。门静脉末梢支破坏、消失；肝内、外门静脉内均有新旧血栓形成；肝实质萎缩，肝小叶缩小或消失；汇管区纤维化及炎症细胞浸润，附近有许多海绵状血管增生。临床组织学病理无肝硬化典型假小叶病变，而是肝脏血管病变表现，因此病理检查是确诊本病比较可靠的方法，本患者就是最终通过病理明确诊断的。

2. 鉴别诊断方面主要与以下 3 种疾病鉴别：①肝外门静脉梗阻。可通过检查门脾静脉内有无梗阻（超声或 CT 血管造影）而区分。②肝炎肝硬化。患者在 Child A 级时临床症状可与特发性门静脉高压症类似。当肝门静脉纤维化和分支闭塞，血流量减少，造成肝实质萎缩时，也可表现为肝脏略缩小，重则表现为比例失调，肝裂增宽，与肝炎肝硬化不易鉴别。特发性门静脉高压影像学肝实质回声一般较均匀，与肝炎肝硬化实质回声不同。同时可通过肝功能、病毒学及组织学检查等可将二者区分。本病例增强 CT 表现为肝脏形态欠规整，肝表面不光滑，各叶比例失常，右后叶缩小，肝裂增宽，巨脾，表现特别像普通的肝炎肝硬化。因此需进一步组织学鉴别才能明确诊断。③先天性肝纤维化门静脉高压。为一种肝内胆管发育异常性疾病，特点是肝纤维化，门静脉高压，常伴肾囊性疾病。患者主要表现为上消化道出血、腹水、脾大及脾功能亢进，但肝脏合成、储备功能正常，病理可见不同厚度的条带状纤维组织形成，而没有假小叶，并伴有胆管发育畸形。因此病理检查是诊断的金标准，当然，基因检测到 *PKHD1* 基因突变也可以辅助诊断。

3. 因此临床中遇到门静脉高压为主要表现，但肝功能基本正常，又难以找到病因的患者应想到特发性门静脉高压症的可能，尽量行肝穿刺病理检查以明确诊断。

（解放军总医院第五医学中心　于双杰　刘利敏）

参考文献

刘霞，王泰龄，项灿宏，等 . 2007. 特发性门静脉高压的肝脏病理学分析 . 中华肝脏病杂志，15（5）：374–377.

Okuda K, Nakashima T, Okudaira M, et al. 1982. Liver pathology of idiopathic portal hypertension. Comparison with non-cirrhotic portal fibrosis of India. The Japan idiopathic portal hypertension study. Liver, 2（3）：176-192.

Okudaira M, Ohbu M. 2002. Idiopathic portal hypertension and its pathology. Semin Liver Dis, 22：59–72 .

Sugita S, Ohnishi K. 1987. Splanchnic hemodynamics in portal hypertensive dogs with portal fibrosis. Am J Physiol, 252（6 Pt 1）：G748–754.

Yasuni Nakanuma. 2001. Koichi Tsuneyama Pathology and Pathogenesis of Idiopathic Portal Hypertension with an Emphasis on the Liver. PatholResPract, 197（2）：65–76.

病例 38　一例门静脉高压合并黄疸患者的诊治

【病例诊治经过介绍】

（一）病例基本情况

患者杨某，男，37 岁。主因"肝功能异常 6 个月，尿黄 2 个月，肤黄加重 2 周"于 2018 年 6 月 26 日入院。

1. 现病史　患者缘于 2017 年 12 月 14 日体检时出现肝功能异常，肝功能：ALT 80U/L，AST 42U/L，胆红素不详，未在意。2018 年 4 月 16 日出现咳嗽、无咳痰，自服"金嗓子、龙角散、蜈蚣丸"等药物，效果不佳。4 月 18 日出现发热，最高体温 38℃，伴尿黄，治疗情况不详。4 月 25 日在北京某医院住院化验肝功能：ALT 79U/L，AST 63U/L，TBIL 24μmol/L，DBIL 6μmol/L，PTA 69%，乙肝、丙肝阴性。腹部 CT 示：肝脏多发异常密度影，下腔静脉肝内段明显狭窄，三支肝静脉显示不清，布加综合征？请结合临床及其他相关检查。肝硬化，脾大，腹水，门静脉右支较纤细，门静脉左支及主干稍宽，肝内多发高强化结节灶。胆囊炎。腹部 MRI 示：肝脏弥漫信号异常，考虑血管性病变可能，肝小静脉闭塞症？请结合临床及其他相关检查；肝右叶片状低强化区，考虑缺血性改变；肝硬化，脾大，少量腹水，门静脉右支较纤细，门静脉左支及主干稍宽，胆囊炎，腹膜后多发小淋巴结。诊断：肝硬化失代偿期合并腹水、低蛋白血症；血管性病变可能（肝小静脉闭塞症？）；门静脉高压、食管 - 胃底静脉曲张；脾大。给予保肝、降酶、利尿、ALB 等治疗。肝功能稳定后于 5 月 9 日出院。6 月 10 日患者自觉尿黄、肤黄加重，继续原治疗；6 月 18 日到某医院住院；化验：血常规示 WBC 8.18×10⁹/L，PLT 149×10⁹/L，Hb 164g/L，PTA 41%，INR 1.89，肝功能：ALT 69U/L，AST 116U/L，TBIL 134μmol/L，DBIL 70μmol/L。腹部 CT 三维成像示：符合肝小静脉闭塞症，布加综合征不除外，胆囊炎，腹水，左侧少量胸腔积液。胃镜示：食管静脉曲张（轻度）、慢性浅表性胃炎伴糜烂，门静脉高压性胃病。诊断：肝小静脉闭塞症，给予保肝、降酶、退黄等治疗。6 月 21 日行 TIPS 治疗，术后第 2 天出现发热，下午体温最高，最高体温 38.6℃。给予"哌拉西林钠他唑巴坦钠"抗感染治疗 4d。6 月 25 日复查：血常规示 WBC 12.41×10⁹/L，PLT 140×10⁹/L，Hb 163g/L；凝血：PTA 28%，INR 2.57；肝功能：ALT 186U/L，AST 411U/L，TBIL 424μmol/L，DBIL 263μmol/L。肺部平片示：考虑两肺新发感染可能，左侧少量胸腔积液。根据化验胆红素、凝血指标提示病情已达到肝衰竭标准，给予对症处理后转入我院治疗。

2. 流行病学史　发病前 6 个月内无肝炎患者密切接触史。无输血及血制品应用史。发病前 3 个月内无不洁饮食史。

3. 既往史　20 年前发现"胆囊炎"，无"伤寒、结核、猩红热"等传染病病史，无"心、脑、肺、肾"等脏器慢性病病史。2018 年 3 月因治疗"阳痿"服用中药治疗 1 个月。无手术外伤史，对辛辣食物过敏，表现为全身大汗。预防接种史不详。

4. 个人史　生于原籍，无血吸虫病疫水接触史，无放射性物质、毒物接触史，吸烟史 10 余年，平均 1 包 / 天，偶有少量饮酒史。无冶游史。

5. 查体　体温 37.6℃，脉搏 99 次 / 分，呼吸 18 次 / 分，血压 118/83mmHg，全身未触及浅表淋巴结增大，皮肤、巩膜重度黄染，双手静脉穿刺部位见瘀点、瘀斑，肝掌阳性，可见蜘蛛痣。双肺呼吸音粗。腹部饱满，腹壁及上肢可见散在瘀点、瘀斑，腹壁静脉曲张显露，全腹软，无压痛、轻度反跳痛，移动性浊音阳性，双下肢轻度水肿。

6. 初步诊断　①肝硬化失代偿期慢加急性肝衰竭，合并腹水、腹膜炎？胸腔积液；②肝小静脉闭塞症 TIPS 术后；③肺部感染？

（二）入院诊治第一阶段——完善检查，初步诊断

2018 年 6 月 28 日入院完善相关检查肝功能：ALT 104U/L（↑），AST 179U/L（↑），ALB 33g/L（↓），CHE 3171U/L（↓），TBIL 437.5μmol/L（↑），DBIL 276.8μmol/L（↑），ALP 204U/L（↑），GGT 73U/L（↑）；凝血：APTT 20.1s（↑），INR 1.78（↑），PTA 34.1%（↓）；血常规：Hb 158g/L，PLT 141×10⁹/L，RBC 4.79×10¹²/L，WBC 10.3×10⁹/L（↑）；PCT 0.334ng/ml，BNP 865pg/ml（↑）；血气分析：pH 7.51（↑），PaO₂ 64mmHg（↓），PaCO₂ 31mmHg（↓），HCO₃⁻ 25.8mmol/L（↑），SaO₂ 91%（↓），PAO₂–PaO₂ 46.1mmHg。巨细胞病毒、EB 病毒阴性，铜蓝蛋白正常，自身抗体阴性，乙型肝炎病毒表面抗原阴性，丙肝、甲肝、戊肝抗体阴性，化验肺炎衣原体、肺炎衣原体 IgG 抗体、IgM 抗体阴性。腹水常规：细胞总数 6569×10⁶/L、颜色深黄、李凡他试验弱阳性、分类间皮细胞 12%、白细胞总数 569×10⁶/L、分类中性粒细胞 25%、透明度微浑。痰普通真菌培养回报阳性，痰培养提示产酸克雷伯杆菌。

CT（心胸部位）检查提示：双侧少量胸腔积液，双肺下叶局限性膨胀不全。右肺中叶陈旧性病变。X 线胸片提示：双侧胸腔积液伴肺组织膨胀不全，不除外合并双肺感染，请结合胸部 CT 检查。腹部 B 超：肝内多发片样高回声团（建议结合增强影像学检查），肝硬化、脾大、腹水，胆囊继发改变，门、脾静脉扩张，TIPS 术后。超声（浅表组织）检查提示：双侧颈部多发淋巴结、双侧腋窝多发淋巴结、双侧腹股沟多发淋巴结可见。磁共振（腹部 MR）检查（图 38-1）提示：肝硬化，脾大，腹水；TIPS 术后改变，管腔内血栓形成；肝静脉显示欠清，脾静脉曲张；肝实质异常强化，符合肝小静脉闭塞综合征改变，建议与原片比较。胆囊炎。

上级医师查房后指出：根据患者外院检查及入院后化验检查结果，支持诊断：①肝硬化失代偿期慢加急性肝衰竭，合并腹水、原发性腹膜炎、胸腔积液；②肝小静脉闭塞症；③ TIPS 术后。给予特治星抗感染及保肝、降酶、退黄、利尿、输入血浆等治疗。患者属中期肝衰竭，且存在感染、病情危重，预后差，与患者家属详细交代病情，患者家属表示理解。有肝移植意愿，

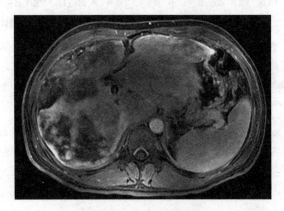

图 38-1　患者 MRI 表现

请移植科会诊协助诊治。

（三）入院诊治第二阶段——肝衰竭的治疗

1. 2018 年 6 月 30 日复查肝功能：AST 113U/L（↑），GGT 90U/L（↑），TBIL 511.2μmol/L（↑），ALP 217U/L（↑），ALT 58U/L（↑），DBIL 328.9μmol/L（↑），ALB 33g/L（↓），CHE 3514U/L（↓）；凝血：INR 1.78（↑），PTA 34.1%（↓），APTT 20.1s（↑）。胆红素较前上升，凝血功能相对稳定，请血液净化科会诊后，于 7 月 2 日、5 日、13 日行血浆置换。

2. 患者入科后诊断腹腔感染，已给予特治星治疗，7 月 4 日根据腹水药敏试验调整为左氧氟沙星抗感染治疗。7 月 9 日化验血常规：Hb 155g/L，PLT 167×10^9/L，RBC 4.80×10^{12}/L，WBC 6.77×10^9/L；肝功能：GGT 83U/L（↑），ALT 26U/L，ALP 219U/L（↑），AST 60U/L（↑），DBIL 245.3μmol/L（↑），TBIL 331.8μmol/L（↑），ALB 28g/L；凝血：APTT 17.9s（↑），INR 1.58（↑），PTA 39.7%（↓）；BLA 112.0μmol/L（↑），乳酸 4.89mmol/L（↑），PCT 0.41ng/ml。

上级医师查房后指示：乳酸升高，考虑不除外与乳酸代谢下降有关，乳酸左氧氟沙星调整为盐酸左氧氟沙星抗感染治疗，抗感染治疗同时注意监测乳酸水平。患者 TIPS 术后，有肝衰竭基础，血氨升高，注意警惕肝性脑病，给予脱氨、酸化肠道等治疗。

3. 2018 年 7 月 18 日，患者出现腹泻伴腹痛，最高体温 38.3℃，查体：腹部饱满，无压痛，反跳痛明显，移动性浊音阳性，余查体同前无特殊。化验血常规：WBC 14.56×10^9/L（↑），CRP 63.03mg/L（↑），PCT 1.03ng/ml（↑）；凝血：PTA 35.1%（↓），APTT 20.0s（↑），INR 1.77（↑）；肝功能：ALB 27g/L（↓），ALT 31U/L，TBIL 535.5μmol/L（↑），DBIL 388.1μmol/L（↑）；BLA 49.2μmol/L（↑）。急查腹水常规示：分类淋巴细胞 55%、细胞总数 9841×10^6/L，颜色深黄、李凡他试验弱阳性、分类间皮细胞 3%，白细胞总数 841×10^6/L，分类中性粒细胞 42%，透明度微浑。

上级医师查房后指示：血结果提示 WBC、PCT 均较前明显上升，腹水白细胞、分类中性粒细胞明显增高，考虑原发性腹膜炎控制不佳。给予头孢哌酮／舒巴坦抗感染治疗。

4. 2018 年 7 月 19 日患者体温恢复正常。

5. 2018 年 7 月 20 日患者肝衰竭进展（图 38-2，图 38-3），患者主动要求出院到外院行肝移植。

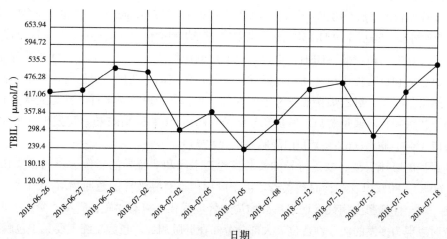

图 38-2　总胆红素变化趋势

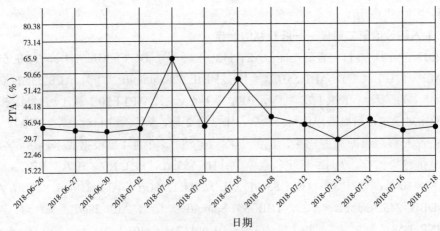

图38-3　活动度变化趋势

（四）随访

1. 2018 年 7 月 22 日　患者在某医院行肝移植，移植后病情稳定。患肝活检提示：（肝）组织内血管增生，管腔扩张，异型细胞增生呈簇状、乳头状突入管腔，肝实质内散在肿瘤呈簇状排列，部分围绕成小管腔，内见 RBC，细胞中度核异型，部分细胞异型性明显，胞质可见空腔样结构，核分裂象少见。间质黏液变性。病变弥漫分布，部分沿静脉及肝窦生长，累及肝脏多叶。结合免疫表型提示：考虑为血管源性肿瘤，倾向为上皮样血管内皮瘤。肝门部软组织内小血管壁可见肿瘤浸润，门静脉及肝动脉断端未见肿瘤。胆管断端未见肿瘤。胆管断端未见肿瘤。肝静脉断端血管壁局灶可见肿瘤浸润。（第八组）淋巴结可见转移瘤 2/2。其余肝组织呈慢性活动性肝炎表现。肝小叶结构广泛破坏、坏死。部分血管闭塞。

2. 2018 年 7 月 30 日　最后诊断：①肝上皮样血管内皮瘤；②慢加急性肝衰竭；③TIPS 术后；④腹膜炎。

【专家评述】

（一）专家 1 点评

1. 上皮样血管内皮瘤（EHE）最早于 1982 年由 Weiss 和 Enzinger 首选描述并命名，被确认为中间性血管性肿瘤。2002 年 WHO 软组织和骨肿瘤病理学和遗传学分类将其归为恶性血管瘤。

2. 肝上皮样血管内皮瘤（HEH）是较罕见的血管源性肿瘤。属中度或低度恶性肿瘤，恶性程度介于血管瘤和血管内皮瘤之间，该病发病率低，病因尚不明确，可能与性激素、慢性乙型肝炎病毒感染、酗酒、氯乙烯接触史等因素有关，其临床表现复杂多样。常见症状为右上腹不适或疼痛、体重减轻，偶见黄疸、发热和易疲劳。超声、CT 和 MRI 检查可发现肝大（45.7%）和脾大（17.3%）、腹水（6.6%）和门静脉高压（4.7%）。

3. 非典型的临床表现、缺乏特异的实验室检查手段和非特异的影像学表现导致 EHE 较难被发现，60%～80% 患者初诊时被误诊。由于肿瘤内部有黏液样的透明物质，CT 平扫时表现为多发的、均一性低密度病灶，增强后肿瘤周边轻度强化，可有"靶征"或"晕圈"形成。在 MRI 检查时表现为多发的实质性占位，大部分分布在肝脏周边。包膜皱缩主要见于包膜下病灶，在增强 CT 或 MRI 上可同时伴有"靶征"，提示有 EHE 的可能。但这些征象在一部分肝内胆管癌或不典型的肝海绵样血管瘤病例中也可出现。有学者建议疑似 EHE 患者在行 PET/CT 检查时应行双时相检查。

（二）专家 2 点评

1. 由于没有特征性的临床表现和实验室检查结果，影像学检查的表现与肝转移性肿瘤等疾病也难以鉴别，因此，肝病理诊断在 HEH 的诊断中非常重要。HEH 一般为多灶性结节，切面灰白或灰褐色，质地中等，可发生囊性变、硬化和钙化，偶尔可伴发肝细胞增生结节和血管瘤。也有文献报道可合并肝癌。免疫组化见肿瘤细胞 CD31、CD34 和Ⅷ因子阳性。超微结构具有特征性 Weibel-Plade 小体。

2. HEH 治疗对化疗和放疗都不敏感，肝移植是唯一可以治愈的方法。对没有条件行肝移植的，首选手术切除。由于沙利度胺有抑制血管内皮作用，可以试用于弥漫性转移性 HEH 的治疗。预后主要取决于诊断时是否同时发生肝外转移。腹膜、骨和淋巴结是 EHE 最常见的肝外转移部位。伴有临床症状或 CA19-9 升高可能是预后不良的因素。

（三）专家 3 点评

1. EHE 从影像学及临床上常常不能及时诊断，病理是最重要的诊断方法。但该患者前期误诊肝小静脉闭塞症（SOS），临床怀疑肝硬化，这是可以理解的，因为 EHE 如果肿瘤侵犯肝小静脉则出现 SOS 的影像学表现，如果侵犯肝静脉可出现布加综合征。同时因为患者可出现结节样改变，伴随门静脉高压，容易被误诊为肝硬化。

2. 该患者起病隐匿，无特殊流行病学史、家族遗传病及传染病病史，有服用 1 个月中药史，病程进展迅速，分析感染和药物为发病原因。患者处于肝硬化失代偿期，TIPS 手术后，可能因肝细胞供血不足加之感染，而加速肝衰竭的进展，经抗感染、血浆置换、保肝、降酶、退黄、脱氨、利尿、营养支持等治疗肝功能仍无改善，凝血功能逐渐下降，肝衰竭进展，只能行肝移植治疗。移植后患肝病理活检确诊为 EHE，诊断才得以明确。

（张北县人民医院　靳伟廷　王海波　朱　冰）

参考文献

任培土 . 2017. 肝上皮样血管内皮瘤的诊断及治疗 . 中华普通外科杂志，32（2）：164-165.

王旋，戴炳华，杨诚，等 . 2017. 肝上皮样血管内皮瘤的诊断与治疗 . 中华肝胆外科杂志，23（4）：222-224.

袁建勇，沈艺南，何海冠，等 . 2017. 肝上皮样血管内皮瘤 1 例并文献复习 . 肝胆外科杂志，25（2）：103-106.

赵桂玖，王庆兵，曾蒙苏，等 . 2015. 肝上皮样血管内皮瘤的 CT 和 MRI 表现 . 中国临床医学影像杂志，26（8）：577-580.

朱璐珑，曹代荣，王明亮，等 . 2018. 肝脏上皮样血管内皮瘤 MRI 征象 . 中国医学影像技术，（7）：1046-1049.

病例 39　一例肝硬化患者的诊治

【病例诊治经过介绍】

（一）病例基本情况

患者赵某，男，24 岁。因"反复黑便、呕血 2 次"于 2016 年 7 月 30 日入院。

1. 现病史　患者于 2016 年 7 月 4 日无明显诱因出现间断黑便 1 周，未予以重视，未做处理。7 月 11 日呕吐 2 次，为咖啡色隔夜食物，共约 300ml，无头痛、头晕、发热、腹痛、腹胀、厌油等不适，在某医院住院治疗。化验：ALT 27U/L，TBIL 38μmol/L，WBC $6.7×10^9$/L，Hb 46g/L，RBC $1.81×10^{12}$/L，乙肝五项：乙肝表面抗体阳性，余阴性，丙肝抗体阴性。腹部 CT 提示：肝硬化、脾大，食管 – 胃底静脉曲张，胆囊炎，双肾多发囊肿。胃镜提示：食管静脉曲张并出血，糜烂性胃炎。诊断：肝硬化伴胃底静脉曲张出血，糜烂性胃炎，胆囊炎，脾大，双肾多发囊肿。予以禁食、预防感染、护胃、止血等治疗。住院期间输浓缩红细胞 2 次（具体量不详），治疗大便转黄后于 7 月 18 日出院。7 月 25 日就诊于某医院，化验 T_3 66.2nmol/L，TSH 3.58mU/L，血清睾酮 < 0.35nmol/L（↓），SAM 血清皮质醇 66.7nmol/L（↓），血清类胰岛素生长因子 1 < 25（↓）。头颅 MRI 提示"垂体柄缺如及垂体后叶异位，符合垂体柄阻断综合征"。今为求进一步诊治来我院，门诊以"肝硬化"收入我科。

2. 既往史　2003 年（11 岁）诊断为垂体柄阻断综合征，2003 年、2005 年、2007 年、2009 年使用生长素，每日 1 次，100d 为一疗程，每年 1 个疗程。无"伤寒、结核、猩红热"等传染病病史，无"心、脑、肺、肾"等脏器慢性病病史，无手术外伤史，无药物及食物过敏史。预防接种史不详。

3. 个人史　生于原籍，无血吸虫病疫水接触史，无放射性物质接触史，无烟酒嗜好。未婚。无冶游史。

4. 流行病学史、家族史　无特殊。

5. 查体　体温 36.7℃，脉搏 80 次 / 分，呼吸 17 次 / 分，血压 103/65mmHg。营养中等，步入病房，自动体位，查体合作。神志清楚，精神尚可，应答切题，定向力、记忆力、计算力正常。幼儿面容，皮肤、巩膜无黄染，双手静脉穿刺部位未见瘀点、瘀斑，肝掌阴性，未见蜘蛛痣。全身浅表淋巴结未扪及肿大。睑结膜苍白，心、肺未见异常。腹部饱满，未见腹壁静脉曲张，全腹软，无压痛、反跳痛，墨菲征阴性，肝剑突下 4 指可及，脾左肋下 6 指，边缘光滑，质韧，无结节，无触痛，肝上界位于右锁骨中线第 5 肋间，肝、脾、双肾区无叩痛，移动性浊音阴性，双下肢无水肿。生理反射存在，病理征未引出。扑翼样震颤阴性。

6. 初步诊断　①肝硬化原因待查：遗传代谢性疾病？自身免疫性疾病？病毒性肝炎？药物性（毒物）肝病？②垂体柄阻断综合征；③贫血。

（二）入院诊治第一阶段——病因诊断

1. 2016 年 7 月 30 日 ~ 8 月 9 日　血常规：WBC $3.84×10^9$/L（↓），RBC $2.91×10^{12}$/L（↓），Hb 76g/L（↓），PLT $110×10^9$/L；生化：ALT 89U/L（↑），AST 95U/L（↑），ALP

162U/L（↑），GGT 47U/L，CHE 5990U/L，TBA 37μmol/L（↑），CRE 58μmol/L（↓）；Fe 4.1μmol/L（↓）；凝血功能正常；自身抗体阴性；结核金标抗体 1 弱阳性；游离甲状腺素 6.48pmol/L（↓），游离三碘甲状腺原氨酸 2.97pmol/L（↓）；乙肝表面抗体阳性，丙肝抗体阴性。心电图提示：窦性心动过缓伴不齐。腹部超声提示：肝硬化、脾大；胆囊继发改变。X 线胸片提示：双肺未见明确病变。腹部 CT 提示（图 39-1）：肝硬化，脾大；食管 - 胃底静脉曲张，附脐静脉开放；建议定期复查 MRI（3 ～ 6 个月）；胆囊炎改变；双肾多发小囊肿。血管三维重建提示：食管 - 胃底静脉曲张，附脐静脉开放。

上级医师查房后指出：化验结果提示无嗜肝病毒感染，自身免疫抗体阴性，患者病因不明确，存在发育迟缓，既往外院曾诊断垂体柄阻断综合征，不除外垂体柄阻断导致肝损害及肝硬化的可能。既往有垂体柄阻断引起新生儿胆汁淤积的报道，但患者出生后并无黄疸等类似表现，因此尚不能完全解释其肝硬化原因。计划完善肝穿刺活检并留取病理标本送检。患者既往曾有黑便和呕血病史，完善胃镜检查，评估食管 - 胃底静脉曲张程度。给予保肝、抑酸等对症治疗。

2. 2016 年 8 月 10 ～ 16 日　头颅 MRI 示（图 39-2）：垂体柄缺如及垂体后叶异位，符合 PSIS。胃镜（图 39-3）：食管静脉曲张（重）伴胃静脉曲张（Lemi，gb，D1.5，Rf1），门静脉高压性胃病（中），非萎缩性胃炎，幽门螺杆菌尿素酶快速检查（-）。建议：软食，每半年复查胃镜以评估静脉曲张进展，条件许可时，行曲张静脉内镜下治疗。肝穿刺病理回报（图 39-4）：早期肝硬化，活动期，Laennec 分期 F4A，结合临床不完全除外药毒物、代谢紊乱等诱导所致。免疫组化：HBsAg（-），HBcAg（-），Hepa（+），CD34（血管 +），mum-1（少数 +），CD3（灶 +），CD10（-），CD20（灶 +），CD68（散 +），CK7/CK19 示小胆管阳性。特殊染色：铜染色（-），PAS（未见异常糖原贮积），铁染色（-）。

上级医师查房指出：①患者有慢性病基础，长期用药治疗，虽然目前所用药物无明确肝损害证据，但不排除药物性肝损害可能。②患者病理结果提示肝硬化，结合患者既往存在垂体柄阻断综合征，不排除肝硬化与之相关。为进一步明确诊断，拟行病理多学科会诊。③患者胃镜提示存在食管 - 胃底静脉曲张，既往多次出现呕血，再次出血风险较大，已给予应用普萘洛尔降低门静脉压。胃镜室会诊后考虑可行内镜下治疗，向其家属详细交代病情及脾切除联合胃底静脉断流手术、TIPS 等治疗，其表示暂拒绝。

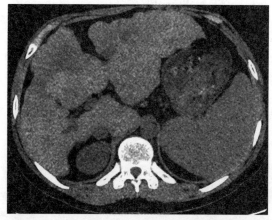

图 39- 1　肝脏 CT 结果：肝脏形态欠规整，肝表面不光滑各叶比例失常，肝裂增宽

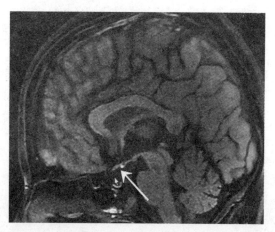

图 39-2　头颅 MRI 结果：垂体柄缺如及垂体后叶异位，箭头所示为垂体柄位置

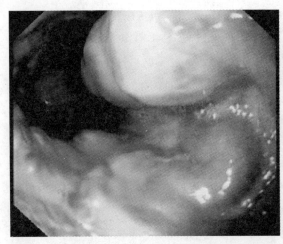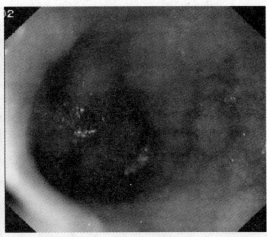

图 39-3　胃镜治疗前后静脉曲张情况

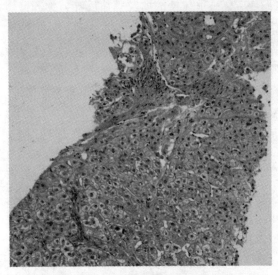

图 39-4　肝穿刺病理结果

肝小叶结构紊乱、假小叶结构形成、肝细胞弥漫性肿胀、脂肪变性，散在点灶状坏死，可见凋亡小体、窦周炎及窦周纤维化，汇管区扩大、纤维组织增生、纤维间隔形成、中等量混合炎症细胞浸润，轻度界面炎

3. 2016 年 8 月 16 日　院内外病理专家会诊结果考虑：静止期肝硬化，病因考虑与垂体功能不全有关。综合患者既往病史及肝穿刺会诊结果，考虑为垂体功能不全所致肝硬化可能性，不排除药物性肝损伤。因病理提示炎症处于静止期，且患者已经成年，不需要生长激素治疗，因此，目前仅需针对肝硬化及其并发症进行治疗，需要积极给予消化道出血二级预防，并避免接触损肝毒物或药物。

（三）入院诊治第二阶段——对症治疗

1. 2016 年 11 月 21 日 ～ 12 月 19 日　化验：WBC $3.92×10^9$/L（↓），Hb 72g/L（↓），PLT $139×10^9$/L，AST 67U/L（↑），GGT 77U/L（↑），ALT 53U/L（↑），DBIL 7.5μmol/L（↑），TBA 59μmol/L（↑），Na^+ 133mmol/L（↓），Mg^{2+} 0.66mmol/L（↓），P 1.51mmol/L（↑），PT 12.1s，PTA 87.4%，BLA 36.60μmol/L

（↑）。予以保肝、降酶治疗。并于 11 月 24 日、12 月 1 日、12 月 8 日、12 月 15 日行 4 次麻醉内镜下食管曲张静脉硬化术及一次胃静脉曲张组织胶栓塞术。

2. 最后诊断　①肝硬化失代偿期（内分泌性或药物性）；②垂体柄阻断综合征合并食管静脉曲张（重度）、胃静脉曲张、贫血（中度）。

【专家评述】

（一）专家 1 点评

1. 垂体柄阻断综合征（pituitary stalk interruption syndrome，PSIS）是垂体柄缺如或变细并出现神经垂体（垂体后叶）异位，下丘脑分泌的激素不能通过垂体柄输送到垂体后叶所致的临床系列综合征。PSIS 临床较为少见，可见散发个案，主要导致患者生长激素缺乏，生长迟缓。

2. PSIS 发病率较低，约近 0.5/10 万，我国于 2005 年首次报道。目前多认为 PSIS 与围生期窒息、创伤等引起垂体柄过度移位或受损有关，也有发病遗传学假说认为与发育障碍有关，进而影响垂体激素的分泌并导致多种激素缺乏，引起相应临床表现，尤其是生长发育异常。MRI 是诊断该病的重要辅助检查手段。本例患者既往曾行 MRI 及各种激素水平测定，结合其身材矮小，第二性征发育迟缓特点，确诊为"PSIS"。

（二）专家 2 点评

1. PSIS 最主要影响的是垂体，尤其是生长激素的分泌。生长激素是腺垂体细胞分泌的一种重要蛋白质，不仅能够促进机体生长，还可调节物质代谢。缺乏生长激素可导致代谢综合征，包括非酒精性脂肪性肝病（NAFLD）、高脂血症、胰岛素抵抗、葡萄糖不耐受、腹型肥胖、内脏细胞脂肪增多等。Takahashi 等报道了成人生长激素缺乏患者常出现肝功能异常及 NAFLD，1 例患者应用生长激素替代治疗后 NAFLD 明显减轻。Laron 等应用生长激素 – 胰岛素样因子治疗生长激素受体基因缺陷的脂肪肝患者，其病情无改善，提示生长激素对肝脂肪变有直接作用。上述结果提示垂体功能减退尤其是生长激素缺乏，与肝功能异常 NAFLD 之间具有密切相关性。其机制一方面可能因生长激素与肝脏特异性受体结合激活 JAK 激酶 2 通路受阻导致，另一方面可能与生长激素缺乏导致肝脂肪变信号转导和转录激活因子 5 信号通路异常有关。

2. PSIS 能否导致肝硬化，通过检索并未发现有病例报道，但可见青少年及婴儿期垂体功能低下合并肝硬化散在个案报道。Nyunt 等报道 1 例先天性垂体功能减退（未规律诊治）患者于 25 岁时因感染检查发现肝硬化；邢燕等报道 1 例垂体发育不良患儿 5 岁时诊断为肝硬化。NAFLD 是肝纤维化和肝硬化的基础，报道中患者的肝组织中可见明确的脂肪变性，因此推测此例 PSIS 患者可能由于生长激素缺乏导致 NAFLD 进而引起肝硬化。

3. 有研究者指出，出生早期即 3 个月内，最迟不能超过 3 岁，若发现垂体及肝功能异常，早期给予生长激素替代治疗尚可逆转脂肪肝、肝炎、肝纤维化，但一旦发展至肝硬化，则需行肝移植。本例患者尽管曾经接受过 4 个疗程的生长激素治疗，但是在 11 岁时才接受首次剂量，对其生长发育未发挥良好的促进作用，也可能延误了肝脏脂肪性肝炎病变的逆转，进而引起疾病进展导致肝硬化。该患者肝硬化的原因是否为单一因素造成，有待研究论证。因患者有慢性病基础，长期接受治疗，所用药物是否造成药物性肝损害不能排除。

（解放军总医院第五医学中心　田　华　吕　飒

首都医科大学附属北京佑安医院　刘　晖）

参考文献

何杨梅，刘岩，刘揆亮，等 . 2015. 青少年垂体功能减退并发成年后隐源性肝硬化 1 例 . 世界华人消化杂志，23（26）：4293–4296.

Laron Z, Ginsberg S, Webb M. 2008. Nonalcoholic fatty liver in patients with Laron syndrome and GH gene deletion – preliminary report. Growth Horm IGF Res, 18: 434–438.

Sos BC, Harris C, Nordstrom SM, et al. 2011. Abrogation of growth hormone secretion rescues fatty liver in mice with hepatocyte–specific deletion of JAK2. J Clin Invest, 121: 1412–1423.

Spray CH, Mckiernan P, Waldron KE, et al. 2000. Investigation and outcome of neonatal hepatitis in infants with hypopituitarism. Acta Paediatr, 89: 951–954.

病例 40　一例肝硬化患者的诊治

【病例诊治经过介绍】

（一）病例基本情况

患者张某，女，34 岁。主因"乏力、纳差 3 年，上腹部胀痛 2 周"于 2016 年 8 月 16 日入院。

1. 现病史　缘于 2013 年因乏力、纳差在当地医院住院，化验肝功能异常（具体值不详），给予保肝、降酶等治疗后肝功能好转出院。出院后口服"护肝片"等药物，仍时有乏力。2 周前患者感上腹部胀痛，伴恶心、呕吐，无发热、咳嗽、呼吸困难、腹泻，8 月 10 日患者在当地医院行腹部彩色多普勒超声提示"弥漫性肝损害、脾大、腹水。"给予口服"螺内酯片"后腹部胀痛减轻。今为治疗来我院，门诊以"肝硬化并腹水"收入我科。

2. 既往史　无特殊既往史，偶饮酒，量少，否认吸烟史。

3. 查体　体温 36.7℃，脉搏 100 次 / 分，呼吸 18 次 / 分，血压 104/62mmHg，体型消瘦，神志清楚，精神一般，面色黄，全身皮肤、巩膜黄染，肝掌阳性，未见蜘蛛痣。全身浅表淋巴结未扪及肿大。心、肺查体未见异常。腹部饱满，腹壁静脉显露，全腹无压痛、反跳痛，肝右肋下平脐，剑突下 5cm，质韧无触痛，脾左肋下未触及，肝上界位于右锁骨中线第 6 肋间，肝、脾、双肾区无叩痛，移动性浊音阳性。双下肢无水肿。扑翼样震颤阴性。

4. 初步诊断　肝硬化失代偿期合并腹水。

（二）入院诊治第二阶段——病因查找

1. 2016 年 8 月 18 日　入院化验：WBC $15.51×10^9$/L（↑），N 87.54%（↑），Hb 98g/L（↓），PLT $112×10^9$/L，DBIL 59.9μmol/L（↑），TBIL 77.4μmol/L（↑），ALT 19U/L，GGT 500U/L（↑），ALB 24g/L（↓），CHE 2260U/L（↓），TB 2.68mmol/L，TC 3.15mmol/L，PTA 50.5%（↓），BLA 25.6μmol/L，CRP 34.74mg/L（↑），PCT 0.176ng/ml，AFP 2.97ng/ml，ESR 71mm/h（↑），IgA 10.6g/L（↑），IgG 22.99g/L（↑），IgM 2.95g/L（↑），心肌酶正常，乙肝、丙肝、梅毒、艾滋病血清标志物均阴性，自身抗体五项均阴性。腹部彩色多普勒超声：肝实质弥漫性损害（肝硬化结合临床）、脾大、腹水（少量）；中 - 重度脂肪肝；门静脉高压、侧支循环开放；胆囊壁毛糙、胆囊多发结石、胆囊胆汁淤积。胃镜：食管静脉曲张（中）伴胃静脉曲张（Lemi，gb，D1.0，Rf1），门静脉高压性胃病（中），非萎缩性胃炎，幽门螺杆菌尿素酶快速检查（-）。建议：软食，每 6 个月复查胃镜以评估静脉曲张进展。心电图：窦性心动过速。补充诊断：贫血、低钠血症、低钾血症、胆囊结石。给予保肝、利尿、支持治疗。

2. 2016 年 8 月 22 日　超声（浅表组织）提示：甲状腺弥漫性病变，甲状腺左叶片状稍低回声区。腹部大血管超声：门静脉高压、侧支循环开放，肝动脉流速增高（结合临床）。妇科彩色多普勒超声：子宫附件未见明显异常，宫内节育器。颈部淋巴结：双侧颈部淋巴结可见。腹部 CT：肝硬化，脾大，腹水，食管 - 胃底静脉曲张，附脐静脉开放，动脉期肝实质强化不均匀，考虑异常灌注，建议随诊复查；脂肪肝；胆囊结石，胆囊炎。血管三维重建：食管 - 胃底静脉曲张，附脐静脉开放。心脏彩色多普勒超声：三尖瓣反流（轻度）。肺 CT：右肺中叶及左肺上叶下舌段病变考虑感染可能，请结合临床。

上级医师查房指出：结合目前化验检查结果，不支持布加综合征，心源性、病毒性肝炎、酒精性、自身免疫性等肝硬化，因大量腹水、凝血机制差等，建议考虑经颈静脉肝穿刺明确病因，继续目前治疗。

3. 2016 年 8 月 24 日　患者精神、夜眠欠佳，饮食量少，腹部胀满，尿黄，尿量可，大便正常，查体同前。化验肝功能：AST 87U/L（↑），GGT 226U/L（↑），TBIL 83.6μmol/L（↑），DBIL 64μmol/L（↑），ALP 109U/L，ALT 13U/L，ALB 28g/L（↓），CHE 1882U/L（↓）；甲状腺功能：TSH 18.1mU/L（↑），FT_3 3.03pmol/L（↓），FT_4 20.7pmol/L，T_3 0.887nmol/L（↓），T_4 89.7nmol/L；凝血功能：PTA 54.3%（↓）；ESR 82mm/h（↑）；BLA 14μmol/L；急诊心功能未见异常。磁共振（脊柱脊髓）检查提示：胸椎 MRI 平扫未见异常，腰 $_{4\sim5}$、腰 $_5$～骶 $_1$ 椎间盘膨出。

上级医师指示择期行肝穿刺术。

4. 2016 年 8 月 30 日　给予行经颈静脉肝穿刺术，病理（组织定量）检查提示：（肝穿刺组织）肝硬化，活动期，轻度肝内淤胆，考虑脂肪性肝炎，不除外非酒精性脂肪性肝炎，并请临床进一步除外药物、酒精等因素。免疫组化：HBsAg（-），HBcAg（-），Hepa（+），CD34（血管 +），mum-1（少数 +），CD3（散 +），CD10（+），CD20（散 +），CD68（散 +），CK7/CK19 示胆管增生。特殊染色：铜染色（-），PAS（未见异常糖原贮积），铁染色（-）。

（三）入院诊治第二阶段——治疗

1. 2016 年 9 月 1 日　内分泌科会诊后，诊断甲状腺功能减退，给予甲状腺素片口服治疗，左甲状腺素钠片 25μg 口服，每日 1 次，继续保肝、降酶、退黄、蛋白支持、利尿等综合治疗。

2. 最后诊断　①脂肪性肝炎肝硬化失代偿期合并腹水、食管静脉曲张、胃静脉曲张；②甲状腺功能减退；③贫血（中度）；④胆囊结石；⑤门静脉高压性胃病；⑥非萎缩性胃炎。

（四）随访

2016 年 12 月 16 日，患者精神可，腹胀基本消失，查体肝脏较上次住院时缩小。化验：WBC 3.91×10^9/L，Hb 81g/L（↓），PLT 77×10^9/L（↓），ALT 9U/L，AST 45U/L（↑），ALP 174U/L（↑），GGT 151U/L（↑），DBIL 16.3μmol/L（↑），TBIL 22.6μmol/L（↑），PTA 56.4%（↓），TSH 5.69mU/L（↑），FT_3 16.1pmol/L，T_4 122nmol/L，T_3 1.69nmol/L，甲状腺球蛋白抗体 574.4U/ml（↑），抗甲状腺过氧化物酶抗体 37.36U/ml（↑）。CT（身体）检查：肝硬化，脾大，食管 - 胃底静脉曲张，附脐静脉开放；动脉期肝实质强化不均匀，考虑异常灌注；脂肪肝；胆囊结石，胆囊炎。

【专家评述】

（一）专家 1 点评

1. 甲状腺功能减退可累及多个系统损伤，如出现甲状腺功能减退的典型临床表现，往往可考虑到甲状腺功能减退，但当某一系统表现突出时，或某一严重疾病合并甲状腺功能减退时，往往容易漏诊及误诊，甲状腺功能减退误诊肝硬化合并腹水可见较多报道。

2. 甲状腺素功能减退时，可导致肝组织及肝功能受损，其发病机制复杂，目前认为有以下多种原因：甲状腺功能减退时肝谷胱甘肽的生物合成减低，不能维持谷胱甘肽的稳定性容易造成肝组织学受损及肝功能异常；甲状腺功能减退是一种自身免疫性疾病，自身抗体的靶器官除了甲状腺，其激活的细胞毒 T 细胞对肝细胞也造成攻击，使肝细胞凋亡和坏死；甲状腺功能减退可引发肝线粒体功能异常，刺激胶原的合成，抑制基质金属蛋白酶合成，诱发肝淤血，肝细胞肿胀缺氧；甲状腺功能减退可引起水钠潴留及淋巴回流受阻，肝中央小叶充血性纤维化和间质性水肿，导致肝大、腹水；甲状腺功能减退可导致非酒精性脂肪肝。

3. 非酒精性脂肪肝（NAFLD）是一种无过量饮酒史、肝实质细胞脂肪变性和脂肪贮积为特征的临床病理综合征。NAFLD 与代谢综合征、糖代谢异常等密切相关。近年来，NAFLD 在我国的发病率逐年增加，美国 NAFLD 患病率约 20％。随着 NAFLD 病因学研究的深入，除了传统的 NAFLD 危险因素如 BMI 过高、高脂血症、糖尿病和 35 ～ 50 岁年龄段等因素外，内分泌激素的影响如生长激素缺乏、性腺功能减退、垂体功能减退、多囊卵巢综合征、高皮质醇血症、甲状腺功能减退等，在 NAFLD 的发病过程中起了重要的作用。随病程的进展，NAFLD 肝组织学表现不一，包括单纯性脂肪肝、脂肪性肝炎、脂肪性肝纤维化和脂肪性肝硬化 4 种病理类型。

（二）专家 2 点评

1. 甲状腺功能减退不管累及哪个系统，治疗原则均以治疗甲状腺功能减退补充甲状腺素为主，当累及肝时辅以保肝治疗，一般随着甲状腺功能减退患者临床症状的逐渐改善，甲状腺功能的逐渐恢复，肝功能也会逐步好转，早期的肝损害为可逆性病变。

2. 据文献报道，一般肝损害的程度与甲状腺功能的严重程度密切相关，越来越多的临床研究证实，甲状腺功能减退是预测 NAFLD 发生的独立危险因素，甚至亚甲状腺功能减退也可导致 NAFLD。该病例为年轻女性，消瘦明显，却伴有三酰甘油的升高，临床诊断为甲状腺功能减退，肝脏经组织学检查，显示明确脂肪肝表现，同时经过甲状腺素的替代治疗，肝功能逐步恢复，肝脏缩小，治疗效果明显，进一步证实诊断。在临床上不能快速明确诊断的原因在于，首先，缺乏对甲状腺功能减退疾病的全面认识；其次，患者化验甲状腺功能减低的严重程度与患者肝硬化合并腹水，特别是肝脏巨大的情况存在一定差异，导致临床医师在没有肝脏病理结果的情况不能果断做出诊断。当然该患者因为胆固醇没有明显升高，诊断仍然存在一定的质疑。

（三）专家 3 点评

1. 经皮肝穿刺活检（PLB）是获取肝组织标本的首选方法，但是其开展有明显禁忌证，如大量腹水、凝血功能障碍等。对于 PLB 禁忌的患者则目前国际上可选用经颈静脉肝穿刺活检（TJLB），其适应证是大部分 PLB 的禁忌证。包括凝血功能障碍、大量腹水等。因此，TJLB 常用于严重凝血功能障碍和大量腹水患者，因为此类患者会存在出血的风险，但因 TJLB 的出血仍然流入肝静脉，这样减少了出血风险。据报道 7649 例（64 篇文献）TJLB，总的并发症的发生率为 7.1％，轻微并发症的发生率为 6.5％。在对照研究中发现 TJLB 的并发症小于 PLB 的并发症。一项纳入 1500 例患者 TJLB 研究报道，TJLB 可明确 61％患者的病理诊断，TJLB 的病理诊断结果对 50％急性肝病、62％ 慢性肝病患者和 87％肝移植手术的治疗计划产生影响。我国目前仅有几家医院开展了该项临床技术。

2. 该患者临床明确诊断肝硬化，合并腹水，凝血功能较差，临床为 PLB 操作相对禁忌，该病例采用国内领先的 TJLB 技术，获得珍贵的病理诊断，对患者的最终诊断发挥了重要作用，也是这个病例值得我们学习和借鉴的难得之处。

（解放军总医院第五医学中心　朱　冰　游绍莉）

参考文献

范建高 . 2015. 非酒精性脂肪性肝病的研究现状与展望 . 临床肝胆病杂志，31（7）：999-1001.

吕飒，游绍莉，余强，等 . 2017. 经颈静脉肝穿刺活组织检查在疑难重症肝病诊治中的可行性及意义：单中心 5 例患者分析 . 中华肝脏病杂志，25（10）：772-774.

赵家军 . 2014. 甲状腺疾病与肝脏 . 中华肝脏病杂志，22（3）：165-167.

Hazlehurst JM, Tomlinson JW. 2013. Non-alcoholic fatty liver disease in common endocrine disorders. Eur J Endocrinol, 169（2）：R27-37.

Kalambokis G, Manousou P, Vibhakorn S, et al. 2007. Transjugular liver biopsy--indications, adequacy, quality of specimens, and complications--a systematic review. J Hepatol, 47（2）：284-294.

病例 41　一例腹胀患者的诊治

【病例诊治经过介绍】

（一）病例基本情况

患者贾某，男，66 岁。主因"腹胀不适 1 个月，尿黄 15d"于 2018 年 6 月 2 日入院。

1. *现病史*　患者 1 个月前无明显诱因出现腹胀，伴食欲缺乏，无恶心呕吐，无呕血及黑便，就诊于当地医院行 B 超检查发现"腹水"，给予利尿、补蛋白等一系列治疗，腹胀缓解不明显。15 天前患者出现尿黄，皮肤、巩膜黄染。就诊于某三甲医院，行腹部 CT 提示：脂肪肝、腹水、双侧胸腔积液。行肝脏血管超声提示：门静脉流速减低，三支肝静脉、下腔静脉入心内段内径偏细，考虑布加综合征可能。给予放腹水、输注白蛋白、利尿等一系列治疗，病情未见明显缓解，为进一步治疗入我科。患者发病以来无发热，神志清，精神差，无腹痛，大便正常。

2. *既往史*　平素身体健康，否认高血压、糖尿病、冠心病病史，否认手术外伤史，否认血液制品输注史。

3. *个人史*　原籍出生，生活较规律，否认吸烟史，饮酒史 30 余年，平均日饮白酒 50 ～ 100ml，长期应用三七泡酒。

4. *家族史*　否认家族性遗传病、传染病病史。

5. *查体*　体温 36.5℃，脉搏 76 次 / 分，呼吸 15 次 / 分，血压 135/85mmHg，发育正常，营养良好，神志清楚，步入病房，查体合作。皮肤、巩膜重度黄染，无肝掌、蜘蛛痣，无出血点、瘀斑。全身浅表淋巴结无肿大，未见颈动脉异常搏动，未见颈静脉怒张，肝 – 颈静脉回流征阴性，心、肺无异常。腹部饱满，未见腹壁静脉曲张，腹软，无压痛反跳痛，肝右肋下未触及，剑突下 3.0cm，墨菲征阴性，脾左肋下未触及，移动浊音阳性，双下肢轻度水肿。扑翼样震颤阴性。

6. *初步诊断*　布加综合征？

（二）入院诊治第一阶段——初步诊断

2018 年 6 月 2 ～ 6 日，完善入院化验检查。血常规：WBC $6.54×10^9$/L，N 73％，RBC $4.59×10^{12}$/L，Hb 158g/L，PLT $117×10^9$/L；生化：ALT 43U/L，AST 26 U/L，ALP 187U/L，GGT 89U/L，TBIL 173.3 μmol/L，DBIL 112 μmol/L，ALB 27.7 g/L，GLB 25.6 g/L，肾功能、血脂、血糖正常，K^+ 3.23 mmol/L，Na^+ 133 mmol/L；凝血四项：PTA 47％，INR 1.53。乙肝、丙肝病毒学标志物均阴性，自身抗体均阴性，AFP、CEA、CA19-9、CA125 均正常。胸部 CT：少量胸腔积液，双下肺膨胀不全。肝脏超声：肝脏略大伴弥漫性改变，大量腹水。肝脏血管彩色多普勒超声：肝静脉血流通畅，门静脉流速减低。胃镜检查：食管 – 胃底静脉轻度曲张伴门静脉高压性胃病。磁共振静脉血管成像：肝静脉显示异常并实质灌注异常，动静脉期肝实质呈"花斑样"改变，考虑肝小静脉闭塞可能，大量腹水。

入院后给予常规保肝退黄、补蛋白利尿治疗，但患者腹胀症状没有好转。上级医师查房后指示：患者腹胀为主要表现，存在明显门静脉高压，从目前影像学检查来看，未见到 3 支肝静脉显影异常，符合肝小静脉闭塞表现。和家属交代病情，准备行 TIPS，并在术中测压，同时行经颈静脉肝穿刺检查，进一步明确诊断。

（三）入院诊治第二阶段——TIPS 治疗

1. 2018 年 6 月 7 日　患者今日行 TIPS 治疗，术中测压 HVPG 53cmH$_2$O，同时行肝穿刺病理检查，手术过程顺利，术后安全返回病房。

2. 2018 年 6 月 11 日　肝脏病理回报：肝小叶中心肝窦明显扩张、淤血，范围较广泛，大部肝板萎缩变窄，有的消失，仅汇管区周围带肝细胞保留，淤血带内见一终末肝静脉内膜下组织疏松水肿、管腔狭小，部分留有裂隙，周围增厚管壁内少量单个核细胞浸润，另见 3 个小的终末静脉管腔不同程度闭塞。病理诊断：肝终末静脉闭塞症。

3. 2018 年 6 月 20 日　患者经过 TIPS 手术后，腹胀症状逐渐好转，黄疸曾一过性下降，但近 3d 肝功能损害进行性加重。化验血常规：WBC 5.54×10^9/L，RBC 3.52×10^{12}/L，Hb 118g/L，PLT 245×10^9/L；凝血四项：PTA 67%，INR 1.23；生化：ALB 37.4g/L，ALT 43U/L，AST 31U/L，TBIL 277.3μmol/L，DBIL 247.5 μmol/L。为进一步治疗，转至解放军总医院第五医学中心继续治疗。

（四）转院诊治第三阶段——寻找原因继续治疗

1. 2018 年 6 月 21 日　转院后经上级医师查房指示：患者有长期大量饮酒史，肝功能损害，符合酒精性肝损害标准。现主要问题是在外院因肝小静脉闭塞行 TIPS 治疗，术后病情恢复尚可，但胆红素近几日持续上升，不除外支架置入后肝脏血流减少，肝功能下降，胆红素代谢异常，另外，还需进一步化验检查，明确有无感染等并发症导致肝功能进一步恶化。

2. 2018 年 6 月 22 日　患者入院第 2 天出现发热，体温 37.6℃，无畏寒寒战，无咳嗽咳痰，无腹胀腹痛，查体双肺呼吸音清，腹软无压痛，移动浊音阳性。化验：血氨 21.1μmol/L，PTA 79.4%，PCT 0.196ng/ml，ALT 42U/L，AST 38U/L，TBIL 376μmol/L，ALP 238U/L，DBIL 277.9μmol/L，ALB 32g/L，CHE 2405U/L，G 试验＜10pg/ml。血常规：WBC 5.97×10^9/L，NE 44.3%，RBC 2.92×10^{12}/L，Hb 100g/L，PLT 177×10^9/L，结核抗体二项阴性。B 超：肝弥漫性损害，胆囊继发改变。肺 CT：双肺多发斑片影，考虑炎症。因腹水量较少，未行腹腔穿刺检查。

上级医师查房指出：患者虽然化验提示感染指标不明显，但有发热及影像学表现，肺内感染诊断明确，给予哌拉西林他唑巴坦钠治疗。考虑近期肝功能恶化与感染相关，待感染控制后，若肝功能无明显好转，可行人工肝治疗。

3. 2018 年 7 月 10 日　经过抗感染治疗，患者体温很快恢复正常，复查 CT 感染灶明显减少。并于 6 月 27 日、7 月 2 日行两次人工肝治疗，肝功能逐渐恢复。化验：ALB 33g/L，TBIL 154.7μmol/L，DBIL 123.2μmol/L，CHE 3691U/L（↓），患者出院继续巩固治疗。

最终诊断：肝小静脉闭塞病合并腹水，酒精性肝损害，肺内感染。

【专家评述】

（一）专家 1 点评

1. 肝小静脉闭塞病（hepatic veno-occlusive disease，HVOD），又称为肝窦阻塞综合征（hepatic sinusoidal obstruction syndrome，HSOS），是由各种原因导致的肝血窦、肝小静脉和小叶间静脉内皮细胞水肿、坏死、脱落进而形成微血栓，引起肝内淤血、肝损害和门静脉高压的一种肝血管性疾病。欧美报道的病例大多发生在骨髓造血干细胞移植（hematopoietic stem cell transplantation，HSCT）预处理后，国内报道以服用含吡咯生物碱（pyrrolidine alkaloid，PA）的植物居多，其中以土三七（或称菊三七）导致的 HVOD 占 50%～88.6%。由 PA 导致 HVOD 的发病机制主要包括 PA 对肝窦和中央静脉内皮细胞的直接损伤，以及 PA 对骨髓祖细胞损伤阻止内皮细胞修复，从而发生肝窦内皮细胞肿胀、损伤、脱落，肝窦显著扩张、充血。

2. PA-HVOD 的主要临床表现包括腹胀、肝区疼痛、食欲缺乏、乏力、腹水、黄疸、肝大等。患者多数在服用含 PA 植物后 1 个月内发病，也可经过较长时间后出现临床症状。

3. 在诊断方面，目前国际上有针对 HSCT-HVOD 的改良 Seattle 标准和 Baltimore 标准，但因为我国多数为 PA-HVOD，因此，我国于 2017 年参照上述标准，制定了 PA-HVOD 的诊断路径和"南京标准"。即：有明确服用含 PA 植物史，且符合以下 3 项或通过病理确诊，同时排除其他已知病因所致肝损害：①腹胀和（或）肝区疼痛、肝大和腹水；②血清总胆红素升高或其他肝功能异常；③典型的增强 CT 或 MRI 表现。本患者充分符合上述诊断标准，并最终通过病理检查证实。

HVOD 的影像学检查比较有特点。B 超检查可以发现肝脏弥漫性肿大，肝实质回声增粗增密，分布不均匀，可见沿肝静脉走行的"斑片状"回声减低区及腹水。彩色多普勒超声的表现是门静脉、脾静脉内径正常，血流速度减慢（＜25cm/s）。典型 CT 表现包括：①肝脏弥漫性肿大，平扫显示肝实质密度不均匀减低；②静脉期和平衡期肝实质呈特征性"地图状""花斑样"不均匀强化，门静脉周围出现的低密度水肿带称为"晕征"；③尾状叶、肝左外叶受累稍轻，肝静脉周围肝实质强化程度较高，呈现特征性"三叶草征"，肝静脉管腔狭窄或显示不清，下腔静脉肝段受压变细；④通常合并腹水、胸腔积液、胆囊壁水肿和胃肠壁水肿等肝外征象。典型 MRI 表现包括：①平扫表现为肝脏体积增大和大量腹水，肝脏信号不均；② 3 支肝静脉纤细或显示不清；③ T_2 加权成像表现为片状高信号，呈"云絮状"；④动态增强扫描表现为动静脉期不均匀强化，呈"花斑状"，延迟期强化更明显。

4. 如临床中遇到患者有可疑 HVOD 时，一般可以通过超声作为初筛，并进一步完善腹部增强 CT 和（或）MRI 检查，发现典型征象者，有助于确诊为 HVOD。对于实验室和影像学检查不典型的疑诊患者，可行肝组织检查获取病理支持。但此类患者往往会有腹水，常规肝穿刺不能实施，因此可行经颈静脉肝穿刺获得标本，并可在术中行肝静脉压力梯度（hepatic venous pressure gradient，HVPG）测定，评估门静脉高压情况。

（二）专家 2 点评

1. 在治疗方面，首先停止服用含 PA 的植物，对症支持治疗包括保肝、利尿、改善微循环等，应当尽早开始。腹水严重且药物治疗无效时可考虑腹腔置管引流，当液体潴留和严重肾功能下降时，需要进行血液透析或血液滤过。急性期/亚急性期患者在排除禁忌情况下，建议给予抗凝治疗。内科治疗效果不佳者，可行经颈静脉肝内门腔分流术（TIPS）控制顽固性腹水和门静脉高压。对于合并肝衰竭内科治疗不佳的患者，可考虑行肝移植术。

2. 存在腹水、黄疸等表现的急性期/亚急性期患者是抗凝治疗的主要人群，应尽早开始。禁忌证主要是合并严重出血疾病或出血倾向。抗凝药物首选低分子肝素，亦可联合或序贯口服维生素 K 拮抗药（华法林）。国内部分单位在 PA-HVOD 的治疗中有使用肝素或低分子肝素抗凝的小样本报道，治愈率和好转率达 70%～88.9%，因此，建议急性期/亚急性期的 PA-HVOD 患者应尽早给予抗凝治疗。

3. 目前有几篇小样本研究报道了 TIPS 治疗急性期 HSCT-HVOD 的效果，疗效各异。国内也有小样本研究发现 TIPS 治疗在对症支持或联合抗凝治疗无效后的 PA-HVOD 效果较好。因此，TIPS 对于内科治疗无效的 PA-HSOS 可能是一个很好的选择，可以避免患者行肝移植。本患者就是未通过抗凝治疗，行 TIPS 并联合人工肝治疗取得了较好疗效，值得临床借鉴，但患者的远期疗效还需要进一步观察。

（三）专家 3 点评

1. 本患者行 TIPS 手术后，门静脉高压症状很快缓解，腹水逐渐消退，在疾病恢复过程中却出现黄疸再次上升情况。经过医师详细检查，明确为肺内感染造成肝损害。感染是肝衰竭或重症肝病患者死亡或病情进展的重要因素，同时据报道 TIPS 术后因肝脏供血不足等因素，少数患者会出现肝损害等不良反应。因此提示临床医师在发现肝功能异常情况时，要多方面寻找原因，及时治疗，对于改善患者预后非常重要。

2. 本病主要应与布加综合征（BCS）相鉴别，尤其是单纯肝静脉阻塞型 BCS，两者容易混淆。因为 PA-HSOS 时，肝大压迫下腔静脉造成其狭窄特别容易误诊，但肝静脉变细且不具备肝静脉间交通支是其与 BCS 的重要区别。对于一些诊断困难或者疑似病例可以通过下腔静脉造影或者 HVPG 测定来进一步明确诊断。虽然 BCS 和 PA-HSOS 临床表现相似，但两类疾病的发病机制与治疗不尽相同，因此，鉴别诊断显得尤为重要。

（世纪坛医院介入科　王　磊　刘福全）

参考文献

王轶，张峰，张明，等 . 2015. 经颈静脉肝内门腔静脉分流术治疗误服土三七后肝小静脉闭塞所致顽固性腹水的疗效 . 世界华人消化杂志，23（26）：4261-4265.

中华医学会消化病学会肝胆疾病协作组 . 2017. 吡咯生物碱相关肝窦阻塞综合征诊断和治疗专家共识意见（2017 年，南京）. 临床肝胆病杂志，9（2）：1627-1637.

病例 42　一例肝硬化合并腹水患者的诊治

【病例诊治经过介绍】

（一）病例基本情况

患者刘某，男，60 岁。因"腹胀 1 个月余"于 2018 年 6 月 14 日入院。

1. **现病史**　患者自诉 1 个月前大量饮酒后出现腹胀，无腹痛、呕吐、恶心等不适，就诊于当地医院，化验示肝功能无明显异常；腹部磁共振示：肝硬化可能性大，脾大，腹水，胃肠镜示：胃肠多发息肉，行胃肠镜下息肉摘除术，并给予保肝、利尿等药物治疗，腹水未见明显减少，为进一步治疗来我院。此次发病以来，精神尚可，食欲正常，睡眠正常，未见白陶土样便及血便，体重无明显变化。

2. **流行病学史**　否认肝炎患者接触史，发病前 6 个月内无输血及血制品应用史。发病前 3 个月内无不洁饮食史。

3. **既往史**　2015 年于北京市某医院行"肺错构瘤切除术"；否认"伤寒、结核病"病史；否认"心、脑、肾"等脏器慢性病病史；否认外伤史；否认药物过敏史，对花粉、海鲜、粉尘等过敏，过敏后全身皮疹，脱离过敏原后可自行缓解；预防接种史不详。

4. **个人史**　生于原籍，未到过疟疾、鼠疫、血吸虫等疫区；无吸烟史，饮酒史 30 余年，每周 2 ～ 3 次，平均每次摄入白酒 40g；已婚，否认冶游史。

5. **查体**　体温 36.5℃，脉搏 86 次 / 分，呼吸 18 次 / 分，血压 125/86mmHg，慢性病容，表情自然，全身皮肤、巩膜无黄染，肝掌阳性，未见蜘蛛痣。浅表淋巴结未触及。胸廓对称，左侧胸部可见一长约 10cm 陈旧性手术瘢痕，愈合良好，双肺呼吸音清，未闻及干、湿啰音。心界不大，心律规则，各瓣膜听诊区未闻及杂音。腹部膨隆，未见腹壁静脉曲张，腹壁柔软，全腹无压痛、反跳痛，肝脾肋下未触及，肝－颈静脉回流征阴性，墨菲征阴性，肝区、脾区无叩痛，肝上界位于右锁骨中线第 5 肋间，移动性浊音阳性，肠鸣音正常。双下肢无水肿，扑翼样震颤阴性。

6. **辅助检查**　2018 年 5 月 28 日胃镜示胃息肉内镜治疗术，慢性非萎缩性胃炎。病理诊断：胃底管状腺瘤。结肠镜：距肛门约 9cm 处见范围约 2.5cm×2.5cm 隆起型病变，表面凹凸不平，活检 5 块（标本 1）；距肛门约 60cm 及升结肠分别见一直径约 0.8cm 息肉，均圈套切除（标本 2、标本 3）。病理结果：高级别上皮内病变，局部癌变（标本 1）；绒毛状管状腺瘤伴低级别上皮内病变（标本 2、标本 3）。2018 年 5 月 30 日 PET–CT 结论：直肠局部肠壁不均匀增厚，伴糖代谢增高，考虑为恶性肿瘤所致；左肺上叶尖后段结节样密度增高影，考虑为炎性结节；胃壁伴糖代谢稍增高，考虑为炎性改变所致；腹水、盆腔积液。

7. **初步诊断**　①肝硬化失代偿期合并腹水；②直肠癌。

（二）入院诊治第一阶段——初步诊治

2018 年 6 月 14 ～ 18 日化验，血常规：WBC $6.69×10^9$/L，N 41.4 %（↓），EO % 41.3 %（↑），RBC $4.33×10^{12}$/L，Hb 128g/L（↓），PLT $208×10^9$/L；肝、肾功能：ALT 35U/L，AST

19U/L，GGT 47U/L，ALB 33g/L（↓），CHE 4079U/L（↓），TBIL 7.5μmol/L，GLU 6mmol/L，CRE 89μmol/L；BLA 36.7μmol/L（↑）；CRP 107.12mg/L（↑）；PCT 0.136ng/ml；AFP 2.62ng/ml；凝血：D-DT 1.06mg/L（↑），PTA 92.8%，INR 0.99；心肌酶谱正常。甲、乙、丙、戊型肝炎病毒血清学指标均阴性。抗 EBV-IgM、抗 CMV-IgM、抗 HPV-IgM、抗 SHV-IgM、自身抗体系列均为阴性；TPHA 阴性；抗 -HIV 阴性；尿常规及便常规正常。肺部 CT：左肺上叶小结节，陈旧性病变可能。予以腹腔穿刺置管术，送检腹水常规：李凡他试验阳性、细胞总数 $30.723×10^9$/L、白细胞总数 $24.723×10^9$/L、分类中性粒细胞 93%。

　　上级医师查房后指出：患者为老年男性，长期大量饮酒史，此次起病相对急，肝功能轻度异常、低蛋白血症、脾大、腹水，排除嗜肝及非嗜肝病毒感染、药物性肝损害、自身免疫性肝病，诊断为酒精性肝硬化失代偿期，腹水。另结合外院结肠镜及病理提示直肠癌。患者目前虽无发热、腹痛症状，查体亦无腹部压痛、反跳痛，血白细胞及降钙素原相关感染指标无明显异常，但腹水结果回报提示白细胞水平升高明显，不排除腹腔严重感染，给予亚胺培南西司他丁钠抗感染治疗，同时给予保肝、利尿对症治疗，进一步完善腹水病理、细菌学检查及腹部增强MRI 检查。

（三）入院诊治第二阶段——可疑腹水

　　2018 年 6 月 19 日，复查腹水常规：颜色乳黄、透明度浑，李凡他试验阳性、细胞总数 $33\,991×10^6$/L，白细胞总数 $30\,991×10^6$/L，分类中性粒细胞 91%、分类淋巴细胞 8%、类间皮细胞 1%；腹水生化：总蛋白 63g/L，ALB 27g/L，GLO 36g/L，A/G 0.74，乳酸脱氢酶 164U/L，腺苷脱氨酶 23U/L，总胆固醇 4.13mmol/L；腹水病理结果回报：（腹水）大量分叶核白细胞及少量间皮细胞，未见明确恶性肿瘤成分。细菌培养阴性。血常规：WBC $8.64×10^9$/L，N 38.4%（↓），EO% 46.6%（↑）；ALB 33g/L。腹部 MRI 提示：肝硬化（请结合临床），腹水，附脐静脉开放；动脉期肝内多发斑片状异常强化影，考虑：异常灌注。胆囊炎。

　　上级医师查房后指出：患者腹水为渗出液，且 SAAG 6g/L，血嗜酸性粒细胞明显升高，除肝硬化因素外，需考虑感染性（如细菌、结核、寄生虫、衣原体等）、嗜酸性粒细胞增多症、恶性肿瘤等因素，进一步腹水细胞学分类、病原学检测、查找肿瘤细胞，完善骨髓穿刺术检查。治疗上，患者腹水细胞总数及白细胞总数较前上升，考虑与腹水浓缩有关，但白细胞百分比仍较高，为警惕非典型病原学感染，更换莫西沙星抗感染治疗。

（四）入院诊治第三阶段——初露端倪

　　2018 年 6 月 20 ~ 26 日，腹水常规：颜色乳粉、透明度浑、李凡他试验阳性、细胞总数 $156\,745×10^6$/L、白细胞总数 $114\,326×10^6$/L、分类中性粒细胞 71%、分类淋巴细胞 28%、分类间皮细胞 1%；进一步查腹水嗜酸性粒细胞计数 $48\,542×10^6$/L（↑）、腹水基因检测（华大基因）提示：细菌、真菌、病毒、寄生虫、结核分枝杆菌、衣原体支原体均为阴性；腹水病理未见恶性细胞；血常规：EO $4136×10^6$/L（↑）；CRP 55.1mg/L（↑），PCT 0.1ng/ml；布鲁杆菌凝集试验阴性、血吸虫抗体阴性；IgE 96U/ml。骨穿刺结果回报：骨髓增生明显活跃，嗜酸性粒细胞增高占 32%（各阶段均增高）。外院结肠镜病理我院会诊结果：直肠黏膜绒毛管状腺瘤伴高级别上皮内病变，局部癌变，间质内嗜酸性粒细胞浸润。

　　全科疑难病例讨论后总结指出：患者目前没有感染证据，停用莫西沙星；腹水总细胞及白细胞增多，考虑与腹水吸收、腹水浓缩相关。结合外周血及骨髓嗜酸细胞增多、直肠肿瘤间质内嗜酸性粒细胞浸润，考虑直肠癌继发嗜酸性粒细胞增多症。经内科保肝、利尿系统治疗后，患者肝功能稳定、血凝正常，腹水减少，建议回当地医院行直肠癌切除术。

（五）随访

1. 2018 年 7 月 10 日　　患者在外院行直肠癌切除术，肉眼见菜花样肿块，大小约 2cm×1.5cm×1.3cm，侵透肌层达周围脂肪组织，紧邻浆膜。术后病理为中高分化腺癌。免疫组化结果：MLH–1（+），MSH–2（+），MSH–6（+），PMS–2（+）。

2. 2018 年 7 月 21 日　　复查血常规：WBC $11.2×10^9$/L（↑）；EO% 7.5%（↑），EO $0.84×10^9$/L（↑）；肝功能：ALT 60U/L（↑），AST 26U/L，ALP 227U/L（↑），GGT 212U/L（↑），ALB 35g/L，CHE 4407U/L（↓）。腹水基本消退。

3. 最后诊断　①继发性嗜酸性粒细胞增多症合并腹水；②酒精性肝硬化合并低蛋白血症；③直肠癌。

【专家评述】

（一）专家 1 点评

1. 嗜酸性粒细胞增多症（HE）指外周血嗜酸性粒细胞计数 $≥ 1.5×10^9$/L。在临床上主要被分为 3 类：继发性、原发性和特发性。继发性 HE 可由寄生虫感染、变态反应性疾病、感染性疾病、肿瘤等引起。原发性 HE 主要为血液系统肿瘤引起的克隆性嗜酸性粒细胞增多。特发性 HE 为持续性嗜酸性粒细胞增多症伴嗜酸性粒细胞相关的器官受累，且不能归因于任何其他诊断。

2. 与恶性肿瘤相关的血嗜酸性粒细胞增多的发病率为 0.5%～1%，主要发生在肺癌、消化系统（如胃、结肠、肝及胰腺）恶性肿瘤、颈部肿瘤、肾肿瘤、乳腺癌、泌尿生殖系肿瘤中。肿瘤相关的嗜酸性粒细胞增多与肿瘤坏死、广泛的播散尤其是骨髓侵害、迷走神经反射、肿瘤周围结缔组织刺激、肿瘤产生克隆刺激因子等有关，其中最主要的因素是肿瘤细胞分泌出粒细胞 – 巨噬细胞克隆刺激因子（GM–CSF）及嗜酸性粒细胞化学趋化因子 IL–3、IL–5、GM–CSF 释放到血液中，作用于骨髓，刺激嗜酸性粒细胞的克隆增生。

3. 肿瘤合并有嗜酸性粒细胞增多的治疗以治疗原发肿瘤为主，肿瘤的切除和放疗、化疗均会使嗜酸性粒细胞显著下降。原发性和特发性 HE 的治疗采用糖皮质激素、细胞毒类药物或者化疗、干细胞移植的方法。

本病例血象、骨髓象均支持嗜酸性粒细胞增多症，入院检查后排除了寄生虫、血液病等原因，抓住肠道肿瘤这一线索进行病理会诊，重新读片，发现肿瘤局部间质内嗜酸性粒细胞亦增多，而且肿瘤切除后血嗜酸性粒细胞基本恢复正常，符合肿瘤继发性 HE。

（二）专家 2 点评

患者本次住院诊治的主要问题是腹水。引起腹水的原因可分为肝源性、癌性、心源性、血管源性（静脉阻塞或狭窄）、肾源性、营养不良性和结核性等。腹水形成原因复杂多样，可由单因素引起也可由多种因素综合作用产生。肝硬化腹水形成的机制有门静脉高压、肾素 – 血管紧张素 – 醛固酮系统（RAAS）失衡、低蛋白血症及淋巴回流受阻等。本例患者血白蛋白下降不明显，腹水 SAAG < 11g/L，在当地医院常规应用补蛋白、利尿治疗效果不明显，因此单纯用肝硬化所引起的腹水难以解释。其次，外院肠镜检查提示肠道息肉局部癌变，需要考虑是否有癌性腹水可能。癌性腹水产生机制大致可归纳为以下几类：肿瘤浸润腹膜或肠壁，导致血管内

皮受损，并分泌过多的血管内皮生长因子，增加毛细血管通透性；肿瘤细胞引起膈下淋巴管阻塞，增加淋巴液流体静压，引起淋巴回流受阻；肿瘤压迫门静脉和下腔静脉。但本例患者在外院行肠镜检查时仅表现为息肉，从病理看为局部癌变，因此，医师容易忽视癌性腹水这一原因。待患者在外院手术时方发现肿瘤已侵袭至肌层、脂肪组织及浆膜，且手术切除后腹水基本消退，因此，本例患者直肠癌侵及浆膜层分析应该为引起腹水主要原因。

（三）专家 3 点评

1. 本例患者入院时腹水常规提示白细胞升高明显，中性粒细胞明显升高，达到目前腹膜炎诊断标准。当时无发热、腹痛，血白细胞、降钙素原正常，但腹胀明显，仍不能除外腹腔严重感染，给予碳青霉烯类及喹诺酮类抗生素治疗。当后来结合外周血嗜酸性粒细胞增高及进一步完善腹水白细胞镜下分类找嗜酸性粒细胞、骨髓穿刺检查、会诊病理切片等才明确腹水成因。分析腹水白细胞及中性粒细胞升高与肿瘤相关，而非感染所致，这一点值得临床医师在以后的工作中吸取经验和教训。

2. 本病例尚珍贵之处在于经治医师注重对患者的随访，患者在手术切除肿瘤后嗜酸性粒细胞下降，腹水消失。如果腹水单纯与肝硬化有关，大量腹水患者的预后一般相对较差，也进一步证实了之前对病情的分析。

（青岛市第八人民医院　贺庆娟

解放军总医院第五医学中心　吕　飒）

参考文献

方超，蒲邦明，徐勇，等 . 2018. 高嗜酸粒细胞增多症临床研究 . 医药前沿，8（16）：22-23.

张萨丽，徐传辉，穆荣 . 2013. 2012 年版嗜酸性粒细胞增多症及相关综合征分类标准的共识 . 中华风湿病学杂志，17（1）：58-59.

Anagnostopoulos GK, Sakorafas GH, Kostopoulos P, et al. 2005. Disseminated colon cancer with severe peripheral blood eosinophilia and elevated serum levels of interleukine-2, interleukine-3, interleukine-5 and GM-CSF. J Surg Oncol, 89: 273-275.

Huang LL, Xia HH, Zhu SL. 2014. Ascitic Fluid Analysis in the Differential Diagnosis of Ascites: Focus on Cirrhotic Ascites. J Clin Transl Hepatol, 2（1）: 58-64.

Pardanani A, Lasho T, Wassie E, et al. 2016. Predictors of survival in WHO-defined hypereosinophilic syndrome and idiopathic hypereosino philia and the role of next-generation sequencing. Leukemia, 30（9）: 1924-1926.

Zhan N, Dong WG, Wang J. 2016. The clinical significance of vascular endothelial growth factor in malignant ascites. Tumour Biol, 37（3）: 3719-3725.

病例 43　肝硬化伴反复发热 13 年一例

【病例诊治经过介绍】

（一）病例基本情况

患者石某，女，48 岁。因"反复寒战、发热 13 年"于 2014 年 3 月 20 日入院。

1. 现病史　患者于 2001 年起无明显诱因出现发热，体温波动于 38～40℃，伴畏寒及寒战，无流涕、咽痛、胸痛、咳嗽、咳痰，无恶心、厌油、呕吐、腹胀、腹痛、腹泻等，无尿频、尿急、尿痛等，无周身皮疹，就诊于当地医院按"感染"予以抗炎、退热治疗后好转，未明确病因诊断。此后反复出现不明原因发热，每年 4～5 次，体温波动于 38～40℃，自服解热药物治疗，约 30min 后体温可下降，常用抗生素治疗，每次持续 2～7d。2004 年患者就诊于当地人民医院完善检查提示"肝硬化，肝内胆管扩张"。经治疗后仍反复出现发热、畏寒等，性质同前。2012 年患者再次出现发热，最高体温 40℃，自服解热药疗效不佳，就诊于当地医院，诊断为肝硬化合并门静脉高压，肝囊肿，予以抗炎、保肝、退热等治疗，症状好转出院。此后未再出现高热。2014 年 3 月患者自觉脾大明显，就诊于当地医院，化验血常规示：WBC 1.57×10^9/L，RBC 3.89×10^{12}/L，Hb 71g/L，PLT 36×10^9/L；乙肝五项阴性；食管钡剂检查示"食管下段及部分胃底静脉曲张（轻度）"。腹部 MRI 示"肝硬化、巨脾；肝内胆管扩张呈囊状"。现为进一步诊治来我院，门诊以"门静脉高压症"收住院。自发病以来，精神尚可，食欲一般，睡眠如常，大、小便如常，体重无明显变化。

2. 流行病学史　否认曾有肝炎患者密切接触史。

3. 既往史　否认肝炎、结核、疟疾等传染病病史，否认高血压、糖尿病、肾炎、心脏病、肺病等病史，否认重大外伤史或手术史，否认药物、食物过敏史，预防接种史过不详。

4. 个人史　生于原籍，无疫水、疫源接触史，无放射物、毒物接触史，无饮酒、吸烟、冶游史。婚育史：适龄结婚，育有 2 子，健康状况良好。月经史无特殊，否认家族传染病及遗传病病史。

5. 查体　体温 36.5℃，脉搏 78 次/分，呼吸 18 次/分，血压 118/72mmHg，身高 160cm，体重 65kg，BMI 25.39kg/m²，发育正常，贫血貌，神志清楚，精神可，全身皮肤未见黄染或皮疹，无肝掌、蜘蛛痣。全身浅表淋巴结无肿大。双肺脏呼吸正常，未见异常。心脏查体未见异常。腹壁静脉未见曲张，腹软，无压痛反跳痛，肝肋下未触及，脾肋下约 10cm 可触及，质中饱满无触痛，墨菲征阴性，移动性浊音阴性，肝上界位于右锁骨中线上平第 5 肋间，肝、肾区叩击痛阴性。肠鸣音 3 次/分。双下肢无明显水肿，无下肢静脉曲张。扑翼样震颤阴性。

6. 初步诊断　肝硬化原因待查，合并食管-胃底静脉曲张、脾功能亢进、贫血（中度）。

（二）入院诊治第一阶段——病因诊断

1. 2014 年 3 月 21～23 日　患者入院后积极完善化验检查。血常规示：WBC $1.65\times$

10^9/L（↓），RBC $3.49×10^{12}$/L（↓），Hb 67g/L（↓），PLT $29×10^9$/L（↓）；TBIL 13.1μmol/L，DBIL 4.8μmol/L，AST 23U/L，ALB 40g/L，ALT 15U/L，CHE 4146U/L（↓），K^+ 3.2mmol/L；PT 11.2s，PTA 96.4%；铜蓝蛋白 0.37g/L；乙肝五项阴性，甲肝、丙肝、戊肝、艾滋病、梅毒病毒抗体阴性。肿瘤标志物阴性；抗早幼粒细胞白血病蛋白抗体弱阳性，尿常规、大便常规未见明显异常。B 超（图 43-1）：肝硬化，脾大，肝内胆管扩张呈囊状，胆囊炎。胃镜示：食管静脉曲张（重）伴贲门静脉曲张 [Lmi，F2，CB，RC（+++），E（-），G（-）]。心电图示：窦性心律，正常范围心电图。腹部 CT（图 43-2）：肝硬化，脾大，肝内胆管扩张，胆囊炎，左肾囊肿。血管三维重建示：肠系膜上静脉与脾静脉及门静脉主干栓子；食管 - 胃底静脉曲张，附脐静脉开放，脾静脉曲张，脾肾分流。

上级医师查房指出：患者目前病情平稳，根据化验检查结果及病史特点，可除外乙肝、丙肝、酒精性肝病等肝硬化病因；化验血常规可见白细胞及血小板偏低，提示脾功能亢进，血红蛋白偏低，提示中度贫血，予以口服补铁治疗；补充诊断：低钾血症，予以口服补钾治疗；患者既往反复发热，考虑与其肝内胆管扩张继发胆管炎有关，拟进一步完善 MRCP 检查，患者目前肝硬化病因尚不明确，存在门静脉高压症，脾功能亢进明显，加之食管静脉重度曲张伴贲门静脉曲张，上消化道出血风险大，肝功能尚可（Child A），综合利弊，建议行脾全切除、贲门周围血管离断、开放性肝活组织检查术。

2. 2014 年 3 月 24 日　患者未诉特殊不适，今日月经行经第 1 天，体温正常，精神、饮食、睡眠尚可，大、小便正常。查肺 CT 示：双肺 CT 平扫未见异常。腹部 MRI（图 43-3）：肝硬化，脾大，胆囊炎，左肾囊肿，肝门区淋巴结。MRCP（图 43-4）：肝内胆管扩张，考虑 Caroli 病。

目前诊断：①肝硬化合并食管 - 胃底静脉曲张、脾功能亢进；② Caroli 病？③贫血（中度）；④胆囊炎；⑤肾囊肿。

患者一般情况可，予以内科改善贫血、升高白细胞及血小板、调节免疫、营养支持等治疗，月经结束后拟行手术治疗。

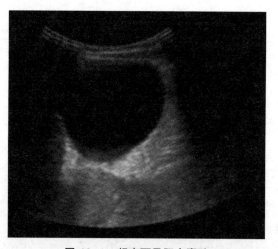

图 43-1　超声可见肝内囊腔

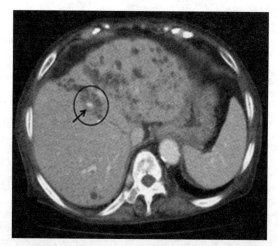

图 43-2　腹部增强 CT 扫描可见囊状扩张的中央点状影，称为"中央斑点征"，此为 Caroli 病特征性表现

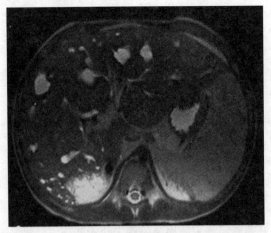

图 43-3　腹部 MRI 扫描可见肝内胆管树轴向扩张

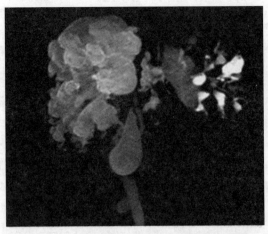

图 43-4　MRCP 可见肝内胆管树轴向扩张

（三）入院诊治第二阶段——手术治疗

1. 2014 年 3 月 31 日　经术前充分讨论及患者知情同意，今日于全身麻醉下行脾全切除术 + 贲门周围血管离断术，术中行肝活检术，术程顺利，术中出血量约 200ml，尿量 1500ml。术后患者全身麻醉已醒，生命体征尚稳定，转入 ICU 外科进一步治疗，给予心电监护、持续低流量吸氧；因手术切除范围较大，注意保肝、降酶治疗；并给予抑酸、预防感染、镇痛、防出血及营养支持等治疗。密切观察腹腔引流情况，防止出血。切取脾脏、活检肝组织送病理检查。

2. 2014 年 4 月 2 日　患者术后第 2 天，昨日因生命体征平稳已由 ICU 转回至普通病区，禁食水，小便正常，未排气排便。查体：最高体温 37.6℃，腹平软，切口处轻压痛，余无压痛、反跳痛，切口愈合良好，敷料未见明显渗血渗液，腹腔引流管固定在位通畅，脾窝引流液 50ml，尿量 1780ml。复查血常规：WBC 20.78×10⁹/L（↑），Hb 96g/L（↓），PLT 177×10⁹/L，RBC 4.4×10¹²/L，N 89.9 %（↑）；生化：TBIL 10.2μmol/L，DBIL 4.4μmol/L，AST 56U/L（↑），ALB 37g/L，ALT 45U/L（↑），CHE 2926U/L（↓），PCT 7.67ng/ml（↑）；凝血示：PT 11s，PTA 98.7 %。X 线胸片示：左侧少量胸腔积液。术后病理：（肝活检）考虑 Caroli 病，并肝纤维化形成，纤维化程度相当于 S₄。免疫组化：HBsAg（-），HBcAg（-）；mum-1（-）；CK7/CK19：小胆管增生伴囊性扩张。慢性淤血性脾大伴含铁小结，巨脾形成，大小为 23cm×15.5cm×6cm。

上级医师查房后指示：患者术后生命体征平稳，停病重、心电监护，拔除导尿管；患者目前仍有发热，白细胞及降钙素原明显升高，不除外合并感染，继续予以头孢美唑钠抗感染治疗，密切监测体温变化；化验血小板较前明显上升，予以低分子肝素钙预防门静脉血栓形成；查 X 线胸片提示少量胸腔积液，予以密切观察；继续予以保肝、化痰、抑酸、营养支持等治疗，密切观察生命体征及腹腔引流情况。补充诊断：Caroli 病Ⅱ型，胸腔积液。

3. 2014 年 4 月 3 日　患者术后第 3 天，体温最高 37.6℃，生命体征平稳，复查血常规：WBC 18.75×10⁹/L（↑），RBC 3.88×10¹²/L，Hb 84g/L（↓），PLT 236×10⁹/L，N 87.9%（↑）；PCT 4.82ng/ml（↑），尿培养阴性。X 线胸片：双肺未见明确病变。床旁彩色多普勒超声：双侧胸腔积液。

上级医师查房后指出：患者术后生命体征平稳，停Ⅰ级护理、禁食水，拔除胃管，改Ⅱ级护理、全流饮食；床旁彩色多普勒超声提示左侧胸腔积液深约 55mm，行胸腔穿刺置管引流术；继续予以保肝、抑酸、营养支持等治疗，切口常规换药，密切观察生命体征。行胸腔穿刺置管引流术。操作过程顺利，患者无不适反应。胸腔积液常规：颜色黄、透明度浑、李凡他试验阳性、白细胞总数 6631×10^6/L、分类中性粒细胞 96%。补充诊断：胸膜炎。给予头孢哌酮 / 舒巴坦抗感染治疗。

（四）入院诊治第三阶段——术后恢复

1. 2014 年 4 月 13 日　患者未诉特殊不适，生命体征平稳，精神、饮食、睡眠尚可，大、小便通畅。查体：腹平软，无压痛、反跳痛，移动性浊音阴性。切口愈合良好，未见明显渗液。查血常规示：WBC 8.33×10^9/L，RBC 4.06×10^{12}/L，Hb 86g/L（↓），PLT 1012×10^9/L（↑）。腹部彩色多普勒超声示：肝硬化、腹水；门静脉扩张并栓塞；胆囊继发改变；右侧胸腔积液。

上级医师查房后指示：患者生命体征平稳，腹部彩色多普勒超声提示腹水、胸腔积液，但量较前明显较少，予以密切观察；查血小板较前上升，继续予以阿司匹林 + 双嘧达莫预防门静脉血栓形成；补充诊断：腹水。经护肝、脾切除术、防治感染等治疗后，脾功能亢进得到改善，食管静脉曲张破裂出血等风险降低，胸膜炎得到控制，肝功能稳定，综合治疗效果好转。但患者术后血小板水平明显高于正常，应警惕出现门静脉系统血栓形成；同时患者存在 Caroli 病，应关注继发胆管系统结石、感染、癌变。目前患者一般情况可，无不适主诉，切口愈合良好，病情好转后安排出院。

2. 最后诊断　①Caroli 病Ⅱ型；②肝硬化合并腹水、胸腔积液、胸膜炎、门静脉高压症伴食管 – 胃底静脉曲张、脾功能亢进；③贫血（中度）；④肾囊肿。

（五）随访

1. 2015 年 4 月　患者目前一般情况可，症状较前明显改善。复查：WBC 7.21×10^9/L，Hb 113g/L，PLT 668×10^9/L（↑），AST 23U/L，ALT 12U/L，CRE 63μmol/L，ALB 40g/L，CHE 5573U/L，K^+ 4.4mmol/L，DBIL 2.4μmol/L，TBIL 6.9μmol/L，PTA 79.5%，PT 12.3s。X 线胸片：双肺未见明确病变。心电图：窦性心律不齐。腹部 CT 平扫 + 增强：肝硬化，脾切除术后改变；肝内胆管扩张，考虑 Caroli 病，胆总管轻度扩张，与 2014 年 3 月 21 日 CT 片比较变化不大；双肾囊肿。螺旋 CT 三维重建：脾切除术后，肠系膜上静脉、脾静脉、门静脉主干及左右支内栓子，门静脉海绵样变性；食管 – 胃底静脉曲张，附脐静脉开放。MRCP：胆囊炎，肝内胆管扩张，胆总管扩张，考虑 Caroli 病。肝实质弥漫性损害，肝硬化，脾切除术后改变；双肾囊肿。

2. 诊断　①Caroli 病；②肝硬化伴门静脉、肠系膜上静脉栓子；③脾切断流术后。

【专家评述】

（一）专家 1 点评

1. Caroli 病又称为先天性肝内胆管囊状扩张症或交通性肝内胆管囊状扩张症。1958 年法国学者 Caroli 详细描述了胆道系统交通性多发性肝内胆管囊状扩张症，病变范围主要累及肝胆管，可以是一段、一个局部、一叶或双侧的肝内胆管。此后国际定义为 Caroli 病。本病多见于男性，男女之比 2：1。一般于青年时期开始发病，但少数患者亦可终身无症状。其确切病因尚不十分清楚，多数学者认为，Caroli 病是一种染色体隐性遗传所致的先天性疾病，可能是胆管先天性结构薄弱或交感神经缺如所引起。

2. Caroli 病分为Ⅰ型和Ⅱ型，Ⅰ型又称为单纯型，多伴有肝内胆管结石，临床表现为反复发生胆道感染；Ⅱ型又称为汇管区周围纤维化型，此型多数同时伴先天性肝纤维化，以肝脾大、门静脉高压、上消化道出血为特点。黄志强从外科治疗角度出发，根据 Caroli 病的 CT 结果，将囊肿在肝内的分布与有关病理改变分成以下临床类型。Ⅰ型：单纯型或局限型，常呈肝叶性分布，不伴肝纤维化，其中再分 2 个亚型，周围型（Ⅰa），囊肿群在肝的周围，一叶或一侧；中央型（Ⅰb），囊肿群在肝中央部，与肝门处主要肝管相通。Ⅱ型：弥漫型，常伴有肝纤维化。Ⅲ型：弥漫型伴节段性分布的肝内囊肿群。Ⅳ型：合并胆总管囊状扩张。

3. 临床表现：Caroli 病在儿童或青年时期常无症状，多因长期胆汁淤积致胆石形成、胆道感染后才有表现。腹痛、畏寒、发热及黄疸是本病的主要症状，易误诊为单纯胆石症、胆管炎。胆道感染严重者可发展成胆源性肝脓肿和败血症。缓解期可无任何症状，部分患者也可因反复胆道感染而出现肝大及压痛，最终导致肝硬化和门静脉高压。

4. 并发症：①结石，Caroli 病可以合并肝内胆管结石或囊肿内结石，系胆汁淤积胆管感染引起；②胆管癌，有文献记载 Caroli 病的胆管癌发生率为 7%～15%，癌变率是正常人群的 100 倍；③胆管炎；④肝脓肿；⑤60%～80% 的病例伴有海绵肾。

（二）专家 2 点评

1. 影像学检查，尤其是胆道直接影像学检查是 Caroli 病主要诊断手段，病理的基因检测有利于进一步确诊。① B 超：特异表现为肝内胆管扩张，管腔内有球形突出，扩张的胆管内有桥自胆管壁伸入管腔内，门静脉的小分支部分或全部被扩张的肝内胆管包绕。② CT 检查：特征为注射造影剂后加强扫描可发现囊状扩张的中央点状影，称为"中央斑点征"，这相当于扩张胆管内有门静脉小分支生成形成桥状，有学者认为"中央斑点征"足以提供准确的诊断而不借助于损伤性或昂贵的检查。③ ^{99m}Tc 核素扫描：Caroli 患者肝内 ^{99m}Tc 停留时间超过 120min，而多发性肝囊肿患者则很快消除，显示出正常肝扫描图像。④经皮肝穿刺胆管造影（PCT）及内镜逆行胰胆管造影（ERCP）检查：PTC、ERCP 虽然能够清晰显示肝内胆管扩张的大小、数目等，但是它们属于侵入性检查，有导致严重并发症、诱发胆道感染风险。⑤磁共振胰胆管造影（MRCP）：对胆管扩张或狭窄的敏感性为 90%～95%，对正常肝外胆管的显示率近 100%，且因为无造影剂的影响，成为诊断 Caroli 病的首选方法。

2. Caroli 病的最佳治疗方案仍有争论。所有的 Caroli 病并非均需要或均能有效地实施手术治疗。对无胆管梗阻或无胆管炎症状的患者，可暂不做治疗，随访观察。手术目的应以治疗并发症为主，根治性手术一般只能用于局限的病变。

3. Caroli 病的预后：由于先天性肝内胆管囊状扩张症确诊较晚，长期预后较差，故学者认为 Caroli 病是一种恶性前期的疾病状态。

（三）专家 3 点评

1. 本例患者为中年女性，既往反复发热、畏寒，诊治过程中发现肝硬化及肝内胆管囊状扩张，但因对 Caroli 病不熟悉，因此治疗多为对症抗炎治疗。患者初次住我院时经腹部 B 超、CT 及 MRCP 等检查，初步明确肝硬化病因诊断为 Caroli 病，因当时无明确胆管梗阻或无胆管炎症状，且肝功能尚好，故而病情的主要问题是肝硬化门静脉高压导致脾功能亢进及食管静脉曲张。经术前讨论，于全身麻醉下行脾全切除术＋贲门周围血管离断术，术中行肝活检术，术程顺利。术后肝脏病理结果证实为 Caroli 病并肝纤维化形成，纤维化程度相当于 S_4。最终确诊为 Caroli 病Ⅱ型。术后患者脾功能亢进及食管静脉曲张得到缓解。

2. 患者术后 1 年时随访，完善腹部 B 超、CT 及 MRCP 等检查再次确证本病例诊断，肝功能良好且稳定，但患者于脾切除术后出现门静脉系统多处血栓形成，且复查 MRCP 出现胆总管扩张，应引起临床高度重视及进行临床经验总结。特别是应关注胆管系统病情进展，警惕局部癌变。

3. 本病例尚存在不足之处在于没有进行基因检测，同时因病变范围较大，未能得到彻底治疗。对脾切除术后的血栓形成应有更好的预防和治疗措施。

（解放军总医院第五医学中心　申力军）

参考文献

段丽欢，么恩亮，赵雪 . 2017. Caroli 病的 CT、MRI 诊断（附 13 例分析）. 医学理论与实践，30（1）：101-103.

胡永生，刘升凡，罗敬福，等 . 2016. 老年 Caroli 综合征临床表现及磁共振胰胆管造影术诊断一例并文献复习 . 中华临床医师杂志（电子版），10（2）：298-301.

马文杰，李富宇 . 2017. 成人先天性胆管囊肿的治疗现状及进展 . 实用医院临床杂志，14（3）：1-5.

吴欣，吴孟晋，罗生强，等 . 2014. Caroli 病 Ⅰ、Ⅱ 型的临床特征——78 例分析 . 肝脏，19（7）：479-482.

Akdur A, Kirnap M, Ayvazoglu Soy EH, et al. 2017. Unusual Indications for a Liver Transplant: A Single-Center Experience. Exp Clin Transplant, Feb; 15（Suppl 1）：128-132.

Moslim MA, Gunasekaran G, Vogt D, et al. 2015. Surgical Management of Caroli's Disease: Single Cnter Experience and Review of the Literature. J Gastrointest Surg, Nov; 19（11）：2019-2027.

Perricone G, Vanzulli A. 2015. Education and imaging. Hepatology:"central dot sign" of Caroli syndrome. J Gastroenterol Hepatol, Feb; 30（2）：234.

Wang ZX, Li YG, Wang RL, et al. 2015. Clinical classification of Caroli's disease：an analysis of 30 patients. HPB（Oxford），Mar; 17（3）：278-283.

病例 44　反复呕血、黑便一例

【病例诊治经过介绍】

（一）病例基本情况

患者罗某，男，39岁。主因"间断呕血、黑便4年，眼黄10d"于2014年1月15日入院。

1. 现病史　患者缘于2009年1月食用苹果后出现"呕血"，色暗红伴有血块，非喷射状，量约50ml，伴黑便，为柏油样，当地医院住院治疗，给予内科治疗后未再呕血，黑便消失（具体不详）。2009年4月初因食用干馒头后再次出现呕血，内有暗红色血块及食物残渣，量约300ml，伴有柏油样便，无头晕、心慌、意识障碍等，就诊于当地医院，给予内科止血等治疗后，未再呕血，黑便消失（具体不详）。为进一步诊治于2009年4月20日入外院住院治疗，检查腹部CT提示"肝硬化、门静脉高压、脾大、腹水，符合门静脉海绵样变性表现"，化验HBsAg阴性，抗-HCV阴性，肝功能轻度改变，诊断为"门静脉海绵样变性，肝硬化，肝功能失代偿期并上消化道出血"，给予保肝、利尿等治疗，行"食管静脉曲张套扎术"，治疗后病情好转，复查胃镜提示"食管静脉曲张残留"，5月22日出院。2014年1月初家人发现"眼黄"，1月13日往某总医院化验血常规无异常，TBIL 79.1μmol/L，DBIL 44.9μmol/L，ALB 32 g/L，ALT 259U/L，AST 253U/L，GGT 919U/L，ALP 1059U/L，PT 12.6s，PTA 71.2%，乙肝五项均阴性，抗-HCV（-），检查腹部超声提示：肝硬化，脾大，为求进一步诊治来我院，门诊以"肝硬化"收入院。本次发病以来，精神、夜眠可，尿色黄如茶，大便每日1次，黄色成形，无黑便及灰白便，无鼻出血及牙龈出血，皮肤无瘙痒，体重无明显减轻。

2. 既往史　否认"伤寒、结核、猩红热"等传染病病史；1987年因"阑尾炎、阑尾穿孔"行"阑尾切除术，回肠空肠吻合术"，否认"心、脑、肺、肾"等脏器慢性病病史；否认外伤史；有青霉素、阿莫西林过敏史，表现为皮疹，否认食物过敏史；规律预防接种。

3. 流行病学史及个人史　无特殊。

4. 查体　体温36℃，脉搏92次/分，呼吸20次/分，血压106/77mmHg，身高169cm，体重54kg，BMI 18.9kg/m²，面色晦暗，全身皮肤轻度黄染，未见瘀点、瘀斑，肝掌阳性，未见蜘蛛痣。全身浅表淋巴结无肿大及压痛。心、肺未见异常。移动性浊音阴性，肝上界位于右锁骨中线上平第5肋间，肝区叩击痛阴性，肠鸣音正常，腹部未见其他阳性体征，双下肢无水肿。扑翼样震颤阴性。

5. 初步诊断　①门静脉海绵样变性；②肝硬化。

（二）入院诊治经过

1. 2014年1月16日　患者精神可，食欲可，尿黄。入院化验：WBC 3.43×10⁹/L，Hb 122g/L，PLT 71×10⁹/L，AST 256 U/L，ALT 239 U/L，GGT 867 U/L，ALP 1146 U/L，K⁺ 3.2 mmol/L，DBIL 44.7μmol/L，TBIL 68.3μmol/L，PTA 91%，BLA 87μmol/L。

上级医师查房指出：①患者青年男性，否认肝炎病史及肝炎患者接触史，无饮酒史，反复呕血、黑便史，既往曾行食管静脉曲张套扎治疗，外院检查腹部 CT 提示"肝硬化、门静脉高压、脾大、腹水，符合门静脉海绵样变性"，考虑消化道出血为门静脉高压所致，门静脉高压原因之一即为门静脉海绵样变。②化验 HBsAg 阴性，抗 –HCV 阴性，ALP、GGT 明显升高，凝血酶原活动度无异常，不排除原发性胆汁性肝硬化可能，完善自身抗体五项、自身免疫性肝病九项、抗线粒体 M2 亚型等化验，必要时行肝穿刺进一步检查。③暂时给予保肝、退黄、降酶等治疗，给予脱氨、补钾治疗。

2. 2014 年 1 月 21 日 患者精神可，病情同前，查体同前。常规化验：PLT $65×10^9$/L（↓），WBC $2.57×10^9$/L（↓），Hb 119g/L（↓），N $1.77×10^9$/L（↓），AST 215U/L（↑），TBIL 59.7μmol/L（↑），DBIL 38.2μmol/L（↑），ALT 215 U/L（↑），ALP 1038U/L（↑），CHE 4520U/L（↑），PTA 97.6%，血钾无异常，癌胚抗原轻度升高，其余肿瘤标志物均为阴性，HBsAg 阳性。复查尿常规无异常。自身抗体五项及自身免疫学肝病九项均无异常。腹部超声：肝实质弥漫性损害（有无肝硬化结合临床）；肝门部纡曲管状回声（门静脉海绵样变，建议增强影像学检查）；肝内外胆管扩张；胆总管内强回声（结石可能，建议增强影像学检查）；胆囊继发改变、胆囊多发结石。心电图：窦性心动过缓。胃镜：食管静脉曲张（重）伴胃静脉曲张[Lsmi，F3，CB，RC（++），E（–），GOV1]，门静脉高压性胃病（轻），非萎缩性胃炎伴糜烂，幽门螺杆菌尿素酶快速检查（–），建议软食，每 6 个月复查胃镜以评估静脉曲张进展，条件许可时，行曲张静脉麻醉内镜下治疗。肝脏硬度值（Stiffness）6.8kPa。腹部 CT（图 44-1 ～图 44-4）：肝内胆管扩张，胆总管显示欠清晰，脾大。螺旋 CT 三维重建：脾动脉瘤；门静脉海绵样变；食管及其周围、胃底及胃冠状静脉曲张，胃 – 肾分流。MRCP：肝内胆管扩张、左右肝管汇合处狭窄，请结合临床；门静脉海绵样变性可能，请结合增强影像学检查；脾大、脾周包膜下少量腹水（图 44-5 ～图 44-10）。

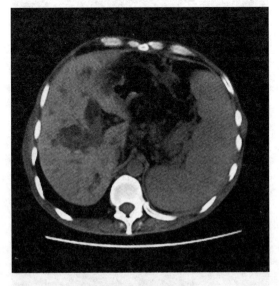

图 44-1 CT 平扫

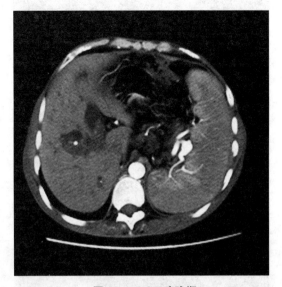

图 44-2 CT 动脉期

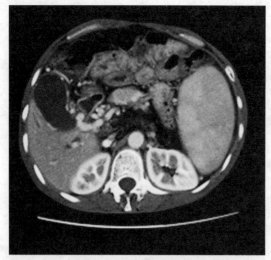

图 44-3　CT 门静脉期

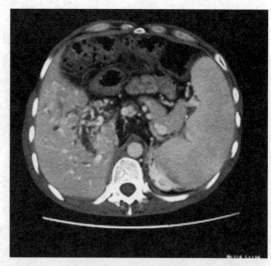

图 44-4　CT 延迟期

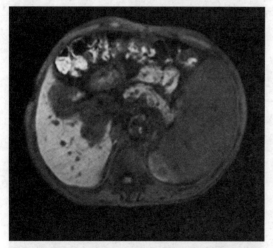

图 44-5　MRI T$_1$WI 序列

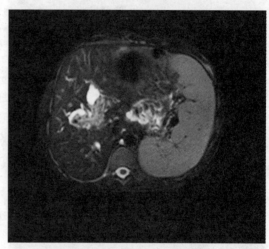

图 44-6　MRI T$_2$WI 序列

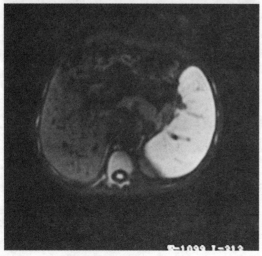

图 44-7　MRI DWI 序列

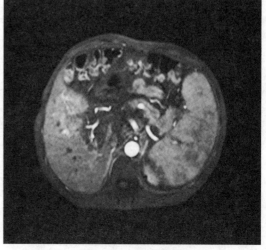

图 44-8　MRI 动脉期

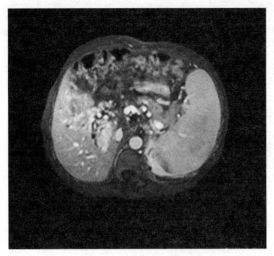

图 44-9 MRI 门静脉期

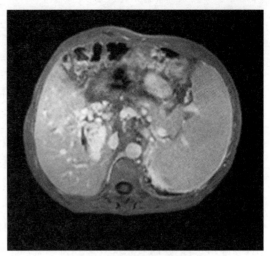

图 44-10 MRI 延迟期

上级医师查房指出：目前门静脉高压诊断明确，B超提示肝硬化可能，但CT及MRI未明确提示肝硬化，肝脏硬度数值不高，肝硬化证据不足，指示计划行肝组织活检术。

3. 2014年1月24日　患者精神可，无不适，查体同前。复查回报：PTA 81.6%，N 1.56×10⁹/L（↓），Hb 111g/L（↓），PLT 58×10⁹/L（↓），AST 55U/L（↑），GGT 488U/L（↑），ALP 608U/L（↑），TBIL 22.4μmol/L（↑），ALT 72U/L（↑），DBIL 15.6μmol/L（↑），ALB 33g/L（↓），Ca²⁺ 1.99mmol/L（↓）。行肝组织活检术。肝穿刺结果回报：（肝穿刺）汇管区明显扩大，纤维组织增生，汇管区内大量炎症细胞浸润，其中可见嗜酸性粒细胞和浆细胞，未见明确界面炎，肝细胞区域性气球样变，少数点灶状坏死，小叶间胆管上皮空泡变、脱失可见，G1S2。不排除原发性胆汁性肝硬化；并考虑重叠门静脉血管异常病变。免疫组化：HBsAg（-），HBcAg（-），CD8（少数+），CD20（灶+），CD3（弥散+），CD4（灶+），mum-1（少数+），CD56（-），CK7/CK19：可见小胆管损伤。

上级医师查房指出：患者为青年男性，入院化验ALP及GGT明显升高，自身抗体五项及自身免疫学肝病九项均无异常，患者无饮酒等其他肝病基础，病理有门静脉海绵样变，门静脉高压，有门静脉海绵样变性胆管病表现。治疗上加用熊去氧胆酸胶囊治疗，关于血管性病变建议血管外科介入治疗，患者拒绝，出院。

4. 最后诊断　①门静脉高压；②门静脉海绵样变性合并门静脉海绵样变性胆管病；③原发性胆汁性肝硬化？④脾功能亢进；⑤非萎缩性胃炎；⑥脾动脉瘤；⑦胆囊结石。

（三）随访

2014年3月6日，复查WBC 3.13×10⁹/L，Hb 94g/L，PLT 76×10⁹/L，AST 219U/L，GGT 718U/L，ALB 32g/L，Fe 3μmol/L，TBIL 156.9μmol/L，DBIL 126.6μmol/L，ALT 176 U/L，RBC 3.63×10¹²/L，PTA 95.8%。X线胸片、心电图无异常。腹部超声：肝实质弥漫性损害、脾大；肝门部纡曲管状回声（门静脉海绵样变，建议增强影像学检查）；肝内胆管扩张；胆囊壁毛糙、胆囊多发结石、胆囊胆汁淤积；脾静脉扩张。

【专家评述】

（一）专家 1 点评

门静脉高压导致胆管异常的致病机制还不十分明确，多数学者研究认为门静脉相关侧支循环引起的胆道受压、缺血和感染是主要病因。门静脉海绵样变性胆管病（portal cavernoma cholangiopathy，PCC）是指慢性门静脉阻塞（主要为门静脉血栓形成）和（或）门静脉海绵样变出现的增粗的侧支循环引起的胆道梗阻样改变，可继发于多种病因引起的门静脉高压症。临床实践中 PCC 患者可表现为无症状性胆道扩张和肝功能异常，慢性患者可并发胆道结石。慢性肝外门静脉阻塞和门静脉海绵样变引起的胆道异常改变文献已有报道，但这种门静脉性胆道异常的影像表现国内文献报道较少。

根据相关文献报道，按胆管异常的不同部位 PCC 分为 4 级：①仅发生在肝外胆管；②仅发生在肝内胆管；③同时累及肝外胆管和肝内一侧胆管（左或右）；④同时累及肝外胆管和肝内左右胆管。目前此病的发病机制尚不完全清楚，多数学者研究认为与门静脉海绵样变对胆管的压迫和胆管壁缺血有关。当肝内外门静脉慢性（部分性或完全性）阻塞后，可引起门静脉压力增高，为缓解门静脉高压，门静脉与胆管周围出现向肝性的侧支循环，形成门静脉海绵样变，即束状多发、增粗的阻塞门静脉的侧支静脉，这种侧支静脉的主要血管为门静脉胆支。由于胆管壁薄而软，受胆管旁增粗的曲张静脉压迫出现继发的症状性胆道梗阻表现。病变部位多位于胆总管和左肝管，这也与侧支循环形成部位相关。

（二）专家 2 点评

临床上，常规的腹部超声、多层螺旋 CT 在门静脉海绵样变性胆管病的诊断中依然发挥重要作用，但是常作为逆行胰胆管造影术（ERCP）和磁共振胰胆管成像（MRCP）+门静脉成像（MRI 门静脉成像）的辅助检查。ERCP 在临床上曾广泛应用于门静脉海绵样变性胆管病的诊断，由于 ERCP 有继发胰腺炎、胆管炎的风险，在临床上，其在门静脉海绵样变性胆管病诊断上的地位逐渐由磁共振胰胆管成像取代，但是由于 ERCP 不仅仅是一种诊断手段，还是一种有效的治疗手段，对于不适合或拒绝手术治疗的有症状的门静脉海绵样变性胆管病患者，ERCP 发挥重要治疗作用。

作为一项非侵入性检查手段，MRCP 相比 ERCP 具有优势，MRCP 不仅可以直观显示出胆道的异常病变，而且，配合门静脉 MRI 成像可以同时显示门静脉系统情况，为术前评估和复查治疗提供依据。如今，MRCP+MRI 门静脉成像已成为诊断门静脉海绵样变性胆管病的影像学标准，基于 MRCP 影像学表现，国外部分文献将门静脉海绵样变性胆管病的胆道异常分为 3 型：静脉曲张样变、硬化样变、混合样变，很好地描述了这种继发性胆道改变由功能性到器质性病变的过程。

（三）专家 3 点评

1. 对于门静脉海绵样变性胆管病的治疗，现在临床尚无定论，大量研究倾向于：对于无症状患者，需根据门静脉高压症情况适时选择门静脉减压术以预防消化道大出血、改善脾功能亢进状况。对于症状性门静脉海绵样变性胆管病，有如下推荐：①合并急性胆道炎症，需 ERCP 镜下治疗配合利胆药物以缓解症状。②一期行门静脉减压术。部分学者认为脾切除并贲门周围血管离断术优点较为明显：①有效降低门静脉压力；②改善脾功能亢进情况；③适应证广，肝性脑病发生率低，并发症少；④二期根据患者胆道症状缓解情况，考虑是否行胆肠吻合术。

2. 该患者诊断门静脉海绵样变及门静脉高压毫无疑问，但是该病例特殊之处在于伴随轻 – 中度黄疸及 ALP、GGT 明显升高。从理论上分析，患者伴随了胆管系统的问题，特别是临床常见的原发性胆汁性肝硬化（PBC）可能，但是患者自身抗体检测阴性，不支持 PBC 的诊断，然而临床上有抗线粒体抗体阴性 PBC 的存在，因此也不能排除该诊断。结合病理分析，明确存在小胆管损伤，但无法确认为 PBC 还是 PCC。按常规一元论解释，我们考虑为 PCC 的可能性大。提出该病例让大家学习的目的在于建议大家加强对 PCC 的认识，但是该病例确实没有足够的证据排除抗线粒体抗体阴性的 PBC。

（解放军总医院第五医学中心　安维民　董景辉　刘　渊）

参考文献

许芳，温晓玉，张磊，等 . 2014. 门静脉性胆道病 . 中华肝脏病杂志，22（11）：871–873.

Bhatia V. 2014. Endoscopic retrograde cholangiography in portal cavernoma cholangiopathy – results from different studies and proposal for uniform terminology. Journal of Clinical & Experimental Hepatology, 4（Suppl 1）：S37.

Condat B, Vilgrain V, Asselah T, et al. 2003. Portal cavernoma‑associated cholangiopathy: A clinical and MR cholangiography coupled with MR portography imaging study. Hepatology, 37（6）：1302–1308.

Duseja A. 2014. Portal cavernoma cholangiopathy–clinical characteristics. Journal of Clinical & Experimental Hepatology, 4（Suppl 1）：S34.

Kalra N, Shankar S, 2014. Khandelwal N. Imaging of portal cavernoma cholangiopathy. J Clin Exp Hepatol, Feb; 4（Suppl 1）：S44–52.

Maia MCA, Amaro AP, Oliveira EC, et al. 2014. Portal cholangiopathy: case report. Radiol Bras, 47（1）：51–53.

Moomjian LN, Winks SG. 2017. Portal cavernoma cholangiopathy: diagnosis, imaging, and intervention. Abdominal Radiology, 42（1）：1–12.

Valla DC. 2014. Portal cavernoma cholangiopathy. Journal of Clinical & Experimental Hepatology, 4（Suppl 1）：S1.

病例 45 食管 – 胃静脉曲张伴胃 – 肾分流 BROT 联合胃镜治疗一例

【病例诊治经过介绍】

（一）病例基本情况

患者杨某，男，39 岁。主因"间断乏力、肝区不适 1 年余"于 2017 年 2 月 14 日入院。

1. 现病史　患者于 2016 年 1 月无明显诱因感乏力、肝区不适，伴尿黄，就诊于当地医院，诊断"乙肝肝硬化"，给予"恩替卡韦"及保肝等药物治疗。2016 年 7 月复查肝功能好转，HBV–DNA 定量低于检测值下限，仍偶感肝区不适。2017 年 1 月 3 日来我院，门诊查"HBsAg、HBeAg、HBcAb 阳性，乙肝病毒核酸定量 < 40U/ml"，内镜（胃镜）：食管静脉曲张（重）伴胃静脉曲张。磁共振（腹部 MR）：肝硬化，弥漫性肝损害，多发肝硬化结节（DN），脾大，少量腹水，食管及胃底静脉曲张，胃 – 肾分流；建议：定期复查（3 个月），除外早期肝硬化结节癌变。2 月 12 日查磁共振（腹部 MR）：肝硬化，弥漫性肝损害，多发肝硬化结节（DN），脾大，少量腹水，食管及胃底静脉曲张，胃 – 肾分流。为进一步诊治来我院。

2. 流行病学史　否认肝炎患者密切接触史；发病前 6 个月内否认输血及血制品应用史；发病前 3 个月内否认不洁饮食史。

3. 既往史　否认伤寒、结核、猩红热等传染病病史；否认心、脑、肺、肾等脏器慢性病病史；否认手术外伤史；对青霉素过敏，表现为输液时心慌、大汗，否认其他药物及食物过敏史；预防接种史不详。

4. 个人史　生于原籍，无血吸虫病疫水接触史，无放射性物质、毒物接触史，无吸烟嗜好，偶有少量饮酒，2016 年 1 月戒酒。

5. 查体　体温 36.7℃，脉搏 65 次 / 分，呼吸 18 次 / 分，血压 128/79mmHg，自动体位，查体合作。神志清楚，精神可，应答切题，定向力、记忆力、计算力无异常，面色晦暗，皮肤、巩膜轻度黄染，肝掌可疑阳性，蜘蛛痣阴性。全身浅表淋巴结未扪及肿大，心、肺未见异常，腹部平坦，未见腹壁静脉曲张，全腹软，无压痛、反跳痛，肝右肋下未及，剑突下未及，墨菲征阴性，脾左肋下 2cm，质韧，边缘钝，无触压痛，肝上界位于右锁骨中线第 5 肋间，肝、脾、双肾区无叩痛，移动性浊音阴性，肠鸣音 3 次 / 分，不亢进，双下肢无水肿，生理反射存在，病理征未引出，扑翼样震颤阴性。

6. 初步诊断　①乙型肝炎肝硬化；②食管静脉曲张（重）伴胃静脉曲张。

（二）入院诊治第一阶段——完善检查

2017 年 2 月 17 日，入院后化验及检查血常规：WBC $3.7×10^9$/L，N $1.99×10^9$/L（↓），Hb 149g/L，PLT $101×10^9$/L。生化：ALT 20U/L，ALB 39g/L，CRE 96μmol/L，DBIL 8.7μmol/L，AST 32U/L，GGT 65U/L。凝血功能：PT 14.3s，INR 1.25，PTA 60.4%。乙肝五项：乙肝核心抗体（+）、乙肝表面抗原（+）、乙肝 e 抗原（+）；乙肝病毒核酸定量（cobas）< 20U/ml。肿瘤标志物正常。丙肝、甲肝、戊肝、梅毒螺旋体抗体、HIV 抗原 / 抗体均阴性。自身抗体均阴性。X 线胸片：双肺未见明确病变。CT（身体）：肝硬化，脾大，少量腹水，食管及胃底静脉、

胃冠状静脉曲张，胃 - 肾分流；与 2017 年 2 月 12 日 MRI 片比较，变化不大，建议：定期复查（3 个月）；肝囊肿。心电图（普通）：窦性心律、正常范围心电图。胃镜：食管静脉曲张（重）伴胃静脉曲张（Lemi，gb，Lgf，D1.0，Rf1）、非萎缩性胃炎、幽门螺杆菌尿素酶快速检查阴性，建议：软食，每 6 个月复查胃镜以评估静脉曲张进展。

（三）入院诊治第二阶段——治疗

1. 一般治疗　内科给予抗病毒、保肝、降门静脉压力等治疗。计划胃镜治疗，预防消化道出血。

2. 内镜下治疗方案的制订　此患者肝硬化、门静脉高压、食管 - 胃底静脉曲张严重，存在食管 - 胃静脉曲张破裂出血风险，有食管静脉曲张硬化术联合胃静脉曲张组织黏合剂栓塞术指征，然而患者 CT 三维重建示食管及胃底静脉、胃冠状静脉曲张，胃 - 肾分流。内镜下曲张静脉内注射组织黏合剂及碘油，可能通过胃肾等静脉分流道进入下腔静脉并引起致命性脏器栓塞。存在胃肾分流的胃静脉曲张组织黏合剂栓塞治疗属于相对禁忌证，组织黏合剂异位栓塞风险大。但患者及其家属担心出血风险，要求积极行一级预防。经胃镜室及科室三级医师讨论后建议行暂时性球囊导管逆行性静脉栓塞术（balloon-occluded retrograde transvenous obliteration，BRTO）联合胃镜下组织黏合剂栓塞术，以降低异位栓塞风险。并将手术方式、风险、并发症及费用等问题，向患者及其家属详细交代并签署知情同意书。

3. 2017 年 2 月 21 日　行 BRTO 联合胃静脉曲张组织黏合剂栓塞术。2 月 28 日、3 月 7 日、3 月 14 日先后 3 次食管静脉曲张硬化术。

4. 胃静脉曲张组织黏合剂栓塞术后　禁食水 8h、抑酸、预防感染、能量支持等。食管静脉曲张硬化术后：禁食水 8h、抑酸、酌情抗生素治疗、能量支持等。完成计划性内镜下治疗疗程后，带药出院。

（四）随访

1. 2017 年 5 月 14 日（术后 8 周）复查胃镜　食管中下段见 2～4 条隆起，直线形，最大直径约 0.3cm，红色征（-）；贲门有静脉延伸胃底，原组织黏合剂注射部位见排胶；胃体黏膜欠光滑，黏液池清；胃角、胃窦黏膜欠光滑，偶见斑点状糜烂伴陈旧性出血；幽门、十二指肠球部及降部黏膜欠光滑。

2. 最后诊断　①乙型肝炎肝硬化代偿期；②食管静脉曲张（重）伴胃静脉曲张胃镜治疗术后。

【专家评述】

（一）专家 1 点评

门静脉高压症是指由各种原因导致的门静脉系统压力升高所引起的一组临床综合征，其最常见病因为各种原因所致的肝硬化。门静脉高压症基本病理生理特征是门静脉系统血流受阻和（或）血流量增加，门静脉及其属支血管内静力压升高并伴侧支循环形成，临床主要表现为腹水、食管 - 胃静脉曲张（gastroesophageal varices，GOV）、食管 - 胃静脉曲张破裂出血（esophagogastric variceal bleeding，EVB）和肝性脑病等。常见侧支循环包括食管 - 胃静脉曲张、腹壁静脉曲张、腹膜后静脉曲张、痔静脉曲张；非常见侧支循环包括胃 - 肾分流、脾 - 肾分流、胃 - 膈静脉分流及胃 - 心包静脉分流等。

（二）专家2点评

1. 在门静脉高压症所引起的食管 – 胃静脉曲张中，孤立性胃静脉曲张（IGV）占5%～12%，其特点是静脉曲张局限在胃底或贲门区，胃镜下呈结节样或瘤样，不伴有明显的食管静脉曲张。IGV出血凶险、死亡率高，其治疗目前国内主要采用内镜下组织黏合剂的注射术，但存在治疗难度大、效果差及风险高的问题，其原因主要是IGV患者常存在特殊的、广泛的门腔侧支循环，包括胃 – 肾静脉分流、胃 – 膈静脉分流及胃 – 心包静脉分流等。其中，最常见也是最主要的是胃 – 肾静脉分流，文献报道70%～84%的IGV患者具有胃 – 肾静脉分流。内镜下IGV患者曲张静脉内注射组织黏合剂及碘油，可能通过胃 – 肾等静脉分流道进入下腔静脉并引起致命性的脏器栓塞。胃 – 肾分流静脉是门静脉高压较为常见的门体分流侧支，是胃底曲张静脉和腔静脉系统的直接通道。

2. Kanagawa等在1991年首先报道了BRTO，证实BRTO治疗胃静脉曲张出血效果满意。该技术是通过门静脉高压患者的胃 – 肾分流静脉逆行栓塞治疗胃底曲张静脉，适用于存在胃 – 肾静脉分流的胃底静脉曲张患者。在日本与韩国，目前BRTO已成为胃静脉曲张出血的规范治疗，其手术成功率为79%～100%，静脉曲张的消除率是75%～100%。应用BRTO可有效预防组织胶黏合剂注射治疗时造成的异位栓塞。

（三）专家3点评

BRTO的操作程序：患者取平卧位，经右侧股静脉或颈内静脉穿刺，置入血管鞘，X线透视下，在导丝引导下将造影导管插至上腔静脉至下腔静脉至左侧肾静脉成功后，行逆行造影显示左侧肾静脉及胃 – 肾分流静脉，进一步将造影导管超选至胃 – 肾分流静脉远心端，再次造影以明确胃 – 肾分流静脉及曲张的胃底静脉，置入球囊于胃 – 肾分流静脉，并持续扩张球囊封堵分流道，造影确定阻断血流后行内镜下胃底静脉曲张组织黏合剂栓塞治疗。栓塞治疗结束后撤出球囊导管等，局部压迫，术毕。

（解放军总医院第五医学中心　来文辉　张文辉）

参考文献

赵东强, 姜慧卿, 马俊骥, 等. 2013. 应用聚桂醇经BRTO治疗孤立性胃底静脉曲张23例. 世界华人消化杂志, 21（15）：1412–1416.

Chinese Society of Hepatology, Chinese Medical Association; Chinese Society of Gastroenterology, Chinese Medical Association; Chinese Society of Endoscopy, Chinese Medical Association. 2016. Guidelines for the diagnosis and treatment of esophageal and gastric variceal bleeding in cirrhotic portal hypertension. J Clin Hepatol, 32（2）: 203–219.

Kanagawa H, Mima S, Kouyama H, et al. 1991. A ucessfully treatedcase of fundic varices by retrograde transvenousobliteration with balloon. Nihon Shokakibyo Gakkai Zasshi, 88: 1459–1462.

Ryan BM, Stockbrugger RW, Ryan JM. 2004. A pathophysiologic, gastroenterologic, and radiologic approach to the management of gastric varices. Gastroenterology, 126: 1175–1189.

Saad WE, Sabri SS. 2011. Balloon–occluded Retrograde Transvenous Obliteration （BRTO）: Technical Results and Outcomes. Semin Intervent Radiol, 28: 333–338.

Tripathi D, Ferguson JW, Therapondos G, et al. 2006. Review article: recent advances in the management of bleeding gastric varices. Aliment Pharmacol Ther, 24: 1–17.

病例 46 一例腹水患者的诊治

【病例诊治经过介绍】

（一）病例基本情况

患者李某，女，67 岁。因"食欲缺乏、双下肢水肿 10 个月，腹胀 3 个月"于 2015 年 11 月 24 日入院。

1. 现病史 缘于 10 个月前患者无明显诱因出现食欲缺乏、双下肢水肿，无发热，无恶心、呕吐，未给予治疗。3 个月前上述症状逐渐加重，并出现腹胀，仍未给予检查及治疗。于 2 个月前因高度腹胀、双下肢水肿就诊于唐山市工人医院，化验：肝功能基本正常；乙肝表面抗原阴性，甲肝、戊肝、丙肝抗体阴性，自身免疫抗体阴性；CT 示：右肺中叶条索影，考虑肺不张，腹水，肝硬化，左肾囊肿，胸腹壁软组织肿胀，盆腔积液。诊断：肝硬化，腹水。积极给予保肝、抗炎、利尿等综合治疗 40d，病情好转出院。出院后患者口服呋塞米、螺内酯及中草药治疗，双下肢水肿有所减轻，腹胀时有反复，为求进一步诊治而来我院，门诊以"肝硬化原因待查，自身免疫性肝炎待排"收入我科。患者自发病以来无畏寒、发热，无咳嗽、咳痰，无呕血，无牙龈出血及鼻出血，无皮肤瘙痒，无白陶土样大便，大便每日 1 次，为咖啡色不成形软便，近 3 个月体重下降约 10kg。

2. 既往史 既往体健。无肝炎患者密切接触史，无输血史，无不洁饮食史。无吸烟、饮酒史。既往体健，无伤寒、结核、猩红热等传染病病史，无心、脑、肺、肾等脏器慢性病病史，无手术、外伤史，无药物及食物过敏史。预防接种史不详。

3. 入院查体 生命体征平稳，全身皮肤、巩膜无黄染，肝掌阳性，无蜘蛛痣，双肺呼吸音清，心律不齐，未闻及器质性杂音，腹部膨隆，可见腹壁静脉曲张，全腹软，无明显压痛、反跳痛，肝、脾触诊不满意，墨菲征阴性，肝、脾、双肾区无叩痛，移动性浊音阳性，双下肢轻度水肿。

4. 入院诊断 ①腹水原因待查：肝硬化腹水？恶性腹水？心源性腹水？肾源性腹水？②心律失常。

（二）入院诊治第一阶段——腹水治疗

1. 2015 年 11 月 25 日 入院后化验血常规：WBC 6.92×10^9/L，Hb 105g/L（↓），PLT 356×10^9/L（↑）；生化：AST 10U/L，ALP 82U/L，GGT 12U/L，ALB 26g/L（↓），CHE 2449U/L（↓），CRE 74μmol/L；凝血功能：INR 0.95，PTA 90.6 %；BLA 13.6μmol/L；ESR 53mm/h（↑）；γ- 球蛋白23.5 %，IgG 14.76g/L；AFP、CA19–9 正常，CA125 172.50U/ml（↑）；乙肝五项全阴性；甲、丙、戊型肝炎抗体均阴性；自身抗体五项：抗平滑肌抗体 1：100，余阴性；铜蓝蛋白 0.30g/L；心功能：肌酸激酶同工酶 MB 1.95ng/ml、肌红蛋白 28.72ng/ml，高敏肌钙蛋白 T 0.037ng/ml；腹水常规：细胞总数 301×10^6/L、李凡他试验阴性、WBC 总数 201×10^6/L、分类中性粒细胞 2%、透明度清；腹水生化：白蛋白 17g/L，乳酸脱氢酶 91U/L，腺苷脱氨酶 8U/L，总蛋白 35g/L，三酰甘油 1.46mmol/L；大便常规：黄黏便，白细

胞 2～4/HP，粪便隐血阳性。X 线胸片示：双下肺局限性不张。腹部超声：肝硬化、腹水（大量）；肝内多发稍低回声结节；门静脉高压、侧支循环开放；双肾囊肿（左肾较大）。心电图：窦性心律不齐。心脏超声：二尖瓣、三尖瓣少量反流；主动脉瓣钙化；左心室舒张功能减低（多普勒超声检查过程中频繁期前收缩）。腹部 CT 平扫及增强：肝硬化，大量腹水，肝内条片状稍低密度影，考虑融合性肝纤维化可能，建议 MR 增强扫描进一步检查；胆囊炎改变；双肾囊肿。血管三维重建：肝动脉、静脉及门静脉未见异常。盆腔 CT 平扫及增强：大量腹水；子宫底部结节，考虑子宫肌瘤伴钙化可能。

　　上级医师查房指出：患者 CT 提示肝硬化，查体可见腹壁静脉曲张，考虑肝硬化诊断成立。但患者血清 - 腹水白蛋白梯度 9g，考虑由肝硬化门静脉高压引起的腹水可能性小，并且患者病情进展快，近 3 个月首次出现腹水，腹水量大且治疗效果不佳，近 3 个月体重明显下降约 10kg；粪便隐血阳性；贫血，需进一步完善检查除外胃肠道及妇科等方面肿瘤。患者既往无心脏病及肾病病史，入院检查也未发现明显心脏、肾方面表现，因此可基本除外心源性、肾源性腹水。患者无发热、盗汗，无腹痛等不适表现，腹水常规中性粒细胞数不高，暂不考虑腹腔感染，但仍需进一步排查结核性腹膜炎可能。同意目前给予保肝、抑酸、利尿、补充白蛋白等综合治疗。

　　2. 2015 年 11 月 27 日　入院后经过治疗，患者腹胀稍有所缓解。盆腔 CT 平扫及增强：大量腹水；子宫底部结节，考虑子宫肌瘤伴钙化可能。

　　上级医师查房后指出：①患者腹胀明显，建议行腹水超滤，患者及其家属拒绝腹水超滤，同意药物治疗；②患者抗平滑肌抗体阳性，γ- 球蛋白略升高，行 AIH 简化评分 4 分，诊断依据不足，目前肝硬化及腹水原因未明确。继续利尿、补充蛋白，尽快缓解症状，待腹水减少，减轻对肝脏压迫后再复查影像学，排除腹水压迫导致肝脏形态异常带来的诊断误差。

（三）入院诊治第二阶段——病因探索

　　1. 2015 年 12 月 4 日　上级医师查房分析病情：考虑腹水原因。①肝硬化：患者 CT 提示肝硬化，超声提示：门静脉高压，侧支循环开放，但患者脾不大，而且血清 - 腹水白蛋白梯度小于 11g/L，腹水原因不能单独用肝硬化解释。②布加综合征：患者肝脏血管三维重建提示未见血管异常，除外该病。③恶性腹水：患者有短期内明显消瘦，但盆腔 CT 平扫及增强未见明显占位，妇科肿瘤可能性不大。患者自发病后大便不成形，间断排咖啡样便，胃肠道肿瘤暂不除外，可行全消化道钡剂检查，待腹水消退后进一步完善胃肠镜检查，同时反复行腹水病理检查找肿瘤细胞，排除腹壁间皮瘤的可能。④结核性腹水：患者虽无发热、盗汗，但有消瘦，积极行结核感染 T 细胞检测或 PPD 试验以明确。

　　2. 2015 年 12 月 5 日　化验：T/P 0.01，混合淋巴细胞培养 + 干扰（P）阴性、混合淋巴细胞培养 + 干扰（T）阴性，腹水减少后复查 B 超：肝硬化、大量腹水；肝内多发稍低回声结节（建议增强影像学检查）；下腹壁弥漫性增厚伴回声异常，以右下腹为著（建议结合病史，排查血肿或腹水浸入腹壁可能）。

　　上级医师查房后指出：PPD 试验阴性，无发热、盗汗等症状，暂不考虑结核性腹水。目前腹水明显减少，建议进一步复查腹部 CT 及胃肠道检查或行全身 PET-CT 检查，明确肝脏形态及除外胃肠道肿瘤。

　　3. 2015 年 12 月 11 日　CT（身体）检查：肝硬化，脾稍大，腹水；胆囊炎；左肾囊肿。PET-CT 检查结果示：乙状结肠局部肠壁增厚，呈团块样放射性浓聚，升结肠结节样高代谢灶，考虑恶性，请结合内镜及病理检查；降结肠和乙状结肠交界处条形高代谢灶、乙状结肠中断条形高代谢灶，生理性摄取可能，请结合肠镜；腹水、盆腔积液，请结合腹水检查，皮下水肿；肝形态失常，请结合相关检查除外肝硬化，左肾囊肿，左肾上腺区钙化灶，子宫节育器；右下腹壁片状高代谢灶，请结合专科查体；右肺多发微小结节，无异常代谢，倾向良性，请随诊观察；脑部 PET-CT 检查未见明显异常代谢征象。再次复查腹部 CT，经阅片可见，腹水明显减少后肝脏受压好转，但仍呈明显肝硬化形态改变，因此肝硬化诊断明确，但患者拒绝行肝穿刺检查以明确病因，因此诊断为隐源性肝硬化。

4. 2015 年 12 月 15 日　肠镜示结肠癌可能，取活检，病理回报：乙状结肠绒毛管状腺癌。

5. 2015 年 12 月 16 日　患者自动出院。

6. 最后诊断　①隐源性肝硬化；②结肠癌合并腹水；③心律失常；④低蛋白血症；⑤贫血（轻度）。

【专家评述】

（一）专家 1 点评

1. 腹水的鉴别诊断是临床医师的基本技能，但是在临床实际诊治过程中并不容易做到。产生腹水的原因包括肝源性、心源性、肾源性、感染、肿瘤等，在临床上必须参考病史、查体、检查及血清 - 腹水蛋白梯度等综合考虑。该病例不拘泥于影像学肝硬化的诊断，当发现腹水产生与肝硬化临床不太符合时，抓住血清 - 腹水蛋白梯度的异常，积极排查肝源性、心源性、肾源性、感染、肿瘤等原因，从而获得真相。

2. 血清 - 腹水蛋白梯度（SAAG）对诊断和治疗决策都有帮助。高 SAAG（≥ 1.1g/dl）者一般有门静脉高压，通常对限盐和利尿药有反应，而低 SAAG（＜ 1.1g/dl）没有门静脉高压，除肾病综合征外用上述疗法一般效果不明显。

（二）专家 2 点评

1. 该病例遗憾的是肝硬化原因仍然不明确，患者影像学提示肝硬化，伴随门静脉高压、侧支循环开放、低蛋白血症，考虑肝硬化诊断是较明确的，但是患者肝功能较正常，无脾功能亢进表现，影像学类似融合性肝纤维化，不除外药物性肝损伤后肝硬化。

2. 这份病例抓住了肝硬化严重程度与大量腹水临床不相符合的"感觉"，敏锐发现 SAAG 的异常，结合患者体重减轻等信息，坚持深入检查，体现了临床医师认真的态度和合理的临床思维，虽然还有很多不尽如人意的地方，但是仍然值得大家学习。

（解放军总医院第五医学中心　王海波　游绍莉）

参考文献

邓念，申昊，钟立，等 . 2016. 血清腹水 ALB 梯度的临床应用进展 . 胃肠病学和肝病学杂志，25（1）：115-117.

韦容清 . 2016. 不明原因腹水的诊断方法进展 . 临床医学研究与实践，1（11）：181-183.

徐小元，丁惠国，李文刚，等 . 2017. 肝硬化腹水及相关并发症的诊疗指南 . 临床肝胆病杂志，33（10）：1847-1863.

第三章

肝占位

病例 47　一例肝硬化伴持续高热患者的诊治

【病例诊治经过介绍】

（一）病例基本情况

患者刘某，男，48 岁。因"澳抗阳性 18 年，发热、腹部不适 1 个月"于 2018 年 8 月 16 日入院。

1. 现病史　患者缘于 2000 年体检时发现 HBsAg 阳性，查肝功能正常，未予以重视及治疗。2018 年 7 月 13 日患者无明显诱因出现发热，最高体温 39℃，伴乏力，无畏寒、寒战，无咳嗽、咳痰、胸痛、胸闷、心悸、恶心、呕吐、腹泻等症状。到当地医院就诊，化验：WBC 12.5×10^9/L, N 87.6 %, Hb 162g/L, PLT 177×10^9/L, ALT 53U/L, TBIL 18μmol/L, ALB 33.6g/L, CRE 74μmol/L, PTA 72 %, HBV-DNA 1.04×10^{2}U/ml。心脏超声提示：左心室舒张功能减低。腹部超声提示：慢性肝损害，胆囊结石、胆囊炎、脾大。腹部 MRI 提示：肝实质及双肾多发异常信号，肝脏多发囊肿，胆囊结石、胆囊炎，脾大、脾静脉曲张。给予恩替卡韦抗病毒，并予以头孢哌酮钠舒巴坦钠抗感染治疗 18d，经上述治疗不适症状无明显缓解，为进一步诊治来我院，门诊以慢性乙型肝炎收入我科。

2. 流行病学史　否认肝病患者接触史，病前 6 个月内无输血及血制品应用史。病前无不洁饮食史。

3. 既往史　否认糖尿病等病史。无"伤寒、结核、猩红热"等传染病病史，无"心、肺、肾"等脏器慢性病病史，否认外伤史，无药物及食物过敏史。预防接种史不详。

4. 个人史　生长于原籍，无长期外地居住史，未到疟疾、鼠疫等疫区，无明确血吸虫疫水接触史，否认烟酒等不良嗜好。

5. 查体　体温 36.2℃，脉搏 80 次 / 分，呼吸 17 次 / 分，血压 105/70mmHg。营养中等，步入病房，自动体位，查体合作。神志清楚，精神尚可，应答切题，定向力、记忆力、计算力正常。面色晦暗，皮肤、巩膜无黄染，未见瘀点、瘀斑，肝掌阳性，未见蜘蛛痣。双侧颌下可扪及 3 个肿大淋巴结，1cm 左右，无触痛，活动度良。心、肺未见异常。腹部平，未见腹壁静脉曲张，全腹软，无压痛、反跳痛，肝右肋下未触及，剑突下未触及，墨菲征可疑阳性，脾左肋下未触及，肝上界位于右锁骨中线第 5 肋间，肝、脾、双肾区无叩痛，移动性浊音阴性，双下肢无明显水肿。生理反射存在，病理征未引出。扑翼样震颤阴性。

6. 初步诊断　①慢性乙型肝炎；②发热待查：胆系感染？病毒感染？

（二）入院诊治第一阶段——初步印象

2018 年 8 月 16 日，患者入院第 1 天下午出现发热，最高体温 39.7℃，无畏寒、寒战等不适。化验：WBC 9.87×10⁹/L，N 86.4%，Hb 148g/L，PLT 211×10⁹/L；ALT 61U/L，AST 36U/L，ALP 107U/L，GGT 76U/L，TBIL 7.7μmol/L，DBIL 3.8μmol/L，ALB 29g/L，CHE 3489U/L；PTA 68.1%；BLA 22.2μmol/L；肿瘤标志物均正常；自身抗体均阴性；血清病毒学标志物甲、丙、丁、戊型肝炎均阴性；乙肝表面抗原（+），乙肝 e 抗体（+），乙肝核心抗体（+），HBsAg 定量 597U/ml，乙肝病毒核酸定量（cobas）＜ 20U/ml。抗 –EBV IgM（−），血浆 EB 病毒 DNA 定量 1.03×10³U/ml，抗 –CMV IgM（−），抗 –CMV IgG（+），CMV–DNA（−）。变形杆菌 OX19 1∶80（+）。布鲁杆菌凝集试验（−），肥达试验（−）。PCT 0.45ng/ml，CRP 107mg/L，ESR 45mm/h。胸部 CT 提示：右肺上叶小结节，建议随诊。腹部超声提示：肝硬化、脾大；肝内多发稍低回声结节（建议增强影像学检查）；肝多发囊肿；胆囊继发改变、胆囊结石；胆囊底部局限性增厚（考虑腺肌症可能）；门静脉、脾静脉扩张。心电图提示：窦性心动过速。心脏超声：左心室舒张功能减低。

上级医师查房后指示：结合患者病史、体征及各项检查，考虑诊断乙型肝炎肝硬化。入院后继续给予恩替卡韦抗病毒治疗。本次入院主要表现为发热，考虑发热原因如下：①入院后查血浆 EBV–DNA 定量 1.03×10³U/ml，不除外 EB 病毒感染，给予更昔洛韦试验性抗病毒治疗；②化验变形杆菌 OX19 1∶80（+），考虑其无明显斑疹伤寒临床及流行病学表现，且抗体滴度较低，可能性不大；③该患者发热时间较长，可扪及浅表淋巴结肿大，注意完善骨髓穿刺活检、必要时行淋巴结活检除外有无淋巴瘤等血液系统疾病；④目前虽无明显依据支持结核感染，仍需进一步完善结核相关检查及结核感染 T 细胞检测加以明确；⑤针对胆囊结石及胆囊炎，给予头孢哌酮钠舒巴坦钠抗感染治疗。

（三）入院诊治第二阶段——深入检查

1. 2018 年 8 月 17～21 日　经过抗感染及抗病毒治疗后，患者体温无明显变化，每日体温峰值波动于 39.8～40.7℃，无明显不适症状。多次血培养结果均阴性。2018 年 8 月 22 日，患者发热时出现畏寒、寒战，化验 PCT 升高至 1.45ng/ml，余化验指标无特殊变化，高度怀疑败血症，升级抗生素为美罗培南。

2. 2018 年 8 月 23 日　患者体温峰值 40.4℃。化验：WBC 10.72×10⁹/L，NEUT 88%，ALT 199U/L，AST 170U/L，ALB 29g/L，CRP 99.1mg/L，ESR 62mm/h。复查 EBV–DNA 定量 2.64×10²U/ml。腹部 CT 提示：肝、双肾多发病变，考虑感染性病变可能，建议 MR 进一步检查，除外肿瘤性病变；肝硬化，脾大，脾静脉曲张，动脉期肝内异常强化考虑为异常灌注，建议定期复查（3 个月）；肝内多发小囊肿；胆囊结石，胆囊炎。

科内行疑难病例讨论及全院会诊小结：①经抗更昔洛韦抗 EBV 治疗 1 周，患者体温无改善，考虑为非致病性携带状态，非此次患者发热原因，停用抗病毒药物。②通过仔细阅 CT 片可见肝左右叶多发类圆形低密度影，较大者位于肝 S_6/S_7 交界处，直径约 2.1cm，动脉期病变呈轻度不均匀强化，门静脉期部分病灶见造影剂消退，呈稍低密度，延迟扫描病变强化范围增大，边界欠清，部分病灶呈等密度显示欠清。双肾内多发稍低密度结节影，边界模糊，增强扫描动脉期似见轻度强化，延迟期轻度强化呈稍低密度。考虑肝、肾为感染性病变，不排除肿瘤，可行 CT 引导下穿刺活检。③查体患者浅表淋巴结肿大，但体积较小，呈扁平状，不宜行外科穿刺检查。为除外血液病，行骨髓穿刺检查。④药物热也是不明原因发热的较常见病因之一，除抗生素，停用所有其他静脉药物。⑤目前综合考虑患者发热为感染可能性大，继续美罗培南治疗。

3. 2018 年 8 月 24 日　患者最高体温 39.4℃，骨髓穿刺结果提示：骨髓增生活跃，粒系以杆状、分叶粒细胞为主，红系各阶段比例大致正常，巨核细胞各阶段可见。骨髓细菌培养结果阴性。骨髓检查报告未提示血液系统肿瘤。下午在 CT 引导下行肝穿刺术，术程顺利，术后安返病房，密切监测。活检组织分别送检微生物室及病理科。

（四）入院诊治第三阶段——病因揭晓

1. 2018 年 8 月 27 日　肝脏活检组织微生物培养回报：人苍白杆菌。细菌药敏鉴定：头孢菌素、哌拉西林、哌拉西林钠他唑巴坦钠耐药，亚胺培南、阿米卡星、庆大霉素、妥布霉素、环丙沙星、左氧氟沙星、复方新诺明敏感。患者经美罗培南治疗后体温略有下降，仍然为 38.5～39.0℃，根据药敏试验改为美罗培南联合左氧氟沙星抗感染治疗。

2. 2018 年 8 月 29 日　（肝穿刺）病理回报：肝脓肿；背景肝组织病毒性肝炎性肝硬化，乙型，伴淤血及炎症反应改变。明确诊断：肝脓肿，考虑为人苍白杆菌导致的肝脓肿侵袭综合征。

3. 2018 年 9 月 1 日　经过联合治疗，患者体温逐步下降。化验：WBC 5.94×10⁹/L，NEUT% 77.36%；CRP 29.16mg/L，PCT 0.18ng/ml。患者感染指标下降。上级医师查房指示进一步行影像学检查评估抗感染疗效。

4. 2018 年 9 月 2～6 日　患者每日发热体温峰值逐渐下降，9 月 6 日腹部 MRI 提示：肝、双肾多发病变，考虑感染性病变可能，与 2018 年 8 月 22 日 CT 片比较，肝内病变较前缩小、减少；双肾病变，较前变化不大；肝硬化，脾大，脾静脉曲张，动脉期肝内异常强化考虑为异常灌注；肝内多发小囊肿；胆囊结石，胆囊炎。美罗培南予以停用。

5. 2018 年 9 月 7～17 日　患者体温正常，未再出现发热，9 月 17 日停用左氧氟沙星，安排出院。

最终诊断：①肝脓肿；②乙型肝炎肝硬化代偿期；③胆囊结石伴胆囊炎；④肝囊肿。

（五）随访

患者出院后未再发热，2018 年 11 月 10 日在当地医院化验血常规、肝功能正常，行 B 超检查肝、肾占位消失。

【专家评述】

（一）专家 1 点评

1. 细菌性肝脓肿（pyogenic liver abscess，PLA）是临床常见的肝感染性疾病，占所有肝脓肿的 80%。近年来，流行病学调查显示，肝脓肿的发病率有所上升，亚洲国家较西方国家高，往往发生在机体免疫功能下降或有基础疾病者。常见的感染途径为胆源性感染、血流感染、腹腔内感染的直接蔓延、直接侵入及隐源性感染。很多肝脓肿并无明显的原因可寻，称为隐源性肝脓肿。隐源性感染逐年上升，甚至成为肝脓肿的首要原因，经统计此类患者中约有 25% 伴有糖尿病。肝脓肿常见病原体为克雷伯菌和大肠埃希菌，以及拟杆菌（厌氧菌）和肠球菌，其他尚可见金黄色葡萄球菌等。在过去的 30 年里，克雷伯菌属已逐渐成为亚洲地区细菌性肝脓肿的主要病原体，甚至超过了 80%。

2. PLA 的临床症状和实验室检查均缺乏特异性，导致快速诊断较困难，尤其是一些起病隐匿的患者容易被误诊、漏诊。对于 PLA 的诊断既要结合临床表现、各项实验室结果和影像学检查，也要动态观察病情。肝脓肿临床表现典型三联征是发热、寒战及腹痛，但临床上患者症状常不典型。不典型的原因可能有高龄及复杂基础疾病造成患者表现特殊；早期较小或位置较深查体及影像学检查未发现；疾病早期抗生素延缓病情难以与其他感染鉴别等。随着医学影像学技术进步，影像学检查成为肝脓肿诊断重要手段。CT 特异性可达 95% 以上。直径 0.5 cm 左右的肝脓肿通过 CT 即可发现。"花瓣征"和"簇形征"及胆道间接征象可作为 CT 检查中诊断不典型肝脓肿的有力证据。MRI 的"环靶征"也是肝脓肿诊断的重要线索。同时，影像学检查也为肝脏占位性病变的鉴别诊断提供了重要的方法。

3. 细菌性肝脓肿的治疗原则是早期诊断，早期给予抗生素治疗，加强全身支持疗法，通畅引流或切除病灶，防治并发症。有效的抗菌治疗是治疗的关键，早期进行经验性抗菌药物治疗，原则上需要覆盖常见致病菌。如符合穿刺引流或抽脓指征，也可留取标本送需氧和厌氧培养后再进行抗感染治疗。当有脓毒症等全身症状时，多次血培养易于获得病原体。治疗肝脓肿时，首先选择静脉应用抗生素。当体温控制正常，血常规发现白细胞数下降后可改为口服给药，总疗程为 4～6 周。经皮肝穿刺抽脓或置管引流术的指征为：①经药物治疗后体温不能被控制；②脓肿液化明显，脓肿壁已形成；③当 3cm ＜脓肿直径＜ 5cm 时，经反复穿刺抽脓即可获得理想的疗效。对于直径 ≥ 5 cm，脓液多且不易抽净，建议行置管引流。穿刺禁忌证：肝门区、肝裸区的脓肿，伴有大量腹水或有凝血功能障碍性疾病患者。

（二）专家 2 点评

1. 人苍白杆菌在环境中分布广泛，一般认为该菌不会致病，其感染人往往与患者局部或全身免疫功能低下有关，如创伤、器官移植、使用抗肿瘤药物及免疫抑制药等。人苍白杆菌的毒力不强，但有很强的耐药性，该菌对青霉素类、头孢菌素类、含酶抑制剂复合抗生素耐药，对碳青霉烯类、喹诺酮类和氨基糖苷类高度敏感，其耐药性与该菌产 AmpC 酶有关。本患者在院外长期应用抗生素，入院后经验性应用头孢哌酮钠舒巴坦钠无效，根据药敏换用碳青霉烯联合喹诺酮后，病情才得到了有效控制，说明在肝脓肿治疗中，病原体检测极其重要。

2. 本患者发病时，并没有常见肝脓肿典型的发热、寒战、腹痛三大主要特点，却表现为发热，肝脏、肾脏占位，伴 WBC、CRP 升高和 ESR 增快，头孢类药物三代治疗无效，因此易误导临床医师向血液系统疾病、特殊类型感染方向寻找线索。本病例最终通过 CT 引导下穿刺取得肝占位组织，并通过病原学检测明确为人苍白杆菌。通过查阅文献，国内尚没有其引起肝脓肿的病例报道。

3. 该患者为乙型肝炎肝硬化患者，出现发热伴肝多发占位，容易误诊肝肿瘤，本例患者在影像学诊断上发挥了重要作用，首先考虑为感染性病变，为早期抗生素治疗提供良好依据。

（三）专家 3 点评

1. 该病例诊治经过比较波折，比较重要的原因有以下几点：肝硬化、肝占位容易误诊为肝癌；早期抗生素治疗无效；EBV-DNA 阳性。EBV 属于 4 型疱疹病毒，主要感染人的淋巴细胞和上皮细胞，潜伏感染和终身携带是 EBV 感染的重要特征。我国 3 岁前儿童 –EBV IgG 阳性率超过 50%，8 岁高达 90% 以上。壳抗原的 IgM 抗体（VCA IgM）常作为感染的直接证据，但消失较快，易漏诊。虽然 EBV-DNA 阳性是 EBV 存在的直接证据，但由于 EBV 在淋巴细胞中无处不在且持续存在，部分人即使 EBV 不活动，也可检测到 HBV-DNA 阳性，但往往滴度较低。因此仅仅检测到 EBV-DNA 阳性不足以诊断 EBV 相关疾病。EBV-DNA、EBV-IgM 检测是目前诊断 EB 病毒现症感染的最好方法，但是不能明确 EBV 存在与疾病存在直接关系，要结合临床监测滴度变化、临床表现及 EBV-DNA 样本来源等综合分析。需要注意的是 EBV-DNA 的定量检测目前国内标准品大多由厂商自主定值所得，缺少统一的标准导致检测结果差异较大，各实验室间可比性差。同时也缺乏可溯源的质控品对实验室检测结果进行评价，而且不同标本处理过程及实验方法的不同也会造成结果差异，在临床实际工作中要个体化分析。本例患者入院时检测到血浆 EBV-DNA 阳性，滴度较低，但不能排除由于 EBV 造成的发热，给予更昔洛韦试验性治疗，但体温没有明显变化，排除 EBV 活动相关疾病。结合 EBV IgM 阴性，分析 EBV 相关疾病引起发热可能性不大。

2. 本病例最终经过肝穿刺病理及肝组织细菌学培养明确诊断的肝脓肿。经过病理确诊病因为肝脓肿，难能可贵之处在于利用肝组织进行培养确诊为人苍白杆菌感染，进一步行药敏试验获得治疗依据。一般肝脓肿原位病原体标本获取通常是通过脓肿穿刺引流液培养获得，罕有肝组织培养获得病原学资料，本病例的临床工作非常细致，值得学习和推广。

（解放军总医院第五医学中心　郭　聪　吕　飒　李元元）

参考文献

陈刚. 2018. EB 病毒感染的实验室诊断研究进展. 中国热带医学，18（3）：289-293.

虞胜镭，翁心华. 2015. 成人细菌性肝脓肿的抗感染治疗要点与进展. 实用肝脏病杂志，18（4）：337-339.

章顺轶，陈岳祥. 2018. 细菌性肝脓肿诊治进展. 临床肝胆病杂志，（07）：1577-1580.

Xiong G, Zhang B, Huang MY, et al. 2014. Epstein-Barr virus （EBV）infection in Chinese children: a retrospective study of age specific prevalence. PLoS One, 9（6）：e99857.

病例 48　一例肝内占位性病变患者的诊治

【病例诊治经过介绍】

（一）病例基本情况

患者李某，女，36 岁。主因"发现肝内占位病变 1 个月"于 2016 年 10 月 8 日入院。

1. 现病史　患者 2016 年 9 月 8 日因"感冒"自觉乏力、胸闷就诊于当地医院，化验肝功能：ALT 110U/L，AST 110U/L，TBIL 33.46μmol/L，DBIL 11.66μmol/L，ALP 134U/L，GGT 119U/L，ALB 38.3g/L。腹部超声提示：肝右叶占位（2.1cm×1.5cm）、肝脏弥漫性病变、少量腹水、门静脉结构及血流未见异常。X 线胸片提示：少量心包积液。按"感冒"治愈后乏力、胸闷症状有所缓解。9 月 19 日为进一步诊治"肝内占位"就诊于某医院。化验肝功能：ALT 36U/L，AST 41.1U/L，TBIL 34.3μmol/L，DBIL 11.1μmol/L，AFP 2.4μg/L，CEA 1.85μg/L，CA125 11.94U/ml，CA199 8.56U/ml。全身 PET-CT 检查：肝脏未见明确恶性占位性病变。右肺下叶小结节，未见代谢增高，考虑良性病变可能性大，胰腺颈部囊肿，少量盆腔积液，脑部显像未见明确异常高代谢征象。腹部磁共振检查提示：肝脏弥漫性异常强化，门静脉狭窄闭塞，肝动脉代偿增粗，考虑血管性病变，系肝动门静脉瘘所致，请结合临床除外遗传性毛细血管扩张症。为进一步诊治收入我科。患者自发病以来，精神、食欲正常，大、小便正常，近 3 个月体重无明显变化。

2. 流行病学史　无病毒性肝炎患者密切接触史，无输血及血制品应用史，病前 3 个月内无不洁饮食史。无疫水、疫源接触史。

3. 既往史　5 岁时曾患急性黄疸型肝炎（病原不详），已痊愈。患者自诉从小皮肤及头皮、鼻腔内可见小出血点样皮疹，时有鼻衄及皮肤出血，局部压迫可止血。无水痘等传染病病史，否认高血压、冠心病、糖尿病等病史，21 岁时曾行右侧腹股沟疝修补术。2015 年患妊娠期高血压，肾功能异常，分娩后血压正常，肾功能恢复正常；行剖宫产术分娩后曾出现咳嗽、劳力性呼吸困难，无下肢水肿。自诉对青霉素及头孢类抗生素过敏，表现为应用后出现皮疹。预防接种史不详。

4. 个人史　生长于原籍，无长期外地居住史，无放射物、毒物接触史，无有害粉尘吸入史，不吸烟，不饮酒。否认冶游史。

5. 婚育史　已婚，夫妻关系和睦，育 2 男。爱人及儿子身体均健康。

6. 月经史　初潮年龄为 13 岁，行经期天数为 5d，间隔 30d，末次月经时间为 2016 年 9 月 27 日，经量正常，无痛经及白带增多史。

7. 家族史　父母健在，其祖母、父亲及 4 位姑姑均患有肝淤血肿大，有皮肤多发出血点样皮疹，有时伴有鼻出血、皮肤出血。否认家族传染病病史。

8. 入院查体　神志清楚，精神可，对答切题，定向力、记忆力、计算力无异常。面色正常，面部皮肤散在色斑，全身皮肤无黄染，巩膜轻度黄染，右手可见 2 个针尖样出血点样皮疹，未高出表面，压迫后无明显褪色，肝掌阴性，未见蜘蛛痣。全身浅表淋巴结未触及增大，心、肺未见异常。腹部平坦，腹壁可见 2 处手术瘢痕，脐以下 5cm 处可见一长约 10cm 横行手术瘢痕，右下腹麦氏点处可见一斜行长约 5cm 陈旧手术瘢痕，腹软，无压痛及反跳痛，未触及包块，肝右肋下未触及，墨菲征阴性，脾左肋下未触及，肝浊音界位于右侧锁骨中线第 5 肋间，肝区叩击痛阴性，脾区、双肾区无叩痛，移动性浊音阴性，肠鸣音 5 次 / 分，无亢进。双下肢无明显水肿。扑翼样震颤阴性。

9. 初步诊断　①慢性肝损害；②遗传性出血性毛细血管扩张症？③胰腺囊肿。

（二）入院诊治经过

1. 2016 年 10 月 10 日　入院化验：血常规、尿常规、大便常规及粪便隐血正常，凝血功能：PT 15.4s（↑），PTA 53.3%（↓）；肝功能：BLA 34.60μmol/L（↑），ALT 41U/L（↑），AST 51U/L（↑），TBIL35.8μmol/L（↑），DBIL16.4μmol/L（↑），γ-GGT 73U/L（↑），ALB 31g/L（↓），CHE 4302U/L；女性肿瘤标志物、性激素未见异常；甲状腺功能：T_3 1.35nmol/L（↓），FT_3 3.93pmol/L（↓），余正常；直接抗人球试验阴性，自身抗体五项阴性，甲、乙、丙、戊肝病原学检测均为阴性。

2. 2016 年 10 月 13 日　入院检查，心脏超声：右心增大，三尖瓣反流（重度），左心室壁增厚，主－肺动脉内径增宽，压力增高，左心室舒张功能减低，心包积液。肺 CT：双肺 CT 平扫未见异常，心包少量积液。腹部超声：肝内多发片状稍低回声，符合肝实质弥漫性损害声像图表现，胆囊壁毛糙，腹水、盆腔积液。腹部 CT 增强：肝内多发异常强化，结合病史，考虑遗传性出血性毛细血管扩张症；肝硬化；脾大；肝内动脉瘤。肝脏血管三维重建：肝右动脉起源于肠系膜上动脉，考虑发育异常；肝内动脉瘤。血管造影：门静脉内探及动脉血流频谱（考虑动脉－门静脉交通可能），肝内无回声区（考虑动脉瘤可能，建议增强影像学检查），门静脉流速偏低。胃镜检查：食管距门齿 30cm 处 3 点钟位见直径约 0.2cm 圆形扁平静脉隆起，呈紫蓝色，表面光滑，边界清楚。非萎缩性胃炎伴糜烂，幽门螺杆菌尿素酶快速检查阴性。

上级医师查房指出：患者化验提示有肝功能减退表现，白蛋白、胆碱酯酶、凝血酶原活动度降低，影像学检查有肝脏形态改变，同时有腹水、脾大等门静脉高压表现，结合影像学资料，诊断门静脉高压成立，但是否有肝硬化不能明确。结合患者目前影像学资料及家族史，可明确诊断遗传性出血性毛细血管扩张症。在治疗方面：①轻度肝功能异常，以保肝、降酶、对症治疗为主。②右心功能不全，肾功能不全，无诱因情况下可以代偿，暂不特殊处理，尽量避免诱发因素；动态观察三尖瓣情况，必要时换瓣手术；注意预防感染性心内膜炎；必要时可间断利尿，注意监测肾功能。③建议血管介入科继续诊治。

3. 出院诊断　①遗传性出血性毛细血管扩张症；②门静脉高压症合并腹水；③肝内动脉瘤；④右心功能不全、心包积液、三尖瓣重度反流；⑤胰腺囊肿；⑥非萎缩性胃炎。

【专家评述】

（一）专家 1 点评

从家族史、临床表现及各项化验检查结果看，该患者诊断符合遗传性出血性毛细血管扩张症。

1. 遗传性出血性毛细血管扩张症（hereditary hemorrhagic telangiectasia，HHT）也称 Osler-Rendu-Weber 综合征。是一种常染色体显性遗传性疾病，发病率保守估计为 0.2%，见于各个种族和地区。HHT 是一种较少见的血管形成发育障碍性遗传病，可累及肺、胃肠道、皮肤等全身器官、组织。鼻衄是 HHT 最常见的症状，常导致缺铁性贫血。鼻衄的发病平均年龄是 12 岁，40 岁时接近 100％患者发病。大多数病例报道鼻衄发病后的 5 ～ 30 年里出现口唇、颜面或手部的毛细血管扩张，最常见于第 20 ～ 30 年期间。皮肤黏膜的毛细血管扩张是最常见的体征，为皮肤和黏膜多发性簇状毛细血管扩张。

2. HHT 经常可以并发具有临床意义的动静脉畸形，其中肝动静脉畸形检出率为 32％～78％。本例患者血管造影：门静脉内探及动脉血流频谱（考虑动脉 – 门静脉交通可能）。腹部超声及 CT：肝动脉瘤。血管三维重建：肝右动脉起源于肠系膜上动脉，考虑发育异常。

3. 依据 2000 年库拉索 HHT 国际基金委员会的诊断标准如下：①反复、自发性鼻衄；②毛细血管扩张，位于特征部位（如口唇、口腔、手指和鼻部）的多发毛细血管扩张；③内脏损害，如胃肠毛细血管扩张（伴或不伴出血）、肺动静脉畸形、肝脏动静脉畸形、脑动静脉畸形和脊柱动静脉畸形；④家族史，根据上述诊断，患者一级亲属中，至少有 1 位被诊断为 HHT。以上 4 项中，符合 3 项即可确诊 HHT，符合 2 项则疑诊为 HHT，如少于 2 项则诊断可能性不大。

本例患者有反复、自发性鼻衄及皮肤出血；自幼皮肤及头皮、鼻腔内可见小出血点样皮疹；食管黏膜可见毛细血管扩张，肝动静脉畸形；有可疑家族史：其祖母、父亲及 4 位姑姑均患有"肝淤血肿大"，有皮肤多发出血点样皮疹，有时伴有鼻衄、皮肤出血。因此，依据上述诊断标准，符合可确诊标准。

（二）专家 2 点评

HHT 累及肝脏的临床诊治。HHT 患者肝酶异常和（或）肝脏影像学表现异常，提示存在肝血管畸形（VMs）并发症，称为肝脏遗传性出血性毛细血管扩张症（hepatic hereditary hemorrhagic telangiectasia，HHHT），包含血管、实质和胆道系统的病变。肝血管畸形检出率为 32％～ 78％，Buonamico 研究报道高达 84％的 HHT 患者可存在肝脏病变。灶状结节状增生常见于 HHT 患者，其发生率高于普通人群，虽然肝活检的组织学诊断非常特异，但肝血管畸形患者如果行肝活检非常危险，因此，无论是已经确诊的还是可疑的 HHT 患者都应避免肝活检，只要有典型的影像学表现，即可以通过影像学检查来诊断。

HHHT 的肝脏影像学异常主要包括肝实质异常、肝血管异常和胆道异常。肝实质异常表现为毛细血管扩张、实质灌注异常和结节样增生。肝血管异常主要包括 3 种，分别是肝内血管瘘、动脉的扩张和扭曲、动脉瘤。胆道异常主要包括两类：胆管缺血性病变和继发于血管扩张的胆道阻塞性病变。毛细血管扩张、肝动脉扩张及血液分流是 HHHT 肝受累的典型表现。

无症状者目前尚无推荐治疗方案，有高输出量心力衰竭、门静脉高压和肝性脑病症状者应进行药物治疗；贫血患者给予输血、补铁等支持治疗；有活动性出血者控制出血。63％的患者经上述治疗可完全缓解。对于伴有难治性高输出量心力衰竭或门静脉高压、缺血性胆管坏死的患者，原位肝移植是唯一可治愈肝血管畸形的手段。如果高输出量心力衰竭或肠绞痛患者未满足肝移植标准，那么经动脉栓塞肝血管畸形可作为一种姑息性治疗手段，但其具有高风险。胆管病是经动脉栓塞治疗的禁忌证。

本例患者以发现肝内占位就诊。各项影像学检查具备上述影像学特征：腹部增强 CT 显示：肝内多发异常强化；肝内动脉瘤。肝脏血管三维重建显示：肝右动脉起源于肠系膜上动脉，考虑发育异常。肝脏血管造影显示：门静脉内探及动脉血流频谱（考虑动脉 – 门静脉交通可能）；

门静脉流速偏低。HHT 患者中肝肿块最可能是局灶性结节增生。增强影像学检查可明确诊断。经有经验的影像学医师依据典型的肝脏影像学表现可诊断为 HHHT。

（三）专家 3 点评

关于 HHT 的基因诊断。相对于其他遗传疾病，HHT 的基因检测较复杂（多致病基因中的单个基因单个突变即可导致发病）。包括 *ENG* 基因和 *ACVRL1* 基因编码外显子的 DNA 测序与缺失／重复分析。这 2 个基因的突变占 HHT 突变的大多数（75%）。*ENG* 基因和 *ACVRL1* 基因编码序列突变测试为阴性的患者，考虑行 *Smad4* 基因检测以查明致病突变。*Smad4* 基因突变可以导致一种罕见的综合征，即幼年性息肉合并 HHT。

当采用库拉索标准时，临床医师应考虑患者的年龄，考虑到 HHT 的症状和体征经常延迟出现。患者到 40 岁时至少有 90% 符合 HHT 库拉索诊断标准，但在 10 岁时几乎无人符合。如果患者有 HHT 的临床特征，却无家族史，那么此患者可能为新发突变，因此诊断为"可能的 HHT"。鉴于库拉索标准对儿童临床诊断的敏感性差，若该家系的基因突变已明确，医师可以利用基因检测的方法为儿童确诊。如果基因检测无法实现，这些儿童应按 HHT 患者处置，并考虑适当筛查内脏动静脉畸形。

本例患者因为家族中多人有"肝淤血肿大"，且根据临床表现可以基本明确 HHT 诊断，同时鉴于患者经济条件困难，因此没有进行相关基因检测。如果能进行患者及其家族中多人的基因检测，可能有助于判断患者家系的基因谱，进一步确定诊断。

（解放军总医院第五医学中心　程勇前　闫　涛　赵　平）

参考文献

成小慧 .2013. 遗传性出血性毛细血管扩张症的分子机制及诊治进展 . 国际输血及血液学杂志，36（3）：267-270.

李艳，吕传剑，吴学军，等 .2013. 遗传性出血性毛细血管扩张症累及肝脏的 CT 及 DSA 表现 . 介入放射学杂志，22（10）：854-857.

刘畅，吕垠遐，杨小东，等 .2013. 遗传性出血性毛细血管扩张症基因突变分析 . 中华医学遗传学杂志，30（2）：176-179.

宋勰，徐万峰，葛英辉，等 .2012. 肝脏遗传性出血性毛细血管扩张症的诊断和治疗 . 中华消化外科杂志，11（6）：566-569.

周仕恩，宋文艳，何汇忱 .2014. 遗传性出血性毛细血管扩张症肝脏病变的 MDCT 影像学特征 . 医学影像学杂志，（11）：1936-1939.

Buonamico P, Suppressa P, Lenato GM, et al. 2008. Liver involvement in a large cohort of patients with hereditary hemorrhagic telangiectasia: echo-color-Doppler vs multislice computed tomography study. J Hepatol, May; 48（5）: 811-820.

Shovlin CL, Guttrnacher AE, Buscarini E, et al. 2000. Diagnostic criteria for hereditary hemorrhagic telangiectasia（Rendu-Osler-Weber syndrome）. Am J Med Genet, 91（1）: 66-67.

Spears J, Brown DH, Buscarini E, et al. 2011. HHT Foundation International-Guidelines Working Group. International guidelines for the diagnosis and management of hereditary haemorrhagic telangiectasia. J Med Genet, 48（2）: 73-87.

病例 49　一例肝巨大占位性病变患者的诊治

【病例诊治经过介绍】

（一）病例基本情况

患者李某，女，51 岁。主因"上腹部饱胀不适伴恶心、干呕 10d"于 2016 年 8 月 20 日入院。

1. 现病史　患者缘于 10d 前无明显诱因自觉上腹部饱胀不适，坐位时明显，伴恶心、干呕，无发热、腹痛，无皮肤、巩膜黄染，就诊于河北省隆化县医院行超声检查示：右肝前叶回声不均，上腹部实性肿物，考虑癌可能，建议进一步检查。2016 年 8 月 1 日于承德某医院检查腹部 CT 示：肝占位性病变，考虑为海绵状血管瘤可能性大。检测 AFP、CEA、CA19-9、CA125 均阴性。现为求进一步治疗就诊于我院，门诊以"肝占位性病变"收住院。发病以来，精神尚可，食欲一般，睡眠正常，大、小便正常，体重近 1 个月下降 5kg。

2. 流行病学史　无肝炎患者密切接触史。病前 6 个月内无输血及血制品应用史，病前 3 个月内无不洁饮食史。

3. 既往史　否认"肝炎、结核、伤寒"等传染病病史，否认"高血压、糖尿病、冠心病"等病史，否认外伤史，否认手术史，否认输血史，否认药物、食物过敏史，预防接种按常规接种。

4. 个人史　生于原籍，无血吸虫病疫水接触史，无烟酒嗜好。无冶游史。婚育史、月经史、家族史无特殊。

5. 查体　体温 36.4℃，脉搏 70 次 / 分，呼吸 19 次 / 分，血压 128/67mmHg，营养中等，神清，精神欠佳，定向力、记忆力、计算力正常。面色正常，皮肤、巩膜无黄染，未见瘀点、瘀斑，肝掌阴性，未见蜘蛛痣。全身浅表淋巴结未扪及肿大。心、肺未见异常。肝肋下 2cm 可触及，质软，移动性浊音可疑阳性，腹部无压痛、反跳痛，双下肢无水肿。扑翼样震颤阴性。

6. 初步诊断　肝占位性病变肝血管瘤？

（二）入院诊治第一阶段——病因诊断

1. 2016 年 8 月 21 日　入院化验：WBC 4.12×10^9/L，Hb 137g/L，RBC 4.3×10^{12}/L，PLT 226×10^9/L，AST 10U/L，CRE 75μmol/L，ALB 42g/L，DBIL 5.6μmol/L，ALT 10U/L，TBIL 17.3μmol/L，PTA 127.3%，BLA 12.8μmol/L，CA19-9 18.45U/ml，AFP 1.33ng/ml，CEA < 0.2ng/ml，CA125 21.59U/ml，粪便隐血阴性，乙肝表面抗原（发光法）阴性，丙肝抗体（强生化学发光）阴性，梅毒螺旋体抗体（雅培发光）阴性，HIV 抗原 / 抗体（雅培发光）阴性。

2. 2016 年 8 月 22 ~ 27 日　超声提示：肝内多发实性占位（肝癌？建议增强 CT 或 MRI）；肝实质弥漫性损害并脂肪肝（不均质性）；肝囊肿；胆囊壁毛糙。腹部 MRI 检查所见（图 49-1）：肝脏形态规整，肝表面光滑，各叶比例正常，肝门结构清晰。肝内含少量脂质成分，肝内见多发团块状及结节状稍长 T_1 稍长 T_2 信号影，最大病灶范围约 17.1cm×7.3cm，最大位于肝左右叶交界处，局部向肝外突出，动态增强扫描：动脉期病灶呈边缘点状及结节状强化，门静脉期及延迟期见造影剂充填，呈高信号影；肝右叶见小圆形无强化长 T_2 信号影。肝静脉及下腔静脉未见明显狭窄或扩张，门静脉主干宽约为 1.3cm。胆囊形态正常，囊腔内未见明确异常信号，肝内外胆管无扩张。脾形态及信号未见异常。胰腺未见明确异常信号。双肾未见异常。肝门及腹主动脉周围未见肿大淋巴结。双侧胸腔见线状液体信号影。印象：肝内多发占位，考虑血管瘤可能；轻度脂肪肝，肝右叶小囊肿。双侧胸腔少量积液。

上级医师查房后指出：患者查腹部超声提示病灶为实性占位，病灶磁共振检查示 T_2 像呈高密度，门静脉期延迟期仍可见高信号影，考虑占位为肝血管瘤，但仍需完善 CT 增强检查，了解肝血管瘤与肝内重要血管的关系，进一步计算剩余肝体积。

3. 2016 年 8 月 27 日 CT 所见（图 49-2）　肝脏形态规整，肝表面光滑，各叶比例正常，肝门结构清晰。肝内见多发团块状及结节状稍低密度影，最大病灶范围约 16.9cm×7.3cm，最大位于肝左右叶交界处，局部向肝外突出，动态增强扫描：动脉期病灶呈边缘点状及结节状强化，门静脉期及延迟期见造影剂向内充填，部分病灶呈全瘤强化。肝静脉及下腔静脉未见明显狭窄或扩张，门静脉主干宽约为 0.8cm。胆囊形态正常，囊腔内未见明确异常密度，肝内外胆管无扩张。脾形态及密度未见异常，脾周见类脾实质密度及强化结节影。胰腺未见明确异常密度。双肾未见异常。肝门及腹主动脉周围未见肿大淋巴结。双侧胸腔见弧形液性密度影，双肺见条片状实变影。印象：肝内多发占位性病变，与 2016 年 8 月 15 日 MRI 片比较变化不大，考虑海绵状血管瘤。副脾。双侧胸腔少量积液，双肺局限性肺不张。

上级医师查房后指出：结合 MRI、CT 表现，诊断肝血管瘤明确，患者血管瘤较大，且患者有上腹部不适症状，考虑手术指征明确。但患者血管瘤为多发，结合影像学提示，病变与肝重要血管关系较紧密，手术切除难度较大。进一步完善吲哚菁绿试验及剩余肝体积计算。

4. 2016 年 8 月 29 日　吲哚菁绿试验 15min 滞留率 0.5%，剩余肝体积占标准肝体积的 35%。

上级医师查房后指出：患者肝功能 A 级，吲哚菁绿试验提示患者可耐受较大肝叶切除，结合患者既往无慢性病病史，一般情况良好，心、肺功能未见异常，考虑可耐受手术，遂行肝血管瘤切除术。

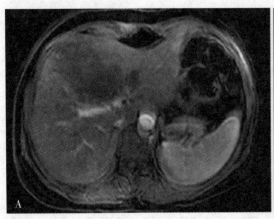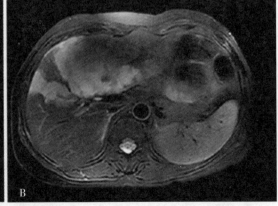

图 49-1　腹部 MRI
A.T_1WI 病变呈低信号；B.T_2WI 病变呈高信号

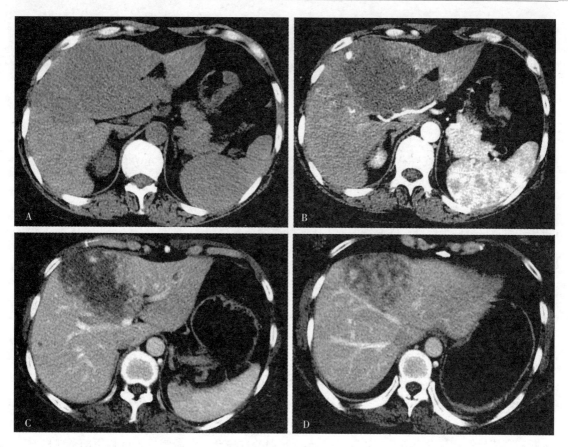

图 49-2　腹部 CT

A．平扫期病灶呈稍低密度影；B．动脉期病灶呈边缘点状及结节状强化；C、D．门静脉期及延迟期见造影剂向病灶内充填

（三）入院诊治第二阶段——临床治疗

1. 手术过程　麻醉满意后，右肋缘下斜切口，分层进腹。探查见：网膜与肝脏稍许粘连，肝脏颜色正常，边缘锐利，病变位于肝中叶，大小约 19cm×15cm×7cm，血管瘤界线较清。遂行中肝叶切除、胆囊切除术。游离肝周韧带后，裸化肝门，预置阻断带。应用超声定位，应用 CUCA 断肝，注意保护门静脉右后支、门静脉左支、肝左及肝右动脉。切开胆道前壁，探查胆道，明确剩余肝胆道通畅，放置 T 管引流。确切止血，核对器械纱布如数。文氏孔放置引流后关腹。

2. 2016 年 9 月 8 日　Hb 132g/L，TBIL 52μmol/L，ALT 301U/L，凝血指标正常。肝断面引流管引流颜色为淡血性。

3. 2016 年 9 月 9 日　复查：Hb 125g/L，TBIL 41μmol/L，ALT 226 U/L，凝血指标正常。肝断面引流管引流颜色为淡血性。

上级医师指出：患者术后肝功能指标持续好转，术中未行肝门阻断，肝损伤较小，可予以输注血浆支持，改善患者肝功能。血红蛋白平稳考虑无活动性出血。继续观察。术后病理回报：（中肝叶）肝海绵状血管瘤，大小 19cm×15.5cm×6.5cm。胆囊剖开可见墨绿色胆汁，壁厚。

4. 最后诊断　肝巨大海绵状血管瘤。

（四）随访

3 个月后复查：血常规、肝功能、电解质正常。X 线胸片：双肺未见明确病变。CT：符合肝切除术后表现；副脾；双侧胸腔少量积液，双肺局限性肺不张。

【专家评述】

（一）专家 1 点评

1. 肝血管瘤是肝脏最常见的良性肿瘤，本病可发生于任何年龄，男女比例 1：3。分为小的毛细血管瘤和大的海绵状血管瘤，后者常与局灶性结节增生（FNH）并存。发病机制不明确，海绵状血管瘤多见于青年女性。有报道妊娠期、口服避孕药血管瘤迅速增大而出现症状，是否与女性激素依赖尚不明确。肝血管瘤肉眼呈紫红色或蓝紫色。

2. 临床表现：一般无症状，直径大于 5cm，可牵拉肝被膜，有上腹部隐痛、餐后饱胀、恶心呕吐等症状。如有急性出血、血栓形成或肝被膜有炎症反应时，腹痛剧烈，可伴有发热和肝功能异常。自发破裂出血极少见。

3. 诊断：可通过肝功能、B 超、核素扫描、CT、MRI、肝动脉造影等检查。本病通常联合 2～3 项影像学检查确诊。

B 超：检查发现边界清晰的低回声伴后方不甚明显的回声增强效应，大多数小血管瘤为强回声，较大血管瘤常表现为回声混杂，强弱不均匀，瘤内有纤维样变、血栓形成、坏死组成。注意与肝癌相鉴别。

CT：诊断有高度敏感性和特异性，较小的病变难与转移癌相鉴别，核素标记红细胞肝扫描诊断有高特异性，早期充盈缺损，30～50min 后向心性填充，但需要与 2cm 以下的多血供原发性和继发性肝癌进行鉴别。

MRI：对本病的诊断有特殊意义，尤其对于直径较小的血管瘤，超声之后首选的检查。T_2 加权像表现为灯泡样高信号。

血管造影：不常用，可明确血管关系。

诊断性穿刺：有出血风险，明显假阴性率，一般不用。

（二）专家 2 点评

1. 肝血管瘤治疗：目前临床对于肝血管瘤手术治疗无统一意见，我们认为应该从严掌握，对有明显临床症状或有并发症（如破裂出血等）或瘤体直径大于 10cm 的患者、不能与恶性肿瘤相鉴别者应积极选择手术治疗。对较大单一的肝血管瘤，肝切除是最有效的治疗方法，可根据病变范围做肝部分切除或肝叶切除。如病变范围超过半肝的巨大单发肝血管瘤，如果余下的肝组织体积够大，无肝硬化，肝功能正常，患者全身情况好，可做肝三叶切除。对于肝血管瘤较大，同时与肝内主要血管关系紧密时要慎重。对多发性肝血管瘤，或病变范围大，或已侵犯肝门无法切除者，可做肝动脉栓塞，辅助放疗。单纯放疗经回顾性分析效果较差，不宜采用。尽可能采用肝血管瘤切除术，肝移植对巨大肝血管瘤治疗仍存争议。一部分较大的肝血管瘤先行肝动脉栓塞，再行二期手术切除。

2. 该患者肝血管瘤为多发，术前影像学提示与肝脏主要血管关系紧密，手术切除难度较大，但经过完善检查无禁忌并全面评估后行肝中叶切除及胆囊切除，取得很好疗效。

（三）专家 3 点评

术前已明确诊断的肝血管瘤患者，主张选择血管瘤摘除术，因为大多数单发肝海绵状血管瘤与正常肝组织间有一疏松间隙，若经此间隙小心分离摘除血管瘤，术中出血较规则性肝叶切除为少、操作也较方便。而单纯的血管瘤缝扎术尽管技术简单，但术后瘤体可能会发生一系列缺血性改变，给机体带来不利的影响或引起各种并发症。微波固化和术中无水乙醇注射的应用主要限于不能完全切除或摘除的巨大肝血管瘤残留瘤体组织。

（解放军总医院第五医学中心　李晓东　牛晓峰　朱震宇）

参考文献

解世亮，邵永孚，余宏迢 . 2002. 160 例肝血管瘤临床治疗分析 . 中华普通外科杂志，17（12）：723-724.

王捷，唐启斌 . 2007. 肝切除术中肝切除量的探讨 . 中国实用外科杂志，27（1）：58-60.

郑亚民，王悦华，李非 . 2013. 肝血管瘤外科治疗的研究进展 . 肝胆外科杂志，21（1）：73-75.

朱化刚，耿小平 . 2002. 合理选择肝脏血管瘤的手术指征和治疗方法 . 肝胆外科杂志，10（2）：86-87.

病例50　一例巨块型肝癌患者的诊治

【病例诊治经过介绍】

（一）病例基本情况

患者郑某，男，49岁。主因"低热近1个月，伴肝区不适"于2013年10月3日入院。

1. 现病史　患者2008年体检时发现HBsAg阳性，诊断为乙型肝炎病毒携带者。2013年9月无明显诱因出现低热，胸部CT：肝脏多发异常密度影。2013年10月2日首次来我院就诊，AFP 190.2ng/ml。腹部CT平扫+增强：肝多发占位，考虑肝癌，右叶两处较大者呈融合状，共约15.7cm×8.8cm，右叶前部病变内出血，肝内转移，肝门肿大淋巴结；肝硬化。门诊以"肝占位病变，乙型肝炎肝硬化"收入我科。

2. 查体　神志清楚，精神一般，对答切题。皮肤黏膜无黄染及皮疹，肝掌阳性，未见蜘蛛痣。浅表淋巴结无肿大及压痛。双肺呼吸音清，未闻及干、湿啰音。心律齐，心音正常。各瓣膜听诊区未闻及杂音，腹部平软，无压痛反跳痛，全腹未触及包块。肝脾肋下未触及，墨菲征阴性，双肾未触及。移动性浊音阴性，肝上界位于右锁骨中线上平第5肋间，肝区叩击痛阴性，双侧肾区叩击痛阴性。肠鸣音3次/分，双下肢不肿。生理反射存在、病理征未引出。

3. 入院初步诊断　①原发性肝癌；②乙型肝炎肝硬化失代偿期合并腹水、胸腔积液。

（二）入院诊治第一阶段——完善检查，介入治疗

1. 2013年10月2日　首次于我院就诊，AFP 190.2ng/ml，WBC 5.47×10^9/L，N 59.4%，RBC 3.85×10^{12}/L（↓），Hb 132g/L，PLT 244×10^9/L，ALT 165U/L（↑），AST 72U/L（↑），TBIL 15.8μmol/L，DBIL 8.9μmol/L（↑），PT 11.7s，PTA 91%，AFP 190.2ng/ml（↑），乙型肝炎表面抗原（+），乙型肝炎表面抗体（-），乙型肝炎e抗原（+），乙型肝炎e抗体（-），乙型肝炎核心抗体（-），HBV-DNA 3.101×10^{7}U/ml，Child分级A级6分。腹部CT平扫+增强：肝多发占位，考虑肝癌，右叶两处较大者呈融合状，大小为共约15.7cm×8.8cm（图50-1）。

上级医师查房指出：患者发病时病灶较大，预后较差，经交流，患者家属治疗相对欠积极，指示行介入术。

2. 2013年10月10日　行肝动脉化疗栓塞术。手术顺利，出院后患者自行中药治疗。

（三）入院诊治第二阶段——肝癌复发，射波刀治疗

1. 2014年7月9日　因肝区疼痛，入住我院，肝脏MRI平扫+增强：肝多发占位介入术后改变，仍见多发活性病变，大小为11cm×16.4cm。

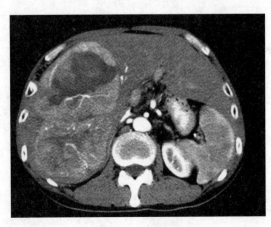

图50-1　腹部CT

上级医师查房指出：肝癌行介入治疗后复发，肝癌较大，不适合行手术等治疗，建议射波刀治疗。

2. 2014 年 7 月 10 日　WBC 6.41×10^9/L，N 73 %，Hb 111g/L，PLT 207×10^9/L，AFP 68.5ng/ml（↑），HBV-DNA 7.4×10^3U/ml，肝功能、凝血功能正常，Child 分级 A 级 5 分，射波刀剂量为 DT 55Gy/6F。患者 MRI 所示肝多发活性病变，阅片提示多发病变融合成团块状，不属于散在病变，属于巨块型肝癌，由于病灶较大，单靶区照射不能除外正常肝体积不足及肝损伤较重的情况，故考虑给予分靶区照射，本次住院期间，针对巨块型肝癌下半部分病灶行照射，本次住院设计为一个靶区照射。

3. 2014 年 10 月 6 日　复查腹部 MRI 提示多发肝癌综合治疗术后改变，与 2014 年 7 月 9 日 MRI 片比较：肝右叶肿块较前明显缩小，部分残留活性，肝内多发活性病灶残留，伴肝右静脉及下腔静脉癌栓。WBC 6.8×10^9/L，N 4.27×10^9/L，Hb 121g/L（↓），PLT 232×10^9/L，ALT 98U/L（↑），AST 72U/L（↑），ALP 314U/L（↑），GGT 54U/L（↑），ALB 34g/L（↓），CHE 2710U/L（↓），AFP 28ng/ml（↑），HBV-DNA 1.56×10^5U/ml，凝血功能正常。Child 分级 A 级 6 分。针对肝内病灶行射波刀，剂量为 DT 55Gy/6F。术后肝区疼痛消失。由于 2014 年 7 月针对肝癌下半部分照射后复查控制良好，本次住院期间，针对巨块型肝癌上半部分病灶行照射，为另一靶区照射。

4. 2015 年 3 月 15 日　入院复查，行腹部 MRI 提示肝脏未见活性病灶。复查结果：WBC 4.39×10^9/L，N 2.5×10^9/L，Hb 144g/L，PLT 167×10^9/L，AFP 5.28ng/ml，HBV-DNA ＜ 40U/ml，肝功能及凝血功能正常。

（四）入院诊治第三阶段——再次复发，继续治疗

1. 2015 年 6 月 29 日　第五次入院，腹部 MRI 平扫＋增强：肝 S_6 凝固坏死灶旁新发小结节，考虑肿瘤复发。WBC 5.76×10^9/L，N 3.48×10^9/L，Hb 145g/L，PLT 160×10^9/L，TBIL 21.5μmol/L（↑），ALP 174U/L（↑），HBV-DNA ＜ 40U/ml，其他肝功能各项及凝血功能正常，AFP 4.01ng/ml。2015 年 6 月发现复发病灶，病灶邻近胆囊，行局部消融有胆囊穿孔风险，故不考虑行局部消融治疗。由于体积较小，在 CT 平扫及增强未见明显显示（腹部 CT 检查报告提示），行立体定向放射治疗需 CT 定位下进行（我科当时尚不具备 MR 定位系统），勾画靶区难度较大。即使具备 MR 定位系统，由于各项积极治疗措施皆有相应不良反应风险，尤其是肝功能损伤。故针对较小复发灶，处理上可积极治疗或动态观察，积极治疗建议行介入术，患者选择行动态观察，复诊区间设置为 3 个月，并非确定在复发后 3 个月进行肿瘤治疗。

2. 2015 年 9 月 8 日　第六次入院行射波刀 DT 49Gy/7F。

3. 2016 年 3 月 7 ～ 21 日　第七次至第九次入院，肝脏 MRI 平扫＋增强：肝内未见明显活性残留。复查：WBC 4.26×10^9/L，N 2.48×10^9/L，Hb 143g/L，PLT 145×10^9/L，肝功能、凝血功能正常，HBV-DNA ＜ 40U/ml，AFP 3.74ng/ml。胸部 CT：左肺下叶多发小结节，与前片相比稍显增大不除外转移，建议定期复查；右侧胸腔积液；左肺下叶小片影。与 2015 年 9 月 6 日 CT 片对比相仿。腹部 MRI：肝癌综合治疗后改变，与 2015 年 9 月 9 日 MRI 片比较，病灶凝固坏死，范围较前变化不大；建议定期复查（3 个月）；肝硬化，脾大，少许腹水，肝 S_3 下缘乏血供结节，较前变化不大，考虑肝硬化结节可能。右侧胸腔积液，较前变化不大。

4. **最后诊断**　①原发性肝癌；②乙型肝炎肝硬化失代偿期合并腹水、胸腔积液。

【专家评述】

（一）专家 1 点评

1. 巨块型肝癌是肝癌中的常见类型，约占 33%。其发病率高、恶性程度高、易侵犯重要血管，如门静脉、肝动脉及腔静脉等，患者常在肝硬化背景下发病，手术风险极大，根治性切除率低。临床上非手术治疗患者常选用介入治疗，但效果欠佳。进展期肿瘤如存在门静脉癌栓、凝血功能障碍、腹水等不适宜行经皮无水乙醇注射、射频消融术、TACE。文献提示 Y90 放射微球虽常用于弥漫性肿瘤的治疗，但却有侵入性技术风险。故临床常表现为进展快，病程短、预后差，患者的 6 个月、1 年的存活率仅为 50% 和 14%。

2. 对于巨块型晚期肝癌患者，如何延长生存期，改善生活质量，急需探索其他有效的治疗手段。该例患者发病时即为巨块型肝癌，由于无手术及肝移植机会，采取介入及中药治疗，但病情迅速进展，出现癌痛，影响生活质量。在这种情况下，只有采用其他治疗方式，经过射波刀治疗，取得良好结果，值得总结。

（二）专家 2 点评

1. 放射治疗作为肿瘤的三大治疗手段之一，既往认为肝癌对普通放疗敏感程度有限，由于以往放射治疗设备很难降低周围正常肝组织的受照射剂量，对肝损伤较大，对行放射治疗的病灶大小及数量有一定的限制，故放疗在原发性肝癌中一直没有得到普及。美国国家癌症综合网络（National Comprehensive Cancer Network，NCCN）指南中关于肝癌放疗仅为 ⅡB 类证据支持，BCLC 分期则未提及有关放疗内容。近年来，现代放射生物学者认为，肝癌细胞是早反应组织，$\alpha/\beta > 10Gy$ 即为放疗敏感组织，类似于低分化鳞癌，正是由于肝癌细胞具备对放射线的敏感性，使学界对肝癌放射治疗展开了一系列深入探索。

2. 国内外学者报道三维适形放射治疗（three dimensional conformal radiation therapy，3DCRT）治疗中晚期肝癌取得了较好的疗效。Wu 等对 93 例直径 5～18 cm 的大肝癌患者行三维适形放疗，有效率为 91%，1 年、3 年生存率分别为 94%、26%。Kang 等报道了 27 例肿瘤直径为 8.8～11.4 cm 的大肝癌患者行放射治疗（intensity modulated radiation therapy，IMRT），总有效率为 44.4%。随访期内肝内肿瘤控制率及静脉癌栓控制率分别为 63.6% 和 60%。国内方子燕等报道 29 例大肝癌接受调强放疗的完全缓解率为 3.57%，部分缓解率为 32.14%，总体中位无进展生存时间（PFS）为 6.43 个月，中位生存期（OS）为 11.43 个月，1 年、2 年生存率分别为 46.79% 和 25.23%。以上研究结果显示放射治疗对于大肝癌患者具有良好疗效。

（三）专家 3 点评

1. 放射治疗的疗效需兼顾肿瘤控制概率（tumor control probability，TCP）和正常组织并发症概率（normal tissue complication probability，NTCP）。对于肝癌，更需关注放射性肝病（radiation-induced liver disease，RILD）的发生，由于立体定向放疗属于非等中心非共面放疗，剂量衰减速度快，照射野与肿瘤立体形态的适形度较高，对正常组织器官保护性好，故可在减少 RILD 发生的同时，提高生物学剂量，增加对肿瘤的控制力。随着计算机的进步，放疗设备发展较快，立体定向放疗对于治疗肝脏恶性肿瘤具备金标追踪和呼吸追踪系统，误差小于 1.5mm，使高剂量根治性放疗成为可能。庞军等用 γ 刀治疗 163 例原发性大肝癌，总有效率（CR+PR+NC）为 93.87%，6 个月和 1 年生存率分别为 71.17% 和 58.90%。

2. SBRT 最佳的剂量分割模式目前还没有统一的标准，文献报道的放疗总剂量 24～60Gy，分割次数 3～10 次，可参考范围过大，《2016 年原发性肝癌放疗共识》中建议在肝脏及周围脏器可耐受的前提下，尽量给予较高的照射剂量。对姑息性放疗的肝细胞肝癌患者，肿瘤的放疗剂量取决于全肝和（或）周围脏器的耐受量。肝脏放射耐受剂量视患者肝功能情况及每次的分割剂量有所不同。

3. 大肝癌的预后因素较为复杂，大多数文献报道认为其预后与 Child 分级、肿瘤直径、肿瘤体积、肿瘤缓解率、放疗剂量等有关，但诸如肿瘤直径、肿瘤体积等指标目前尚无统一参考值明确其差异性。因肿瘤直径越大，要使其肝内肿瘤完全坏死所需放射剂量越高，对于正常肝损伤可能越大。

4. 我国肝细胞癌患者常合并肝硬化背景，肝硬化程度较重的患者，肝功能通常表现为异常。临床上需根据肝功能情况来决定患者可接受的抗肿瘤治疗方法。而肝功能水平体现了肝脏再生能力，直接影响肝癌患者的预后。多变量分析，肝硬化严重程度是放射性肝病的唯一独立预后因素。

该例患者肝硬化程度轻，肝的再生能力较强，虽肝右叶存在巨块型肿瘤，但左叶作为健肝，由于有较强的再生能力，且无新发病灶，在患者肝右叶萎缩后，仍能完成正常肝脏的代谢、解毒、合成等功能，使患者得以有良好生活质量的生存。

（解放军总医院第五医学中心　王　卉　段学章）

参考文献

方子燕，金帅，黎功 . 2015. 原发性大肝癌调强放疗的疗效及预后分析 . 临床肝胆病杂志，31（6）：886-890.

庞军，陈浩涛，陈燕，等 . 2011. 体部伽玛刀治疗原发性大肝癌 163 例疗效分析 . 现代肿瘤医学，19（7）：1383-1386.

Kang MK, Kim MS, Kim SK, et al. 2011. High-dose radiotherapy withintensity-modulated radiation therapy for advanced hepatocellular carcinoma. Tumori, 97（6）: 724-731.

Liang SX, Zhu XD, Xu ZY, et al. 2006. Radiation-induced liver disease in three-dimensional conformal radiation therapy for primary liver carcinoma: the risk factors and hepatic radiation tolerance. Int J Radiat Oncol Biol Phys, 65（2）: 426-434.

Qian J, Luo Y, Gu X, et al. 2013. Inhibition of SENP6-inducedradiosensitization of human hepatocellular carcinomacells by blocking radiation-induced NF-KB activation. Cancer Biother Radiopharm, 28（3）: 196-200.

WU DH, LIU L, CHEN LH. 2004. Therapeutic effects and prognosticfactors in three-dimensional conformal radiotherapy combined with transcatheter arterial chemoembolization for hepatocellular carcinoma.World J Gastroenterol, 10（15）: 2184-2189.

Zheng Zuo-shen, Huang Hong-biao, Lu Hua-zhu, et al. 2001. Strategy of two-step resection for massive liver cancer. Ch inese J.of Cancer Research, 13（3）: 232.

病例 51　一例高危部位肝肿瘤患者的射频消融

【病例诊治经过介绍】

（一）病例基本情况

患者王某，男，64 岁。主因"发现肝占位 1 周"于 2016 年 4 月 14 日入院。

1. 现病史　患者慢性乙型肝炎肝硬化 10 余年，于 2016 年 4 月 8 日来我中心复查病情，门诊超声检查（图 51-1）提示"肝门部占位，肝肿瘤可能，建议影像学增强检查；肝硬化，门静脉高压，脾大；胆囊继发改变"，为明确肝占位性质，2016 年 4 月 10 日行 MRI 增强检查（图51-2）提示：肝门部多血供占位，考虑肝细胞肝癌（HCC）可能。为进一步治疗，门诊以"慢性乙型肝炎肝硬化代偿期，肝占位"收入院。患者无发热、腹痛、尿黄等不适，大、小便正常。

2. 流行病学史、既往史及个人史　无特殊。

3. 查体　体温 36.5℃，脉搏 75 次 / 分，呼吸 19 次 / 分，血压 127/79mmHg，营养中等，精神尚可。全身表浅淋巴结未扪及肿大。心、肺听诊未及异常，腹软，无压痛及反跳痛，移动性浊音阴性。双下肢无水肿。扑翼样震颤阴性。

4. 初步诊断　①慢性乙型肝炎肝硬化代偿期；②原发性肝癌。

（二）入院诊治第一阶段——病因诊断及多学科会诊

1. 2016 年 4 月 14 日　入院化验：WBC $6.21×10^9$/L，PLT $68×10^9$/L（↓），AST 42U/L，ALT 39U/L，GGT 27U/L，GLU 6.7mmol/L（↑），AFP 157.03ng/ml（↑），PT 13s，PTA 77%。乙型肝炎五项：HBsAg（+）、HBsAb（-）、HBeAg（+）、HBeAb（-）、HBcAb（+）。丙、甲、戊型肝炎抗体阴性。X 线胸片和心电图正常。胃镜检查：食管静脉曲张（中度）、慢性浅表性胃炎。超声造影（CEUS）（图 51-3）提示：肝右叶 S_8 段富血供结节，考虑 HCC。

2. 2016 年 4 月 15 日　上级医师查房后指出：目前患者诊断明确，超声造影及 MRI 均提示恶性，考虑 HCC 可能。病灶大小为 3.1cm×3.0cm，患者肝功能 Child-Pugh 分级为 A 级，完善治疗前相关检查，请肝胆外科、介入科、肿瘤中心及超声科等多学科会诊，决定治疗手段。

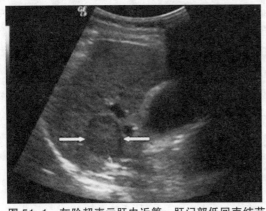

图 51-1　灰阶超声示肝内近第一肝门部低回声结节

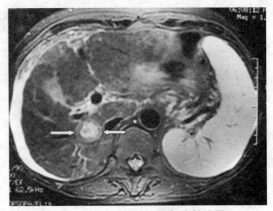

图 51-2　MRI 示肝门部病灶位置

3. 2016 年 4 月 17 日　多学科会诊。

（1）外科切除：患者一般状况可，但由于肿瘤位于第一肝门部，周围紧邻胆道、肝动脉、门静脉和下腔静脉等重要结构，手术复杂，完整切除肿瘤难度较大，有损伤胆道和血管等风险；此外患者肝硬化多年，血小板低于正常，手术中存在出血等风险。

（2）经动脉化疗栓塞（transcatheter arterial chemoembolization，TACE）：患者肿瘤位于肝门部，MRI 及超声造影提示肿瘤为富血供结节，为介入栓塞治疗的适应证，可行 TACE 治疗，但疗效有待术后观察评估。

（3）射频消融治疗（radiofrequency ablation，RFA）：肿瘤位于肝门部，为小肝癌，从超声及 MRI 上看，有合适进针路径，可行超声引导下射频消融治疗。由于肿瘤位置特殊，有损伤胆道及消融后肿瘤残存的风险，可联合超声引导经皮无水乙醇注射（percutaneous ethanol injection，PEI）对胆道进行隔热保护，并实现肿瘤充分灭活。

经多学科会诊意见，与患者及其家属进行充分沟通，决定于 2016 年 4 月 20 日对患者行超声引导下肝肿瘤穿刺活检，同时行射频消融及无水乙醇注射治疗。

（三）入院诊治第二阶段——射频消融联合无水乙醇治疗

1. 治疗前准备　GE-E9 彩色多普勒超声诊断仪、射频消融系统（Olympus-Celon）、无水乙醇注射治疗针（21G）和医用无水乙醇。患者及其家属签署知情同意书。

2. 治疗经过　患者左侧卧位，超声检查明确病灶具体位置、穿刺进针路径及进针深度，体表定位并标记穿刺点。常规消毒铺巾，以 1% 盐酸利多卡因局部麻醉，超声引导下将一次性穿刺活检针（18G）分两次进入病灶内，取出淡黄色组织两条（图 51-4）。随后，两支一次性无水乙醇注射治疗针在超声引导下，分别植入病灶边缘近胆道及血管处（图 51-5），连接注射器，缓慢注射无水乙醇 2.5ml，超声实时观察，病灶邻近胆道及血管处呈强回声。随后，超声引导将两支射频消融针（15G）在超声造影引导下，经皮置入病灶内，起始作用功率为 30W，超声实时动态观察病灶消融情况（图 51-6），直至病灶被热场强回声完全覆盖，共作用时间 16min，总能量 25kJ。退针凝固针道（防止针道种植转移及出血），治疗结束。全部操作经过顺利，患者无不适反应。

3. 治疗后即刻评价消融疗效　消融操作结束后，即刻行 CEUS 检查，消融治疗区呈造影三期无增强表现，范围为 4.1cm×3.5cm（图 51-7）；治疗区内部及周边未见明确残存病灶。

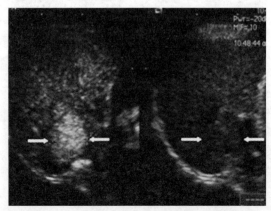

图 51-3　超声造影示治疗前病灶呈高增强

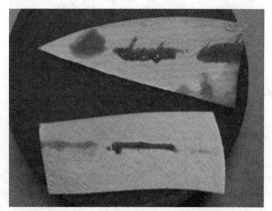

图 51-4　穿刺取出的两条病变组织

患者治疗后监测血压、脉搏等生命体征正常，观察 30min，安全返回病房。

（四）入院诊治第三阶段——治疗后处理及随访

1. 治疗后处理　治疗后嘱患者卧床休息 12h，禁食、水 6h；动态监护患者生命体征，密切观察患者一般状况。该患者治疗当天下午 16：30 左右出现发热，体温 38.2℃，患者精神状态较好，未行特殊处理；治疗后第 2 天上午症状消失。

2. 病理检查所见　肝内肿瘤组织，瘤细胞呈团片样及腺样排列，包浆丰富，嗜酸性或透明状，胞核增大，染色质较深（图 51-8）。肿瘤细胞内可见坏死出血。病理诊断（肝穿刺）：肝细胞癌，中 - 低分化型。

3. 随访情况　患者分别于治疗后 1 个月复查增强 MRI，显示病灶灭活彻底；实验室检查，AFP 降至正常水平（5.5 ng/ml）。之后于治疗后第 3、6 个月来院复查，行增强影像学观察治疗区情况，增强 MRI 示病灶灭活彻底，无局部复发征象（图 51-9，图 51-10）。

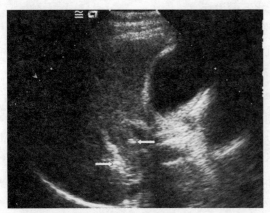

图 51-5　病灶近胆管及血管处注射无水乙醇

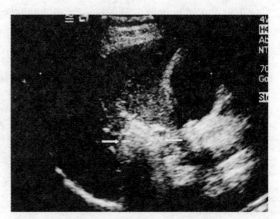

图 51-6　消融时病灶被强回声覆盖

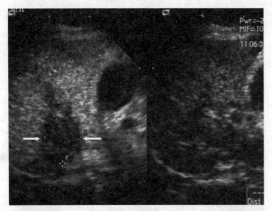

图 51-7　治疗后即刻 CEUS 示治疗区呈无增强

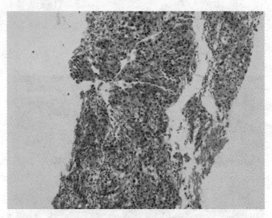

图 51-8　病理结果：肝细胞癌，低 - 中分化型

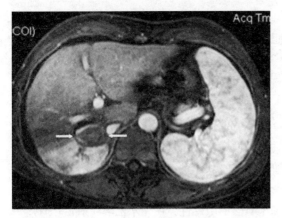

图 51-9 治疗后 6 个月复查 MRI 示病灶灭活彻底

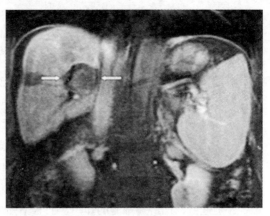

图 51-10 治疗后 6 个月复查 MRI 示病灶灭活彻底（冠状面）

【专家评述】

（一）专家 1 点评

肝细胞肝癌（hepatocellular carcinoma，HCC）是全球最常见的恶性肿瘤之一，最新统计数据显示，其死亡率已上升至恶性肿瘤的第二位。对 HCC 的治疗优先选择手术切除，然而 80% 以上 HCC 患者确诊时已经失去手术切除的机会。对不具备手术指征的患者推荐进行局部治疗，包括 RFA 等热消融、无水乙醇注射和 TACE 等。国内外临床随机对照研究显示，以 RFA 为代表的热消融对直径小于 3cm 肝癌的治疗效果与手术切除无统计学差异，且具有微创、操作简便、机体恢复快及可重复治疗等优点，成为临床治疗肝癌的重要手段。

本病例为原发性肝癌，肿瘤最大径为 3.1cm，应首选手术切除治疗，但由于肿瘤位于肝门区，紧邻右肝管、门静脉右支及下腔静脉等重要结构，且患者肝硬化明显，手术切除难度大，出血等并发症风险高。经多学科会诊并与患者及其家属充分沟通，决定行超声引导下 RFA 联合 PEI 治疗。

该患者在治疗当天出现发热，但低于 38.5℃，不用特殊处理，属于肿瘤热消融治疗的副作用。热消融治疗后，部分患者在会出现发热、疼痛等症状，少见的有血尿、寒战等，属于"消融后综合征"，不用特殊处理，主要措施为治疗后加强监护，输液、镇痛等对症处理。

（二）专家 2 点评

国内《肝癌局部消融治疗规范的专家共识》指出，肿瘤邻近胆囊、胃肠、胆管、膈肌，或位于肝门区、肝包膜下等部位，均属危险部位；对这些部位的肿瘤接受射频消融治疗存在热损伤邻近脏器或脉管、出血等风险，因此特别小心。其一，胆道系统不同于血管，其内胆汁流动慢，对邻近胆道系统的肝肿瘤消融不当易造成胆瘘、胆管狭窄等严重并发症，给患者生活质量带来严重影响；其二，由于紧邻胆管等重要结构，在消融同时无法实现治疗的"安全边界"（即热消融凝固范围至少为肿瘤边缘外 0.5cm 才能达到治疗效果），这样容易造成肿瘤的残余。因而对邻近胆管主要胆道系统主要分支（15～20mm）的肝肿瘤不主张行热消融治疗，如何实现在肿瘤完全灭活的同时，又不损伤到胆管等重要结构，成为肝门部肝癌 RFA 研究的重点。对此类肿瘤的治疗，可采用 TACE 或无水乙醇注射的手段，但由于肿瘤内部结构特点，如存在纤维间隔导致药物在肿瘤内部分布不均及肿瘤存在多支滋养血管等，均难以实现对病灶的完全灭活。近年来，国内外学者对肝门部肝肿瘤消融治疗屡见报道。Dominique 等针对邻近胆道主要分支

HCC 行术中 RFA，采用胆管内插入导管并推注 4℃冷生理盐水的办法保护胆管以降低热损伤。Nakata 在 RFA 过程中，采通过经鼻胆管插管向胆道系统内持续注射冷生理盐水以降低热损伤，收到良好效果，患者无并发症发生。近年来，有学者主张采用腹腔镜下 RFA 对肝门区等特殊部位肝肿瘤进行治疗，临床疗效显著。

（三）专家 3 点评

分析本例成功经验：治疗前对患者进行全面评估，寻找最佳进针入路；超声实时引导准确、科学置入消融针，避免因射频消融针及乙醇注射针穿刺而造成的胆管、血管损伤，并力求达到对肿瘤适形消融，不留死角；此外，为避免消融时的热量对胆道产生热损伤，我们采取 RFA 联合 PEI 方法，即在瘤内边缘靠胆管处辅以缓慢注射少量无水乙醇（4ml），使无水乙醇在肿瘤边缘弥散，不但起到凝固肿瘤细胞的作用，而且增强瘤细胞对热的敏感性。在无水乙醇注射治疗时，一定要缓慢均匀推注，并且密切观察患者反应，如果出现乙醇向瘤外溢出或患者突感明显疼痛，要随时停止注射。此外，进针（包括射频消融针及无水乙醇注射针）时要严格控制进针深度，超声实时准确观察针尖位置，避免针尖对胆管或血管造成机械性损伤，导致并发症发生。有研究表明，胆管上皮细胞的损伤可能会导致胆结石形成，给患者治疗后的生活质量带来严重影响。

肝门区结构复杂，对肝门部肿瘤行消融治疗，治疗前要认真研究病例影像学资料，找到最佳的进针入路，治疗中要尽量减少进针穿刺次数，争取一步到位，超声实时监视针尖位置及消融热场范围。我们认为，在病灶边缘靠胆管及血管处辅以少量无水乙醇注射治疗，在起到隔热作用而使脉管免于热损伤的同时，还可以达到肿瘤充分凝固性坏死的目的。当然，该技术临床应用病例数有限，确切疗效尚需大样本、多中心研究进一步证实。

（解放军总医院第五医学中心　李　猛　李志艳）

参考文献

陈敏山，陈敏华 . 2011. 肝癌局部消融治疗规范的专家共识 . 中华肝脏病杂志，19：257–259.

史海达，史宪杰，马焕先，等 . 2017. 特殊部位肝脏肿瘤腹腔镜下射频消融术的临床疗效 . 中华肿瘤杂志，39：56–59.

Forner A, Llovet JM, Bruix J. 2012. Hepatocellular carcinoma. Lancet, 379: 1245–1255.

Luo W, Zhang Y, He G, et al. 2017. Effects of radiofrequency ablation versus other ablating techniques on hepatocellular carcinomas: a systematic review and meta–analysis. World J Surg Oncol, 15: 126.

Nakata Y, Haji S, Ishikawa H, et al. 2010. Two cases of hepatocellular carcinoma located adjacent to the Glisson's capsule treated by laparoscopic radiofrequency ablation with intraductal chilled saline perfusion through an endoscopic nasobiliary drainage tube.Surg Laparosc Endosc Percutan Tech, 20: e189–192.

Peng ZW, Zhang YJ, Chen MS, et al. 2013. Radiofrequency ablation with or without transcatheter arterial chemoembolization in the treatment of hepatocellular carcinoma: a prospective randomized trial. J Clin Oncol, 31: 426–432.

Sasahira N, Tada M, Yoshida H, et al. 2005. Extrahepatic biliary obstruction after percutaneous tumour ablation for hepatocellular carcinoma: aetiology and successful treatment with endoscopic papillary balloon dilatation. Gut, 54:698–702.

Wong SN, Lin CJ, Lin CC, et al. 2008. Combined percutaneous radiofrequency ablation and ethanol injection for hepatocellular carcinoma in high–risk locations. AJR Am J Roentgenol, 190: W187–195.

病例 52　肝内占位性病变一例

【病例诊治经过介绍】

（一）病例基本情况

患者于某，男，27 岁。因"双下肢水肿、肝区不适 1 个月"于 2015 年 3 月 5 日入院。

1. *现病史*　缘于入院 1 个月前无明显诱因出现双下肢水肿、肝区不适，肝区轻微胀痛，当地医院超声检查提示：肝内多发偏强回声团块影，不除外血管瘤。腹部 MRI 提示：肝脏多发异常信号，转移瘤？肝囊肿；肝右叶内下缘病灶，腹膜后占位性病变？化验：ALT 63U/L，AST 59U/L，ALP 133U/L，GGT 269U/L；AFP 阴性。无发热、腹痛、腹泻、黑便等。为进一步诊治以"肝内占位性病变"收入院。

2. *个人史*　否认"肝炎、结核、出血热"等传染病病史。从事家禽养殖工作（养鸭子）。入院 6 个月前因口唇周围皮肤出现红斑服用中药（具体不详）治疗 15d，红斑消失。无家族性遗传病病史。

3. *体格检查*　体温 37℃，脉搏 76 次 / 分，呼吸 18 次 / 分，血压 118/78mmHg。发育正常，营养良好，神志清晰，语言流利，查体合作。皮肤、巩膜无黄染。无肝掌、蜘蛛痣。全身浅表淋巴结未触及肿大。心、肺听诊未见异常。右上腹局部膨隆，可见腹壁静脉显露，无压痛、反跳痛及肌紧张，肝肋下 15cm，剑突下 11cm，质地硬，无压痛，脾肋下未触及，肝区无叩击痛，移动性浊音阴性，肠鸣音正常。双下肢重度水肿。

4. *初步诊断*　肝内占位性病变（肝转移癌可能性大，原发性肝癌不除外）。

（二）入院诊治第一阶段——初步印象

2015 年 3 月 8 日，入院后完善化验检查。血常规：WBC 7.55×10^9/L，N 69.3 %，RBC 4.4×10^{12}/L，Hb 125g/L，PLT 245×10^9/L；尿常规正常；便常规正常，隐血阴性；生化：ALT 42U/L，TBIL 14.7μmol/L，DBIL 7.4μmol/L，ALB 28.6g/L，GLU 4.2mmol/L，BUN 4.4mmol/L，CRE 61μmol/L，AST 54U/L，LDH 1511U/L，ALP 123U/L，GGT 274U/L，CHE 4023U/L；凝血功能：PT 14.5s，PTA 58%，FIB 2.4g/L；病毒学标志物：乙肝五项示 HBsAg（－），抗 –HBs（＋），HBeAg（－），抗 –HBe（－），抗 –HBc（＋）；丙肝抗体阴性；抗结核抗体阴性；CRP 7mg/L；ESR 6mm/h；肿瘤标志物：AFP 1.3ng/ml，CEA 0.8ng/ml，CA 125 44.3U/ml，CA19–9 24.1U/ml，CA242 5.3U/ml，CA50 27.1U/ml；腹部超声：肝多发实性占位性病变，建议增强影像学检查。CT：胸部 CT 扫描未见明显病变；肝内多发低密度灶，请结合临床及其他检查。腹部 MRI：①肝脏多发占位性病变，考虑转移癌可能性大；因肝尾叶部位肿块较大，且部分层面与肝脏分界不清，不除外肝脏来源或腹膜后病变侵及肝脏，肝门部及下腔静脉受压；下腔静脉局部显示不清，不除外受侵。②右侧少量胸腔积液，少量腹水，右侧腰背部皮下软组织水肿，请临床进一步检查明确。

（三）入院诊治第二阶段——病理诊断

1. 2015 年 3 月 10 日　根据病史体征及入院化验检查结果，患者诊断仍不明确，为排除胃肠肿瘤肝转移，遂行胃镜检查提示：胃、十二指肠黏膜多发黑痣样病变。胃、十二指肠黏膜活检组织病理结果：胃窦黏膜黑色斑片，胃表浅黏膜组织慢性炎伴急性炎及糜烂；胃体黏膜黑色斑片，胃表浅黏膜组织中度急慢性炎伴挤压及退变，局部有色素沉积，倾向于黑变病；十二指肠黏膜，小肠表浅黏膜组织，间质内有较多吞噬色素的组织细胞聚集，倾向于黑变病。

2. 2015 年 3 月 13 日　患者肝内多发占位，考虑转移瘤可能性大，胃肠道黏膜病变是否与此有关尚不明确，为明确诊断，与家属沟通后行肝穿刺活检术。超声引导下，局部麻醉，采用 MD 活检枪，取出黑色条索状肝组织两条送检。肝穿刺组织病理报告：少许肝组织中可见肿瘤细胞排列呈梁状和腺泡状，有腔隙样结构，细胞形态不规则，部分呈短梭形，部分呈类圆形，部分细胞核偏位，可见核分裂象，胞质内有大量黑色素；结合形态和组织化学考虑为具有黑色素的恶性肿瘤，不除外转移性黑色素瘤。特色染色结果：脱黑色素（+，处理后色素消失）。注意：因穿刺组织含黑色素多，经反复实验脱黑色素后掉片严重，无法行免疫组化染色来进一步证实肿瘤免疫表型，建议临床详细询问病史（如有无皮肤黑色素瘤或痣切除病史等），进一步明确诊断。

肝穿刺组织请王泰龄教授会诊后报告：（肝穿刺组织，HE 染色、网织 +Masson、D-PAS、CK7）富含黑色素的肿瘤细胞弥漫增生，其间仅见一残留的汇管区及一些胆管，基本已看不到肝实质细胞（CK7）。肿瘤细胞大小形态不一，部分呈梭形，富胞质，不形成明显的癌巢（CK7）。诊断：（肝穿刺）肝内恶性黑色素瘤，弥漫浸润生长，建议检查原发灶。

上级医师查房指出：综合以上，尚不明确情况包括：①恶性黑色素瘤的原发灶未明确；②胃肠道黏膜表现考虑也应为恶性黑色素瘤转移引起，但病理检查不能明确，考虑可能与取材有关。建议行 PET-CT 检查，因经济困难拒绝。

3. 最后诊断　恶性黑色素瘤，伴肝内多发转移。

（四）诊治第三阶段——治疗及随访

1. 经上级医师查房、专科会诊，拟定给予白介素或靶向药物治疗。但患者因经济困难，提出放弃上述治疗，遂回当地医院对症治疗。

2. 随访：患者出院 1 个月后因肝衰竭死亡。

【专家评述】

（一）专家 1 点评

恶性黑色素瘤简称恶黑（malignant melanoma，MM），是一种高度恶性的黑色素细胞肿瘤，主要涉及皮肤，易发生转移，是遗传性基因变异和所处环境的风险导致。最重要的外源性致病因素是暴露在紫外线的照射中。

恶性黑色素瘤来源于能够产生黑色素的神经鞘细胞，是由于神经鞘细胞发生变异，色素生成和酪氨酸代谢发生异常所致。色素细胞起源于外胚层的神经鞘，约在胚胎发育到 3 个月时分化为黑色素细胞进入表皮基底层。因此，恶性黑色素瘤多发生于皮肤，约占全身恶性肿瘤的 1%，亦可见于消化道、生殖系统的黏膜，眼球和脑膜的脉络膜等处。其转移途径主要通过淋巴道播散，亦可通过血行播散，血行转移多见于有肺、骨、肝及肾上腺等处。

（二）专家 2 点评

1. 临床流行病学证据显示，澳大利亚的昆士兰地区和美国西南部地区为恶性黑色素瘤的高发区，欧美白种人发病率较高，为 21.6/10 万人，非裔为 1/10 万人；我国近几年才有相关的流行病学数据，其发病率略低于非洲人群。恶性黑色素瘤的大体类型主要有浅表扩散型、结节型、肢端黑痣型、雀斑痣型。白种人主要以浅表扩散型多见，我国患者主要以肢端黑痣型多见。

2. 恶性黑色素瘤的恶性程度高，易转移，一旦确诊尽快手术切除，因此，外科手术切除病变是治疗本病的主要方法；甚至远处转移的患者，若通过手术可完全切除病灶的都应尽量手术。晚期患者可选择化疗，临床常用的化疗药物有达卡巴嗪、顺铂、长春新碱等，可单药化疗，也可与达卡巴嗪联合化疗，联合化疗的有效率稍高于单药化疗。恶性黑色素瘤被认为是一种抗辐射的恶性肿瘤，对放疗不敏感，以手术治疗为主。但手术切除不彻底或术后复发不能再次手术，患者拒绝手术或病变大不能手术者可行姑息性放射治疗。肿瘤生物化疗是生物治疗和化学治疗联合应用于肿瘤的全新综合治疗模式，另外，还用细胞因子治疗、过继细胞疗法、肿瘤疫苗、分子靶向治疗等方法用于黑色素瘤的治疗，有待进一步研究。

（三）专家 3 点评

1. 文献报道肝转移性恶性黑色素瘤小者可无临床症状，较大者主要表现为肝区胀痛不适、腹痛、肝功能异常等症状。

2. 本例患者肝脏明显增大，影像学表现为多发转移灶，行肝穿刺活检组织均呈黑色均匀条索状，行病理检查及会诊，考虑转移性恶性黑色素瘤。胃镜提示胃、十二指肠黏膜多发黑痣样病变，病理因取材问题未能确定是否为恶性黑色素瘤转移引起，但结合临床，应考虑恶性黑色素瘤转移导致。患者原发病灶未能明确，可能的线索为病史中口唇部皮肤曾出现红斑，口服中药治疗后消失，但就诊时查体未见红斑或黑痣样病变，包括身体其他部位皮肤也未见黑痣样病变。因肝内病变呈弥漫性，无法行手术治疗，同时因经费困难，患者也未采取化疗药物或靶向药物治疗，肿瘤进展较快，很快导致死亡。

3. 该病例临床较少见，可贵之处在于从影像学检查提示转移瘤后，积极寻找原发病灶，先进行胃镜检查，获得珍贵线索，然后进行肝穿刺得以明确诊断。

（陆军总医院全军肝病治疗中心　王　帅　李国安　韩聚强）

参考文献

纪小龙，徐薪，申明识 . 2002. 黏膜黑色素瘤的常见临床病理特点 . 诊断病理学杂志，9（2）：108–110.

姜兰香，庞传超，姚春丽 . 2011. 皮肤恶性黑色素瘤病因学与生物学治疗进展 . 中国老年学杂志，31（24）：4985–4986.

李海，郑晓娟 . 2012. 恶性黑色素瘤 21 例临床病理分析 . 现代中西医结合杂志，21（3）：272–273.

全国肿瘤防治研究办公室 / 全国肿瘤登记中心，卫生部疾病预防控制局 . 2011. 中国肿瘤登记年报 2010. 北京：军事医学科学出版社，80–81.

覃冠平 . 2011. 黑色素瘤 36 例临床病理分析 . 吉林医学，32（21）：4431.

汤钊猷 . 1993. 现代肿瘤学 . 上海：上海医科大学出版社，1075–1084.

Cumminus DL, Cummis JM, Pantle H, et al. 2006. Cutaneous malignant melanoma. Mayo Clin Pioc, 81（4）：500–507.

Carbe C, Eigentler TK. 2007. Diagnosis and treatment of cutaneous melanoma: state of the art 2006 . Melanoma Res, 17（2）：117–127.

Ravdel, Robinson WA, Lewis K, et al. 2006. Metastatic melanoma in the breast: a repart of 27 cases. J Surg Oncol, 94（2）：101–104.

病例53 不明原因腹胀伴肝内占位性病变一例

【病例诊治经过介绍】

（一）病例基本情况

患者李某，男，26岁。因"间断腹胀8个月，加重1个月"于2006年2月20日入院。

1. 现病史 患者于2005年6月无明显诱因出现腹胀，否认发热、恶心、呕吐、腹痛、腹泻等，在当地医院查腹部B超示：肝略大，肝内占位性病变；脾大、脾静脉轻度增宽、脾占位性病变；盆腔少量积液。肝脏CT示：肝脾大明显、肝脾散在弥漫性低密度影。肝MRI检查：肝脾大，肝脾散在弥漫性高密度影。当地医院考虑肝硬化，给予常规保肝、软肝、利尿等对症支持，患者症状明显改善。随后间断有腹胀症状，一直未予以重视。2006年1月无明显诱因再次出现腹胀，自感症状较前有所加重，否认发热、恶心、呕吐、腹痛、腹泻等不适。为明确病因，当地医院查HBsAg（-），抗-HCV（-），住院行腹腔镜检查：肝、脾表面散在结节状改变。遂取肝病理回报：慢性肝炎，不排除早期肝硬化。其间行骨髓穿刺提示：骨髓增生活跃；粒系增生活跃伴轻度成熟障碍；红系增生活跃。给予保肝对症治疗期间，患者腹胀症状改善不明显，且腹水持续增多，期间曾行"自体腹水浓缩回输"治疗2次，治疗效果不佳，为进一步诊疗入住我科。

2. 流行病学史 患者否认病毒性肝炎患者接触史，近6个月否认输血及血制品应用史，发病前3个月否认不洁饮食史，近2个月体重下降2kg。

3. 既往史 患者既往体健，否认肝炎病史，否认高血压、心脑血管等慢性疾病病史，否认用药史，否认胆囊炎及胃病病史，否认血液病和肾病病史。

4. 个人史 生长于原籍，否认疫水、毒物接触史，无性病、冶游史，无烟酒等不良嗜好。

5. 入院查体 生命体征正常，体温36.5℃，脉搏84次/分，体重60kg，血压124/70mmHg，体质消瘦，贫血貌，神志清，精神差，巩膜轻度黄染，未见肝掌、蜘蛛痣，周身浅表淋巴结未触及肿大，心、肺听诊无异常，腹部饱满，可见腹壁静脉显露，腹软，无压痛及反跳痛，肝肋下6cm，质韧，无触痛，脾左肋下约8cm，质硬，边钝，无触痛，腹水征阳性，肠鸣音正常，双下肢重度水肿，扑翼样震颤阴性。

6. 初步诊断 ①肝硬化；②肝脾占位性病变，性质待定；③腹水。

（二）入院诊治第一阶段——完善检查

2006年2月20日，入院后化验检查血常规：WBC 12×10^9/L，N 80.6%，Hb 84g/L，PLT 97×10^9/L；生化：ALT 108U/L，TBIL 56.5μmol/L，ALB 29g/L，GLU 4.66mmol/L，BUN 10.2mmol/L，CRE 73μmol/L，GGT 443U/L，ALP 1052U/L，CHE 1523U/L；凝血功能：PT 14.9s，PTA 61%；离子：K^+ 3.59mmol/L，Na^+ 123.3mmol/L，Cl^- 94.8mmol/L，CO_2-CP 25mmol/L；尿常规：尿蛋白（+），尿胆原（+），尿胆红素（+）；便常规（-）；腹水常规：腹水黄色清亮，细胞数 187×10^6/L，单核细胞4%，间皮细胞31%，淋巴细胞39%，中性粒细胞26%；HBsAg（-），HBV-DNA（-）；其他传染病标志物：梅毒、抗-HIV（-），甲、丙、丁、戊型肝炎抗

体（-）；肝脏肿瘤标志物：AFP（-）；自身免疫性肝炎标志物：抗核抗体、抗线粒体抗体、抗平滑肌抗体（-）；血清铜蓝蛋白正常。辅助检查：心电图、X 线胸片检查未见异常。腹部 B 超提示：肝大、肝弥漫性病变、肝实性占位性病变；脾大、脾弥漫性病变、脾实性占位性病变；腹水。肝增强 CT：肝大，肝弥漫性病变；肝多发血管瘤；脾大，脾占位性病变；少量腹水，腹水病理学检查未见癌细胞。

　　鉴于上述检查情况，上级医师查房指示：该病例为青年患者，病史不长，从临床症状、体征及各种影像学检查、化验来看，与常见肝硬化、肝占位病变不太相符。综合分析，考虑为罕见疾病，建议行多学科会诊，并需再次在我院行肝穿刺病理学检查或索取当地腹腔镜视频或病理片会诊。

　　（三）入院诊治第二阶段——病理会诊

　　鉴于肝脏病理对进一步明确诊断的必要性，我院病理科借阅当地医院肝脏病理片阅片会诊，镜下可见：肝小叶结构不完整，肝内可见大小不一、形状不规则增生、扩张的腔隙，部分扩张的腔隙充满血液，形成血腔，未见明确的内皮衬覆，基本可以排除肿瘤等恶性病变，与常见肝硬化病理学特征不符。随后病理科专家要求调取患者当地医院的所有原始资料，包括腹腔镜下肝脏大体表现的视频或图片资料（图 53-1），结果可见腹腔镜下显示肝脾大，肝、脾表面均可见多发结节，呈肝硬化结节改变，但结节颜色呈蓝、紫相间，与常见肝硬化不符。多学科会诊结合腹腔镜下影像特征及显微镜下病理学，明确会出诊断：肝紫斑病。

　　（四）病情发展第三阶段——确定诊断，建议移植

　　2006 年 3 月 8 日，结合患者病情，建议尽快行肝移植治疗，患者家属拒绝。随后给予常规保肝、利尿、退黄、补充白蛋白，输新鲜血浆、压积红细胞，腹水回输，放腹水，抗感染等对症支持治疗，病情无好转呈进行性加重，病情危重，于 2006 年 3 月 15 日自动出院。

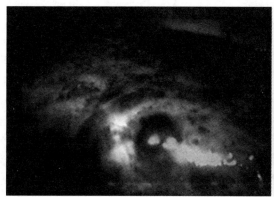 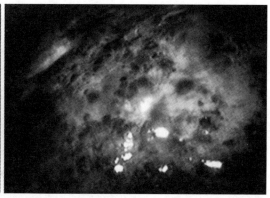

图 53-1　腹腔镜下可见肝脏表面散在分布紫蓝色结节

【专家评述】

　　（一）专家 1 点评

　　1. 肝紫斑病（peliosis hepatis）为一种临床少见病例，于 1861 年首先由德国 Wanger 报道。该病主要以成人发病为主，发病机制不详，目前认为可能为原发性肝窦内皮细胞功能减弱和肝细胞坏死所致，与激素、免疫抑制药、肾移植、获得性免疫缺陷综合征和口服避孕药有关。病理以随机分布于肝内的充满血液的腔隙为主要特征。病理学研究发现，本病为肝实质内不规则扩张的圆形或不规则形直径 1～5mm 大小的血液滞留腔，腔的内壁无囊肿样的上皮组织结构。

该病能引起肝窦窦周纤维化，进而形成肝硬化。临床多表现为不同程度的肝功能异常、肝大及门静脉高压；严重者可有腹腔内出血。腹腔镜可见肝大，表面有蓝黑色或蓝紫色结节。肝活检见特征性组织学改变。腹腔镜下肝穿刺活检可直视下针刺活检，针对性强，并可以采用止血措施，是一种较完全而不需剖腹的检查方法。对于本病，现在尚无特殊疗法，对于药物所致者，关键是在并发症发生以前停药。

2. 肝紫斑病的病因：肝紫斑病的病因目前不详。根据目前临床报道病例，可将各种潜在的病因划分为药物性、感染性及自身免疫性等三类，其中第一类最为多见，常见药物如类固醇、口服避孕药、他莫昔芬、甲氨蝶呤、巯嘌呤、硫唑嘌呤、铁螯合剂及砷、钍等一些毒物；而感染性因素主要包括麻风、结核、获得性免疫缺陷综合征、梅毒等多种疾病。肝紫斑病的发病机制目前也不清楚。有学者认为，各种病因导致的肝窦血流受阻是导致肝紫斑病发病的关键。由于肝窦血流受阻，必然导致肝中央静脉扩张，肝细胞因缺血缺氧出现坏死，最终导致肝内充血性空洞形成。

（二）专家2点评

1. 该种疾病的诊断主要以肝穿刺病理为金标准，治疗上应当视同为肝硬化中晚期患者，积极地进行保肝治疗及尽早考虑行肝移植治疗。同时这种患者没有病毒性肝炎等肝硬化诱因，理论上肝移植预后要好于传统的肝炎肝硬化肝移植。该患者在诊断明确后，考虑到病情已发展至肝功能失代偿，及时肝移植治疗可能对患者的预后会得到明显改善。

2. 该病例病历资料较全，安排的各项检查紧紧围绕患者的主要症状进行，由无创检查逐渐过渡到有创检查，最终通过病理检查明确诊断，尤其腹腔镜下的影像学资料对诊断也起到至关重要的作用。

（陆军总医院全军肝病中心　韩聚强　任永强　王　帅）

参考文献

Chen JF, Chen WX, Zhang HY, et al. 2008. Peliosis and gummatous syphilis of the liver: a case report. World J Gastroenterol, 14: 1961–1963.

Lui WH, Chou TC, Chang SS, et al. 2014. Peliosis hepatis in a kidney transplant recipient with manifestation as massive ascites and liver dysfunction: case report. Transplant Proc, 2014, 46: 630–633.

Michael Tsokos, 2005. Andreas Erbersdobler.Pathology of peliosis. Forensic Science International, （149）: 25–33.

Pan W, Hong HJ, Chen YL, et al. 2013. Surgical treatment of a patient with peliosis hepatis: a case report. World J Gastroenterol, 19: 2578–2582.

Sandrasegaran K, Hawes DR, Matthew G. 2005. Hepatic peliosis （bacillary angiomatosis） in AIDS: CT findings. Abdom Imaging, 30: 738–740.

Tunç B, Tavil B, Karakurt N, et al. 2012. Deferasirox therapy in children with Fanconi aplastic anemia. J Pediatr Hematol Oncol, 34: 247–251 .

Xiong WJ, Hu LJ, Jian YC, et al. 2012. Focal peliosis hepatis in a colon cancer patient resembling metastatic liver tumor. World J Gastroenterol, 18: 5999–6002.

Yu CY, Chang LC, Chen LW, et al. 2014. Peliosis hepatis complicated by portal hypertension following renal transplantation. World J Gastroenterol, 20: 2420–2425 .

病例 54　射波刀治疗原发性肝癌伴门静脉癌栓一例

【病例诊治经过介绍】

（一）病例基本情况

患者郝某，男，46 岁。主因"发现 HBsAg 阳性 11 年，间断右上腹部胀痛不适 1 年"于 2013 年 6 月 1 日入院。

1. 现病史　1992 年体检发现 HBsAg 阳性，肝功能正常，HBV-DNA（-），无不适，未治疗。2012 年 5 月出现右上腹部胀痛，AFP 29.28ng/ml，腹部 CT 提示：肝尾叶占位，考虑肝癌可能性大；门静脉主干内充盈缺损，考虑癌栓；肝硬化。第一次住入我院诊断为原发性肝癌，行肝动脉化疗栓塞术，后针对门静脉癌栓行立体定向放射治疗，共行 4 次。后复查肝内肿瘤进展，但门静脉癌栓控制可，针对复发病灶先后给予介入、脾栓塞、立体定向放疗、恩度、替吉奥等治疗。今为进一步诊治收入院。

2. 既往史、个人史　无特殊。

3. 查体　慢性肝病面容，神志清楚。全身皮肤黏膜无黄染及皮疹，未见皮下出血点，无皮下结节，肝掌阳性，未见蜘蛛痣。腹部平坦，腹壁静脉未见曲张，未见肠型及蠕动波。腹软，无压痛、反跳痛，全腹未触及包块。肝脾肋下未触及，墨菲征阳性，双肾未触及。移动性浊音阳性，肝上界位于右锁骨中线上平第 5 肋间，肝区叩击痛阴性，双侧肾区叩击痛阴性。肠鸣音正常。

4. 入院初步诊断　①原发性肝癌；②乙型肝炎肝硬化失代偿期；③胆囊结石。

（二）入院诊治第一阶段——诊断明确给予介入治疗

2013 年 6 月 1 ～ 12 日，入院后查血常规：WBC 4.84×10^9/L，Hb 142g/L，PLT 109×10^9/L；生化：GGT 90U/L（↑），TBA 89μmol/L（↑），PTA 103％，PT 10.7s（↓）；Fe 10.1μmol/L（↓）；AFP 40ng/ml（↑）；BLA 48μmol/L；FIB 5.22g/L（↑），抗-HCV 0.1s/co；乙肝五项：HBsAb 203.7U/L（↑），HBcAb 0.006COI、HBeAg 410.4COI、HBsAg 7196COI；HBV-DNA 1.39×10^6U/ml。磁共振检查提示：肝尾叶占位，伴门静脉左右支及主干栓子，门静脉海绵样变，建议 CT 引导下穿刺活检；肝硬化（请结合临床），弥漫性肝损害，脾大，食管周围静脉曲张；肝多发小囊肿；胆囊炎。

上级医师查房后指出：因病灶位于尾叶，伴门静脉左右支及主干栓子，门静脉海绵样变，不适宜行局部消融治疗，故给予介入治疗初步控制病灶。同时给予抗肿瘤、提高免疫力、保肝及恩替卡韦抗病毒治疗。

（三）入院诊治第二阶段——针对门静脉癌栓治疗

2013 年 6 月 18 ～ 21 日，患者介入术后，由于肿瘤供血血管等因素，病灶仍残留活性，为控制肿瘤转移速度，决定在介入术 1 周左右后行立体定向放疗达到局部控制门静脉癌栓的目的，分别于 6 月 18 日、19 日、20 日、21 日行放射治疗，每日 1 次，治疗过程顺利，患者出院。

（四）随访

患者多次复查，随访至首次介入术后 40 个月（2016 年 10 月），磁共振提示肝内残留活性略进展，但未发现新发病灶，也无其他远处转移，癌栓宽度变窄，动脉期强化消失。患者无出血、腹水及黄疸发生，患者肝功能基本正常，达到了延长生存期的目的。

【专家评述】

（一）专家 1 点评

原发性肝癌（primary liver cancer，PLC）合并门静脉癌栓（portal vein tumor thrombus，PVTT）是指肝癌的原发肿瘤细胞在多种因素的综合作用下侵犯门静脉系统，在门静脉形成转移瘤。门静脉癌栓是肝癌侵犯大血管的主要形式，国外文献报道 PLC 伴 PVTT 的发生率为 62.2%～90.2%，而外科切除标本的比例是 5%～15%。国内有报道显示临床手术切除肝癌的标本中，即使小肝癌小于 2 cm，但是其门静脉癌栓的发生率也高达 37%。

肝癌在发生发展过程中侵犯其相邻门静脉，易形成门静脉癌栓，而丧失根治性治疗机会，病情发展迅速，预后差，癌栓不仅可导致癌细胞经门静脉系统向肝内扩散转移，而且阻塞门静脉使其血流受阻，引起门静脉高压，继而引发食管 - 胃底曲张静脉破裂出血和顽固性腹水、黄疸，甚至导致肝衰竭、死亡。大部分 PVTT 患者预后差，未治疗者平均生存期仅 2.7 个月。Cabibbo 等在一项关于未经治疗的原发性肝癌患者的生存期限的随机临床试验荟萃分析中显示，PVTT 是影响患者不良预后的独立因素之一。而多项研究结果也证实在同等治疗条件下，伴有癌栓的患者生存期均明显低于无癌栓者。如何处理 PVTT 是提高肝癌患者疗效的主要障碍。

（二）专家 2 点评

随着对 PVTT 的病理学研究的深入、医学影像诊断技术的提高及治疗水平的进步，越来越多的学者主张对 PLC 合并 PVTT 的患者采取积极治疗措施。门静脉及下腔静脉癌栓目前可供选择的有外科手术取栓、门静脉金属支架置入、介入治疗、激光消融治疗、放射治疗等治疗方法。

外科手术对患者一般情况及肝脏储备功能要求较高，肝肿瘤须局限在一侧半肝。虽然肝癌切除合并 PVTT 取出术日趋成熟，是目前治疗 PVTT 的有效方法之一，术后病死率和发病率有所改善，但并发症发生率仍高达 32.8%～44%。并且能耐受手术切除的患者不到 10%，且因微小癌栓的存在和手术取栓过程中可能造成的癌细胞脱落，常导致术后复发致使疗效不佳。

经动脉化疗栓塞（transcatheter arterial chemoembolization，TACE）仅能阻断瘤体及癌栓的动脉供血，PVTT 仍然保留了门静脉血供，因此不能完全杀灭癌栓内的肿瘤细胞。有研究表明采用门静脉支架治疗门静脉癌栓患者，支架通畅期为 1～20 个月，中位通畅期仅为 4 个月。肿瘤沿着支架网格或两端生长，支架血栓形成等均可导致支架再狭窄，特别是肿瘤的继续生长，被认为是支架发生再狭窄的主要原因。

放射性核素治疗临床亦有报道，但亦有不足之处。射频、消融技术也因为门静脉癌栓的解剖位置而成为相对禁忌证。

（三）专家 3 点评

放射治疗是肿瘤治疗三大手段之一，原发性肝癌的放射治疗包括外放疗及内放疗。既往由于放射治疗技术不够成熟，以及肝癌对普通放射治疗不敏感、正常肝组织对放疗耐受性不足等，除小肝癌外，肝癌的放疗效果不佳，限制了放疗在肝癌中的开展。近 20 年来，随着三维适形放射治疗（three dimensional conformal radiation therapy，3DCRT）、调强放疗（intensity modulated radiation therapy，IMRT）、四维适形放射治疗（four dimensional conformal radiation therapy，4DCRT）、图像引导放疗（image-guided radiotherapy，IGRT）、立体定向放射治疗（stereotactic body radiation therapy，SBRT）、质子及重离子放疗、放射性粒子植入等放疗技术的出现与运用，放疗在肝癌的综合治疗中发挥着重要的作用。有研究表明结合外放射治疗可明显延长肝细胞肝癌伴有门静脉和（或）下腔静脉癌栓患者的生存期。

Nakagawa 等最早提出三维适形放射治疗治疗肝癌合并 PVTT 具有以下优点：①对肝脏原发肿瘤及癌栓的照射，一定程度上灭活肿瘤细胞，抑制肿瘤的生长，减少了肿瘤的负荷及肝内转移的可能；②通过缩小门静脉癌栓，可以降低门静脉的压力；③改善门静脉高压症状和患者的肝功能；④治疗基本无创伤，患者痛苦较小。3DCRT 已被临床许多研究证实为肝癌合并 PVTT/IVCTT 的有效治疗方式，有效率达 25.2%～62.3%，1 年生存率为 25.0%～86.2%。随着放疗技术的进步，调强放射治疗通过采用多个共面或非共面野照射，高剂量照射野跟肿瘤的立体形态保持一致，降低了肿瘤周围正常组织放射剂量，特别适合那些立体形态不规则或邻近重要器官的肿瘤。提高肿瘤照射剂量，将会提高肿瘤局控率和生存率，而且副作用也会减轻。

（四）专家 4 点评

对于门静脉及下腔静脉癌栓的预后影响因素文献报道不一。Rim 等采用高剂量三维适形放疗治疗门静脉及下腔静脉癌栓，单因素分析显示，癌栓类型、ECOGPS 评分、肿瘤大小、意大利肝癌小组分期、Okuda 分期、肝动脉化疗、HBeAg、丙型肝炎抗体是影响生存的重要预后因素。多因素分析发现癌栓类型、意大利肝癌小组分期和 Okuda 分期具有重要意义。Lin 等报道三维适形放射治疗门静脉癌栓，癌栓类型是影响缓解率的主要因素。

放射性肝病是肝脏 SRT 治疗的主要并发症，潜伏期为 2～6 个月，短期内表现为肝脏增大、大量腹水和黄疸等，生化指标为转氨酶和碱性磷酸酶升高，经过积极保肝治疗一般得到很好的控制。

本例患者在发现原发性肝癌时即出现门静脉主干及左右分支癌栓，门静脉海绵样变，这种情况下外科手术切除的机会不大。病变位于尾叶，临近门静脉及腔静脉，故治疗过程中不适宜选择局部消融。选择介入术可通过栓塞肿瘤供血动脉，阻遏血供，初步控制肿瘤，针对门静脉癌栓较广泛，选择立体定向放疗。

采取立体定向放疗时，重点关注以下几点：①肝功能，如肝功能基础较好、肝硬化程度较轻，可选择应用立体定向放疗。反之肝功能较差患者，因门静脉瘤栓照射后侧支循环建立不及时，可能导致肝衰竭。该例患者肝功能基础较好，故接受放疗的成功概率较大。②是否已存在侧支循环，由于门静脉瘤栓在接受放疗后到瘤栓缩小尚需一定时间，在此过程中瘤栓可能因局部坏死，出现炎症细胞聚集，局部体积增大，加重门静脉阻塞，如已存在门静脉侧支循环或海绵样变，则可在放疗后缓解门静脉压力，避免出现肝功能骤然变化。该例患者已存在门静脉海绵样变，可能是放疗后肝功能平稳的因素之一。③处方剂量视肝功能、病变范围、姑息程度等因素而定，对于肝功能相对偏差、门静脉癌栓广泛、预计生存期有限的患者，一般给予姑息剂量，总剂量可给予 30～45Gy，分 4～10 次进行，这样既可保证放疗后安全性，也可控制癌栓生长，延长生存。该例患者进行 4 次放疗后，经多次复查已证实对门静脉癌栓有所控制，预期生存期得以延长，提示对于门静脉癌栓照射，不必强调高剂量给予，亦可收到较好效果。

　　门静脉癌栓在肝癌治疗中始终被认为是难点，在无法进行手术切除、肝移植术、局部消融的情况下，放射治疗有其优势。此外，立体定向放疗对正常肝影响较小，故在放疗后，复查肿瘤控制的前提下，监测患者肝功能提示基本正常，也是使患者生存得以延长的重要因素。

（解放军总医院第五医学中心　王　卉　段学章）

参考文献

龚高全，王小林，周康荣，等 . 2003. 肝癌伴门静脉癌栓的金属内支架治疗的初步研究 . 临床放射学杂志，22（6）：498-500.

黄龙，祁亮，黎功 . 2015. 原发性肝癌合并门静脉及下腔静脉癌栓调强放疗的疗效及预后分析 . 临床肝胆病杂志，31（6）：891-894.

林根来，曾昭冲，吴铮，等 . 2012. 三维适形放射治疗门静脉癌栓 . 实用肿瘤杂志，27（3）：255-258.

王向前 . 2013. 原发性肝癌合并门静脉癌栓的放射治疗进展 . 临床肿瘤学杂志，18（11）：1045-1048.

Cabibbo G, Enea M, Attanasio M, et al. 2010. A meta-analysis of survival rates of untreated patients in randomized clinical trials of hepatocellular carcinoma. Hepatology, 51（4）：1274-1283.

Nakagawa K, Yamashita H, Shiraishi K, et al. 2005. Radiation therapy for portal venous invasion by hepatocellular carcinoma. World J Gastroenterol, 11（46）：7237-7241.

Park HC, Seong J, Han KH, et al. 2002. Dose-response relationship in local radiotherapy for hepatocellular carcinoma. Int J Radiat Oncol Biol Phys, 54（1）：150-155.

Rim CH, Yang DS, Park YJ, et al. 2012. Effectiveness of high-dose three-dimensional conformal radiotherapy in hepatocellular carcinoma with portal vein thrombosis. JPn J Clin Oncol, 42（8）：721-729.

Zeng ZC, Tang ZY, Fan J, et al. 2006. A comparison of treatment combinations with and without radiotherapy for the hepatocellular carcinoma with portal vein tumor/or inferior vena cava tumor thrombus. Oncol Progress, 4（4）：284-295.

病例 55　消融联合索拉非尼治疗晚期原发性肝癌一例

【病例诊治经过介绍】

（一）病例基本情况

患者李某，男，40 岁。因"HBsAg 阳性 11 年，发现肝内占位 1d"于 2012 年 7 月 20 日入院。

1. *现病史*　2001 年患者因乏力等不适就诊于当地医院，发现 HBsAg 阳性、肝功能异常，经治疗后好转出院。2005 年肝功能再次异常来我院就诊，诊断为慢性乙型病毒性肝炎，开始服用恩替卡韦治疗，直至 2 个月前无故停药。2012 年 7 月再次来我院就诊，门诊化验：ALB 41g/L，TBIL 44.3μmol/L，ALT 979U/L，AST 441U/L，AFP 30ng/ml，HBV–DNA 4.3×10^7U/ml。腹部超声示：肝右前叶实性回声（HCC ?）；门静脉右支栓塞（性质待定?）；慢性肝损害并轻 – 中度脂肪肝；胆囊继发改变。超声造影示肝脏右前叶胆囊旁低回声呈稍富血供表现，建议行 MRI 进一步检查。门诊以"肝占位病变，慢性乙型病毒性肝炎"收入我科。

2. *个人史*　否认结核等传染病病史，否认糖尿病、心脏病、高血压等慢性病病史，无手术外伤史，无药物及食物过敏史。预防接种史不详。

3. *查体*　体温 36.5℃，脉搏 80 次 / 分，呼吸 20 次 / 分，血压 121/78mmHg，神志清楚，全身皮肤及巩膜轻度黄染，肝掌阴性，蜘蛛痣阴性，皮肤无出血点，心、肺未见异常，腹平软，无压痛及反跳痛，肝、脾肋下未触及，墨菲征阴性，肝上界右锁骨中线第 5 肋间，肝脾区无叩痛，移动性浊音阴性，双下肢无凹陷性水肿，扑翼样震颤阴性。

4. *初步诊断*　①肝内占位性质待定：肝癌？肝血管瘤？②慢性乙型病毒性肝炎；③脂肪肝。

（二）入院诊治第一阶段——肿瘤的明确及局部治疗

2012 年 7 月 21 日，患者入院后查：ECOG 评分 0 ～ 1 分，Child 评分 A6，AFP 25ng/ml（↑），乙肝血清标志物五项：乙肝表面抗原、e 抗原、核心抗体阳性。血常规正常。腹部 MRI 检查提示：肝 S_8 占位性病变，考虑恶性肿瘤，肝癌可能性大，伴门静脉右支癌栓形成、肝门淋巴结转移，建议：必要时 CT 引导下穿刺活检。肝硬化（早期请结合临床）。左肾多发囊肿。肺部 CT 检查提示：双肺多发肺大疱。

上级医师查房指出：明确诊断为：①原发性肝癌；②乙型肝炎肝硬化代偿期；③脂肪肝；④肾囊肿。给予恩替卡韦抗病毒、保肝、氩氦刀消融治疗后患者出院，出院后继续抗病毒、保肝、抗肿瘤治疗。

（三）入院诊治第二阶段——局部治疗联合系统治疗

2012 年 9 月（术后 2 个月），患者入院复查：AFP 68ng/ml、HBV–DNA 1.75×10^7U/ml，DNA 序列测定：rtL180M 阳性（+）、rtM204V 阳性（+）。Child 评分 A5，腹部 MRI：肝 S_8 占位氩氦刀术后改变；与 2012 年 8 月 13 日 MRI 片对比，肝右叶占位性病变，考虑肿瘤复发，肝门淋巴结转移，肝内胆管轻度扩张。不除外肝硬化（早期请结合临床）。胆囊炎。左肾多发囊肿。

双下肺膨胀不全。肝动脉走行正常，门静脉主干、右支及部分左支癌栓形成，门静脉海绵样变。因有 HBV 病毒变异，给予阿德福韦酯、恩替卡韦联合抗病毒治疗，再次氩氦刀消融治疗。并开始联合索拉非尼抗肿瘤治疗。

（四）随访

1. 2012 年 11 月（术后 4 个月）　再次入院复查：AFP 93ng/ml（↑），HBV-DNA 1.14×10^4U/ml，磁共振：肝 S_8 占位氩氦刀术后改变，与 2012 年 9 月 29 日 MR 片对比，病变内见凝固坏死范围较前增大，仍见残留活性，伴门静脉主干及左右支、肠系膜上静脉癌栓，门静脉海绵样变，肝门淋巴结转移，右侧少量胸腔积液、双下肺膨胀不全。肝硬化，脾大，少量腹水，食管 - 胃底及胃冠状静脉曲张。胆囊炎。

诊断：①原发性肝癌；②乙型肝炎肝硬化失代偿期；③脂肪肝；④肾囊肿。虽有肿瘤未完全灭活，但因为凝固坏死范围较前增大，未进行进一步积极肿瘤治疗，HBV-DNA 下降，仍继续阿德福韦酯、恩替卡韦联合抗病毒，索拉非尼抗肿瘤治疗。使用索拉非尼后 1 个月出现 Ⅱ 级手足综合征，未随用药时间延长而加重，未调整剂量。

2. 2013 年 1 月（术后 5 个月）及 2013 年 3 月（术后 7 个月）　复查 AFP 分别为 152ng/ml、118ng/ml，HBV-DNA 阳性。2013 年 3 月（术后 8 个月）复查 AFP 基本恢复正常，AFP 12 ng/ml，2013 年 6 月（术后 10 个月）AFP 完全正常 9ng/ml。复查磁共振显示病灶较前缩小。2013 年 12 月（术后 15 个月）复查磁共振显示病灶活性消失。2014 年 10 月（术后 24 个月）磁共振提示左外叶 2 个新发病灶，分别为 0.6cm、0.7cm，继续观察，未予以特殊治疗。患者随访至 2017 年 9 月复查，肝脏未见新发病灶。

【专家评述】

（一）专家 1 点评

原发性肝癌的治疗目前主要根据巴塞罗那肝癌分期（BCLC）标准进行。一般来说，A 期可根据肝功能情况选择肝移植、肝切除术及微创消融治疗，B 期建议使用 TACE 治疗，C 期建议使用化疗和分子靶向治疗。该患者首次入院根据 MRI 检查结果明确诊断为原发性肝癌，伴门静脉右支癌栓形成、肝门淋巴结转移，BCLC 分期为 C 期。根据 2011 年肝癌诊疗规范，适宜使用分子靶向或化疗治疗。因对分子靶向及化疗副反应过度焦虑，患者要求先使用氩氦刀局部消融治疗减轻肿瘤负荷，拒绝同时联合分子靶向药物及化疗。治疗后患者复查病灶仍有活性并较前进展，经反复宣教，患者同意在再次氩氦刀局部消融的基础上联合索拉非尼抗肿瘤治疗。

（二）专家 2 点评

索拉非尼是一种口服的多靶点、多激酶抑制药，既可通过抑制血管内皮生长因子受体（VEGFR）和血小板源性生长因子受体（PDGFR）阻断肿瘤血管生成，又可通过阻断 Raf/ MEK / ERK 信号传导通路抑制肿瘤细胞增殖，从而发挥双重抑制、多靶点阻断的抗 HCC 作用。多项国际多中心Ⅲ期临床研究已充分证明，索拉非尼能够延缓 HCC 的进展，明显延长晚期患者生存期，且安全性较好，常见不良反应为高血压、腹泻、手足综合征、皮疹、乏力等。索拉非尼与肝动脉介入治疗或系统化疗联合应用，可使患者更多地获益，已为一些临床观察和研究证实；至于与其他治疗方法（手术、射频消融和放疗等）联合应用的疗效，正在研究中。因此，我们给予该患者局部消融联合分子靶向的治疗方案，密切随访，观察患者的治疗效果。

　　患者服用索拉非尼后出现手足综合征，不良反应分级为 II～III 级，予以对症治疗，患者手足综合征好转，一直坚持治疗；用药 2 个月后复查肝内原发灶仍有进展，出现门静脉主干及左、右支癌栓，但 6 个月后原发灶逐渐缩小并于服药后 15 个月肿瘤活性完全消失，无新发病灶。服用索拉非尼 24 个月后患者复查再次出现新发病灶，继续治疗，病灶一直未见进展。据报道，索拉非尼治疗晚期肝癌中位生存期约 10 个月，该患者虽门静脉一直显示主干及左右支栓子，到目前为止生存期已达 57 个月。总结其生存期较长的原因考虑与其 ECOG 评分 0～1 分，联合局部消融治疗等因素有关。

（三）专家 3 点评

　　索拉非尼常规用法为 400mg，口服，每日 2 次；应用时需注意对肝功能的影响，要求患者肝功能为 Child A 级或相对较好的 Child B 级，肝功能情况良好的用药者获益更大。患者抗病毒治疗的效果决定了该患者的肝功能情况。在针对原发性肝癌的治疗过程中，临床医师一直关注患者的 HBV-DNA 结果，及时检查耐药位点变异，调整抗病毒治疗方案，在治疗早期及早控制病毒复制，治疗过程中病毒不复制，保证了肝功能的稳定，也是索拉非尼治疗效果良好的有力保障。

（解放军总医院第五医学中心　刘洪金　曾　珍）

参考文献

Cheng AL, Kang YK, Chen Z, et al. 2009. Efficacy and safety of sorafenib in patients in the Asia-Pacific region with advanced hepatocellularcarcinoma: a phase III randomised, double-blind, placebo-controlled trial.Lancet Oncol, 10: 25-34.

Forner A, Llovet JM, Bruix J. 2012. Hepatocellular carcinoma. Lancet, 379: 1245-1255.

Jackson R, Psarelli EE, Berhane S, et al. 2017. Impact of Viral Status on Survival in Patients Receiving Sorafenib for Advanced Hepatocellular Cancer: A Meta- Analysis of Randomized Phase III Trials. J Clin Oncol, 35（6）: 622-628.

Llovet JM, Ricci S, Mazzaferro V, et al. 2008. SHARP Investigators Study Group. Sorafenib in advanced hepatocellular carcinoma. N Engl J Med, 359: 378-390.

Shao YY, Shau WY, Chan SY, et al. 2015. Treatment efficacy differences of sorafenib for advanced hepatocellular carcinoma: a meta-analysis of randomized clinical trials. Oncology, 88（6）: 345-352.

病例 56 肝脏特殊占位性病变一例

【病例诊治经过介绍】

（一）病例基本情况

患者王某，男，56 岁。因"HBsAg 阳性 7 年，发现肝占位 1d"于 2015 年 9 月 21 日入院。

1. 现病史　2008 年体检发现 HBsAg 阳性，未正规治疗。2011 年因发现肝硬化，开始予以恩替卡韦分散片抗病毒治疗至今。2015 年 9 月 21 日来我院复查，肝功能、肾功能、血糖、血脂、血常规及甲胎蛋白均正常，乙型肝炎病毒定量阴性，MRI 增强提示（图 56-1）：肝 S_5 占位，考虑恶性肿瘤，胆管细胞癌可能，建议穿刺活检；肝硬化，脾大，食管 – 胃底静脉曲张，脾肾分流；肝左叶多发血管瘤；肝多发囊肿；左肾囊肿。遂以"肝占位病变，乙型肝炎肝硬化"收入院。

2. 既往史　饮酒 30 年，每日白酒 250g，已戒酒 3 年。吸烟 10 余年，每日约 1 包，已戒烟 20 年。否认结核等传染病病史，否认糖尿病、心脏病、高血压等慢性病病史，无手术外伤史，无药物及食物过敏史，无输血史。预防接种史不详。

3. 查体　体温 36.8℃，脉搏 74 次 / 分，呼吸 20 次 / 分，血压 140/82mmHg；神志清楚，面色晦暗，全身皮肤及巩膜无黄染，肝掌阳性，蜘蛛痣阳性，皮肤无出血点，心、肺未见异常，腹平软，无压痛及反跳痛，肝脾肋下未及，墨菲征阴性，肝上界位于右锁骨中线第 5 肋间，肝脾区无叩痛，移动性浊音阴性，双下肢无凹陷性水肿，扑翼样震颤阴性。

4. 初步诊断　①肝脏占位性病变，胆管癌？②乙型肝炎肝硬化；③酒精性肝病。

（二）病例诊治经过

1. 入院后完善各项检查：肝肾功能、血常规、凝血及甲胎蛋白均正常。HBV–DNA ＜ 40U/ml，为进一步明确诊断，于 2015 年 9 月 24 日行 CT 引导下肝穿刺活检并行氩氦刀治疗。

术后病理回报：瘤组织由裂隙状血管及纤维性组织构成，血管互不吻合且衬以胖梭形细胞，管腔内可见红细胞，可见核分裂象，血管周围多量纤维组织伴玻璃样变，间杂少量胆管。免疫组化：瘤细胞 CD34（＋），CD31（＋），FViii（弱 ＋），SMA（－），GPC–3（－），CD10（＋），AFP（－），CK7（－），CK19（胆 管 ＋），CK20（－），CD34（血 管 ＋），CEA（－），EMA（－），Ki–67（10％ ＋），CgA（－），Syn（－），HSP70（－），谷氨酰胺合成酶（－）。

背景肝组织：炎症反应性改变，慢性病毒性肝炎，$G_1S_{1 \sim 2}$，乙型。免疫组化：HBsAg（＋），HBcAg（－），Hepa（－）。特殊染色：铜染色（－），铁染色（－）。

印象：肝上皮样血管内皮瘤。

上级医师查房后指出：根据病理结果，修改诊断。①肝上皮样血管内皮瘤；②慢性乙型病毒性肝炎；③酒精性肝病。已向患者交代病情，因预后差，建议肝移植，患者因经济困难，拒绝肝移植或手术切除。

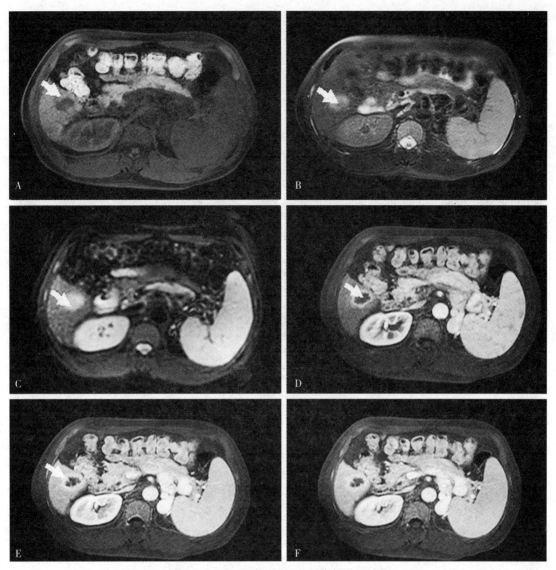

图 56-1　2015 年 9 月 20 日腹部增强 MRI

A. T_1 加权上为低信号；B. T_2 加权为高信号；C. DWI 高信号；D. 动脉期病灶周边轻度增强，呈环状；E. 门静脉期"靶征"；F. 延迟期

　　2. 患者术后 2 个月复查肝脏 MRI 平扫 + 动态增强扫描检查（图 56-2）：肝 S_5 占位氩氦刀术后改变，与 2015 年 9 月 29 日 MRI 片对比，病灶凝固坏死，未见明确活性残留，建议定期复查；肝左叶多发血管瘤；变化不大；肝硬化，脾大，食管及胃底静脉曲张，脾肾分流；肝多发囊肿；左肾囊肿。因病情平稳，继续随访观察。肝功能：AST 30U/L，GGT 16U/L，ALB 33g/L（↓），TBA 36μmol/L（↑），DBIL 8.4μmol/L（↑），ALT 21U/L，TBIL 23.4μmol/L（↑）；凝血常规：PTA 67.5%；HBV-M：HBsAb 阳性，余阴性；HBV-DNA ＜ 40U/ml；AFP 1.94ng/ml。

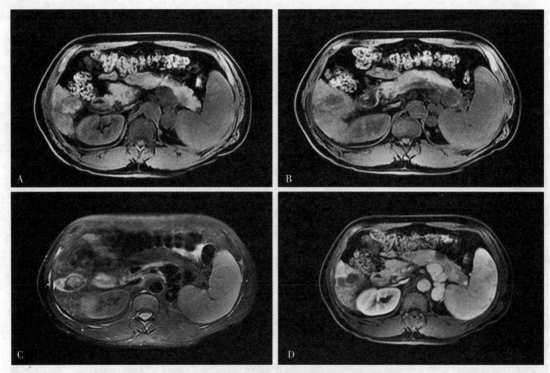

图 56-2　2015 年 11 月 25 日腹部增强 MRI

A. T$_1$；B. T$_2$；C. DWI；D. 动脉期

3. 术后 1 年回院随访，2016 年 8 月 6 日再次复查腹部增强 MRI（图 56-3）：肝 S$_5$ 占位氩氦刀术后改变，与 2016 年 5 月 15 日 MRI 片比较，S5 凝固坏死灶；局部病变较前增大，考虑复发；门腔间隙肿大淋巴结为新发，考虑转移；肝左叶多发血管瘤，较前变化不大；肝硬化，脾大，食管 – 胃底静脉曲张，脾 – 肾分流；脾动脉瘤，较前稍增大；肝多发囊肿；双肾囊肿。因出现复发，经患者及其家属综合考虑后，于 2016 年 8 月 9 日行肝动脉介入治疗（TAE）。

4. 2016 年 10 月 16 日，介入术后 2 个月回院随访，2016 年 10 月 19 日复查腹部 MRI（图 56-4）：肝 S$_5$ 占位氩氦刀术后改变，与 2016 年 8 月 6 日 MRI 片比较，S$_5$ 病变残留活性，侵犯邻近右肾、肝门及腹膜后多发淋巴结转移，较前进展；肝左叶多发血管瘤，较前变化不大；肝硬化，脾大，食管 – 胃底静脉曲张，脾 – 肾分流；脾动脉瘤，较前稍增大；肝多发囊肿；双肾囊肿。因肿瘤明显进展，家属放弃治疗出院。

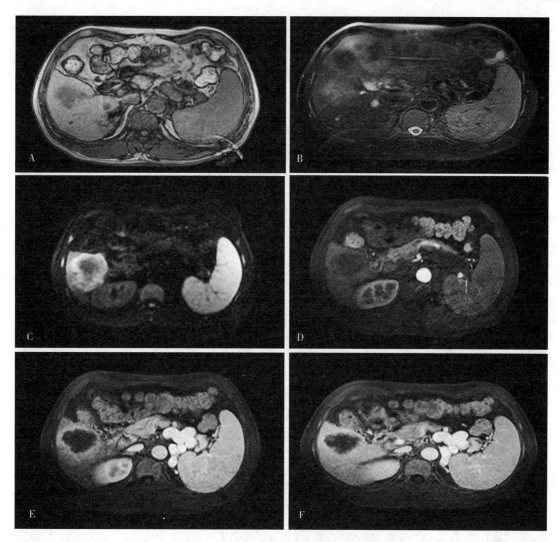

图 56-3 2016 年 8 月 6 日腹部增强 MRI

A. T$_1$ 加权为低信号；B. T$_2$ 加权为高信号；C. DWI 局部高信号；D. 动脉期，病灶局部边缘强化；E. 门静脉期，"靶征"；F. 延迟期

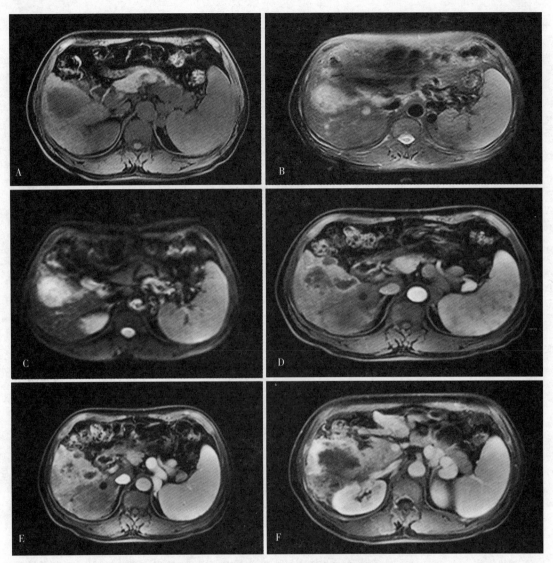

图 56-4　2016 年 10 月 19 日腹部增强 MRI

A. T_1 加权为低信号；B. T_2 加权为高信号；C. DWI；D. 动脉期病灶周边轻度增强；E. 门静脉期，"靶征"；F. 延迟期

【专家评述】

（一）专家 1 点评

1. 上皮样血管内皮瘤（EHE）最早于 1982 年由 Weiss 和 Enzinger 首先描述并命名，2002 年 WHO 软组织和骨肿瘤病理学和遗传学分类将其归为恶性血管肿瘤。肝上皮样血管内皮瘤比较罕见，年发病率低于 0.1/100 000。

2. EHE 临床表现复杂，常见症状为右上腹部不适或疼痛、体重减轻，偶见黄疸和发热。约 15% 患者实验室检查无异常，60% 患者血清碱性磷酸酶活性升高，40% 天冬氨酸氨基转移酶升高，17% 伴有胆红素升高，2.7% 血清 AFP 升高。MRI 表现：T_1 加权为低信号，T_2 加权为高信号；动脉期病灶周边轻度增强，延迟期进一步增强，形成"晕圈"或"靶征"。该病例影像学特征较典型（图 56-1）。病理学特点：EHE 一般为多灶性结节，可累及两叶肝，切面灰白或灰褐色，质地中。肿瘤组织由纤维硬化的少细胞区和富细胞区相间构成，可见圆形或略呈梭形的嗜酸性肿瘤细胞，单个散在或呈巢团状、细条索状排列，包埋于特征性黏液玻璃样基质中，部分瘤细胞可出现特征性胞质内空泡，类似印戒细胞，形成单细胞管腔，腔内可见红细胞，沿原有的血管腔隙生长，该表现具有特征性。瘤细胞由上皮样细胞、树突状细胞或中间型细胞构成。上皮样细胞体积较大，呈圆形或多边形，细胞核呈泡状，核偏位，可见核仁；树突状细胞常呈梭状或星芒状，胞质嗜酸性，含多个指状突起。细胞间相互交错，但着色较浅；中间型细胞介于两者之间。部分肿瘤细胞在血管内生长成息肉样，似脉管内癌栓。免疫组织化学检测肿瘤细胞表达 FⅧ（98%）、CD34（94%）、CD31（86%）、Fli-1 等内皮细胞抗体，CD34 较敏感，但特异性差，CD31 特异性较高。

3. 本病例影像学特征符合 EHE 表现，但这些征象在肝内胆管癌或不典型的肝海绵样血管瘤病例中也可出现容易造成误诊，因此在我院磁共振报告中考虑为肝内胆管细胞癌，说明仅仅依靠临床症状、化验检查及肝脏影像学增强检查难以明确 EHE 诊断，需要影响病理检查明确诊断，有幸的是该患者获得了病理学资料，进一步得以明确诊断。

（二）专家 2 点评

1. 肝上皮样血管内皮瘤多为多灶性病变，手术难以完整切除，远处转移发生率高，且对放疗、化疗等治疗不敏感，约 27% 发生转移，5 年生存率约 43%，伴有肝门转移或浸润的平均生存期为 2 年。EHE 行肝移植的 1 年和 5 年生存率分别为 100% 和 75%。目前认为肝移植是治愈的有效方法。

2. 肝动脉栓塞治疗对不能手术治疗的 EHE 患者也可生存获益。本病例病灶为单发，肿瘤直径约 2.7cm，经氩氦刀治疗达到肿瘤完全消融效果 CR，延长了患者生存期，但患者于术后 1 年复查肝脏磁共振提示复发且伴有淋巴结转移，结合患者肝脏 MRI 结果予以肝癌行肝动脉栓塞治疗（TAE），没有取得预期疗效。

3. 如果经济原因导致无法行肝切除或肝移植，可行抗血管形成为基础的化疗，近年来，有应用沙利度胺成功治疗的案例。

4. EHE 通常好发于肝小静脉内皮，常伴发窦后性门静脉高压，所以容易误诊布加综合征及肝硬化，本病例从影像学上似有肝硬化表现，但肝功能及病理均不支持肝硬化诊断，这一点值得临床医师学习与思考。

（解放军总医院第五医学中心　杨　斌　冯　卉）

参考文献

缪建良，刘淼，陈达伟 . 2011. 肝脏上皮样血管内皮瘤的影像学特征 . 放射学实践，26：736-738.

张树辉，丛文铭，吴孟超 . 2003. 肝上皮样血管内皮瘤的临床病例特点（附 8 例报告及文献复习）. 中华肝胆外科杂志，9：327-330.

Ishak KG, Sesterhenn IA, Goodman ZD, et al. 1984. Epithelioid hemangioendothelioma of the liver: a clinicopathologic and follow-up study of 32 cases. Hum Pathol, 15: 839-852.

Makhlouf HR, Ishak KG, Goodman ZD. 1999. Epithelioid hemangioendothelioma of the liver: a clinicopathologic study of 137 cases. Cancer, 1999, 85: 562-582.

病例 57　肝脏占位性病变待查一例

【病例诊治经过介绍】

（一）病例基本情况

患者董某，男，67 岁。主因"发现肝脏占位 7d"于 2013 年 2 月 27 日入院。

1. 现病史　患者 2013 年 2 月 20 日至当地医院体检，行腹部彩色多普勒超声检查提示：肝实质可见 5.09cm×4.59cm 不均匀回声区，行腹部增强 CT 提示：肝左叶内侧段占位性病变，肝癌？肝功能：AST 29U/L，ALT 53U/L，TBIL 20.9μmol/L，DBIL 5.0 μmol/L。患者无腹胀腹痛，无恶心呕吐，无寒战高热，未经任何治疗。今为进一步就诊来我院，门诊以"肝占位"收治我科。自发病以来，精神尚可，食欲正常，睡眠正常，大、小便正常，体重无明显变化。

2. 流行病学史　否认肝炎患者接触史，无输血及血制品史，病前 3 个月内无不洁饮食史。

3. 既往史　否认肝炎等传染病病史，高血压病史 20 余年，服用降压药物血压控制不理想，入院查血压 152/90 mmHg。患者反复肠梗阻病史 10 余年，定期入院复查，2012 年 8 月 24 日行腹部 X 线片示低位小肠完全性肠梗阻，给予灌肠治疗后梗阻症状好转。否认外伤史，否认手术史，否认输血史，否认药物、食物过敏史，预防接种史不详。

4. 个人史　生于原籍，在原籍长大，无长期外地居住史，无疫水、疫源接触史，无放射物、毒物接触史，无有害粉尘吸入史，无饮酒史，无吸烟史，无冶游史。

5. 查体　血压 152/90mmHg，营养良好。全身皮肤黏膜无黄染、出血点、蜘蛛痣及皮疹，未见皮下出血点，无皮下结节，无肝掌，未见蜘蛛痣。全身浅表淋巴结无肿大及压痛。心、肺未见异常。移动性浊音（-），肠鸣音正常，3 次 / 分，未闻及振水音及血管杂音。腹部未见其他阳性体征，双下肢无水肿。扑翼样震颤阴性。

6. 初步诊断　①肝脏占位性病变：原发性肝癌？②高血压。

（二）入院诊治第一阶段——病因诊治

2013 年 2 月 27 日～3 月 1 日，患者入院后检查：血常规、肝功能、肾功能、电解质、凝血均正常。空腹血糖 10.1 mmol/L，甲、乙、丙、戊型肝炎病毒学指标均为阴性。自身抗体阴性，AFP 2 ng/ml，肿瘤标志物为阴性。查腹部彩色多普勒超声提示：肝左内叶实性占位；肝实质弥漫性损害；中度脂肪肝；肝门部低回声结节（淋巴结，转移？）；胆囊继发改变。肺部 CT 提示：右肺尖及左肺舌叶陈旧性病变；左肺下叶钙化灶。腹部增强 MRI（图 57-1～图 57-7）提示：肝左内叶占位性病变，考虑恶性肿瘤，肝癌可能；伴肝门区淋巴结转移。胆囊炎。脾稍大，副脾。双肾多发小囊肿。查肺功能提示中度减退，心脏彩色多普勒超声提示：三尖瓣少量反流，左心室舒张功能减低。

综合患者病情及各项入院检查，考虑胆管细胞癌可能性较大，有手术治疗指征，拟行手术切除。因患者血糖偏高，请内分泌科医师会诊并调整血糖。

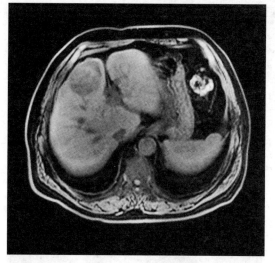

图 57-1　T₁WI 序列

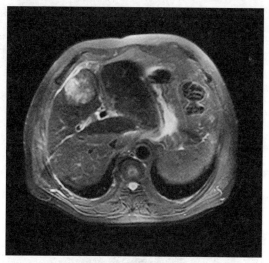

图 57-2　T₂WI 序列

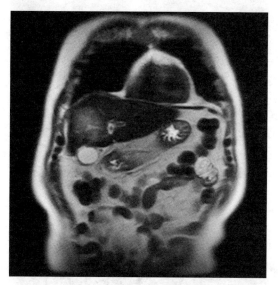

图 57-3　冠状位 T₂WI 序列

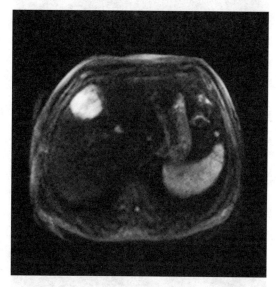

图 57-4　DWI 序列

（三）入院诊治第二阶段——手术治疗

1. 2013 年 3 月 5 日　经科室术前讨论综合意见认为患者肿瘤位于肝左内叶，手术切除肿瘤是治疗肝癌重要治疗方法，术中探查有无膈肌浸润及远处转移，鉴于患者年龄较大，术前查肺功能提示中度减退，心脏彩色多普勒超声提示三尖瓣少量反流，术后发生心、肺并发症风险较大，术前和家属详细告知病情及手术风险。术后辅以综合治疗以期改善患者预后。

2. 2013 年 3 月 6 日　患者今日在全身麻醉下行手术切除，术中见肝左内叶（S₄b）一大小约 6cm×6cm 包块，质硬，切开标本可见肿瘤呈灰白色，边缘距切缘 1.5cm 以上，肝十二指肠韧带旁、脾动脉上方可触及一个肿大淋巴结，大小约 2cm×2cm，质硬，固定。腹膜、网膜、肠系膜其他部位未及转移灶。未见网膜及肠系膜静脉纤曲扩张，胆囊大小正常，颈部质硬，切开胆囊见颈部增厚，呈白色。术中并将肿大淋巴结切除。术后安全返回病房。

（四）入院诊治第三阶段——术后恢复及病理诊断

患者术后第1天在重症监护室出现心房颤动，经胺碘酮复率后好转，以后恢复顺利，逐渐恢复饮食，拔除腹腔引流管。2013年3月18日病理回报（图57-8）：（肝脏）炎症型恶性纤维组织细胞瘤，侵犯胆囊，伴淋巴结转移（1/1）。免疫组化：肝组织，HBsAg（−），HBcAg（−），−SMA（＋）；瘤组织CD68（＋＋＋），HBsAg（−），HBcAg（−），Hepa（−），CK7（−），CK19（−），CK8（−），CK10（−），CK20（−），CD34（＋），CD117（−），CEA（−），EMA（−），AFP（−），Vimentin（−），Ki−67（＋＜1 ％），GPC−3（−），VEGFR−2（−），−SMA（−），HMB45（−），Myoglobin（−）（图57-8）。患者术后恢复良好，化验肝功能基本正常，办理出院。

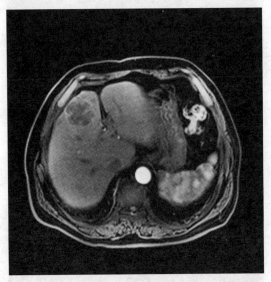

图 57-5　动脉期

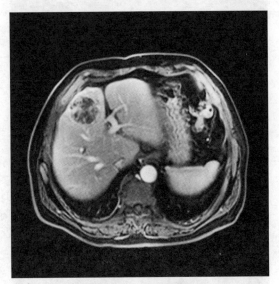

图 57-6　门静脉期

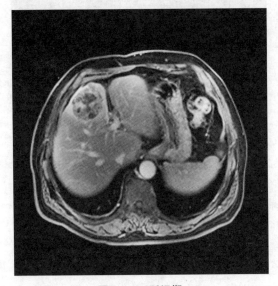

图 57-7　延迟期

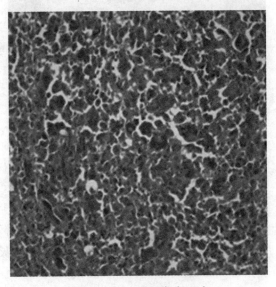

图 57-8　病理图像（HE）

出院诊断：①肝脏炎症型恶性纤维组织细胞瘤；②胆囊转移癌；③肝门淋巴结转移癌；④高血压；⑤糖尿病。

（五）随访

患者出院 1 个月余后复查血常规、肝功能、凝血指标均正常。AFP 正常。腹部彩色多普勒超声提示：肝区液性暗区（考虑术后包裹性积液）；肝实质弥漫性损害；胆囊切除术后。腹部增强 MRI 提示：肝占位切除术后改变，考虑复发，伴肝门区及腹主动脉旁淋巴结转移。胆囊切除术后改变。患者家属要求出院行非手术治疗，办理出院手续。

【专家评述】

（一）专家 1 点评

1. 恶性纤维组织细胞瘤（malignant fibrohistocytoma，MFH）是一种主要由成纤维细胞、组织细胞组成的肿瘤，可发生于任何年龄，但以中老年多见，本例患者发病年龄为 67 岁，符合高发年龄段。肿瘤主要发生于肢体，其次是腹膜后、腹腔、躯干等，发生于肝脏实属罕见。病理上肿瘤大多位于深部组织，呈结节状，无包膜，呈浸润性生长，直径可为 1.5～2.0cm，较大肿瘤常伴有出血、坏死和囊变。

2. 影像检查 CT 显示肿瘤一般为圆形或者椭圆形，与肌肉组织密度相近，内有坏死时其密度减低，呈低密度表现，边缘较光滑。增强扫描，动脉期肿瘤的实质部分呈结节状强化，部分边缘可见血管。门静脉期肿瘤强化可迅速消退，周边残存斑点状不规则强化。

3. 肝恶性纤维组织细胞瘤 MR 相关报道较少。病灶在 T_1WI 上呈低信号，T_2WI 上为较高信号，部分病灶中还可见片状和条状的低信号，与病灶中纤维成分的存在有关。动态增强扫描实质性病灶为富血供肿瘤，增强早期从边缘开始强化，门静脉期及延迟期病灶仍有持续强化；囊变显著的肿瘤则没有明显强化。

（二）专家 2 点评

肝恶性纤维组织细胞瘤主要与以下占位性病变相鉴别。

1. **肝细胞癌**　巨块形肝癌也可表现为明显的坏死，强化方式与恶性纤维组织细胞瘤不同，巨块形肝癌主要由肝动脉供血，因此动脉期即可看到肿瘤实质部分明显强化，门静脉期及延迟期密度下降，肝恶性纤维组织细胞瘤则是动脉期轻度强化，门静脉期及延迟期强化幅度逐渐增大。结节型肝癌增强扫描一般为典型的"快进快出"表现，而边界模糊不清，即使体积较小坏死也很明显。

2. **肝内胆管细胞癌**　CT 平扫呈边缘不清的低密度肿块，增强扫描多为不均匀延迟强化，随时间延续肿瘤强化幅度逐渐增大。肿瘤周围可见扩张的胆管或胆管包埋于肿瘤内，使肿瘤表现为不规则的混杂密度。而肝恶性纤维组织细胞瘤的增强范围主要集中在肿瘤的边缘非坏死区，瘤内一般无胆管扩张或胆管被肿瘤包埋等征象，肿瘤中央虽有坏死，但密度仍均匀。

3. **肝转移瘤**　肝转移瘤一般可以找到原发灶，且肿瘤标志物大多升高，此时易与肝恶性纤维组织细胞瘤相鉴别，但少数原发灶不明的转移瘤则应仔细甄别。转移瘤可单发也可多发，病灶内部发生坏死可表现为更低密度区，形成所谓的"牛眼征"或"靶环征"，但病灶多为边界较清楚的类圆形低密度结节或团块，增强扫描多表现为轻到中度强化。肝恶性纤维组织细胞瘤多为单发，形态不规则，浸润性更明显，与肝实质的分界较转移瘤模糊。

（三）专家 3 点评

肝恶性纤维组织细胞瘤临床主要表现为无肝病病史的患者出现肝区疼痛、发热及消瘦，部分患者可出现厌食、纳差、周身不适等，其症状与肝癌和肝脓肿相似，化验 AFP 及 CA19-9 等肿瘤标志物通常为阴性，晚期偶见外周血白细胞异常增多。本例患者却为查体发现，临床表现不典型，特别容易出现误诊。

（四）专家 4 点评

恶性纤维组织细胞瘤是由具有纤维细胞形态的细胞与具有组织细胞某些形态及功能特征的细胞彼此混合成的肿瘤，该瘤属肉瘤性质，但组织学来源尚无定论。肝恶性纤维组织细胞瘤的组织学特点与其他软组织 MFH 类似，主要由组织细胞和恶性成纤维细胞组成，成纤维细胞呈梭形、车辐状或漩涡状排列；组织细胞呈卵圆形，胞质丰富，核大，形状不规则。其组成的两种肿瘤细胞均异形明显，可见核分裂象，其间散在分布数量不等的炎症细胞，还可见多核巨细胞。恶性纤维组织细胞瘤的形态变化较大，目前较认可的分类为 4 个亚型：①席纹状多形性型；②黏液型；③巨细胞型；④炎症型。其中席纹状多形性型最为常见，占大多数，部分文献报道可以占到 90%，而本例患者则为较少见的炎症型恶性纤维组织细胞瘤。肝脏恶性纤维组织细胞瘤为高度侵袭性恶性肿瘤，手术切除后复发率高，对放射疗法、化学疗法均不敏感，预后差，文献报道 1 年、2 年存活率分别约为 67% 和 33%。本例患者在术后 1 个月余复查时出现复发也印证了肝恶性纤维组织细胞瘤术后易复发的特点。

（解放军总医院第五医学中心　安维民　董景辉　刘　渊）

参考文献

戴平丰，孟延锋，邓丽萍，等 . 2005. 肝脏恶性纤维组织细胞瘤的影像学表现 . 中华放射学杂志，39（8）：855-859.

Dong J, An W, Ma W, et al. 2014. Primary hepatic malignant fibrous histiocytoma mimicking hepatocellular carcinoma: A report of two cases. Oncol Lett, 8（5）: 2150-2154. Epub 2014 Aug 27. PubMed PMID: 25295102.

Tong Y, Yu H, Shen B, et al. 2017. Primary hepatic malignant fibrous histiocytoma combined with invasion of inferior vena cava: A case report and literature review. Medicine （Baltimore）, 96（23）: e7110. PubMed PMID: 28591058.

Yin L, Lai CH, Li AJ, et al. 2011. Primary hepatic malignant fibrous histiocytoma: diagnostic pitfalls and therapeutic challenge. Hepatogastroenterology, 58（107-108）: 887-91. PubMed PMID: 21830410.

病例58　腹腔占位性病变一例

【病例诊治经过介绍】

（一）病例基本情况

患者王某，男，56岁。主因"发现腹腔占位10余天"于2013年11月19日入院。

1. *现病史*　患者2013年11月9日至当地医院体检，行腹部B超发现腹腔占位，无特殊不适，进一步行腹部MRI检查提示腹腔占位性病变，考虑恶性肿瘤，当地医院建议行手术治疗，今为进一步诊治，就诊于我院，门诊以"腹腔占位（肝癌可能）"收入我科。患者自发病以来，精神好，食欲正常，睡眠正常，大、小便正常，体重无明显变化。

2. *流行病学史及既往史*　无特殊。

3. *个人史*　饮酒20余年，日均白酒量200ml，发病后1周戒酒，偶吸烟。

4. *查体*　生命体征平稳，血压150/103mmHg，BMI 26.36kg/m²，神志清楚，精神好。全身皮肤黏膜无黄染、出血点、蜘蛛痣及皮疹，未见皮下出血点，无皮下结节，无肝掌，未见蜘蛛痣。全身浅表淋巴结无肿大及压痛。心、肺未见异常。移动性浊音阴性，肝区叩击痛阴性，双侧肾区叩击痛阴性。腹部未见其他阳性体征，双下肢无水肿。扑翼样震颤阴性。

5. *初步诊断*　①腹腔占位；②高血压。

（二）入院诊治第一阶段——病因诊断

2013年11月19~23日，化验血常规、肝功能、肾功能、电解质、凝血均正常，空腹血糖7.7mmol/L，AFP 2.1ng/ml，甲、乙、丙、戊型肝炎病毒指标均为阴性，自身抗体阴性，CA125、CA19-9、CEA均正常。腹部彩色多普勒超声提示：胆囊区异常回声；肝回声增粗；肝右叶钙化灶。肺CT提示：双下肺盘状不张。腹部CT提示（图58-1~图58-3）：胆囊区占位性病变，考虑胆囊肿瘤可能。肝顶部钙化灶，脾大。腹部增强MRI提示（图58-4~图58-10）：右上腹胆囊窝内富血供占位性病变，考虑低度恶性肿瘤，以来源于肝脏可能性大，建议CT引导下活检。心脏彩色多普勒超声提示：二、三尖瓣少量反流；左心室舒张功能减低。内镜检查提示：非萎缩性胃炎。

患者目前腹腔占位明确，考虑肿瘤可能性大，有手术指征，拟行手术治疗。

（三）入院诊治第二阶段——手术治疗

1. *2013年11月24日*　经过科室术前讨论认为根据患者病史，相关化验和检查结果，诊断为腹腔占位，毗邻第一肝门，直径约13cm，考虑恶性肿瘤可能性大，以手术切除治疗为首选，同意手术。术中注意精细操作，避免胆管、血管及周围脏器损伤，但术后病理不除外良性肿瘤的可能，需向患者及其家属交代清楚。另外因病灶位于胆囊区，毗邻第一肝门，若术中探查发现肿瘤侵及邻近血管，需切除病变血管，则手术范围可能扩大，术中分离粘连，有可能损伤周围脏器，如术中探查肿瘤侵犯邻近脏器，可一并切除，需向患者家属说明情况。

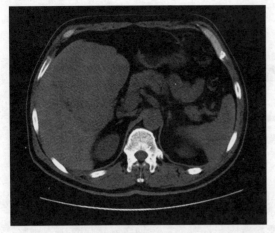

图 58-1　CT 平扫

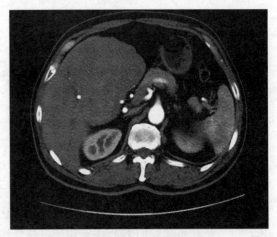

图 58-2　CT 动脉期

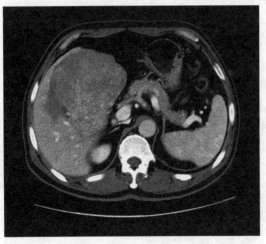

图 58-3　CT 门静脉期

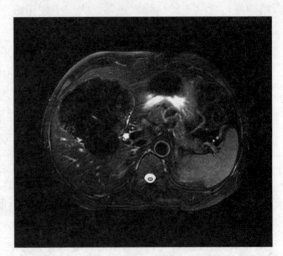

图 58-4　压脂 T_2WI 序列

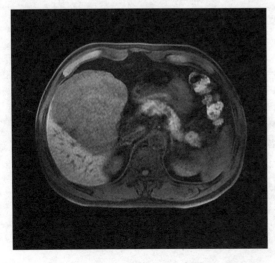

图 58-5　压脂 T_1WI 序列

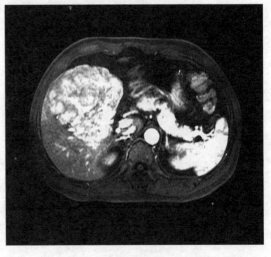

图 58-6　增强扫描动脉晚期

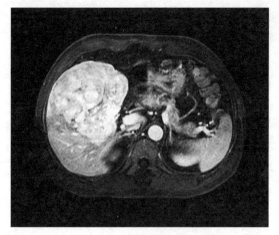

图 58-7　增强扫描门静脉期

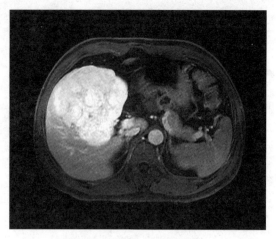

图 58-8　增强扫描延迟期

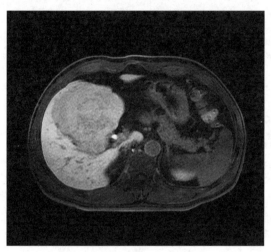

图 58-9　横断位肝胆期

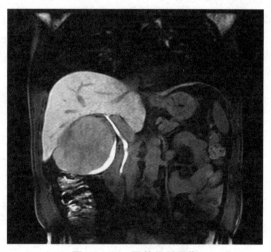

图 58-10　冠状位肝胆期

2. 2013 年 11 月 25 日　患者于今日行腹腔肿瘤切除术、胆囊切除术。术中探查未见明确腹水。肝脏色红，肝叶体积正常，边缘锐利，质软，肝表面光滑，未见硬化结节。脾体积正常，网膜静脉无明显纡曲扩张。邻近肝脏脏面可见一大小为 15cm×13cm 肿瘤，形态呈椭圆形，呈膨胀性生长，质硬，瘤表面有网膜包膜覆盖，局部与网膜形成粘连，予以粘连分离。未见侵犯门静脉及其他腹腔主要血管，遂切除肿瘤。切除后剖开切除标本，见肿瘤直径 15cm×13cm×12cm，包膜尚完整，色黄白，质硬，内可见大量纤维条束，未见坏死，未见血栓及癌栓，切缘距瘤缘最近约 1mm（图 58-11）。术后标本送病理检查。患者术程顺利，术中出血量约 100ml，输自体血 810ml。术后安返病房。给予常规补液、保肝、营养支持治疗。

3. 2013 年 12 月 4 日　病理结果回报（图 58-12）：（腹腔肿块）良性梭形细胞肿瘤；考虑纤维瘤。免疫组化：S-100（-），SMA（-），DES（-），Actin（-），DOG-1（-），Vimentin（±），Ki-67（-），CD117（-），CK-P（-），CgA（-），CD34（血管 +），HMB45（-）；慢性胆囊炎。

4. 2013 年 12 月 10 日　患者诊断明确，术后切口愈合良好，肝功能稳定，办理出院，后患者未再来我院复查。

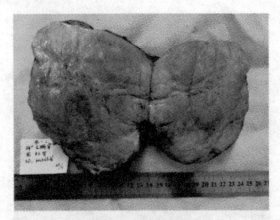

图 58-11 大体标本

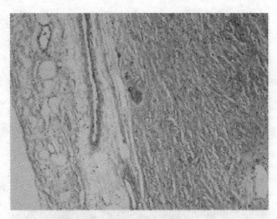

图 58-12 病理图片

【专家评述】

（一）专家 1 点评

孤立性纤维瘤（solitary fibrous tumor，SFT）是一种罕见的间叶源性肿瘤，是一种梭形细胞瘤，起源于表达 CD34 抗原的树突状间充质细胞，此种细胞广泛分布于人体的结缔组织中。本病 1931 年由 Klemperer 和 Rabin 正式命名，发生部位广泛，临床少见。SFT 以往称为局限性间皮瘤、局限性纤维性间皮瘤、孤立性纤维性间皮瘤、胸膜下纤维瘤和局限性纤维瘤等。WHO（2002）软组织肿瘤分类将其定义为一种少见的梭形细胞间叶肿瘤，列于纤维母细胞 / 肌纤维母细胞肿瘤下，属于中间性（偶有转移性），可能来源于纤维母细胞，常表现明显的血管外皮瘤样结构。本病最常发生于壁胸膜，占到 90% 以上，纤维瘤一般为良性肿瘤，但 10%～15% 有恶性倾向，影像上区分良、恶性较困难，确诊须靠病理及免疫组化。因此，对于本病的诊断需在临床工作中提高认识和经验。

（二）专家 2 点评

1. SFT 的影像特点　CT 上表现为平扫呈均匀密度肿块，边界光滑，较大病变平扫时即可表现为密度不均匀，病理上与肿瘤黏液变、坏死、囊变相关。SFT 的强化模式可因其成分和大小不同有所差别，较小病变表现为持续性均匀强化；较大表现为显著不均匀强化，形态类似"地图状"或"分层状"。腹腔纤维瘤的 MR 表现为等长 T_1 等长 T_2 信号影。出现液化坏死区时呈长 T_1 长 T_2 表现。扩散加权序列病变表现为均匀低信号，原因可能与病变含纤维成分多相关，增强扫描病变呈显著强化，模式与 CT 相似呈持续或延迟强化。

2. 腹腔纤维瘤主要与以下占位性病变相鉴别

（1）间质瘤：间质瘤是常见的胃肠道肿瘤，形态多不规则，体积较大时其内可见片状坏死，动脉期或静脉期强化均比纤维瘤明显，动脉期其内血管少见。

（2）淋巴瘤：腹腔内淋巴瘤多以多个淋巴结增大并部分融合为表现，很少表现出孤立性的肿块，平扫和增强其内密度始终均匀一致为其特点。

（3）神经鞘瘤：神经鞘瘤也是边界清楚的腹腔占位性病变，实验室检查结果常呈阴性，但大多有囊变，且靠近中线。

（三）专家 3 点评

　　本病可发生于任何年龄，但主要发病年龄在 40～60 岁，无性别差异，常表现为缓慢生长的无症状性肿块，多在体检时发现。患者临床表现与肿瘤大小、发生部位及良恶性均有关系。肿瘤较小时无任何症状，大部分患者的临床症状是由于肿瘤体积较大挤压周围组织引起，常表现为胸闷、气短或腹部隐痛、胀感、呕吐、排尿改变等症状。少数患者（＜5%）出现低血糖，主要由于肿瘤产生胰岛素样生长因子，多见于腹膜后及盆腔。大多数纤维瘤多发生在腹盆腔的游离位置，本病例患者发生部位为胆囊窝，肝脏及胆囊、胆管均被挤压，实属罕见。

（四）专家 4 点评

　　1. 病理上，腹盆部 SFT 大体观肿瘤多为有包膜的软组织肿瘤，质地韧或硬，可见出血、囊变和钙化。镜下主要特点有排列紧密或疏松的梭形细胞，稠密的胶原基质及大量薄壁血管，管壁可发生玻璃样变性。免疫组化的不断发展，在 SFT 的诊断方面发挥着重要的作用，SFT 常表现为 CD34、Vimentin、CD99 及 bcl-2 阳性，而 CK、S-100、actin 及 keratin 等标志物常为阴性，其中 CD34 和 Vimentin 阳性对其诊断尤为关键。

　　2. SFT 多为良性，恶性 SFT 不足 15%，可为良性 SFT 恶变或直接形成。恶性 SFT 常表现为巨大肿块，细胞异型性明显，核分裂象常见，Ki-67 高表达，坏死和出血常见等，免疫组化常为 CD34 活性减低。病理和免疫组化对于良、恶性 SFT 的确诊和鉴别有重要意义。

（解放军总医院第五医学中心　安维民　董景辉　刘　渊）

参考文献

蒋玮丽，彭红芬，张东友，等 . 2016. 胸膜外孤立性纤维瘤的 CT 和 MR 诊断 . 中国临床医学影像杂志，27（1）：19-21.

刘华平，李文政，易小平，等 . 2017. 腹盆部孤立性纤维瘤的 CT 诊断与鉴别诊断 . 中南大学学报（医学版），42（4）：406-412.

刘毅，刘剑羽，王宏磊，等 . 2012. 孤立性纤维性肿瘤的影像表现 . 中华放射学杂志，46（5）：441-444.

Tian TT, Wu JT, Hu XH, et al. 2014. Imaging findings of solitary fibrous tumor in the abdomen and pelvis. Abdom Imaging, 39（6）：1323-1329.

病例 59　肝占位伴反复鼻衄一例

【病例诊治经过介绍】

（一）病例基本情况

患者李某，女，43岁。以"右上腹胀痛"为主诉，反复3次入住我院。

1. 现病史　患者于2014年起渐感右上腹胀痛和腰背部痛，程度渐加剧。11月化验肝功能无异常但行腹部MR提示肝多发占位，为求进一步诊治来我院。

2. 家族史　患者父亲和叔父均因"消化道出血"死亡，当地医院死因诊断"肝癌"。

3. 既往史　患者2005～2007年反复鼻衄，经鼻腔压迫可止血。2008年起舌、唇和指腹出现红色结节，渐变大和增多，小者如芝麻样大小，大者如绿豆大小。其中舌部结节易出血，曾行局部激光烧灼治疗后可消失，但治疗后仍再次出现。结节病理提示"血管瘤、毛细血管扩张"。

4. 个人史　无烟酒嗜好。

5. 入院初步诊断　肝占位性病变，肝血管瘤？

（二）第一次住院诊治过程——肝穿刺病理检查

2014年11月，第一次入住我院。化验检查：肝、肾功能无异常；乙、丙型肝炎病毒标志物无异常；自身抗体系列均阴性。行腹部MRI提示：肝内多发囊性病变；肝实质弥漫性损害表现，动脉期肝实质多发斑片状强化影。颅脑MR平扫未见异常。腰骶椎MRI未见异常。予以对症、支持治疗。行肝穿刺术，肝组织病理提示多发性血管瘤。行肝囊性病变穿刺术，抽出暗褐色血性液体。病程中并发感染，给予抗感染治疗，症状减轻出院。

（三）第二次住院诊治过程——肝动脉栓塞治疗

2015年3月　感乏力、头晕，右上腹痛和腰痛渐加重，再次入我院。查体：神清，应答切题。皮肤、巩膜无黄染，舌部、唇部和右手拇指指腹侧数枚大小不等红色结节（图59-1）。双肺呼吸音清，心律齐，无杂音。腹平、软，全腹无压痛、反跳痛，肝脾肋下未及，墨菲征阴性，腹部未触及包块，移动性浊音阴性。行腹部MRI提示：肝内多发囊性病变，与2014年11月27日MRI片比较，部分病变较前增大。肝实质弥漫性损害表现，动脉期肝实质多发斑片状强化影。住院期间排黑便，内镜检查提示非萎缩性胃炎伴出血。给予抑酸、止血等药物治疗后出血停止。

上级医师查房后指示：综合其症状、体征结合肝脏影像学检查，诊断为遗传性出血性毛细血管扩张症（HHT）。予以行肝动脉造影及栓塞术（平阳霉素）治疗，术后患者疼痛症状有所减轻出院。

（四）第三次住院诊治过程——基因检测及药物治疗

1. 出院后患者仍有轻微右上腹胀痛和轻微腰背部痛，反复鼻出血，自行鼻腔填塞压迫可止血。有时舌面间断出血，自行压迫亦可止血。

2. 2017年1月于华大基因检测血 *ACVL1* 基因突变，为进一步治疗再次入院。胃镜提示十二指肠球部毛细血管扩张。腹部 CT 提示平扫肝实质多发低密度影；动脉期肝内多发片状及结节状强化影；门静脉期和延迟期与肝实质密度一致（图 59-2）。肝血管多普勒超声检查提示肝动脉增宽（肝总动脉内径 7.4mm）、肝动脉肝内分支纡曲、肝动脉流速增快（119.1cm/s）、阻力指数减低（0.49）、门静脉增宽（内径 13.1mm）伴流速增快（56.3cm/s）（图 59-3）。经患者知情同意后，2017 年 2 月起口服小剂量沙利度胺（50mg/d）治疗，出院后居家治疗和观察。

（五）随访

小剂量沙利度胺治疗第一周曾出现 1 次轻微鼻出血，此后未再发生鼻出血。治疗期间无舌面出血、黑便等出血表现，治疗 3 个月后患者自觉右上腹胀痛不适感消失。治疗后 1 个月、2 个月、3 个月、6 个月和 11 个月分别入院复查，常规化验无异常，行肝血管多普勒超声检查提示肝总动脉和门静脉血流速度均较治疗前下降（表 59-1）。综合临床表现，评估治疗有效。

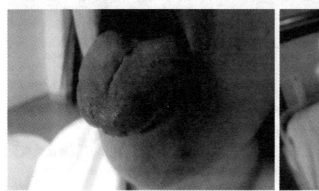
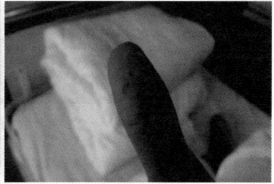

图 59-1　舌和拇指腹侧红色结节（毛细血管扩张）

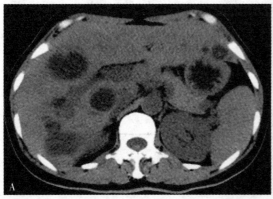
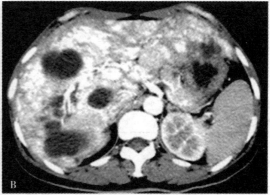

图 59-2　腹部 CT

A. 肝脏 CT 平扫肝实质多发低密度影；B. 肝脏 CT 增强扫描动脉期肝内多发片状及结节状强化影

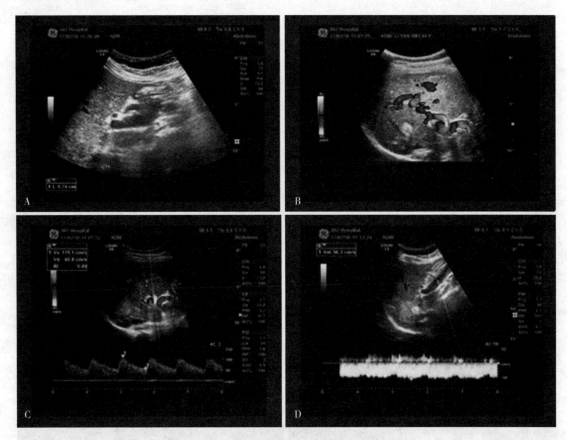

图 59-3　肝血管多普勒超声

A. 肝总动脉扩张，内径 7.4mm；B. 肝动脉及其分支动脉扩张并走行纡曲；C. 肝固有动脉流速增快（V_{max}=119.1cm/s）、阻力指数减低（0.49）；D. 门静脉增宽（内径 13.1mm）、流速加快（56.3cm/s）

表 59-1　治疗前后肝脏血管多普勒超声检查的比较

观察指标	治疗前	治疗后				
		1 个月	2 个月	3 个月	6 个月	11 个月
门静脉主干内径（mm）	13	13.1	13.2	14	12.8	12.5
门静脉 PW 血流速度（cm/s）	38.4 ～ 56.3	25.6	21.6	22.1	21.4	21.4
肝总动脉内径（mm）	7.4	7.5	7.3	7.1	5.6	6
肝总动脉 PW 血流 V_{max}（cm/s）	119.1	120.8	110	101	95.3	103
阻力指数（RI）	0.49	0.41	0.45	0.63	0.5	0.5

【专家评述】

（一）专家 1 点评

1. 遗传性出血性毛细血管扩张症（HHT），又称 Osler-Weber-Rendu 病，是一种常染色体显性遗传病。此病发病率估计为 1 ：（5000 ～ 8000），发病具有地区和人种差异，已报道的最高发病率为荷兰安的列斯群岛加勒比黑种人中约为 1 ：1331。患者多有家族史，但也有少数散发病例无家族史，其外显率随年龄增长而增加。HHT 的临床特征主要是皮肤、黏膜和内脏（常见肺、肝和脑等）出现多发动静脉畸形（AVMs），AVMs 常表现为毛细血管扩张甚至动静脉瘘形成。唇、舌、面部、指尖，以及鼻、口腔和胃肠道黏膜的毛细血管扩张是 HHT 最特征性的临床表现，易引起自发、反复的出血。动静脉瘘形成多见于肺、肝和脑等器官，可导致严重的甚至危及生命的并发症，如肺动静脉畸形可发生卒中、短暂性缺血发作、脑脓肿、咯血、血胸等，肝动静脉畸形可发生门静脉高压、高输出量心力衰竭、肝性脑病等。

2. HHT 传统上是依据临床特点诊断，但近些年也可以用基因检测诊断。2000 年国际 HHT 基金科学顾问委员会颁布的 Curacao 标准一直是 HHT 诊断的共识。Curacao 诊断标准如下。

（1）自发性或反复发作的鼻衄。

（2）皮肤、黏膜毛细血管扩张，常见的特征性部位为口唇、口腔、鼻腔、手指。

（3）内脏损害，可伴有出血的胃肠道毛细血管扩张、肺动静脉畸形、肝动静脉畸形、脑动静脉畸形、脊髓动静脉畸形。

（4）家族史，直系亲属中至少有 1 人已被确诊为 HHT。具备上述 4 项中 3 项者即可确诊；具备 2 项者为疑似；少于 2 项，HHT 的可能性较小。

3. 本患者就诊的主要症状为右上腹胀痛和腰背部痛，外院影像学检查发现肝内多发占位，疑肝血管瘤，为诊治肝占位入院。总结其病例特点：①反复鼻出血、舌面结节出血；②体征：舌、唇、右拇指指腹多处红色结节（毛细血管扩张）；③曾有黑便（胃镜检查提示胃内出血，再次行内镜见十二指肠球部毛细血管扩张），④肝囊性病变穿刺液为血性液体；⑤肝 MRI、CT 和多普勒超声检查均显示肝血管畸形；⑥其父亲及叔父死于"消化道出血"。故此，依据临床表现，诊断为遗传性出血性毛细血管扩张症。参照 Curacao 标准，本病例报道的患者具备前三项，故诊断明确。后行基因检测提示 ACVL1 基因突变，为 2 型 HHT。

（二）专家 2 点评

1. 虽然肝穿刺病理有助于 HHT 诊断，但因为出血风险较高，因此怀疑 HHT 患者应尽量避免行肝穿刺检查。本病例就是在第一次入院时因为诊断不清行肝穿刺病理检查，穿刺出血性液体而且并发感染，虽后期治疗顺利，但仍然给患者身体造成了一定的影响。因此提示临床医师，当发现有反复鼻出血、口腔出血表现，毛细血管扩张体征及家族史的患者，应该想到此病可能，不建议行肝穿刺活检术。

2. 此例患者以鼻衄起病，时有口腔出血（舌面毛细血管扩张），影像学检查发现肝受累较明显，病情诊断难点在于肝特殊的影像学表现。肝遗传性出血性毛细血管扩张症（HHHT）超声多普勒主要表现为肝动脉扩张、肝动脉血流增高、肝内血管过多等（表 59-2）。血管造影、CT 或 MRI 检查可发现毛细血管扩张症、融合性静脉畸形、肝动脉扩张和分流［动脉 - 门静脉、动静脉和（或）门静脉］。

表 59-2 肝脏 HHT 超声诊断标准

主要标准	扩张的肝总动脉内径＞7mm
	肝内动脉血管形成过度
次要标准	肝固有动脉最大流速＞110cm/s
	肝固有动脉 RI＜0.60
	门静脉最大流速＞25cm/s
	肝外动脉扭曲
特殊发现	扩张的门静脉内径＞13mm
	扩张的肝静脉内径＞11mm
	锁骨中线肝大＞15cm
	肝脏边缘结节化

HHT 患者的肝静脉畸形发生率为 32%～78%，但 HHT 患者出现肝静脉畸形症状者仅为 8%，这些症状包括高输出量心力衰竭、门静脉高压、胆管坏死等。HHT 患者筛查研究报道，超声多普勒发现的肝静脉畸形出现率为 32%～72%，CT 发现的肝动脉畸形出现率为 67%～78%，MRI 经验较少，提示这些检查手段有效且敏感。其中超声多普勒是创伤最小的检查，不需要对比剂，无操作并发症，费用较低。因此如果怀疑 HHT 建议行超声多普勒检查。

（三）专家 3 点评

1. HHT 的治疗目的主要是减轻症状、控制并发症和防止疾病进展。无症状的肺或脑动静脉畸形和有症状的出血患者建议给予适当的治疗措施。目前常用的治疗主要是针对不同出血部位采用止血药、电灼烧、激光、血管栓塞及外科手术等治疗方法，但病情易复发。

肝静脉畸形的治疗手段主要是肝动脉栓塞术和肝移植术。肝动脉栓塞可改善与高输出量心力衰竭和肠系膜盗血综合征有关的症状，但症状通常会复发。更重要的是，缺血并发症将导致移植或死亡（发生率 30%）。肝静脉畸形的肝移植生存率很高，所以对伴有顽固性严重并发症的肝静脉畸形患者来说，肝移植是较理想的治疗手段。

2. 除手术治疗手段外，多年来研究者不断探索治疗 HHT 的药物。研究显示 HHT 的发病机制是血管形成失调，近些年已有多项临床研究表明抗血管生成药物治疗能纠正异常的血管生成而改善病情。2002 年 Banditz J 等用沙利度胺（Thalidomide）治疗胃肠出血，2006 年 Flieger D 等用贝伐珠单抗（Bevacizumab）药物治疗 HHT，此后 10 余年来国内外诸多研究显示，沙利度胺和贝伐珠单抗是治疗 HHT 的最有效药物。综合国内外沙利度胺治疗 HHT 的文献，多数患者有效治疗剂量在 50～100mg/d，仅有可耐受的轻微副作用如腹胀、头晕等。较贝伐珠单抗而言，沙利度胺药物口服方便、费用经济，低剂量给药全身不良反应轻微，对于无生育意向的 HHT 患者是较为理想的治疗药物。

3. 本例 HHT 患者多年来反复鼻出血和口腔出血，曾有胃肠道出血，肝脏受累以致长期右上腹胀痛不适，适于药物治疗以改善临床表现和减少并发症发生。经知情同意后，给予小剂量沙利度胺（50mg/d）治疗。治疗 1 周后患者未再发生鼻出血，治疗 3 个月后右上腹胀痛症状缓解，全程未发生口腔出血、胃肠道出血等。肝脏血管超声检查显示治疗后肝总动脉和门静脉血管内径缩小、血流速度下降，提示疾病引起的血流异常有所纠正。故此，评估治疗有效，也为其他类似患者的治疗积累了经验。

（解放军总医院第五医学中心 范　荣　张大鹍　孟繁平）

参考文献

Bauditz J, Schachschal G, Wedel S, et al. 2002. Thalidomide for treatment of severe intestinal bleeding. Gastroenterology, 122: A194.

Faughnan ME, Palda VA, Garcia–Tsao G, et al. 2011. International guidelines for the diagnosis and management of hereditary haemorrhagic telangiectasia. J Med Genet, 8（2）: 73–87.

Flieger D, Hainke S, Fischbach W. 2006. Dramatic improvement in hereditary hemorrhagic telangiectasia after treatment with the vascular endothelial growth factor （VEGF） antagonist bevacizumab. Ann Hematol, 85: 631–632.

Govani FS, Shovlin CL. 2009. Hereditary haemorrhagic telangiectasia: a clinical and scientific review. Eur J Hum Genet, 17（7）: 860–871.

Gaselitz M, Bahr MJ, Bleck JS, et al. 2003. Sonographic criteria for the diagnosis of hepatic involvement in hereditary haemorrhagic telangiectasia （HHT）. Hepatology, 37（5）: 1139–1146.

Invernizzi R, Quaglia F, Klersy C, et al. 2015. Efficacy and safety of thalidomide for the treatment of severe recurrent epistaxis in hereditary hemorrhagic telangiectasia: results of a prospective phase II clinical trial. The Lancet Haematology, 2（11）: e465–e473.

Westermann CJ, Rosina AF, De Vries V, et al. 2003. The prevalence and manifestations of hereditary hemorrhagic telangiectasia in the Afro–Caribbean population of The Netherlands Antilles: a family screening. Am J Med Genet A, 116A（4）: 324–328.

病例 60　一例肝脓肿患者的诊治

【病例诊治经过介绍】

（一）病例基本情况

患者王某，男，42 岁。主因"发热、恶心、尿黄 1 周"于 2015 年 2 月 25 日入院。

1. 现病史　缘于入院 1 周前无明显诱因出现发热，体温最高 38.8℃，伴有恶心、尿色加深，无畏寒寒战，无咽痛咳嗽，无腹胀腹痛，当地医院按"上呼吸道感染"给予输注抗生素及补液治疗 3d 效果不佳，进一步化验肝功能：ALT 208U/L，AST 145U/L，TBIL 36μmol/L，DBIL 18μmol/L，ALP 307U/L，GGT 210U/L，肾功能：CRE 160μmol/L，GLU 13.41mmol/L，血常规：WBC 2.23×10^9/L，N 93.3%，Hb 138g/L，PLT 84×10^9/L。腹部超声：不均质中度脂肪肝；肝右后叶低回声（性质待定）。遂来我院进一步诊治。

2. 过去史及个人史　既往体健，吸烟 20 年；饮酒史 20 年，每月饮酒 3～4 次，每次饮白酒 250ml。余无特殊。

3. 婚育及家族史　已婚，夫妻关系和睦，育 1 男。爱人及儿子身体均健康。母亲健在，父亲死于肿瘤，家族中无传染病及遗传病病史。

4. 查体　体温 38.8℃，脉搏 122 次/分，呼吸 18 次/分，血压 123/82mmHg，神志清楚，精神差，全身皮肤及巩膜轻度黄染，肝掌阳性，未见蜘蛛痣，躯干皮肤可见散在出血点，穿刺部位可见瘀斑，口唇及甲床发绀，心、肺听诊未见异常，腹平软，无压痛及反跳痛，肝脾肋下未触及，肝脏剑突下未触及，墨菲征阳性，肝上界右锁骨中线第 5 肋间，肝区叩击痛阳性，脾区无叩痛，移动性浊音阴性，双下肢无水肿。扑翼样震颤阴性。

5. 初步诊断　①发热、肝占位原因待查：肝脓肿？肝占位病变伴感染？②酒精性肝损害；③糖尿病；④肾功能不全。

（二）入院诊治第一阶段——初步诊断，经验治疗

2015 年 2 月 25 日，化验血常规：WBC 12.41×10^9/L，N 93.7%，RBC 4.75×10^{12}/L，Hb 138g/L，PLT 7×10^9/L；肝功能：ALT 87U/L，TBIL 81.7μmol/L，DBIL 64.9μmol/L；肾功能：BUN 18.07mmol/L，CRE 161μmol/L；电解质：Cl^- 92.8mmol/L（↓），Na^+ 130mmol/L（↓）、K^+ 3.6mmol/L，CO_2–CP 25mmol/L；GLU 21.2mmol/L（↑）；BLA 11.2μmol/L。腹部增强 CT：肝 S7 乏血供占位性病变，肝脓肿可能，脂肪肝，肝 S2/4 交界区血管瘤，门静脉右后支条状充盈缺损，考虑栓子可能，脾大。床旁超声：肝右后叶不均质低回声区（结合病史，考虑肝脓肿伴部分液化）。

上级医师查房后分析病情：患者入院后发热，急诊化验结果提示肝功能轻度异常，肾功能不全，血白细胞及中性粒细胞明显升高，血小板明显降低，血气分析提示氧分压、氧合下降。腹部增强 CT 提示肝脓肿可能。通过病史、查体及化验检查结果，诊治方案考虑以下几点：①肝占位病变，考虑肝脓肿可能性大，给予亚胺培南西司他丁钠联合替考拉宁抗感染治疗（肌

酐清除率 37ml/min，抗生素剂量相应调整）；②肾功能不全，严重感染所致，不除外有糖尿病肾病基础，加强抗感染治疗，积极扩容，密切监测；③血糖升高，主要考虑糖尿病，也有严重感染应激性血糖升高因素，给予胰岛素持续静脉滴注泵入，根据血糖调整胰岛素剂量；④ D-二聚体升高，血小板显著降低：高度警惕 DIC，再次复查血常规提示血小板 $4×10^9$/L。血液科主任医师会诊后考虑为 DIC 早期或血栓性血小板减少性紫癜，不除外恶性血液病。按 DIC 治疗：输血小板、血浆或冷沉淀，低分子肝素钙 150U/（kg·d）抗凝。

（三）入院诊治第二阶段——病情突变，多系统侵袭

1. 2015 年 2 月 26 日　患者出现睁眼无力，明显头晕、头痛症状。查体：体温 39.5℃，神志欠清，呼之能应，对答不切题，无法区分家属、医护人员，鼓腮、皱眉、伸舌无力。双侧瞳孔等大等圆，对光反应灵敏，颈强直。

上级医师查房后分析：患者神志改变，原因考虑以下几点：①患者血小板显著降低，不能除外脑出血；②患者目前肝脓肿，体温显著升高，不除外中枢神经系统感染（脑脓肿或脑膜炎等）；③脑部原发病变？追问病史患者父亲及两位姐姐死于肿瘤，也应警惕脑部原发肿瘤，以及其他病变如脑水肿等；④糖尿病酮症酸中毒或糖尿病高渗性昏迷？

2. 2016 年 2 月 26 日　下午行急诊头颅 CT 结果提示：考虑脑白质脱髓鞘改变，脑水肿待排，请结合临床。双侧上颌窦炎。体征改变：左侧瞳孔针尖样，右侧瞳孔 4mm，对光反应迟钝，颈强直。从患者临床表现、体征及 CT 结果看，考虑细菌性脑膜炎可能性大，为避免脑疝、呼吸循环系统严重并发症出现危及生命，紧急将患者转至 ICU 进一步诊治。腰椎穿刺结果：颜色橘红、透明度浑、细胞总数 $60.285×10^6$/L，WBC 总数 $14.285×10^6$/L，多核细胞 78%，单核细胞 22%。脑脊液急诊涂片可见少量革兰阳性球菌、未见真菌孢子及菌丝、涂片墨汁染色找隐球菌阴性。证实为细菌性化脓性脑膜炎。抗生素调整为美罗培南 + 利奈唑胺 + 奥硝唑抗感染，甘露醇脱水。针对肝脓肿，内科抗感染基础上，拟在超声引导下行脓肿穿刺抽吸术。

3. 2016 年 3 月 2 日　患者偶有咳嗽，无咳痰，体温最高 38.8℃，查体：双下肺可闻及少许湿啰音。肺 CT 结果提示：双肺多发淡斑片影，考虑炎症不除外，请结合临床；双肺多发结节，建议随访；双肺索条，考虑肺组织膨胀不全。

4. 2016 年 2 月 28 日～ 3 月 4 日　行 3 次肝脓肿穿刺抽吸术，每次抽吸 30 ～ 50ml 淡黄色脓液。

5. 2016 年 3 月 7 日　复查肺 CT：考虑双肺多发感染性病变，与 2015 年 3 月 2 日 CT 片相比明显进展，部分病变空洞（小脓肿）形成；双侧胸腔积液，双肺部分不张。

上级医师查房：不除外真菌感染，加用两性霉素 B 抗真菌治疗。

6. 2016 年 3 月 8 日　患者出现口腔疱疹，加用阿昔洛韦抗病毒治疗。

（四）入院诊治第三阶段——病原体明确，巩固治疗

1. 2016 年 3 月 9 日　患者最高体温 38℃，肾功能恢复，转回普通病房进一步治疗。转入时患者生命体征平稳，神志清楚，对答切题，定向力、记忆力、计算力正常，反应稍迟钝，言语清晰，双侧瞳孔不等大，右侧直径约 4mm，左侧 2mm，结膜充血明显，颈强直，可抬高约 3 横指，四肢肌张力正常，腱反射亢进。血培养、脑脊液、肝脓肿培养均提示肺炎克雷伯菌，药敏结果见表 60-1。至此，可明确诊断为肺炎克雷伯肝脓肿，全身炎症反应、严重感染，伴肾衰竭，伴远处多器官、系统的转移性感染。继续给予美罗培南、奥硝唑、替加环素、阿昔洛韦、两性霉素 B 静脉滴注抗感染，异甘草酸镁、谷胱甘肽、前列地尔保肝及营养支持治疗。

2. 2016 年 3 月 10 日　患者出现眼胀痛、视物模糊，结膜充血、瞳孔不等大，经眼科会诊后诊断为双眼急性虹膜睫状体炎，给予布洛芬缓释胶囊口服、球内注射地塞米松及外用滴眼液及散瞳治疗，症状好转。经上述治疗后，监测血常规、CRP、PCT 逐渐正常，脑脊液压力正常，血常规检查也恢复正常，肝功能、肾功能指标好转，血糖控制较好。复查肺 CT 提示：双肺多发感染性病变较前略吸收；双侧胸腔积液已吸收。肝脏增强 CT 提示：肝脓肿治疗后改变，较前明显缩小。抗生素降阶梯至头孢曲松联合左氧氟沙星。

3. 出院诊断　①肺炎克雷伯杆菌肝脓肿合并急性肾损伤、DIC？②细菌性脑膜炎；③肺炎；④双眼急性虹膜睫状体炎；⑤酒精性肝损伤；⑥糖尿病。

表 60-1　血培养细菌鉴定及药敏结果

细菌鉴定	肺炎克雷伯菌
氨苄西林	耐药
氨苄西林 / 舒巴坦	敏感
哌拉西林	耐药
哌拉西林 / 他唑巴坦	敏感
头孢唑林	敏感
头孢呋辛钠	敏感
头孢呋辛酯	敏感
头孢替坦	敏感
头孢他啶	敏感
头孢曲松	敏感
头孢吡肟	敏感
氨曲南	敏感
亚胺培南	敏感
美罗培南	敏感
阿米卡星	敏感
庆大霉素	敏感
妥布霉素	敏感
环丙沙星	敏感
左氧氟沙星	敏感
呋喃妥因	中介
复方新诺明	敏感
超广谱 β - 内酰胺酶	阴性

（五）随访

2016 年 4 月 30 日患者出院。出院后继续应用头孢曲松联合左氧氟沙星治疗 1 个月，返院复查肺 CT：双肺多发陈旧病变。腹部增强 CT：肝脓肿治疗后改变，病变明显好转。

【专家评述】

（一）专家 1 点评

1. 肝脏是内脏脓肿最常见的发病部位。临床上，肝脓肿分两大类型。一类是阿米巴肝脓肿，由溶组织阿米巴感染致病。主要见于贫穷、卫生条件差的地区。20 ～ 40 岁高发，可能与饮酒相关。合并贫血较多见，检测阿米巴抗体通常呈阳性，甲硝唑治疗效果理想，约 95％的患者可治愈。该患者可排除阿米巴性肝脓肿。另一类是化脓性肝脓肿（pyogenic liver abscess，PLA）。其发病率因不同人种而有差别。亚洲人发病率略高，我国台湾学者报道发病率为 17.6/10 万人；来自美国的文献显示其发病率为 2.3/10 万人，其中男性大于女性（分别为 3.3/10 万人和 1.3/10 万人）。肝脓肿典型的临床表现为发热、右上腹疼痛、恶心、腹泻等，伴有白细胞升高、肝功能异常等。

2. 肺炎克雷伯杆菌是化脓性肝脓肿最常见致病菌，尤其是亚洲患者更为明显。美国一项对 79 例肝脓肿患者进行的回顾性研究提示，肺炎克雷伯杆菌感染占 43％，其中亚裔占 50％，非亚裔占 27.3％。我国上海瑞金医院的报道显示，肺炎克雷伯肝脓肿占肝脓肿总数的 60％；我国台湾的报道显示这一数字为 70％左右、新加坡为 53.1％。

3. 肝脓肿感染的细菌可能是血源性，也有可能是胆道来源。通常患者都有相应的基础疾病，如糖尿病、胆囊炎、胆结石、恶性肿瘤、慢性肾病、肺部感染、酗酒、肝硬化、脑血管意外等。其中糖尿病是最常见的基础疾病，同样在亚洲患者中更为明显。根据文献报道，肺炎克雷伯肝脓肿患者合并糖尿病者高达 60％～ 80％。合并糖尿病者多数为单一细菌感染，并且容易发生远处脏器的侵袭性感染，也更容易出现感染性休克。本例患者就是在糖尿病基础上出现的 KPLA，伴感染性休克、肺和颅内感染，是比较典型的重症 KPLA，具有学习价值。

（二）专家 2 点评

1. 早期广谱抗生素的应用对 PLA 患者预后至关重要。一般认为，肝脓肿常存在多种细菌的混合感染，文献估计其比例达 20％～ 50％；厌氧菌是常见的混合感染菌之一，但厌氧菌临床培养阳性率不高。根据《希夫肝脏病学（第 11 版）》中描述，PLA 病原菌构成如下：约 1/3 为需氧菌感染，约 1/3 为厌氧菌感染，约 1/3 为两者混合感染。

2. 基于上述结果，目前 PLA 标准的治疗方案（比如《热病》中推荐的方案）仍是三代头孢菌素联合甲硝唑，或碳青霉烯类联合甲硝唑。但对 KPLA 而言，也有学者主张不联合应用甲硝唑。相关研究表明，联合甲硝唑与否对患者病死率影响不大。尤其是有糖尿病基础的 KPLA，混合菌感染的可能性较小，故单一药物治疗可能更为合适。当然，本例患者在入院后迅速出现了感染性休克和中枢神经系统感染，随即又伴随肺部感染，因此早期经验性"大包围"抗感染治疗在临床上是必要的。在病原菌明确后，及时采取了降阶梯的抗感染方案。需要注意的是，抗生素的选择一定不要脱离具体患者和病情变化。如年龄、肿瘤、应用免疫抑制药物、感染部位、社区性感染还是院内感染等都是决定抗生素选择的重要参考因素。

3. 除了早期应用抗生素外，及时脓肿穿刺引流也是治疗的重要组成部分。但是，疾病早期有可能脓腔尚未形成，不宜穿刺引流。值得注意的是，也有部分患者由于早期脓腔不明显而造成误诊和漏诊，因此，对于糖尿病伴不明原因发热、血象升高、甚至脓毒症的患者，应注意定期复查肝脏超声，除外肝脓肿的可能。

（解放军总医院第五医学中心　闫　涛）

参考文献

Chen CE, Shih YC. 2017. Monomicrobial Klebsiella pneumoniae Necrotizing Fasciitis With Liver Abscess: A Case Report and Literature Review. Ann Plast Surg, 78（3 Suppl 2）: S28-S31.

Chuang C, Fan WC, Lin YT, et al. 2016. The emergence of Klebsiella pneumoniae liver abscess in non-diabetic patients and the distribution of capsular types. Gut Pathog, 8: 46.

Fazili T, Scharngoe C, Endy T, et al. 2016. Klebsiella pneumoniae Liver Abscess: An Emerging Disease. Am J Med Sci, 351（3）: 297-304.

Kamal F, Williams G, Akbar H, et al. 2017. Klebsiella Pneumoniae Liver Abscess: a Case Report and Review of Literature. Cureus, 9（1）: e970.

Keer JV, Keer KV, Calster JV, et al. 2017. More Than Meets the Eye: Klebsiella pneumoniae Invasive Liver Abscess Syndrome Presenting with Endophthalmitis. J Emerg Med, 52（6）: e221-e223.

Oikonomou KG, Aye M. 2017. Klebsiella Pneumoniae Liver Abscess: A Case Series of Six Asian Patients. Am J Case Rep, 18: 1028-1033.

第四章

其　他

病例 61　一例腹胀、肝大患者的诊断

【病例诊治经过介绍】

（一）病例基本情况

患者张某，男，48 岁。主因"腹胀进行性加重 10 个月"于 2012 年 12 月 27 日入院。

1. 现病史　缘于 2012 年 2 月出现腹胀、乏力、口干，当地医院胃镜提示：浅表性胃炎。口服护胃药物（中成药，具体不详）治疗后症状无缓解。3 月出现胸闷、气短，休息后有所好转，当地医院考虑"心肌缺血"，给予"硝酸异山梨酯、酒石酸美托洛尔、阿司匹林、氢氯噻嗪、瑞伐他汀"治疗，有所好转。6 月出现厌油、恶心，腹胀加重，自诉当地医院化验肝功能转氨酶、胆红素轻度异常（具体数值不详），口服葡醛内酯治疗。12 月腹胀加重，并逐渐出现咽部不适及吞咽哽噎感，饮水后好转。当地医院化验：HBsAg 阴性，抗 –HAV 阴性，抗 –HCV 阴性，抗 –HEV 阴性；TBIL 20.6μmol/L，ALT 19.4U/L，AST 46.8U/L，CRE 106μmol/L，PT 14.8s。心电图示提示窦性心律伴房性期前收缩、左前分支传导阻滞、ST–T 改变。患者不适症状无缓解，2012 年 12 月 27 日来我院。病程中患者食欲差，常有牙龈出血，大、小便正常，6 个月内体重下降约 4kg。

2. 流行病学史　否认肝炎患者接触史，发病前及发病后无输血及血制品应用史。

3. 既往史　无结核、伤寒等传染病病史，否认高血压等病史，否认外伤史，否认手术史，否认药物、食物过敏史。

4. 个人史　生于原籍，在原籍长大，无长期外地居住史，无疫水、疫源接触史，无放射物、毒物接触史。吸烟史 20 年，平均每日 20 支。偶有饮酒 10 余年，每月 2 ～ 4 次，每次饮 42 度白酒量约 100ml。无冶游史。适龄结婚，爱人及子女身体健康。家族无遗传病病史。

5. 入院查体　体温 36.5℃，脉搏 81 次 / 分，呼吸 20 次 / 分，血压 120/81mmHg。面色晦暗，全身皮肤巩膜无黄染，肝掌及蜘蛛痣阴性。肺无异常。心界正常，心律齐，心音正常，心脏听诊区未闻及杂音。腹部平坦，无压痛、反跳痛，移动性浊音阴性。肝上界位于右锁骨中线上平第 5 肋间，肝右肋下 8cm，剑突下 6cm 均可触及，脾左肋下 1cm 可触及，边缘钝，质地中等，无触压痛，肝 – 颈静脉回流征阴性，墨菲征阴性，双肾未触及。双下肢无水肿。

6. 辅助检查　2012 年 12 月当地医院化验：HBsAg 阴性，抗 –HAV 阴性，抗 –HCV 阴性，抗 –HEV 阴性；TBIL 20.6μmol/L，ALT 19.4U/L，AST 46.8U/L，CRE 106μmol/L，PT 14.8s。心

电图提示窦性心律伴房性期前收缩、左前分支传导阻滞、ST–T 改变。

7. 初步诊断　肝功能异常原因待查。

（二）病情发展第一阶段——初步筛查

2012 年 12 月 27 ~ 29 日，入院后化验血常规：WBC $6.08×10^9$/L，PLT $209×10^9$/L，RBC $3.77×10^{12}$/L，Hb 135g/L。凝血功能：PT 11.9s，PTA 93 %。生化：ALB 35g/L，GLO 32g/L，AST 50U/L，ALT 20U/L，ALP 647U/L，GGT 288U/L，LDH 133U/L，CHE 5315U/L，TBA 7μmol/L，TBIL 14.6μmol/L，DBIL 8.2μmol/L，GLU 4.7mmol/L，TC 5.21mmol/L，TG 1.56mmol/L，高密度脂蛋白 0.74mmol/L（正常值：1.14 ~ 1.91mmol/L），低密度脂蛋白 3.88mmol/L（正常值：2.1 ~ 3.1mmol/L），载脂蛋白 A_1 0.86g/L（正常值：1.2 ~ 1.6g/L），载脂蛋白 B 1.21g/L（正常值：0.45 ~ 1.04g/L），脂蛋白（a）458mg/L（正常值：0 ~ 250mg/L），AFP 3.22ng/ml。甲、丙、戊型肝炎抗体均为阴性，乙肝表面抗体阳性。结核抗体阴性，巨细胞病毒、EB 病毒、柯萨奇病毒抗体均为阴性。肌酸激酶同工酶 MB 3.06ng/ml（正常值：0 ~ 4.94ng/ml），肌红蛋白 50.57ng/ml（正常值：20 ~ 72ng/ml），肌钙蛋白 T 0.062ng/ml（正常值：0.0012 ~ 0.0249ng/ml）。入院后辅助检查：瞬时肝脏硬度值 75.0kPa。腹部超声：肝脏增大、肝脏回声均匀偏低；脾稍大。

上级医师查房指出：根据患者病史及入院后初步化验检查，目前患者存在以下病例特点：①患者为中年男性，既往没有明确肝病病史，无肝病家族史；②患者存在饮酒史 10 余年，每日酒精摄入量为 2.2 ~ 4.5g；③入院 10 个月前陆续出现腹胀、乏力、胸闷、气短、吞咽哽噎感等不适症状，且症状逐渐加重；④查体：肝大；⑤外院 2012 年 12 月化验提示 AST 轻度增高，入院后化验提示 ALT 轻度增高，ALP、GGT 明显增高，肌钙蛋白 T 增高，高密度脂蛋白、载脂蛋白 A_1 降低，低密度脂蛋白、载脂蛋白 B、脂蛋白（a）升高。常见导致肝炎的病毒学标志物均为阴性。肝脏弹性指数达到最高值。腹部超声提示肝大、脾稍大。根据上述病例特点，能够排除常见的各型病毒性肝炎、酒精性肝损害。综合上述情况，结合第一阶段化验及检查，目前重点需要考虑自身免疫性肝病、淤血性肝损害、代谢障碍性肝损害、药物 / 毒物性肝损害。给予保肝、降酶、促进胆汁排泄等治疗。下一阶段完善自身免疫抗体、免疫 GLO、铜铁代谢、心脏超声、肝脏血管超声、肝脏增强影像学、MRCP、胃镜等检查。

（三）病情发展第二阶段——深入筛查

2012 年 12 月 30 日～2013 年 1 月 3 日，化验：抗核抗体阴性，抗线粒体抗体阴性，抗中性粒细胞胞浆抗体阴性，抗 dsDNA 抗体阴性，抗 SS–A 阴性，抗 SM 阴性。免疫 GLO A 3.32g/L（正常值：0.69 ~ 3.28g/L），免疫 GLO G 14.23g/L（正常值：7.23 ~ 16.6g/L），免疫 GLO M 0.22g/L（正常值：0.63 ~ 2.77g/L）。血清铜、铜蓝蛋白、铁蛋白、转铁蛋白饱和度、$α_1$ 抗胰蛋白酶均正常。腹部增强 CT：肝体积增大，形态欠规整，肝表面不光滑，各叶比例失常，肝裂增宽，平扫肝实质密度欠均匀，增强扫描肝实质强化不均匀，肝内胆管未见扩张，门静脉血管显示清晰。脾稍增大。肝血管超声：肝脏门静脉系统、肝静脉系统、肝动脉系统均未见异常。MRCP 未见异常。心脏超声：心室壁及室间隔增厚，双心房增大，二尖瓣、三尖瓣、主动脉瓣及肺动脉瓣少量反流，肺动脉增宽，左心室舒张功能减低。

上级医师查房后指出：患者肝病自身免疫性抗体均为阴性，免疫 GLO 无明显增高，MRCP 未见异常，可排除自身免疫性肝炎、原发性胆汁性胆管炎、原发性硬化性胆管炎等自身免疫性肝病。根据肝脏血管超声、心脏超声结果，可排除肝血管性病变、心源性肝损害。根据 MRCP 结果，可以排除肝内外胆道梗阻导致的肝损害。铜铁代谢正常、$α_1$ 抗胰蛋白酶正常，可排除肝豆状核变性、血色病、α_1 抗胰蛋白酶缺乏症等代谢障碍性肝损害。患者存在肝大、ALP 及 GGT 增高、心脏病变及吞咽哽噎感，需要注意重点关注有无肝淀粉样变性可能。此外，患者病程中存在应用中成药史，由于药物/毒物性肝损害为排他性诊断，需要行肝病理进行确诊。拟下一阶段完善免疫 GLO 轻链、肝脏病理等化验检查。患者存在心脏病变，注意警惕出现心力衰竭。

（四）病情发展第三阶段——终极筛查

2012 年 1 月 4～10 日，化验及检查：患者血免疫 GLO 轻链 Kappa 链 2.173g/L（正常值：0.598～1.329g/L）。肝穿刺病理：肝小叶结构紊乱，肝组织窦周隙内大量粉红染细颗粒无结构物质，肝板受压萎缩变窄，肝窦内炎症细胞浸润不明显，汇管区明显扩大，纤维组织增生，纤维间隔形成。免疫组化：刚果红染色（++），Kappa 链（+++），Lambda 链（-）。

上级医师查房后指出：患者血免疫 GLO 轻链 Kappa 链明显增高。肝病理提示存在肝淀粉样变性、Kappa 链阳性。同时根据肝病理，排除药物/毒物性肝损害等其他肝脏疾病。确诊为原发性肝淀粉样变性。本患者存在脂代谢异常，需要和载脂蛋白基因变异导致的遗传性淀粉样变性进行鉴别。本病例无淀粉样变性家族史，病理为免疫 GLO 轻链沉积，因此患者脂蛋白异常和本病无直接联系。淀粉样变性常累及多个器官，肝脏、心脏、肾脏、消化道等部位都容易累及。硼替佐米、美法仑、地塞米松、自体干细胞移植等均是治疗本病的主要手段，部分患者经过治疗，临床症状和脏器功能可以得到改善，并能延长生存期，因此建议患者转入血液科接受后续治疗。

（五）最后诊断及随访

最终诊断为原发性肝淀粉样变性。患者由于个人及经济原因，未能接受进一步治疗。

随访：出院 5 个月后死亡。

【专家评述】

（一）专家 1 点评

1. 淀粉样变性，又称淀粉样物质沉积症，是以淀粉样物质在各种组织和脏器细胞外间隙沉积为特征的一种进行性疾病，可累及心、肝、肾、脾、胃肠、肌肉、皮肤、神经系统等多个部位。根据淀粉样物质中纤维蛋白前体的化学结构种类，淀粉样变性分为 6 种临床类型：原发性淀粉样变性、继发性淀粉样变性、透析相关性淀粉样变性、家族性淀粉样变性、老年性淀粉样变性、局限性淀粉样变性。其中原发性淀粉样变性是主要临床类型，当淀粉样物质沉积于肝时，称为肝淀粉样变性。

2. 原发性肝淀粉样变性大部分患者早期症状轻微，化验肝功能基本正常，因此不易发现。主要临床症状为三方面：①一般症状包括乏力、纳差、腹胀、双下肢水肿、体重下降等；②肝脏受累及表现为上腹部包块、黄疸、腹水等；③同时合并肝外淀粉样变性时，可表现为肾病综合征、充血性心力衰竭、直立性低血压等。

患者查体可以在肋骨下、剑突下触及肿大的肝，部分患者的脾也可以出现不同程度的肿大。化验主要表现为：ALP 及 GGT 明显升高，蛋白尿、血清或尿中存在单克隆免疫 GLO 轻链。肝脏弹性值明显升高，大于 17.3kPa 对诊断有较高的价值。

病理表现：光镜下淀粉样物质 HE 染色呈粉红色，刚果红染色呈橘红色，偏振光显微镜下可呈绿色双折光。诊断方法：临床表现为肝大、腹胀，化验提示 ALP 及 GGT 升高、血清或尿中存在单克隆免疫 GLO 轻链，影像学常提示肝大，肝脏病理活检为确诊依据。

3. 患者预后较差，中位生存时间为 7.7 ～ 8.5 个月。充血性心力衰竭、胆红素上升、PLT 计数大于 500×10^9/L 是患者预后不良的危险因素。少数患者会发生自发性肝脏破裂，短时间可危及生命。

（二）专家 2 点评

1. 在淀粉样变性中，原发性淀粉样变性较其余类型相对多见。原发性淀粉样变性患者的血清和（或）尿中常表达单克隆免疫 GLO 轻链 Kappa 链和（或）Lambda 链，被称为 AL 型淀粉样变性。免疫 GLO 轻链 Kappa 链表达增多的患者更容易出现肝损害。由于同为单克隆性浆细胞增生性疾病，原发性淀粉样变性可能与多发性骨髓瘤存在一定关系，但机制尚不清楚，其中 15% 的患者同时患有多发性骨髓瘤，还有少数患者可延迟进展为多发性骨髓瘤。

2. 大部分原发性肝淀粉样变性患者症状轻微，肝功能基本正常，早期不易发现。该病主要临床表现依次为蛋白尿（89%）、ALP 升高（86%）、血清或尿中存在单克隆免疫 GLO 轻链（83%）、肝大（81%）、自发性体重下降（72%）。该病也可以表现为淤胆型肝炎，甚至还会进展为肝衰竭。CT 为该病的诊断提供了一定的影像学支持，主要表现为肝大，平扫期肝脏密度不均匀减低或无异常，增强期及延迟期肝脏不均匀强化，可见斑片状低密度区。该病确诊主要依据肝组织病理活检，有研究表明病理诊断前仅有 26% 的患者被临床考虑为本病。该病行肝脏活检整体安全性较高，但 4% 左右的患者可能发生出血等并发症，需要警惕。

3. 淀粉样变性为系统性代谢障碍疾病，除累及肝外，还可以累及心脏、肾、消化道等多个器官。该患者超声心动图提示心室壁及室间隔增厚，心电图提示左前分支阻滞、ST-T 改变、Q-T 间期延长，化验肌钙蛋白 T 增高，间断出现胸闷、气短等临床症状，考虑淀粉样变性已经累及心脏，并导致心功能障碍。有研究发现心电图胸前导联低电压、心电图电压（$SV_5 + RV_1$）与左心室横截面积比值 < 1.5、心脏影像学见左心室壁"颗粒状闪光"、心力衰竭进展迅速等特点，是心脏淀粉样变性与肥厚型心肌病进行鉴别的要点。该患者病程中还存在咽部不适及吞咽哽噎感，可能与消化道、神经系统等部位发生淀粉样变性相关，但患者入院后拒绝复查胃镜，因此没有获得进一步相关病理证据。

本例患者无明确肝硬化表现，但瞬时肝脏弹性值极高，达到 75kPa。一项对 11 例原发性肝淀粉样变性患者的研究发现，该类患者瞬时肝脏弹性值中位数为 27.4kPa，最大值为 75kPa，显著高于健康人群（4.8kPa）和 HCV 感染者（6.8kPa），大于 17.3kPa 对诊断本病有较高的价值。产生这一现象的原因可能是淀粉样物质在超声和弹性波传播速率中发挥了重要的阻碍作用。

（三）专家 3 点评

1. 针对本病，目前治疗方法主要是杀伤浆细胞或抑制浆细胞的生长，从而阻止淀粉样纤维丝的形成和淀粉样蛋白的产生和沉积，防止受累器官的进一步损伤。由于本病常累及肝、肾、心脏、神经系统等多个器官系统，因此，在临床治疗过程中常需要肝病科、肾内科、血液科、心内科、神经内科、皮肤科等多学科密切合作。对于确诊为原发性淀粉样变性的患者，需要监测血清免疫 GLO 轻链、ALP、肌钙蛋白 T、BNP、血肌酐、尿蛋白等指标。一旦发现器官受累的证据，应立即开始治疗。治疗方案主要有：①硼替佐米为主的化疗方案，硼替佐米联合地塞米松和环磷酰胺 + 硼替佐米 + 地塞米松是临床最常用的两种方案。②来那度胺为主的化疗方案，来那度胺联合地塞米松。③沙利度胺为主的化疗方案，沙利度胺联合地塞米松。④美法仑为主的化疗方案，美法仑联合地塞米松（泼尼松）。⑤自体外周血造血干细胞移植，为一种有效治疗方式，治疗 5 年生存率为 77%。⑥实体器官移植，由于单克隆游离轻链存在于血液中，理论上淀粉样蛋白也会沉积于移植的器官中，因此器官移植仍有争议。⑦支持治疗，针对各脏器病变进行支持保护治疗。本病疗效判断分为血液学反应和器官反应两类，血液学反应分完全缓解、理想的部分缓解、部分缓解、无反应和进展等类型，器官反应主要评价心脏、肾、肝及外周神经 4 种主要受累器官的应答。

2.通过该病例我们认识到肝淀粉样变性虽然是一种少见病，但由于我国人口基数大，因此该病的绝对数量并不少，需要得到医务人员和患者的重视。原发性肝淀粉样变性诊断较为困难，疾病早期可无症状，或仅为轻微不适。肝大、ALP 增高、体重下降可能是首发症状，该病还可能影响心脏、肾等其他脏器，并出现相应病理生理改变。肝病理活检仍是诊断该病的金标准，但存在一定比例的出血风险。瞬时肝脏弹性可能对诊断该病具有重要意义，它具有无创、易行、可重复等特点，如果检测数值很高，临床存在肝大、ALP 升高，且无明显肝纤维化、肝硬化表现时，需考虑存在本病的可能。

（解放军总医院第五医学中心　李　晨　郭　聪　游绍莉）

参考文献

李晨，陈婧，刘鸿凌，等．2013.原发性肝淀粉样变性 1 例报告.临床肝胆病杂志，29（10）：790-792.

时向民，王玉堂，杨庭树．2012.心脏淀粉样变误诊为原发性肥厚型心肌病 11 例临床分析.临床内科杂志，29（2）：112-114.

中国系统性淀粉样变性协作组，国家肾脏疾病临床医学研究中心．2016.系统性轻链型淀粉样变性诊断和治疗指南.中华医学杂志，96（44）：3540-3547.

Cohen AD, Comenzo RL. 2010. Systemic light-chain amyloidosis: advances in diagnosis, prognosis, and therapy. Hematology Am Soc Hematol Educ Program, 2010: 287-294.

Faust D, Akoglu B, Ristic G, et al. 2009. Ursodeoxycholic acid for treatment of cholestasis in patients with hepatic amyloidosis. Vojnosanit Pregl, 66（6）：482-486.

Hung HH, Huang DF, Tzeng CH, et al. 2010. Systemic amyloidosis manifesting as a rare cause of hepatic failure. J Chin Med Assoc, 73（3）：161-165.

Kumar S, Dispenzieri A, Katzmann JA, et al. 2010. Serum immunoglobulin free light-chain measurement in primary amyloidosis: prognostic value and correlations with clinical features. Blood, 116（24）：5126-5129.

Loustaud-Ratti VR, Cypierre A, Rousseau A, et al. 2011. Non-invasive detection of hepatic amyloidosis: FibroScan, a new tool. Amyloid, 18（1）：19-24.

Naito KS, Ichiyama T, Kawakami S, et al. 2008. AL amyloidosis with spontaneous hepatic rupture: successful treatment by transcatheter hepatic artery embolization. Amyloid, 15（2）：137-139.

病例 62   一例反复溶血性贫血再发并高黄疸患者的诊治

【病例诊治经过介绍】

（一）病例基本情况

患者杜某，男，31 岁。主因"间断乏力、酱油色尿 24 年"于 2012 年 12 月 22 日入院。

1. 现病史   患者 24 年前出现乏力，酱油色尿、肤黄、头痛、腰痛，到当地医院住院，化验提示血红蛋白下降，血红蛋白尿，诊断为"溶血性贫血"，予以保肝、输血后好转出院。此后间断出现上述症状，发病诱因均为"感冒"后疑似服用解热镇痛药，化验 TBIL 100μmol/L，住院多次（具体不详），其间化验抗 -HCV 阳性，未给予重视。5 天前患者再次出现乏力、头痛、酱油色尿、肤黄、恶心，无呕吐，伴腰痛，在当地医院化验：ALT 246U/L，AST 93U/L，TBIL 872μmol/L，DBIL 508μmol/L，Hb 137g/L。较既往发病症状重，现为进一步诊治今日转来我院就诊，门诊以"慢性重型肝炎、慢性丙型肝炎"收入我科。自此次发病以来，精神差，食欲欠佳，睡眠正常，未见白陶土样便及血便，体重无明显变化。

2. 流行病学史   否认肝病患者接触史，发病前 6 个月内无输血及血制品应用史。发病后曾输血多次，每次 400 ～ 800ml。

3. 既往病史   无伤寒、结核、猩红热等传染病病史，无心、脑、肺、肾等脏器慢性病史，7 岁时因排酱油色尿、肤黄，诊断为"溶血性贫血"，予以输血后可恢复，此后间断出现上述症状 4 ～ 6 次。否认外伤、手术史，无药物及食物过敏史。预防接种史不详。

4. 个人史   生长于原籍，无长期外地居住史，未到疟疾、鼠疫等疫区，无明确血吸虫疫水接触史，否认烟酒等不良嗜好。

5. 查体   体温 37.1℃，脉搏 109 次 / 分，呼吸 20 次 / 分，血压 116/90mmHg，营养中等，推入病房，自动体位，查体合作。神志清楚，精神差，应答切题，定向力、记忆力、计算力正常。面色晦暗，全身皮肤、巩膜重度黄染，未见瘀点、瘀斑，肝掌阳性，未见蜘蛛痣。全身浅表淋巴结未扪及肿大。心、肺未见异常。腹部平坦，未见腹壁静脉曲张，全腹软，无压痛、反跳痛，肝肋下未触及，脾肋下 5cm，质韧，边缘钝，无触压痛，墨菲征阴性，肝上界位于右锁骨中线第 5 肋间，肝、双肾区叩痛阳性，移动性浊音阴性，肠鸣音 3 次 / 分，不亢进。双下肢无水肿。肱二、三头肌肌腱及膝、跟腱反射等生理反射存在，巴氏征、布氏征、克氏征等病理征阴性。扑翼样震颤阴性。

6. 初步诊断   黄疸原因待查：溶血性黄疸？慢性丙型病毒性肝炎？自身免疫性肝炎？

（二）入院诊治第一阶段——初步诊治

2012 年 12 月 22 日，急查血结果回报：血常规示 WBC $3.96×10^9$/L（↓），N 87%（↑），Hb 121g/L（↓），RBC $3.25×10^{12}$/L（↓），PLT $174×10^9$/L；肝功能：ALT 90.0U/L（↑），TBIL 1242.6μmol/L（↑），DBIL 775.9μmol/L（↑），DBIL/TBIL 0.62；凝血功能：PTA 80.8%；CRE 51μmol/L（↓），UA 75μmol/L（↓），Na^+ 133.4mmol/L（↓），K^+ 3.18mmol/L（↓），CO_2-CP 35mmol/L（↑），GLU 8mmol/L（↑），BLA 45μmol/L，抗 -HCV 阳性，尿常

规：酮体0.5mmol/L，尿胆原203µmol/L，红细胞10/µl，胆红素100µmol/L；隐血试验阴性。

上级医师查房后指出：①青年男性，病程长，7岁来反复发作"溶血性贫血"，发病4～6次，发病诱因均为"感冒"后疑似服用解热镇痛药，有输血史。②临床以间断乏力、酱油色尿为主要表现。③查体可见肝掌阳性、脾大，皮肤、巩膜重度黄染。④患者既往类似症状反复发作，但此次胆红素显著异常，且血红蛋白无明显下降，DBIL/TBIL 0.62，考虑黄疸非单纯溶血性贫血，完善红细胞脆性、抗人球蛋白试验、网织红细胞等检测，密切监测病情变化，特别是血红蛋白变化。⑤因患者儿时起开始反复出现溶血性黄疸，应注意基因遗传相关的溶血性疾病，例如蚕豆病、珠蛋白生成障碍贫血等可能，必要时可行肝穿刺或基因检测明确诊断。⑥警惕其他嗜肝或非嗜肝病毒感染及其他遗传代谢性疾病可能，完善相关检查。⑦患者院外查抗-HCV阳性，注意完善HCV-RNA定量检查。⑧针对低钾血症给予静脉补钾治疗。目前初步诊断为黄疸原因待查：①溶血性黄疸合并电解质紊乱（低钠血症、低钾血症）；②慢性丙型病毒性肝炎；③其他原因。治疗方面，注意简化用药，避免诱发溶血，给予退黄、保肝、降酶治疗。

（三）入院诊治第二阶段——溶血性贫血的治疗

1. 2012年12月23日 化验血常规：WBC $2.97×10^9$/L（↓），N 85%（↑），Hb 98g/L，RBC $2.69×10^{12}$/L（↓），Ret $0.23×10^{12}$/L（↑），Ret% 8.51%（↑），MCH 36.4pg（↑），PLT $147×10^9$/L；凝血功能：INR 1.23（↑），PTA 70%；肝功能：ALB 42g/L，CRE 38µmol/L（↓），GLU 7.5mmol/L（↑），ALT 81U/L（↑），CHE 4594U/L（↓），TBA 27µmol/L（↑），TBIL 1162.8µmol/L（↑），DBIL 746.1µmol/L（↑），AST 119U/L（↑）；抗-HCV 26.3s/co（↑）；乙肝五项全阴性。大便为黄软便。

2. 2012年12月25日 患者精神、食欲差，昨夜最高体温38℃，晨起体温36.7℃。主诉左上腹及腰背部疼痛，阵发性，无肩背部、泌尿系放射痛。查体：呼吸22次/分，体温36.7℃，心率104次/分，血氧饱和度97%。神志清楚，巩膜重度黄染，心、肺听诊未见异常，腹软，墨菲征阳性，肝肋下未触及，脾肋下5cm，质韧，边缘钝，脾区触痛，左侧腰背部叩痛，腹水征阴性，双下肢无水肿。扑翼样震颤阴性。

复查血常规：WBC $3.96×10^9$/L（↓），Hb 87g/L，RBC $2.31×10^{12}$/L（↓），PLT $162×10^9$/L；生化：ALT 76U/L（↑），DBIL 823.8µmol/L（↑），TBIL 1245.8µmol/L（↑），GLU 7.48mmol/L（↑），CRE 42µmol/L（↓），Na^+ 134mmol/L（↓），K^+ 3.34mmol/L（↓），CO_2-CP 32mmol/L（↑），UA 58µmol/L（↓）；INR 1.33（↑）；BLA 54µmol/L；PCT 0.734ng/ml（↑），CRP 8.87mg/L（↑）；HCV-RNA $1.132×10^6$U/ml；红细胞脆性完全溶血0.28%（↓），红细胞脆性开始溶血0.4%，直接抗人球蛋白试验阴性，抗-EBV IgM、抗-CMV IgM、抗-HSVIgM、自身抗体均阴性。尿常规：白细胞25/µl，红细胞25/µl，尿胆红素100µmol/L，尿胆原135µmol/L。外周血涂片：红细胞形态未见明显异常，红细胞大小不等，可见到圆形、椭圆形、泪滴形红细胞，偶尔可见盔形红细胞。口腔涂片找真菌涂片未见真菌孢子及菌丝。心电图示：窦性心律，T波改变。腹部超声：慢性肝损害、脾大，胆囊多发结石、胆囊胆汁沉积，肝内外胆管扩张（建议进一步检查），脾静脉扩张。

上级医师查房指出：①患者脾大，既往明确有多次溶血性黄疸病史，目前血红蛋白明显下降，网织红细胞升高，伴随发热，故可明确诊断为溶血性黄疸，但胆红素升高以直接胆红素为主，不排除合并其他原因所致胆红素升高症，如自身免疫性肝病、病毒、药物性肝损害等，进一步完善腹部CT、MRCP等检查，排除外科梗阻性黄疸。②患者入院后红细胞由 $3.25×10^{12}$/L

降至 $2.31×10^{12}$/L，血红蛋白由 121g/L 降至 87g/L，进行性下降，考虑溶血性贫血发作，拟予以地塞米松磷酸钠注射液 10mg 冲击治疗（第 1 天），地塞米松磷酸钠注射液 10mg（第 2 天），甲泼尼龙琥珀酸钠 80mg（第 3 天）冲击治疗。③左侧腰背部叩痛，考虑急性溶血性贫血所致，进一步行泌尿系超声明确有无泌尿系结石，碱化尿液以防止肾损害。④腹部超声显示胆囊结石，查体见墨菲征阳性，结合发热、C 反应蛋白、降钙素原升高，不除外胆道感染，指示给予头孢曲松钠抗感染。⑤患者甲状腺功能异常，不除外肝功能损伤导致内分泌代谢紊乱可能，注意复查。⑥给予输注洗涤红细胞改善贫血，密切观察病情变化。

考虑目前诊断：①溶血性黄疸合并电解质紊乱（低钠血症、低钾血症）；②胆管结石；③慢性丙型病毒性肝炎；④贫血（溶血性）。

3. 2012 年 12 月 26 日　今晨患者精神差，重度乏力，仍有阵发性左侧腰背部疼痛，伴头痛，无恶心、呕吐。复查血常规：WBC $3.43×10^9$/L（↓），N 82.5%（↑），Hb 55g/L（↓），RBC $1.48×10^{12}$/L（↓），MCH 37.2pg（↑），PLT $175×10^9$/L；INR 1.36（↑），PTA 59%（↓）；肝功能：AST 242U/L（↑），GGT 107U/L（↑），ALT 168U/L（↑），ALB 38g/L，TBA 131μmol/L（↑），LDH 607U/L（↑），TBIL 1142.3μmol/L（↑），DBIL 768.7μmol/L（↑），DBIL/TBIL 0.67，UA 62μmol/L（↓），ALT 168U/L（↑），BLA 63μmol/L（↑）。腹部 CT：胆囊结石，胆总管下端结石，胆囊炎，肝内外胆管扩张；脾大，副脾。

上级医师查房后指出：①患者黄疸原因考虑同时存在梗阻性、溶血性因素，可先考虑处理急性溶血，然后再考虑 ERCP 联合 EST 下取石、支架置入等解除梗阻。②继续监测血常规、腹部体征变化，警惕急性胆管炎发作。③患者存在慢性丙型肝炎，但丙型肝炎一般导致黄疸型肝炎者较少，且 TBIL 一般为轻、中度升高，此次发病黄疸考虑与丙型肝炎关系不大，但应用激素治疗注意观察 HCV-RNA 变化。今日给予注射用甲泼尼龙琥珀酸钠 80mg 治疗，口服碳酸氢钠片碱化尿液。Hb 55g/L，申请洗涤红细胞改善贫血。

4. 2012 年 12 月 27 日　患者精神、体力较前好转，进食量增加，腹痛及腰背痛较前缓解，复查血常规：WBC $6×10^9$/L，Hb 71g/L（↓），RBC $2.09×10^{12}$/L（↓），PLT $216×10^9$/L；肝功能：AST 105U/L（↑），GGT 167U/L（↑），CRE 94μmol/L，ALB 32g/L（↓），DBIL 215.8μmol/L（↑），DBIL/TBIL 0.79，ALT 270U/L（↑），ALP 152U/L（↑），TBIL 271.7μmol/L（↑）；凝血功能：INR 1.04、PTA 98%；BLA 49μmol/L；仪器厌氧菌培养 5d 无菌生长、仪器细菌培养树脂培养 5d 无菌生长。骨髓穿刺结果回报：骨髓增生明显活跃：G：E=1.05：1，红系增生性贫血表现：中幼红细胞以上阶段比例略偏高，巨核细胞多见，建议动态监测网织红细胞变化，建议结合临床进一步检查，以鉴别贫血类型或排除骨髓增生异常综合征可能。

上级医师查房指出：①患者急性溶血性黄疸，注意避免使用具有氧化作用的药物，此次发病黄疸重，TBIL 高达 1242μmol/L（↑），DBIL/TBIL 0.6 以上，考虑黄疸为混合型因素。②经输血及激素治疗后，患者肝功能明显好转，红细胞、血红蛋白上升，总胆红素下降，DBIL/TBIL 上升，考虑溶血性贫血好转。③激素治疗方案如下：12 月 27～29 日给予甲泼尼龙琥珀酸钠 80mg/d 治疗；2016 年 12 月 30 日～2013 年 1 月 2 日甲泼尼龙改为 60mg/d，2013 年 1 月 3～5 日甲泼尼龙减量为 40mg/d，1 月 6～7 日减量为 20mg/d，应用 3d 后改为 12mg/d 口服，可放缓减量速度。应用激素期间积极预防真菌感染等并发症。④继续给予保肝、退黄等对症支持治疗。

（四）入院诊治第三阶段——解除梗阻性黄疸

1. 2013 年 1 月 8 日　复查血常规：WBC 3.77×10^9/L（↓），Hb 90g/L（↓），RBC 2.85×10^{12}/L（↓），PLT 178×10^9/L；肝功能：AST 128U/L（↑），GGT 112U/L（↑），CRE 92μmol/L，ALB 34g/L（↓），CHE 3176U/L（↓），TBIL 153.1μmol/L（↑），DBIL 120.4μmol/L（↑），DBIL/TBIL 0.79，ALT 244U/L（↑），GLU 5.6mmol/L，UA 197μmol/L（↓），凝血功能：PTA 104%；BLA 43μmol/L，PCT 0.524ng/ml（↑），CRP 2.52mg/L，G 试验 < 10pg/ml。超声（浅表组织）甲状腺未见明显异常。腹部 MRCP：胆囊炎，胆囊结石、胆总管下端结石；脾大，副脾。HCV-RNA 3.958×10^5U/ml。

上级医师查房指出：①患者肝功能好转，血红蛋白上升，溶血性黄疸得到控制，但目前 DBIL/TBIL 升高，腹部 MR 提示胆总管下端结石，必要时行外科或 ERCP 解除梗阻。②甲状腺 B 超未提示异常，入院甲状腺功能异常，考虑与肝损害有关，注意复查。③目前肝损害原因不明确，病情稳定后可考虑肝穿刺明确诊断。

2. 2013 年 1 月 15 日　行肝穿刺术。肝活检穿刺病理结果回报：慢性病毒性肝炎，丙型；考虑重叠阻塞性胆管炎；继发性含铁血黄素沉着，不除外溶血性病变等所致；综合病变程度为 $G_1S_{1\sim2}$，中 - 重度肝细胞及毛细胆管性淤胆。免疫组化：HBsAg（-），HBcAg（-）HCV-NS3（±），HCV-NS5（±）；α-SMA（-）；CK7/CK19 示胆管上皮阳性。

3. 2013 年 1 月 17 日　行 ERCP 取石术，术中无不适。1 月 18 日化验结果血常规：WBC 3.61×10^9/L（↓），N 70.9%（↑），Hb 112g/L（↓），RBC 3.71×10^{12}/L（↓），PLT 145×10^9/L；肝功能：AST 204U/L（↑），GGT 72U/L（↑），TBIL 105μmol/L（↑），DBIL/TBIL 0.78，ALT 560U/L（↑），ALB 38g/L，CHE 3711U/L（↓），DBIL 81.4μmol/L（↑），UA 187μmol/L（↓），CRE 70μmol/L；INR 1.05，PTA 95%；G 试验 13.93pg/ml。

上级医师查房指出：①患者此次发病黄疸原因考虑以下因素，如溶血性黄疸、胆石症（胆总管下端明确结石伴胆管扩张，激素治疗后 DBIL/TBIL 升高）、慢性丙型病毒性肝炎（HCV-RNA 阳性，患者转氨酶升高）。②经治疗后患者病情稳定，要求出院，嘱患者甲泼尼龙减量为 8mg/d。出院后交代服药事宜，嘱其定期复查，避免使用可疑诱导发病的食物等。慢性丙型肝炎目前暂不适宜用干扰素抗病毒，已向其交代相关事宜，可待病情稳定恢复后再考虑，患方表示理解。

4. 出院诊断　①溶血性黄疸合并电解质紊乱（低钠血症、低钾血症）；②梗阻性黄疸（胆管结石）；③慢性丙型病毒性肝炎；④贫血（溶血性）；⑤胆囊炎。

（五）入院诊治第四阶段——进一步证明

住院期间患者进行了基因检测，2 个月后报告提示：在样本的 G-6-PD 基因编码区发现 1 个错义突变 c.1192G > A（p.Glu398Lys），为纯合子。经 SIFT 和 Polyphen 对其进行蛋白功能预测，结果均显示有害，并已发现该位点相关的致病报道，且在人群中发生的频率极低。推测该突变为可疑致病突变。基因检测证明了 G-6-PD 缺乏所致溶血。

【专家评述】

（一）专家 1 点评

1. G-6-PD 缺乏症是一种遗传性疾病，主要是由于 G-6-PD 缺乏导致的一系列疾病。当 G-6-PD 缺乏时，与底物或辅酶亲和力的降低导致 G-6-PD 活性降低，还原型谷胱甘肽缺乏，红细胞发生变性、形成海因小体，细胞可塑性下降，难以抵御氧化剂药物、蚕豆、感染等情况下产生过多过氧化物而发生溶血。G-6-PD 活性测定是本病的主要诊断依据。

2. 临床分型及治疗：①无诱因的溶血性贫血。自幼儿时期即可有轻 – 中度贫血，G-6-PD 活性可低至 0，输血及糖皮质激素治疗可改善病情。②蚕豆病。G-6-PD 活性仅为正常值的 10% 以下，并出现海因小体；由于进食蚕豆引起的溶血性贫血，患者表现为严重贫血、显著黄疸、伴有血红蛋白尿，病情严重程度与进食蚕豆量无关。治疗以反复输血及糖皮质激素为主。③药物诱发的溶血性贫血。G-6-PD 活性为正常值 10%～60%，引起溶血的药物有氨基喹啉类、磺胺类、镇痛药等。溶血程度与酶缺陷程度及药物剂量有关。急性溶血可伴有血红蛋白尿等血管内溶血。停用相关药物是治疗关键，糖皮质激素和反复输血可能有效。

（二）专家 2 点评

1. 患者此次发病黄疸原因为复合性因素，考虑有：①溶血性黄疸（G-6-PD 缺乏症）；② 胆石症，胆总管下端明确结石伴胆管扩张，直胆与总胆比在激素治疗溶血性贫血后升高；③ 慢性丙型肝炎：HCV-RNA 阳性，患者转氨酶升高。临床上，如此复杂的病例少见，锻炼了医师的临床思维。

2. 激素应用是否会导致病毒大量复制，增加丙型肝炎病毒对肝脏的影响，目前没有相关证据，该病例在诊治中也进行了监测，2012 年 12 月 22 日 HCV-RNA $1.132×10^6$U/ml，2013 年 1 月 6 日 HCV-RNA $3.958×10^5$U/ml，虽然没有看到明显的影响，但目前这样的资料不多，在临床依然需要重视。

3. 该患者治疗中抓住主要矛盾及把握好治疗的先后顺序，先处理急性溶血，稳定后处理梗阻性黄疸，收到好的效果。同时可贵之处在于完善了肝病理检查及基因检测，明确了溶血性贫血的病因及肝损害的病因。

4. G-6-PD 缺乏导致的贫血发病通常与感冒、感染等病因相关，因此注意处理好诱发因素，避免反复发病是预防的关键措施，本次患者发病不除外胆管结石、胆道感染原因，因此进行取石对预防患者再次发病发挥重要作用。

（解放军总医院第五医学中心　宋芳娇　朱　冰　李元元）

参考文献

陈灏珠，林果为 . 2013. 实用内科学 . 北京：人民卫生出版社，2441.

李津婴，万树栋 . 2008. 溶血性疾病 . 上海：复旦大学出版社，41-42.

张力佳，熊符 . 2011. G6PD 缺乏症的分子病理学新机制 . 国际遗传学杂志，34（5）：271-276.

郑敏，罗建明 . 2007. 广西地区葡萄糖 -6- 磷酸脱氢酶缺乏症与病毒性肝炎的关系 . 实用儿科临床杂志，22（19）：1459-1460.

Kaplan M, Hammerman C. 2010. Glucose-6-phosphate dehydrogenase deficiency and severe neonatal hyperbilirubinemia: a complexity of interactions between genes and environment. Semin Fetal Neonatal Med, 15（3）: 148-156.

Minucci A, Moradkhani K, Hwang MJ, et al. 2012. Glucose-6-phosphate dehydrogenase（G6PD）mutations database: review of the "old" and update of the new mutations. Blood Cells Mol Dis, 48（3）: 154-165.

病例 63　一例反复头晕伴乏力患者的诊治

【病例诊治经过介绍】

（一）病例基本情况

患者杨某，女，62 岁。因"反复头晕伴乏力 6 年余"于 2018 年 9 月 20 日入院。

1. **现病史**　患者 6 年前出现间断头晕伴乏力，无头痛、恶心、呕吐、视物旋转、耳鸣、听力下降、一过性黑矇等不适，监测血压为 140～160/90～100mmHg，考虑"高血压病"，服用"盐酸贝那普利、氯沙坦氢氯噻嗪"降压治疗，后监测血压为 155～165/70～80mmHg，自诉头晕症状时好时坏。2014 年 7 月再次出现头晕伴乏力，但较前加重，就诊当地医院诊断为"脑梗死"，给予改善微循环治疗后症状稍好转。2016 年 5 月 9 日头晕乏力较前加重，就诊于解某院，头颅 CT 排除急性脑血管病，化验：WBC 2.44×10⁹/L，N 43%，PLT 122×10⁹/L，ALT 42U/L，AST 46U/L，GGT 45U/L，ALP 121U/L，TBIL 18.5µmol/L，DBIL 10.5µmol/L，BLA 65µmol/L。腹部 B 超：肝弥漫性病变，脾大，门静脉高压，门静脉内透声欠佳，肠系膜上静脉及左肾静脉异常所见；下腔静脉穿过膈肌处轻度狭窄，肝内门静脉及肝静脉系统血管管径偏细，血流速度偏慢。腹部增强 CT：肝左叶大，肝裂增宽，早期肝硬化表现？脾大，脾门区静脉曲张，动静脉期肝顶斑片状强化；左肾静脉增宽，局部呈瘤样改变。下腔静脉造影提示：下腔静脉、肝静脉通畅，血流速度正常。经降压、抗血小板聚集等治疗，患者症状好转。但出院后仍间断感头晕、乏力，时有健忘。2018 年 9 月就诊于某院：化验：BLA 217µmol/L，WBC 2.55×10⁹/L，PLT 89×10⁹/L，肝功能、肾功能、心肌酶、淀粉酶正常。头颅磁共振：双侧苍白球对称性 T_1 高信号。腹部超声：肝弥漫性病变伴结节样改变、肝门部肝动脉增宽，门静脉透声欠佳、肝外段增宽，脾大、脾静脉增宽，左肾静脉受挤压。腹部 CT：肝左叶增大，肝裂增宽，边缘尚完整，肝右叶边缘稍低密度影，边界欠清，门静脉主干近段纤细，脾大，脾静脉增粗。给予抗血小板凝集、脱氨、改善脑循环、升白细胞治疗后好转出院。今为进一步治疗来我院。门诊以"肝硬化"收入我科。

2. **流行病学史**　否认肝病患者接触史，病前 6 个月内无输血及血制品应用史。病前 3 个月内无不洁饮食史。

3. **既往史**　否认糖尿病等病史。无伤寒、结核、猩红热等传染病病史，无心、肺、肾等脏器慢性病病史，否认外伤史，无药物及食物过敏史。预防接种史不详。

4. **个人史**　生长于原籍，无长期外地居住史，未到疟疾、鼠疫等疫区，无明确血吸虫疫水接触史，否认烟酒等不良嗜好。

5. **查体**　体温 36.3℃，脉搏 72 次 / 分，呼吸 18 次 / 分，血压 134/82mmHg，营养中等，步入病房，自动体位，查体合作。神志清楚，精神尚可，应答切题，定向力、记忆力、计算力正常。皮肤、巩膜无黄染，未见瘀点、瘀斑，肝掌阴性，未见蜘蛛痣。全身浅表淋巴结未扪及肿大。心、肺未见异常。腹部平，未见腹壁静脉曲张，全腹软，无压痛、反跳痛，肝右肋下未触及，剑突下未触及，墨菲征阴性，脾左肋下未触及，肝上界位于右锁骨中线第5肋间，肝、脾、双肾区无叩痛，移动性浊音阴性，双下肢无明显水肿。生理反射存在，病理征未引出。扑翼样震颤可疑阳性。神经系统查体无异常。

6.初步诊断　①肝硬化原因待查合并肝性脑病；②高血压病。

（二）入院诊治第一阶段——初步映像

2018年9月21日，患者诉偶有憋气，监测血氧饱和度91%，化验：WBC 1.98×10^9/L，N 36.42 %，Hb 136g/L，PLT 105×10^9/L；ALT 43U/L，AST 73U/L，TBIL 30.3μmol/L，DBIL 13.4μmol/L，ALB 30g/L，CHE 5284U/L，ALP 144U/L，GGT 50U/L；PTA 44.1 %；BLA 127μmol/L；血气分析：酸碱度7.48，氧分压71mmHg，二氧化碳分压29mmHg，实际剩余碱–1.2mmol/L，剩余碱–1.8mmol/L，肺泡–动脉氧分压差43.1mmHg；肿瘤标志物均正常；自身抗体均阴性；甲、乙、丙、丁、戊肝血清病毒学标志物均阴性；EBV-DNA、CMV-DNA阴性。腹部B超：肝硬化，脾大，肝内多发稍低回声，脾静脉扩张，伴脾肾分流形成可能。双肺CT无异常。腹部增强CT：脂肪肝，肝硬化，脾大；肝S8异常强化结节，考虑肝动脉瘤可能；动脉期肝S7、S5强化结节，建议行MRI检查；脾动脉瘤可能，门静脉左、右支纤细，脾–肾分流。

上级医师查房后指出：①根据我院化验检查，可基本除外病毒性肝炎、自身免疫性肝炎等。患者存在肝损害，结合腹部CT提示脂肪肝，BMI 27.63kg/m²，考虑存在脂肪肝基础。②患者血氨水平升高，考虑与肝硬化及肝血管性疾病引发血液分流有关，完善血管影像学检查。③患者反复出现双下肢无力、言语不利，完善头颅磁共振检查，排除颅脑疾病。④针对粒细胞减少症给予重组人粒细胞对症治疗。

入院后给予保肝、脱氨对症治疗；针对低氧血症给予吸氧对症治疗，并一步完善检查明确是否存在肝–肺综合征可能。

（三）入院诊治第二阶段——进一步完善检查，病因诊断

1.2018年9月22～25日　患者神志清楚，自觉头晕、憋气症状较前好转，无行为异常，监测血氧饱和度94%。化验：WBC 2.57×10^9/L，Hb 125g/L，PLT 85×10^9/L；ALT 27U/L，AST 39U/L，ALB 28g/L，TBIL 18.7μmol/L，DBIL 11.5μmol/L；PTA 51.9 %；BLA 93μmol/L。无创肝：肝脏硬度值（Stiffness）4.1kPa。肝脏造影：肝硬化多发结节，较大结节12mm×8mm，考虑硬化结节。

上级医师查房后指出：①患者血氨升高，肝功能仅表现为白蛋白轻度异常，用普通肝硬化功能失代偿解释依据不足；结合患者腹部增强CT提示门静脉左、右支纤细，肝内血管畸形，不除外血管性因素引发肝功能异常及高氨血症；必要时完善放射科及血管外科会诊，进一步明确诊断。目前治疗上给予利福昔明及门冬氨酸鸟氨酸脱氨治疗。②患者腹部CT提示肝硬化，完善胃镜检查明确有无食管–胃底静脉曲张。③患者腹部增强CT提示肝内多发稍低回声，完善腹部增强磁共振检查，进一步明确诊断。

2.2018年9月26～28日　患者神志清楚，无明显不适。肝脏MRI：脂肪肝，肝硬化，脾动脉瘤；门静脉左右支纤细，脾静脉曲张，脾–肾分流；动脉期肝S7、S5强化结节，DWI肝S7异常信号小结节，建议密切随访观察（3个月），除外肝硬化结节早期癌变；肝动脉瘤。脏器声学造影：肺动脉水平大量右向左分流（考虑肝–肺综合征可能）。头颅MRI：双侧多发腔隙性脑梗死。血管超声：双侧颈动脉内中膜局限性增厚。胃镜：萎缩性胃炎。

上级医师查房后指出：①患者肝脏硬度值为4.1kPa，肝功能轻度异常，诊断肝硬化依据不足，结合其目前肝脏血流异常表现，高度提示可能为血管分流造成的继发表现。②患者低氧血症，肺部 CT 未提示炎症及胸腔积液等压迫症状，脏器声学造影提示肺动脉水平大量右向左分流，高度提示肝 – 肺综合征可能，肝 – 肺综合征病因主要为晚期肝病、门静脉高压或先天性门体静脉分流，表现为低氧血症，甚至呼吸困难，本患者有肝损害，但程度很轻，考虑肝 – 肺综合征由非常见普通肝硬化所造成，本例患者现在检查提示门静脉纤细，脾 – 肾分流，高度提示与血管性疾病有关。

3. 2018 年 9 月 29 日　　患者未诉明显不适，上级医师与放射科专家会诊后指出：①患者门静脉进入肝脏后左、右门静脉纤细，导致门静脉血流入肝功能异常合并脾肾分流，并进而引发肝性脑病；腹部血管成像（图 63-1）提示门静脉左、右支纤细，无管壁增厚，无血管栓子、无血管外挤压导致变细征象，考虑诊断：Abernethy 综合征。②患者颅脑磁共振未提示急性脑血管病变，嘱患者定期复查，监测病情变化。③ Abernethy 综合征也可引起肝脏病变，导致肝功能异常甚至肝硬化，建议患者行经颈静脉肝穿刺活检，患者拒绝。

4. 最终诊断　　① Abernethy 综合征合并肝性脑病、肝肺综合征；②脂肪肝；③粒细胞减少症；④高血压病；⑤非萎缩性胃炎；⑥肝血管瘤。

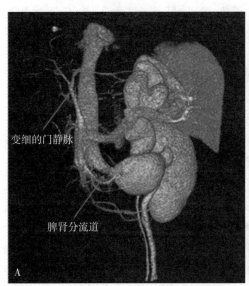
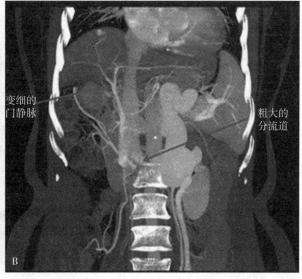

变细的门静脉

脾肾分流道

变细的门静脉

粗大的分流道

图 63-1　腹部血管成像

【专家评述】

（一）专家 1 点评

1. Abernethy 综合征多见于儿童，成人较少见。1793 年，Abernethy 对 1 例死因不明的 10 个月女婴尸体解剖时首次发现该疾病。进一步研究发现其是一种先天性肝外门体静脉分流的血管畸形，门静脉血液直接流入体静脉系统，从而引起一系列病变。

2. 根据门静脉血液是否进入肝脏将 Abernethy 综合征分为两型。Ⅰ型：门静脉缺失，肝脏无门静脉血流供应，原门静脉属支与下腔静脉直接或其分支吻合，常见有门 – 腔静脉、胃 – 肾静脉、肠系膜 – 髂内静脉及脾 – 肾静脉分流等。多见于儿童，以女性更常见，常伴有其他先天性发育异常如心血管畸形、多脾、胆道闭塞、胆总管囊肿、多囊肾及耳椎骨发育异常等。Ⅱ型：部分型门体静脉分流，门静脉血液部分流入肝，但大部分经分流道汇入下腔静脉系统。本型中男性稍多见，通常为门静脉的单一畸形，合并其他部位器官畸形者较少见。

3. Abernethy 综合征的临床表现多样，早期可无明显症状，体格检查可发现轻度肝功能异常，肝损伤严重者少见。随着病情进展，患者常会出现门体静脉分流症状及肝功能失代偿，如高氨血症、门静脉高压（脾功能亢进症）、消化道出血、肝 – 肺综合征、严重肺动脉高压及肝硬化等，可伴随出现肝性脑病或肝衰竭。

4. Abernethy 综合征的诊断主要依赖影像学检查。传统血管造影检查是诊断本病的金标准，但其有创且存在并发症，应用受到限制，随着 CT 和 MRI 技术的发展，通过血管重建不仅能显示门静脉分流全貌，肠系膜上静脉、脾静脉及其他血管情况，而且能发现实质性脏器病变，能够快速准确地做出诊断。

（二）专家 2 点评

1. 肝为双重血液供应，70％～ 80％的血液来自门静脉，20％～ 30％的血压来自肝动脉。Abernethy 综合征因为门静脉血供的缺乏或减少，导致肝营养的缺乏，可能会造成肝发育不良，局灶增生性结节、肝腺瘤、肝母细胞瘤和肝细胞癌。此疾病所致肝结节多为良性，但此类患者在结节增生的过程中易发生癌变。本例患者影像学检查提示肝内多发结节，因此在随访中需注意肝癌的监测，这也是导致误诊肝硬化的重要原因。

2. 肝 – 肺综合征是肺内血管扩张引起的氧合异常及一系列病理生理变化和临床表现。其病因主要为晚期肝病、门静脉高压或先天性门体静脉分流。氧合异常定义为肺泡动脉血氧梯度增高≥ 15mmHg 或 20mmHg（若年龄＞ 64 岁），以动脉血气分析结果为依据。肺内血管扩张的首先检查方法为增强经胸超声心动图造影（CE-TTE）：从外周手臂静脉注射 10ml 生理盐水，在对右心进行微泡造影后，≥ 3 个心搏周期后，左心可见微泡显影，为阳性。其诊断标准为：①肝脏疾病或门体静脉分流。② CE-TTE 阳性。③动脉血气结果异常：肺泡动脉血氧梯度≥ 15mmHg 或 20mmHg（若年龄＞ 64 岁）。本例患者符合肝 – 肺综合征的诊断。治疗上目前未发现有效的药物，主要为吸氧，对 Abernethy 畸形可结扎先天性门体静脉分流血管。

（三）专家 3 点评

本例患者因"反复头晕伴无力 6 年余"入院，但入院后化验检查提示肝硬化表现不典型，用普通肝硬化难以解释高氨血症，经腹部血管成像、脏器血管造影等检查显示门静脉左右支纤细及肝 – 肺综合征表现，与放射科充分沟通并查阅文献，最终得以明确诊断为 Abernethy 综合征。Abernethy 综合征为临床罕见病例，接诊高血氨患者后，我们没有惯性思维按肝硬化引起的血氨升高对待，而是抓住肝脏硬化程度与病情不一致的可疑之处，充分分析，最终明确诊断，该病例为我院首例，为临床高氨血症提供了鉴别诊断的学习范例，值得学习与总结，并为患者下一步治疗指明方向。

（烟台市传染病院　强春倩

解放军总医院第五医学中心　董景辉　游绍莉）

参考文献

陈勇，赵剑波，等 . 2005. Abernethy 畸形的影像学表现 . 中华放射科杂志，38（8）：874–876.

黄斯韵，李雪华，孙灿辉，等 . 2014. Abernethy 畸形的 CT 和 MR 诊断 . 影像诊断与介入放射学，（6）：474–478.

邹英华，金龙，吕永兴，等 . 2000. 儿童门静脉海绵样变的血管造影诊断及其临床意义，中华放射科杂志，34：692–694.

Abernethy J. 1797. Account of two instances of uncommon formation in the viscera of the human body: From the philosophical Transactions of the Royal Society of London. Med Facts Obs, 7: 100–108.

Benedict M, Rodriguez–Davalos M, Emre S, et al. 2017. Congenital extrahepatic portosystemic shunt （Abernethy malformation type I b）with associated hepatocellular carcinoma：case report and literature review. Pediatr Dev Pathol, 20（4）: 354–362.

Kwapisz L, Wells MM, Aljudaibi B. 2014. Abernethy malformation：congenital absence of the portal vein. Can J Gastroenterol Hepatol, 28（11）: 587–588.

Lautz TB, Tantemsapya N, Rowell E, et al. 2011. Management and classification of type II congenital portosystemic shunts. J Pediatr Surg, 46（2）: 308–314.

Morgan G, Superina R. 1994. Congenital absence of the portal vein: two cases and a proposed classification system for portasystemic vascular anomalie. Pediatr Surgery, 29（9）: 1239–1241.

Sorkin T, Strautnieks S, Foskett P, et al. 2016. Multiple β–catenin mutations in hepatocellular lesions arising in Aernethy malformation. Hum Pathol, 53: 153–158.

病例 64　一例酒精性肝硬化合并感染性休克患者的救治

【病例诊治经过介绍】

（一）病例基本情况

患者张某，男，66 岁。因"间断乏力、腹胀 6 个月，头晕 2d"于 2012 年 9 月 4 日入院。

1. 现病史　患者于 2012 年 2 月自觉乏力、腹胀，未特殊治疗。4 月 17 日乏力、腹胀加重，就诊于某中医院，诊断为"酒精性肝硬化合并腹水"，给予保肝、利尿治疗 40 余天好转出院，病情稳定。9 月 2 日因食用水果（未洗干净）后出现腹泻，稀水便，5 次 / 日，同时伴头晕，再次就诊于该医院，诊断为"酒精性肝硬化失代偿期合并腹水、急性肠炎、肾功能不全、低血压"，给予积极输液治疗后腹泻停止，血压仍未见明显好转，仍间断头晕，9 月 4 日晨起后剑突下撕裂样剧痛，无恶心、呕吐，为求进一步诊治来院，诊断为"酒精性肝硬化失代偿期合并腹水、腹膜炎"收入我科。患者自发病以来，神清，精神差，饮食可，2d 无排尿，大便 3 次，黄色稀便。

2. 流行病学史　无肝炎患者密切接触史，无输血、蛋白应用史。既往饮酒 40 年，平均每日饮酒折合酒精 72g，戒酒 2 个月，每日吸烟 10 支，未戒烟。

3. 既往史　无"伤寒、结核、猩红热"等传染病病史，无"心、脑、肺、肾"等脏器慢性病病史，无手术外伤史，无药物及食物过敏史。预防接种史不详。

4. 查体　体温 36℃，呼吸 29 次 / 分，心率 95 次 / 分，血压 82/53mmHg。营养中等，平车送入病房，查体合作。神志清楚，精神差，皮肤、巩膜无黄染，未见瘀点、瘀斑，肝掌阳性，未见蜘蛛痣。全身浅表淋巴结未扪及增大。心、肺未见异常。腹部膨隆，未见腹壁静脉曲张，全腹稍硬、拒按，剑突下压痛，反跳痛，肝右肋下未触及，剑突下未触及，墨菲征阴性，脾左肋下未触及，肝上界位于右锁骨中线第 5 肋间，肝、脾、双肾区无叩痛，移动性浊音阳性，双下肢轻度水肿，扑翼样震颤阴性。

5. 初步诊断　酒精性肝硬化失代偿期，合并腹水。

（二）入院诊治第一阶段——感染性休克的抢救

1. 2012 年 9 月 2 日　化验：WBC 8.09×10^9/L，N 85%（↑），Hb 114g/L，PLT 149×10^9/L，ALT 9U/L，TBIL 18.3μmol/L，DBIL 12.5μmol/L（↑），BUN 30mmol/L（↑），CRE 356μmol/L（↑），Na^+ 124.1mmol/L（↓），K^+ 5.13mmol/L，Cl^- 96.5mmol/L，AMY 708U/L（↑）。腹水常规提示：颜色橘红、透明度浑、李凡他试验阳性、细胞总数 $30\,000 \times 10^6$/L、白细胞总数 3200×10^6/L、分类中性粒细胞 84%。复查血气分析提示：pH 7.32，$PaCO_2$ 26mmHg，PaO_2 79mmHg，BE −11.2mmol/L，HCO_3^- 13.4mmol/L，Lac 6.5mmol/L。

上级医师查房后分析：该患者入院后血压偏低，复查腹水常规提示严重腹腔感染，查体全腹硬，拒按，诊断为腹腔感染导致的感染性休克，同时合并急性胰腺炎，积极给予人血白蛋白、林格液、琥珀酰明胶等补液、扩容，泰能抗感染，乌司他丁、生长抑素控制胰腺炎等治疗，维持生命体征稳定，血压 128/76mmHg［去甲肾上腺素 0.25μg/（kg·min）］；肌酐偏高，2d 无尿，诊断急性肾衰竭，给予连续性血液净化治疗。因怀疑消化道穿孔，给予口服 0.9% 氯化钠溶液 20ml 加亚甲蓝 0.04g，观察腹水颜色。

2. 2012 年 9 月 4 日晚　患者恢复自主排尿，日尿量 1500ml，停用连续性血液净化治疗，积极引流感染性腹水，日引流量 2800ml，大便 1 次，查体：体温 36.2℃，呼吸 26 次/分，心率 97 次/分，血压 128/76mmHg［去甲肾上腺素 0.25μg/（kg·min）］，腹部软，压痛、反跳痛阳性。

3. 2012 年 9 月 5 日　晨起腹腔引流颜液色偏蓝，腹水颜色转为蓝色的时间约为服用亚甲蓝后 19h。急请普外科会诊并征求患者家属意见，考虑患者胃肠穿孔诊断明确，有急诊手术指征，但 Child-Pugh 分级 C 级（10 分）、凝血功能障碍，围术期死亡风险极高，决定采取内科非手术治疗，加强腹水引流、继续抗感染治疗。给予亚胺培南西司他丁钠、替考拉宁联合抗感染治疗，积极补液基础上腹腔置入粗引流管灌洗。腹腔引流：11 560ml，尿量：3900ml。血压较前好转，去甲肾上腺素减量为 0.1μg/（kg·min），血压可维持在 122/75mmHg。复查腹水常规：细胞总数 13 600×10⁶/L、白细胞总数 6180×10⁶/L、分类中性粒细胞 88%。床旁腹部彩色多普勒超声提示：肝硬化、脾大、腹水，胆囊继发改变。

4. 2012 年 9 月 7 日　停用去甲肾上腺素。9 月 8 日腹部阳性体征好转，全腹软，轻压痛，无反跳痛。

5. 2012 年 9 月 9 日　为观察消化道穿孔是否愈合，再次胃管注入亚甲蓝，剂量同前。之后一直未见腹水转为蓝色。9 月 10 日复查腹水常规：颜色黄、李凡他试验阳性、透明度浑、细胞总数 280 000×10⁶/L、白细胞总数 216 000×10⁶/L、分类中性粒细胞 95%。腹水细胞总数及白细胞总数、中性粒细胞比例均较前明显升高。床旁彩色多普勒超声提示腹水局部包裹形成，考虑泰能已应用 1 周，换用哌拉西林他唑巴坦钠抗感染。

6. 2012 年 9 月 12 日　完善腹部 CT 检查：肝硬化，脾大，腹水，肝包膜下多发积气影，建议增强扫描进一步检查；胆囊炎。更换腹腔置管位置，继续引流炎性腹水。

7. 2012 年 9 月 16 日　腹水常规：颜色黄、李凡他试验阳性、透明度浑、细胞总数 30 000×10⁶/L、白细胞总数 12 800×10⁶/L、分类中性粒细胞 90%。2012 年 9 月 17 日给予流食，停用替考拉宁，继续给予哌拉西林他唑巴坦钠抗感染治疗。

（三）入院诊治第二阶段——复杂感染的治疗

1. 2012 年 9 月 17 日　23：00 患者发热，体温最高 38℃，无寒战、畏寒等不适，并出现血压下降至 80/40mmHg，给予扩容后 CVP 由 4mmHg 升至 8mmHg，血压无明显变化，查体发现全腹压痛、反跳痛阳性，腹水常规提示：颜色乳黄、李凡他试验阳性、透明度浑、细胞总数 50 000×10⁶/L、白细胞总数 30 880×10⁶/L、分类中性粒细胞 90%。考虑患者再次发生感染性休克，积极留取血、腹水培养后更改抗生素为亚胺培南西司他丁钠抗感染治疗，并给予去甲肾上腺素维持血压、补液、扩容等治疗。

2. 2012 年 9 月 21 日　复查腹水常规提示感染较前加重：细胞总数 92 810×10⁶/L、白细胞总数 62 810×10⁶/L、分类中性粒细胞 95%。回报腹水培养提示：白念珠菌，药敏试验：沃尔康唑敏感、伊曲康唑敏感、氟康唑敏感、两性霉素 B 敏感。给予氟康唑输液治疗（首剂 0.4g，以后每日 0.2g），两性霉素 B 腹腔持续冲洗（3mg 加入 2000ml 生理盐水中）。

3. 2012 年 9 月 24 日　患者间断发热，体温最高 38.2℃。腹水颜色乳白、透明度浑、李凡他试验阳性、细胞总数 $6400×10^6/L$、白细胞总数 $4500×10^6/L$、分类中性粒细胞 88%。不排除患者有革兰阳性球菌感染，加用替考拉宁抗感染治疗。9 月 25 日腹水培养：苯唑西林耐药的金黄色葡萄球菌（MRSA），对替考拉宁、利奈唑胺敏感。继续给予泰能联合替考拉宁抗感染治疗，两性霉素腹腔冲洗。患者生命体征平稳，腹水化验提示较前明显好转，改病危为病重，一级护理。继续抗细菌、真菌感染，腹腔持续冲洗引流，腹腔感染逐渐好转。

4. 2012 年 10 月 2 日　改为半流质饮食，10 月 7 日复查腹水常规：细胞总数 $0.3×10^9/L$、白细胞总数 $0.04×10^9/L$。腹水常规基本正常，腹腔感染控制，已给予进食低盐软饭。10 月 15 日停用替考拉宁。10 月 21 日患者感染性休克纠正，腹腔感染控制，肝、肾功能稳定，尿量充足，转入普通病房继续巩固治疗。

（四）入院诊治第三阶段——分隔性腹腔积液的治疗

1. 2012 年 10 月 22 日　患者转回普通病房后仍感腹胀，复查腹部彩色多普勒超声：肝前、下腹及脾前液性暗区内可见大量条索样强回声分隔。10 月 24 日行超声引导下腹腔穿刺引流术，腹水涂片：大量中性粒细胞及坏死，未见恶性肿瘤细胞。之后多次腹腔穿刺置管引流。

2. 2012 年 11 月 1 日　复查腹部彩色多普勒超声：肝硬化、脾大、腹水（伴多发分隔形成），下腹 118mm×88mm×21mm；肝周 114mm×76mm；脾周 97mm×45mm，11 月 12 日再次在彩色多普勒超声引导下行腹腔穿刺引流术。11 月 18 日复查彩色多普勒超声：下腹部可见 83mm×45mm 包裹性积液，混合回声内可见多发分隔样线状回声。11 月 19 日再次彩色多普勒超声引导下腹腔穿刺引流术。12 月 8 日复查腹部彩色多普勒超声未发现腹水和局部包块。

3. **最后诊断**　①酒精性肝硬化合并肝性脑病、腹水、电解质紊乱；②胃肠道穿孔合并复杂腹腔感染（细菌、真菌）、感染性休克、急性肾衰竭、代谢性酸中毒、急性胰腺炎；③贫血。

（五）转归及随访

1. 2012 年 12 月 9 日　患者临床治愈出院。出院后继续口服保肝、利尿药物，门诊每 3 个月定期随访，间断补充人血白蛋白，患者体力逐渐恢复，间断双下肢水肿，无其他不适。

2. 2017 年 3 月 5 日　门诊复查磁共振提示：肝硬化、肝顶 S_8 小肝癌、腹水、食管下段静脉曲张。3 月 17 日行肝动脉栓塞化疗术，术后恢复好。4 月 20 日复查磁共振提示：病灶较前略缩小。患者目前仍存活。

【专家评述】

（一）专家 1 点评

1. 这例患者诊治过程比较长，但大体分为 3 个阶段。第一个阶段是消化道穿孔导致的腹腔严重感染，从而引起的感染性休克、急性肾衰竭等多脏器功能衰竭，抗休克、脏器功能支持阶段，患者休克很快得到纠正，肾功能恢复。第二个阶段主要是治疗复杂腹腔感染阶段，前 2 周经验性治疗有效，但缺乏明确的病原学证据，第 2～6 周病情处于僵持阶段，针对性地调整敏感抗生素并加强局部感染灶的控制，病情向好的方向转归。第三个阶段就是第 6～13 周处于漫长的恢复阶段，主要处理局部分隔的腹水，通过反复彩色多普勒超声引导下的局部包裹性积液的引流，患者最终得以临床治愈出院。

2. 腹腔念珠菌感染：《桑福德抗微生物治疗指南》指出，对腹腔念珠菌感染可以采用两性霉素 B 腹腔灌洗的替代方案，指南建议持续腹腔内给药，浓度是 1.5mg/L，疗程 4 ～ 6 周。这例患者经过腹腔充分冲洗，最终腹腔念珠菌感染得到控制，结果非常理想。有人担心使用两性霉素 B 可以出现肾损害，一般两性霉素 B 引起的肾损害在停药后数日至数月后可逐渐恢复，永久性肾衰竭少见。两性霉素 B 的肾毒性与药量呈正相关，大多发生于使用大剂量两性霉素 B 后的患者（总剂量 > 4g）。两性霉素 B 建议静脉使用剂量是 0.5 ～ 1mg/（kg·d）。我国成人 0.7mg/（kg·d）以下对肾功能影响很小，总剂量在 4g 以下基本不会发生不可逆的肾损害。肝损害发生就更低。我们用于腹腔冲洗的剂量较推荐的静脉使用剂量要小得多，两性霉素 B 腹腔冲洗的肝、肾损害问题一般不用担心。

（二）专家 2 点评

虽然该患者为酒精性肝硬化失代偿期，符合肝硬化 Child-Pugh 分级 C 级 10 分，但不一定就是胃肠道穿孔手术治疗的绝对禁忌。有的 Child-Pugh 分级 C 级的肝硬化失代偿期患者行脾切除、断流术、肝移植术也取得很好疗效。但该例患者一般情况差，伴感染性休克、肾损伤等，外科手术风险大。胃肠道穿孔首选外科手术处理，否则腹腔感染很难充分控制。但在不能手术的情况下，内科非手术治疗不能放弃，该患者经积极治疗，生命得以保全，但是内科非手术治疗的代价也是巨大的（在 ICU 住了 47d），反复腹腔穿刺放引流管，腹腔灌洗。如果做手术，效果可能不同，可能住院时间会很短，患者住院时间、经济方面的花费也会减少，但手术风险不能避免。

（三）专家 3 点评

本例经内科非手术治疗，成功救治一例肝硬化失代偿期合并消化道穿孔患者，该患者住院长达 96d，其中监护室 47d，治疗过程之曲折和艰难，这个病例的诊治过程是值得肯定的，有很多我们可以学习和借鉴的经验。现有几点疑问需要思考。

1. 本例患者因严重腹膜炎、查体全腹硬，拒按，高度怀疑消化道穿孔，给予口服亚甲蓝后腹水蓝染进一步证实了消化道穿孔。同时，胃肠道穿孔典型影像学表现是立位腹部 X 线片见到膈下游离气体，腹部 CT 平扫所见的肝周多发积气也证实了胃肠穿孔的存在，但该患者病情重，无法配合检查，穿孔的位置一直未能明确。

2. 胃肠穿孔引起的腹腔感染，多种病原感染常见，该患者出现了真菌及细菌（不排除尚有厌氧菌）多重感染，从口服亚甲蓝到腹水蓝染的时间判断，该患者低位（下消化道）穿孔的可能性较大，因而厌氧菌更多见，治疗初始广谱抗生素如泰能就能常规覆盖厌氧菌，临床也提示初始抗生素治疗有效，因此不能证实真菌感染为原发还是二重后续感染，对经验的总结有待商榷。也有充分的文献及指南指出近期腹部手术及反复胃肠穿孔或吻合口瘘的患者要警惕腹腔念珠菌感染问题，必要时要预防加以干预。该例患者是明确诊断腹腔念珠菌感染后才用抗真菌药物，时间上有些滞后，应该更早给予预防。

3. 局部腹腔灌洗抗生素的选择，应当充分考虑药动学及药效学。对于时间依赖性抗生素如头孢菌素类，我们希望停留在腹膜腔的时间更长，这时应选择蛋白结合率更高的抗生素，以获得更长的 T > MIC（抗菌药物浓度超过最低抑菌浓度 MIC 的持续时间）。但是目前明确可以用于腹腔灌洗的抗生素只有头孢他啶，而开始时细菌不明确，而且头孢他啶建议是腹腔注射而不是腹腔灌洗，我们希望做到既能充分引流炎性腹水又能让抗生素尽可能保留在腹腔，目前尚没有理想的方法。

4. 对于严重肝病合并消化道穿孔腹膜炎患者是否手术治疗，建议以后根据患者具体情况分析，不能轻易决定。本例患者从口服亚甲蓝到腹水蓝染的时间判断，低位（下消化道）穿孔的可能性较大，推测穿孔容易局限，愈合的可能性也更大。但如果患者存在高位（上消化道）穿孔，例如口服亚甲蓝后 2 个小时腹水就变蓝，内科非手术治疗容易失败，应该首先考虑剖腹探查。如果患者一般情况无法耐受、合并凝血障碍、肠道水肿，无法满意吻合，可考虑放弃一期缝合修补，行腹壁造口将腹内瘘改为外瘘，从根本上控制腹腔感染为宜。

（解放军总医院第五医学中心　林　芳　钟志强）

参考文献

Jay P. Sanford，等 . 2015. 热病: 桑福德抗微生物治疗指南 . 44 版 . 范洪伟，译 . 北京: 中国协和医科大学出版社 .

中华医学会重症医学分会 . 2007. 重症患者侵袭性真菌感染诊断与治疗指南（2007）. 中华内科杂志，46：960-966.

中国侵袭性真菌感染工作组 . 2010. 血液病 / 恶性肿瘤患者侵袭性真菌感染的诊断标准与治疗原则（第三次修订）. 中华内科杂志，49：451-454.

Piarroux R, Grenouillet F, Balvay P, et al. 2004. Assessment of preemptive treatment to prevent severe candidiasis in critically ill surgical patients.Crit Care Med, 32（12）: 2443-2449.

病例 65　一例妊娠期肝病患者的诊治

【病例诊治经过介绍】

（一）病例基本情况

患者李某，女，29 岁。主因"进行性乏力、肤黄 10d，剖宫产术后 5d"于 2013 年 5 月 11 日入院。

1. 现病史　缘于 10d 前，无明显诱因出现乏力、肤黄症状，就诊于当地医院，化验肝功能胆红素升高（具体不详），未治疗，回家后自觉乏力、肤黄逐渐加重。5 月 5 日再次就诊于当地医院，并于当晚转至内蒙古某医院，化验肝功能：TBIL 139μmol/L，DBIL 81μmol/L，ALT 322U/L，PT 23.9s，PA 35%，肾功能：CRE 273μmol/L，BUN 11.4mmol/L，考虑"肝、肾功能不全"，给予保肝、间断输注血浆等治疗。5 月 6 日当地医院讨论后行"剖宫产手术（患者已妊娠 35 周）"。5 月 9 日化验：TBIL 158μmol/L，DBIL 135μmol/L，ALT 78U/L，CRE 220μmol/L。5 月 11 日就诊于北京市某医院，化验血常规：WBC 23.11×10⁹/L，N 82%，Hb 91g/L，PLT 152×10⁹/L；肝功能：TBIL 184.4μmol/L，DBIL 158μmol/L，ALT 58U/L，PT 19.5s，PA 42.7%；肾功能：CRE 222μmol/L；血清淀粉酶：278U/L。并于当晚转入我院继续治疗。此次发病以来，精神差，食欲差，睡眠差，大、小便正常，体重无明显变化。

2. 流行病学史　无肝炎患者密切接触史。发病前 6 个月内无输血及血制品应用史，发病后于外院曾输注血浆治疗，具体量不详。

3. 既往史　无伤寒、结核、猩红热等传染病病史，无心、脑、肺、肾等脏器慢性病病史，有慢性胰腺炎病史 3 年，未治疗。无外伤史，无药物及食物过敏史，预防接种史不详。末次月经 2012 年 8 月 24 日，确诊宫内妊娠（已于 2013 年 5 月 6 日行剖宫产术终止妊娠）。2013 年 4 月 29 日出现腹泻症状，伴恶心、呕吐，呕吐物为胃内容物，非喷射性，就诊于当地医院，给予输注青霉素等药物后，腹泻好转于 2013 年 4 月 30 日出院。

4. 个人史　无特殊。

5. 查体　生命体征尚平稳。查体不能合作。神志欠清，精神差，不能正确回答问题，定向力、记忆力、计算力障碍，Glasgow 评分 E4V4M5。面部、眼睑水肿明显。皮肤、巩膜中度黄染，肝掌阴性，蜘蛛痣阴性，全身浅表淋巴结未扪及肿大。两下肺呼吸音低，未闻及明显干、湿啰音。心脏查体未见异常。腹部膨隆，下腹可见一约 10cm 横行切口，切口周围略红，无溢液、溢脓。未见腹壁静脉曲张，全腹软，压之有痛苦面容，肝上界位于右锁骨中线第 5 肋间，肝右肋下未触及，剑突下未触及，脾左肋下未触及，子宫宫底位于脐下 2 横指，移动性浊音阳性，肠鸣音 3 次/分。留置导尿管引流出深黄色尿液。四肢重度水肿。生理反射存在，病理征未引出。扑翼样震颤不能配合，踝阵挛阳性。

6. 初步诊断　①急性肝衰竭：妊娠期急性脂肪肝？HELLP 综合征？病毒性肝炎？药物性肝损害？合并肝性脑病，感染：肺炎？慢性胰腺炎急性发作？泌尿系感染？腹膜炎？急性肾损伤；

②剖宫产术后。

（二）入院诊治第一阶段——病因诊断

1. 2013 年 5 月 11 日　化验：WBC 30.71×10⁹/L，N 83%，Hb 89g/L，PLT 106×10⁹/L，AST 94U/L，ALT 54U/L，TBIL 172.5μmol/L，DBIL 138.9μmol/L，ALP 118U/L，GGT 98U/L，AFP 56ng/ml，CRE 117μmol/L，BUN 18.0mmol/L，AMY 198U/L，Na^+ 136mmol/L，Ca^{2+} 2.06mmol/L，P 0.59mmol/L，K^+ 3.5mmol/L，BLA 96μmol/L，PT 15.1s，PTA 62.3%，CRP 3.4mg/L，PCT 1.65ng/ml，GLU 7.5mmol/L，G 试验 <10pg/ml；乙型肝炎核心抗体、乙型肝炎 e 抗体、乙型肝炎表面抗体均阳性；丙型肝炎抗体阴性；尿常规：白细胞 8～10/HP、蛋白质 0.75g/L、红细胞 1～3/HP；腹水常规：颜色血水、透明度浑、李凡他试验阳性、细胞总数 43.2×10⁹/L、白细胞总数 0.24×10⁹/L、分类中性粒细胞 59%。X 线胸片：双侧胸腔积液。腹部 B 超：肝实质弥漫性损害、腹水；胆囊实体样改变；双肾血流充盈欠佳（请结合临床）；双侧胸腔积液。血氧饱和度 95%（储氧面罩吸氧 10L/min）。

上级医师查房指出：急性肝衰竭诊断明确，给予肝衰竭对症治疗，完善检查明确肝衰竭原因；腹水血性，给予止血治疗；血象高，考虑存在感染，给予美罗培南抗感染治疗；淀粉酶高，考虑胰腺炎，给予禁食、水，胃肠减压，奥美拉唑钠、乌司他丁、生长抑素等抑酸及抑制胰酶分泌等治疗；胸腔积液量多、血氧饱和度偏低，给予完善胸腔穿刺术，引流胸腔积液，并尝试降低吸氧条件，密切监测氧合情况；肌酐高，肾功能不全，可继续给予补液改善肾灌注治疗，密切监测尿量及电解质水平，血氨高，给予支链氨基酸治疗，注意大便通畅。

2. 2013 年 5 月 13 日　查体：神志较前好转，应答基本切题，计算力恢复。血氧饱和度 96%（鼻导管 3L/min）。化验：WBC 35.43×10⁹/L，N 81%，Hb 82g/L，PLT 56×10⁹/L；AST 121U/L，ALT 72U/L，TBIL 163.7μmol/L，DBIL 131.0μmol/L，BUN 14.28mmol/L，CRE 92μmol/L，BLA 48.0μmol/L；PT 14.5s，PTA 68.5%；AMY 229U/L，尿淀粉酶 1019U/L，脂肪酶 128U/L。自身抗体均阴性；巨细胞病毒 IgM 抗体、EB 病毒 IgM 抗体均阴性；HIV 抗原/抗体、梅毒螺旋体抗体均阴性。某医院毒物分析未见可疑药物。胸腔积液常规化验结果：透明度清、颜色黄、李凡他试验阴性、细胞总数 1×10⁹/L、白细胞总数 0.05×10⁹/L。

上级医师查房指出：自身抗体及嗜肝病毒标志物全阴性，毒物分析未见明显异常，因肝功能差，无肝组织活检条件，结合妊娠期间出现肝损害及目前相关化验结果，考虑妊娠急性脂肪肝诊断；白细胞数较高，考虑感染控制不佳，在美罗培南治疗基础上，加用氟康唑、替考拉宁联合抗感染治疗；淀粉酶、脂肪酶均较前有所下降，可继续治疗，密切监测胰酶指标；尿量正常，肌酐逐渐降至正常，继续给予适量补液改善肾灌注治疗。

（三）入院诊治第二阶段——对症治疗

1. 2013 年 5 月 14 日　诉乏力、下腹疼痛，排尿费力。查体：神志清，精神可，腹软，下腹及左下腹压痛阳性，反跳痛不明显。双下肢水肿较前好转。化验：WBC 26.38×10⁹/L，N 86%，Hb 65g/L；中段尿培养：白念珠菌（氟康唑敏感）。腹水常规：透明度浑、颜色血性，李凡他试验阳性，细胞总数 220×10⁹/L，分类中性粒细胞 64%，分类间皮细胞 24%，分类淋巴细胞 12%。

上级医师查房指出：腹水为血性，考虑凝血功能差，出现术后腹腔渗血，给予加强止血及血浆、凝血酶原复合物等支持治疗，给予输血纠正贫血。泌尿系真菌感染，继续氟康唑抗真菌治疗。

2. 2013 年 5 月 15 日　化验：Hb 83g/L。腹水常规：透明度浑、颜色血性、李凡他试验阳性、细胞总数 159.415×10⁹/L、白细胞总数 0.415×10⁹/L、分类中性粒细胞 60%、分类间皮细胞 8%、分类淋巴细胞 32%。微生物室电话告知 5 月 11 日入院时留取的腹水标本培养可见革兰阳性球菌生长（具体药敏及细菌鉴定尚未回报）。全天腹腔引流液 3200ml，为血性，夜间腹腔引流液逐渐转为淡血性。

开展疑难病例讨论：请妇产科、普外科、肝衰竭科、感染科、输血科等相关科室专家进行疑难病例讨论。经讨论，认为诊断明确，在目前积极治疗的基础上，建议加强抗感染治疗，外阴擦洗；完善相关检验，并加强支持治疗；密切监测肝、肾、胰腺等脏器功能变化。

3. 2013 年 5 月 16 日　查体：腹软，无压痛、反跳痛。化验：WBC 17.8×10⁹/L，N 88%，Hb 99g/L，PLT 58×10⁹/L；ALT 45U/L，AST 70U/L，TBIL 115.6μmol/L，DBIL 87.5μmol/L，BUN 6.44mmol/L，CRE 56μmol/L，AMY 113U/L，脂肪酶 93U/L；PT 12.6s，PTA 80.3%；CRP 13.1mg/L，PCT 0.616ng/ml，G 试验 < 10pg/ml、GM 实验 0.2；心肌酶谱：肌酸激酶同工酶 MB 1.64ng/ml，高敏肌钙蛋白 T 0.014ng/ml，肌红蛋白 37.46ng/ml；乙型肝炎病毒核酸定量 < 40U/ml、白细胞内 EB 病毒 DNA 定量 < 1000U/ml、巨细胞病毒（CMV）–DNA 定量 < 1000U/ml；脑钠肽前体 544pg/ml；DIC 筛查：D–D 二聚体测定 13.44mg/L、纤维蛋白（原）降解产物 50μg/ml、凝血Ⅷ因子 125.6%；甲、戊型肝炎三项均阴性；口腔黏膜可疑白斑处涂片：未见真菌孢子及菌丝；尿、便涂片未见真菌孢子及菌丝。腹水培养（5 月 11 日留取的标本）：表皮葡萄球菌（对替考拉宁敏感）；复查尿常规：白细胞阴性、蛋白质 5g/L，红细胞 8 ～ 12/HP。复查 X 线胸片：双侧胸腔积液，与 2013 年 5 月 12 日 X 线胸片比较右侧积液略增多。妇科超声：子宫增大（考虑术后表现）；宫腔少量积液。宫腔引流液转为淡血性，血红蛋白稳定，腹腔出血有所控制，治疗有效。

4. 2013 年 5 月 17 日　生命体征：呼吸 17 次 / 分，心率 72 次 / 分，血压 148/94mmHg，血氧饱和度 98%。化验：WBC 12.5×10⁹/L，N 85%，Hb 113g/L，PLT 41×10⁹/L；PT 13.0s，PTA 76.8%；AMY 98U/L，脂肪酶 74U/L。血红蛋白稳定，腹腔引流液颜色转为淡血性，量减少，考虑腹腔出血控制，适量减少止血药物。

5. 2013 年 5 月 18 日　化验：WBC 9.9×10⁹/L，PLT 71×10⁹/L，N 84%，Hb 105g/L。血象逐渐下降，感染控制好，停用美罗培南，抗生素降级为哌拉西林钠他唑巴坦钠。

6. 2013 年 5 月 19 日　化验：WBC 8.47×10⁹/L，Hb 107g/L；脂肪酶 64.5U/L，AMY 55U/L。肺部 CT：左肺上叶炎症，建议治疗后复查；双侧胸腔积液，双下肺组织膨胀不全；右肺尖及右肺门钙化灶。腹水转为黄色，血红蛋白稳定，生命体征平稳，腹腔出血停止。淀粉酶正常，胰腺炎好转，进全流食。

7. 2013 年 5 月 24 日　患者神志清，精神可，无发热，生命体征平稳。查体：皮肤、巩膜轻度黄染。面部、眼睑水肿好转。腹部平软，腹部切口已清创引流，切口内可见新鲜肉芽组织生长，腹部无压痛、反跳痛，移动性浊音阴性。复查化验：WBC 6.28×10⁹/L，N 81%，Hb 94g/L，PLT 312×10⁹/L；PT 11.5s，PTA 93.1 %；DBIL 61.6μmol/L，TBIL 79.2μmol/L，PCT 0.235ng/ml，BUN 2.69mmol/L，CRE 54μmol/L，BLA 39μmol/L，AMY 48U/L，脂肪酶 43U/L。患者胰腺炎、肾损害及肝性脑病均治愈，肝功能好转，感染控制，综合治疗有效。主要问题为剖宫产切口愈合不佳，多次联系我院妇产科，给予清创、换药处理，目前切口内可见新鲜肉芽组织生长，治疗有效。转入妇产科继续治疗。

8. 妇产科给予对症支持治疗，于 6 月 17 日顺利出院。

9. 出院诊断　①妊娠急性脂肪肝，急性肝衰竭合并腹水、腹腔出血、腹腔感染、肝性脑病、急性肾损伤、电解质紊乱（低钾血症、低钙血症、低磷血症、低镁血症）、胸腔积液、低蛋白血症；②胰腺炎；③泌尿系真菌感染；④肺部感染；⑤贫血（中度）；⑥剖宫产术后；⑦腹部切口愈合不良。

【专家评述】

（一）专家 1 点评

1. 妊娠急性脂肪肝（acute fatty liver of pregnancy，AFLP）：是妊娠晚期特发性疾病，是发生在妊娠晚期的一种严重并发症，主要病变是肝脂肪变性，伴有黄疸、肾衰竭、凝血功能障碍、肝性脑病等。发病率 1 ∶（7000 ～ 15 000），起病急骤，病情发展迅速，以初产妇、双胎或多胎、男胎多见，病情进展迅速，很快出现多系统多器官病变，故早诊断，早治疗与患者预后密切相关。

2. 肝脏主要病变为脂肪变性，迄今病因不明。AFLP 是多发生于妊娠晚期，可能与妊娠后期母体激素、环境、免疫应答变化、线粒体脂肪酸氧化障碍、感染、双胎多胎妊娠、妊娠期高血压，以及胎儿方面的因素有关。常发生在妊娠 28 ～ 40 周，多见于妊娠 36 周左右，也可早至22 周发病，病情进展迅速，故早诊断，早治疗与患者预后密切相关。

（二）专家 2 点评

1. AFLP 的诊断标准常采用 Swansea 诊断标准。妊娠晚期出现：①呕吐；②腹痛；③烦渴 / 多尿；④脑病；⑤总胆红素＞ 14μmol/L；⑥血糖＜ 4mmol/L；⑦尿酸＞ 340μmol/L；⑧外周血白细胞计数＞ $11×10^9$/L；⑨腹部超声示腹水或亮肝；⑩ ALT 或 AST ＞ 42U/L；⑪血氨＞ 47μmol/L；⑫肾损害：血肌酐＞ 150μmol/L；⑬凝血功能障碍：凝血酶原时间＞ 14s，活化部分凝血活酶时间＞ 34s；⑭肝组织活检显示微泡脂肪变性（金标准）。符合≥ 6 项者可考虑诊断为 AFLP。该患者符合以上标准中的 9 条，诊断明确。

2. 鉴别诊断：该病需要与肝内胆汁淤积症（intrahepatic cholestasis of pregnancy，ICP）、HELLP 综合征相鉴别。ICP 一般病情进展缓慢，早期症状为瘙痒，数周出现轻度黄疸。乏力、恶心、呕吐、食欲缺乏、消化不良少见。无精神、神经症状，对孕妇而言为非致死性疾病。HELLP 综合征以溶血、肝酶升高、血小板降低为特点；凝血功能正常；没有低血糖。

（三）专家 3 点评

1. AFLP 治疗关键是尽快终止妊娠，无论病情轻重均应尽快终止妊娠。分娩方式可根据宫颈条件及有无宫缩决定。如果病史、体检和实验室结果均符合 AFLP 或 AFLP 不能被肯定地排除时，则无论病情轻重，病期早晚，都应尽快终止妊娠提高生存率。

2. 终止妊娠目前一般首选剖宫产，可提高母儿存活率。相关报道指出：剖宫产母亲死亡及围生期死亡率低。

3. 同时给予保肝、输血、预防感染或抗感染（选择对肝、肾功能无损害的抗生素）、人工肝支持等对症支持治疗，必要时行肝移植治疗。相关报道指出人工肝治疗可改善孕妇及胎儿的预后。

（解放军总医院第五医学中心　李园园　牟劲松）

参考文献

Ch′ng CL, Morgan M, Hainsworth I, et al. 2002. Prospective study of liver dysfunction in pregnancy in Southwest Wales. Gut, 51（6）: 876-880.

Goel A, Jamwal KD, Romachandran A, et al. 2014. Pregnancy-related liver disorders. J Clin Exp Hepatol, 4（2）: 151-162.

Harshad D, Walter KK, Ross D, et al. 2008. Pregnancy-associated acute liver disease and acute viral hepatitis: Differentiation, course and outcome. Journal of Hepatology, 49（6）: 930-935.

Liu J, Ghaziani TT, Wolf JL,et al. 2017. Acute fatty liver disease of pregnancy: Updates in pathogenesis, diagnosis，and management.Am J Gastroenterol, 112（6）: 838-846.

病例 66　一例胆管结石术后患者的诊治

【病例诊治经过介绍】

（一）病例基本情况

患者黄某，男，40 岁。因"澳抗阳性 5 年余，腹痛、肤黄 1 周"于 2018 年 2 月 1 日入院。

1. 现病史　患者于 2012 年体检发现 HBsAg 阳性，肝功能异常，口服"拉米夫定"抗病毒治疗 1 年，2013 年自行停药，未定期复查。2016 年 4 月无明显诱因自觉乏力、尿黄、食欲缺乏症状加重，当地医院查肝功能：ALT 1580U/L，AST 1243U/L；TBIL 172.8μmol/L；INR 3.03；HBV-DNA 4.13×10^{6}U/ml，给予保肝、降酶、退黄、输血浆等治疗，并给予"恩替卡韦分散片"抗病毒治疗，病情无好转，5 月 28 日到我院就诊，化验活动度 26.7%，国际标准化比值 2.20，血氨 78.5μmol/L、丙氨酸氨基转移酶 181U/L、TBIL 538.4μmol/L。B 超示肝硬化、脾大、少量腹水。诊断为：乙型肝炎肝硬化失代偿期，慢加急性肝衰竭合并腹水，给予保肝、降酶、退黄、血浆置换、抗感染、抗病毒等治疗，病情稳定后出院。出院后坚持保肝、口服恩替卡韦分散片抗病毒治疗。于 2016 年 11 月、2017 年 6 月、2017 年 12 月复查入院，化验肝功能稳定，病毒阴性。2017 年 12 月复查腹部 MRI：肝硬化，脾大，附脐静脉开放，与 2016 年 12 月 2 日 MRI 片比较变化不大。胆囊结石，胆囊炎。胃镜检查示：胃溃疡（H$_1$ 期），非萎缩性胃炎，继续抗病毒治疗。2018 年 1 月 23 日无明显诱因出现右上腹痛，伴后背痛，无发热、恶心、呕吐等不适。同时发现肤黄，1 月 26 日去外院住院，化验肝功能：ALT 85U/L，AST 69U/L，TBIL 264.5μmol/L，DBIL 215μmol/L，GGT 322U/L，ALP 266U/L。腹部超声：肝硬化，胆囊多发结石并胆囊炎，胆总管上段扩张，考虑中下段结石梗阻可能，脾大。腹部 CT 平扫：肝硬化、脾大、门静脉高压、胆总管结石、胆囊结石、胆囊炎，胆总管扩张、肝内胆管扩张。给予保肝、退黄、头孢哌酮/舒巴坦抗感染治疗，疼痛有所好转。为进一步诊治再次来我院，门诊以"乙型肝炎肝硬化失代偿期、胆管结石"收入我科。

2. 家族史　父亲为乙型肝炎患者，否认其他传染病病史，外伤、手术史，否认药物、食物过敏史，预防接种史不详。

3. 个人史　已婚，生于原籍，无疫水、疫源接触史，吸烟 10 余年，平均每天约 40 支，已戒除。间断少量饮酒。无冶游史。

4. 查体　体温 37.1℃，脉搏 82 次/分，呼吸 18 次/分，血压 118/82mmHg，营养中等，步入病房，自动体位，查体合作。神志清楚，精神尚可，应答切题，定向力、记忆力、计算力正常。面色晦暗，皮肤、巩膜重度黄染，未见瘀点、瘀斑，肝掌阳性，未见蜘蛛痣。全身浅表淋巴结未扪及增大。心、肺未见异常。腹部平，未见腹壁静脉曲张，全腹软，无压痛、反跳痛，肝右肋下未触及，剑突下未触及，墨菲征阳性，脾左肋下未触及，肝上界位于右锁骨中线第 5 肋间，肝、脾、双肾区无叩痛，移动性浊音阴性，双下肢无水肿。生理反射存在，病理征未引出。扑翼样震颤阴性。

5. 初步诊断　①乙型肝炎肝硬化失代偿期；②梗阻性黄疸；③胆囊结石；④胆管结石；⑤胆囊炎。

（二）入院诊治第一阶段——内科治疗

2018 年 2 月 4 日，入院化验：WBC 6.82×10^9/L，中性粒细胞百分比 75.01%（↑），Hb 123g/L（↓），PLT 158×10^9/L，血氨 39.5μmol/L（↑），活动度 83.7%，国际标准化比值 1.04，丙氨酸氨基转移酶 23U/L，白蛋白 31g/L（↓），肌酐 85μmol/L，胆碱酯酶 4349U/L（↓），结合胆红素 350.5μmol/L（↑），三酰甘油 2.06mmol/L（↑），天冬氨酸氨基转移酶 46U/L（↑），碱性磷酸酶 404U/L（↑），γ- 谷氨酰基转移酶 135U/L（↑），总胆红素 500.2μmol/L（↑），免疫球蛋白 G16.62g/L（↑），HBsAg 阳性，甲胎蛋白（电化学发光）4.56ng/ml，HBV-DNA（cobas）< 20U/ml。超声检查提示：肝硬化、脾大；肝内多发稍低回声结节；肝内外胆管扩张；胆囊多发结石、胆囊继发改变；脾静脉扩张。X 线胸片：双肺未见明确病变。CT 检查提示：与 2017 年 11 月 17 日 MRI 片比较，胆总管下段结石，肝内外胆管扩张；胆囊结石，胆囊炎，必要时 MRCP 检查。肝硬化，脾大，附脐静脉开放，肝门及腹膜后多发淋巴结较前变化不大。

上级医师查房指出：患者黄疸升高以直接胆红素升高为主，ALP、GGT 升高，影像学提示胆总管下段结石，目前诊断梗阻性黄疸（胆管结石、胆囊结石）明确，继续目前保肝、退黄、抗感染治疗，指示请肝胆外科协助诊治。外科会诊意见示：建议行腹腔镜下探查取石 + 胆囊切除术。

（三）入院诊治第二阶段——外科手术

1. 2018 年 2 月 5 日　患者转我院肝胆外科继续诊治。

2. 2018 年 2 月 6 日　患者转入我科后诉尿黄，进食良好。查体：生命体征稳定，心、肺听诊未闻及明确异常，腹部无明显压痛、反跳痛。复查血常规：血红蛋白 119g/L（↓），中性粒细胞百分比 75.4%（↑），血小板 178×10^9/L，红细胞 3.76×10^{12}/L（↓），白细胞 6.57×10^9/L；肝功能：总蛋白 52g/L（↓），丙氨酸氨基转移酶 19U/L，天冬氨酸氨基转移酶 52U/L（↑），白蛋白 28g/L（↓），总胆红素 517.4μmol/L（↑），活动度 70.4%。

上级医师查房指出：①患者胆囊结石、胆总管结石诊断明确，目前肝功能 Child 分级为 B 级，给予完善心、肺功能检查，评估手术风险。②患者肝硬化重，既往有肝衰竭病史，本次行手术治疗可能出现进行性肝衰竭、肝性脑病等，向患者及其家属交代病情及预后。③暂给予患者保肝、退黄对症治疗，嘱患者合理饮食。④患者在肝衰竭科查甲状腺功能异常，完善甲状腺彩色多普勒超声检查并抽血化验抗甲状腺自身抗体，必要时请内分泌科会诊。遵医嘱执行。

3. 2018 年 2 月 7 日　甲状腺彩色多普勒超声：甲状腺实质回声欠均匀（建议结合甲状腺功能）、甲状腺左侧叶下极背侧区囊性无回声（建议定期随访）。化验抗甲状腺抗体：抗甲状腺过氧化物酶抗体 41.12U/ml（↑），促甲状腺激素受体抗体 < 0.30U/ml，甲状腺球蛋白抗体 < 10U/ml。

上级医师查房指出：患者查蛋白仍偏低，嘱患者适当增加营养饮食，给予补充人血白蛋白保证患者胶体渗透压；完善内分泌科会诊，考虑患者诊断：甲状腺功能亢进、甲状腺结节。建议充分评估手术必要性和风险后综合决定是否手术。患者黄疸较高，联系彩色多普勒室，拟先行经皮肝穿刺胆管引流术胆道减压治疗。遵医嘱执行。

4. 2018 年 2 月 8 日　超声引导经皮经肝胆管引流术（PTCD）。引流管置入体内 20cm。手术过程顺利，患者无明显不适，安全返回病房。

5. 2018 年 2 月 11 日　患者神志清，精神可，无发热，未诉腹痛不适，查体：心、肺未见明显异常，腹部平软，昨日 PTCD 胆汁引流 1590ml。复查肝功能：总蛋白 73g/L，丙氨酸氨基转移酶 20U/L，天冬氨酸氨基转移酶 50U/L（↑），白蛋白 40g/L，总胆红素 773.2μmol/L（↑），Cl^- 85.0mmol/L（↓），Na^+ 127mmol/L（↓），K^+ 3.1mmol/L（↓）；引流胆汁送检总胆红素 102.3μmol/L（↑）。

上级医师查房指出：患者目前虽然已经放置 PTCD 管行胆道减压，但复查胆红素呈持续升高趋势，且出现低钠、低钾，告知患者及其家属相关病情，予以报病重，目前胆红素持续高值，警惕肝衰竭发生的可能性；继续给予患者保肝、退黄对症治疗，给予补钠、补钾治疗，嘱患者适当增加饮食，逐步下床活动。观察患者病情变化。遵医嘱执行。

6. 2018 年 2 月 16 日　患者今日精神状态良好，无发热，未诉腹痛不适，饮食及睡眠良好，间断排气、排便。昨日 PTCD 胆汁引流 890ml。复查白细胞 $8.04×10^9$/L；肝功能：丙氨酸氨基转移酶 28U/L，天冬氨酸氨基转移酶 57U/L（↑），白蛋白 34g/L（↓），总胆红素 713.8μmol/L（↑），Cl^- 87.6mmol/L（↓），Na^+ 133mmol/L（↓），K^+ 2.8mmol/L（↓）；胆汁总胆红素 225.7μmol/L（↑），直接胆红素 184.9μmol/L（↑）。病情平稳，继续原治疗。

7. 2018 年 2 月 20 日　病情无变化，复查血常规：白细胞 $5.8×10^9$/L；活动度 63.8%（↓）；肝功能：天冬氨酸氨基转移酶 59U/L（↑），总蛋白 54g/L（↓），丙氨酸氨基转移酶 26U/L，肌酐 103μmol/L，Na^+ 137mmol/L，白蛋白 32g/L（↓），K^+ 3.2mmol/L（↓）、结合胆红素 398.3μmol/L（↑），总胆红素 539.0μmol/L（↑），继续给予患者加强保肝、退黄对症治疗，定期监测血常规及肝功能，观察患者病情变化。

8. 2018 年 2 月 23 日　患者今日一般情况可，未诉腹痛不适，饮食量逐渐增加，睡眠良好，大、小便正常。复查肝功能：直接胆红素 382.4μmol/L（↑），总蛋白 49g/L（↓），丙氨酸氨基转移酶 25U/L，天冬氨酸氨基转移酶 61U/L（↑），白蛋白 31g/L（↓），总胆红素 482.5μmol/L（↑），活动度 68.1%。

上级医师查房后指出：患者目前病情平稳，查胆红素较前下降，凝血活动度逐渐上升，继续给予保肝、退黄对症治疗，适当补钾治疗，补充人血白蛋白，择期行手术治疗。观察患者病情变化。

9. 2018 年 2 月 25 日　术前讨论。

10. 2018 年 2 月 26 日　腹腔镜下胆囊切除、胆总管探查、胆道取石、T 管引流术。

（四）入院诊治第三阶段——术后恢复

1. 2018 年 2 月 27 日　患者术后第 1 天，精神状况良好，主诉腹部切口疼痛，可忍受，未进食，未排气、排便。查体：血压 118/70mmHg，心率 70 次/分，双肺听诊呼吸音清，未闻及明确干、湿啰音，腹部各引流管固定良好，文氏孔引流液：150ml，淡血性；T 管引流胆汁：1450ml；胃液：300ml。复查血常规：血红蛋白 92g/L（↓），中性粒细胞百分比 87.4%（↑），血小板 $135×10^9$/L，红细胞 $2.65×10^{12}$/L（↓），白细胞 $8.62×10^9$/L；肝功能：天冬氨酸氨基转移酶 64U/L（↑），总胆红素 315.6μmol/L（↑），丙氨酸氨基转移酶 28U/L，总蛋白 52g/L（↓），白蛋白 32g/L（↓），结合胆红素 262.9μmol/L（↑），肌酐 91μmol/L，Na^+ 142mmol/L，K^+ 4.9mmol/L，Cl^- 108.4mmol/L（↑）；凝血：纤维蛋白原 2.60g/L，活动度 71.6%。

上级医师查房指出：①患者目前术后第 1 天，病情平稳，监测肝功能尚可，可给予拔除胃管、导尿管；②患者肝硬化重，目前复查白蛋白仍偏低，给予补充人血白蛋白保证患者胶体渗透压；③患者目前 T 管引流通畅，嘱患者拔除胃管后可适当进少量全流食，密切关注 T 管及文氏孔引流管引流液性质，注意监测腹部超声；④监测尿量，保证出入平衡。

2. 2018 年 3 月 6 日　患者术后 1 周，患者一般情况可，无发热，未诉腹痛不适，饮食及睡眠良好，间断排气、排便。查体：心、肺未见明显异常，腹部切口敷料包扎固定好，表面干燥无渗出。腹部各引流管固定良好，文氏孔引流液逐步减少，今日 9ml，淡血性；T 管引流胆汁每日 2000～3500ml。复查血常规：血红蛋白 133g/L，中性粒细胞百分比 74.34%（↑），血小板 185×10^9/L，红细胞 3.81×10^{12}/L（↓），白细胞 16.66×10^9/L（↑）；天冬氨酸氨基转移酶 126U/L（↑），总胆红素 450.7μmol/L（↑），丙氨酸氨基转移酶 94U/L（↑），总蛋白 69g/L，白蛋白 42g/L，结合胆红素 361.3μmol/L（↑），肌酐 85μmol/L，Na^+ 127mmol/L（↓），K^+ 3.6mmol/L；活动度 68.1%。其间间断夹闭 T 管。

上级医师查房指出：间断夹闭患者 T 管后目前查胆红素较前升高，今日起不予以夹闭 T 管，T 管每日引流量仍大，引流胆汁较稀薄，嘱患者每日喝胆汁 500ml 左右，继续给予退黄、保肝、降酶对症治疗；给予生长抑素治疗抑制胆汁过度分泌；患者目前复查血 Na^+、血 K^+ 仍偏低，嘱患者适当增加进食、水，给予患者补液扩容、补钠、补钾治疗，继续观察生命体征及腹部体征变化。

3. 2018 年 3 月 13 日　患者精神状况良好，未诉腹痛不适，饮食及睡眠良好，间断排气、排便。查体：腹部切口敷料包扎固定好，表面干燥无渗出。腹部各引流管固定良好，文氏孔引流液：120ml，淡黄色；T 管引流胆汁：3220ml。复查血常规：血红蛋白 92g/L（↓），中性粒细胞百分比 79.4%（↑），血小板 143×10^9/L，红细胞 2.54×10^{12}/L（↓），白细胞 11.19×10^9/L（↑）；肝功能：天冬氨酸氨基转移酶 92U/L（↑），总胆红素 484.6μmol/L（↑），丙氨酸氨基转移酶 66U/L（↑），总蛋白 50g/L（↓），白蛋白 31g/L（↓），结合胆红素 367.5μmol/L（↑），肌酐 72μmol/L，Na^+ 132mmol/L（↓），K^+ 3.4mmol/L（↓），Cl^- 105.9mmol/L；活动度 60.8%（↓），凝血酶原时间 13.7s。

上级医师查房指出：患者目前病情平稳，但胆汁分泌量大，胆汁稀薄，化验黄疸无明显下降，考虑与肝硬化肝功能差有关，加强支持、保肝、退黄治疗。

4. 2018 年 3 月 24 日　患者今日神志清，精神可，无发热，未诉腹痛不适，饮食及睡眠良好，大、小便正常。查体：心、肺未见明显异常。腹部切口敷料包扎固定好，表面干燥无渗出。腹部各引流管固定良好，文氏孔引流液：57ml；T 管引流胆汁：2430ml。复查血常规：血红蛋白 94g/L（↓），中性粒细胞百分比 62.6%，血小板 145×10^9/L，红细胞 2.51×10^{12}/L（↓），白细胞 5.49×10^9/L；肝功能：总蛋白 53g/L（↓），丙氨酸氨基转移酶 67U/L（↑），天冬氨酸氨基转移酶 121U/L（↑），白蛋白 32g/L（↓），总胆红素 389.6μmol/L（↑），Cl^- 107.4mmol/L，Na^+ 136mmol/L，K^+ 4.1mmol/L；活动度 56.3%（↓）。

上级医师查房指出：患者肝功能差，胆汁稀薄，量大，手术后恢复不理想，请肝衰竭科会诊协助诊治。肝衰竭科会诊后同意转内科继续诊治。

（五）入院诊治第四阶段——内科治疗

1. 2018 年 3 月 27 日　转入肝衰竭一科诊治。

2. 2018 年 3 月 28 日　患者神志清，精神差，口苦，食欲差，生命体征平稳，查体同前无特殊。T 管胆汁引流液 3200ml，复查化验：血氨 67.7μmol/L（↑），乳酸 1.54mmol/L，血红蛋白 112g/L（↓），中性粒细胞百分比 64.84%，血小板 201×10^9/L，红细胞 3.03×10^{12}/L（↓），

白细胞 7.1×10^9/L，G 试验 49.8pg/ml、降钙素原 0.57ng/ml（↑），凝血酶原时间 14.6s（↑），国际标准化比值 1.28（↑），活动度 53.5%（↓），甲胎蛋白（电化学发光）15.45ng/ml（↑），γ-谷氨酰基转移酶 64U/L（↑），丙氨酸氨基转移酶 70U/L（↑），天冬氨酸氨基转移酶 147U/L（↑），直接胆红素 360.2μmol/L（↑），总胆红素 454.4μmol/L（↑），白蛋白 36g/L，胆碱酯酶 2538U/L（↓），肌酐 82μmol/L，K^+ 3.9mmol/L，Na^+ 131mmol/L（↓），淀粉酶 73U/L，葡萄糖 4.9mmol/L，Ca^{2+} 2.25mmol/L，C 反应蛋白 14.0mg/L（↑）。

上级医师查房指出：今日化验胆红素较前有所上升，不除外存在胆系感染，给予哌拉西林他唑巴坦钠抗感染治疗；患者因胆汁引流量多，目前口服胆汁促进消化及防治电解质紊乱，但影响患者的食欲，加强对病情观察。

3. 2018 年 3 月 29 日　患者神志清，精神差，口苦，食欲差，生命体征平稳，查体同前无特殊。胆汁引流每日 2800～3800ml，文氏孔引流液基本消失。复查：血氨 86.8μmol/L（↑），乳酸 1.69mmol/L，降钙素原 0.84ng/ml（↑），甲胎蛋白（电化学发光）33.82ng/ml（↑），中性粒细胞绝对值 8.28×10^9/L（↑），血红蛋白 108g/L（↓），中性粒细胞百分比 78.6%（↑），血小板 186×10^9/L，红细胞 2.97×10^{12}/L（↓），白细胞 10.52×10^9/L（↑），γ-谷氨酰基转移酶 65U/L（↑），丙氨酸氨基转移酶 98U/L（↑），天冬氨酸氨基转移酶 192U/L（↑），直接胆红素 337.5μmol/L（↑），总胆红素 423.3μmol/L（↑），白蛋白 34g/L（↓），胆碱酯酶 2447U/L（↓），肌酐 86μmol/L，K^+ 3.5mmol/L，Na^+ 116mmol/L（↓），淀粉酶 125U/L（↑），葡萄糖 14.7mmol/L（↑），总胆固醇 1.06mmol/L（↓），Ca^{2+} 2.1mmol/L，C 反应蛋白 11.7mg/L（↑），活动度 51.4%（↓），Mg^{2+} 0.97mmol/L。

上级医师查房指出：①患者每日胆汁流失量大，注意防治水、电解质紊乱，保证必要的液体及电解质输入。②目前 T 管引流液液量大。分析原因：肝硬化、腹水渗入、肠液反流均有可能，复查腹部 CT，可行亚甲蓝染色试验验证。③注意排除感染因素。遵医嘱执行。

4. 2018 年 4 月 3 日　患者神志清，精神好转，生命体征平稳，口苦，食欲差，大便色浅，T 管引流：3800ml，尿量：1290ml，摄入量：1400ml，输液量：2260ml，文氏孔引流 0ml。急查结果：总胆红素 415.6μmol/L（↑），丙氨酸氨基转移酶 121U/L（↑），直接胆红素 321.3μmol/L（↑），直接/总胆红素比值 0.77，二氧化碳结合力 19mmol/L（↓），K^+ 3.2mmol/L（↓），Cl^- 94.7mmol/L，Na^+ 123mmol/L（↓），Ca^{2+} 2.2mmol/L，Mg^{2+} 1.06mmol/L。复查 CT 提示：与 2018 年 2 月 2 日 CT 片比较，胆囊切除术后，胆道取石术后，T 管引流术后改变，请结合临床。肝硬化，脾大，附脐静脉开放，肝内散在稍低密度结节，考虑肝硬化结节，肝门及腹膜后多发淋巴结较前变化不大。昨日给予亚甲蓝口服后 T 管引流胆汁颜色未变蓝，证明无肠液反流。

上级医师查房指出：在外科曾尝试间断夹闭 T 管，但患者出现黄疸升高，也担心胆管压力增大，导致胆管损伤等。为防治电解质紊乱及帮助消化，患者每日喝胆汁约 600ml，导致患者口苦，食欲差，影响肝功能恢复，也容易导致电解质紊乱。因目前病情平稳，暂夹闭 T 管，观察大便颜色及胆汁流量及肝功能变化。夹闭 T 管时间从少到多，先餐前 30min 到餐后 30min，一日 2 次。遵医嘱执行。

5. 2018 年 4 月 6 日　患者神志清，精神好转，生命体征平稳，自诉口苦好转，食欲较前增加，大便颜色较前加深。T 管引流：1500～2500ml。查体同前无特殊。复查：血氨 65.8μmol/L（↑），降钙素原 1.1ng/ml（↑），国际标准化比值 1.35（↑），活动度 49.5%（↓），甲胎蛋白 49.28ng/ml（↑），G 试验 29pg/ml，血红蛋白 89g/L（↓），中性粒细胞百分比 73.6%（↑），血

小板 $139×10^9$/L，白细胞 $8.09×10^9$/L，丙氨酸氨基转移酶 97U/L（↑），天冬氨酸氨基转移酶 158U/L（↑），直接胆红素 274.6μmol/L（↑），白蛋白 28g/L（↓），胆碱酯酶 2025U/L（↓），总胆红素 379.1μmol/L（↑），K^+ 3.4mmol/L（↓），Na^{2+} 132mmol/L（↓），Ca^{2+} 2mmol/L（↓），C 反应蛋白 16.8mg/L（↑），Mg^{2+} 0.93mmol/L，磷 0.73mmol/L（↓）。

全科行疑难病例讨论意见：①给予夹闭 T 管减少胆汁引流量后，减少体液丢失情况，化验血 Na^+ 上升，电解质紊乱好转，患者食欲增加，口苦减轻，肝功能未见明显恶化。拟继续间断夹闭 T 管，暂保持胆汁引流量在 1000ml/d 左右。②患者化验降钙素原较前升高，但白细胞、中性粒细胞百分比较前下降，暂继续特治星抗感染，注意监测。③加强保肝、退黄、支持治疗。

6. 2018 年 4 月 11 日　患者神志清，精神好转，生命体征平稳，自诉无不适。查体同前无特殊。大便次数 2 次，色金黄，T 管引流 1010ml，尿量：1680ml。化验：血氨 70.9μmol/L（↑），降钙素原 0.43ng/ml，γ- 谷氨酰基转移酶 59U/L（↑），丙氨酸氨基转移酶 60U/L（↑），碱性磷酸酶 172U/L（↑），天冬氨酸氨基转移酶 118U/L（↑），直接胆红素 214.9μmol/L（↑），总胆红素 293μmol/L（↑），白蛋白 27g/L（↓），胆碱酯酶 1847U/L（↓），肌酐 70μmol/L，K^+ 3.4mmol/L（↓），Na^+ 136mmol/L，Ca^{2+} 2.05mmol/L（↓），C 反应蛋白 13mg/L（↑），血红蛋白 85g/L（↓），中性粒细胞百分比 69.9%，血小板 $141×10^9$/L，红细胞 $2.28×10^{12}$/L（↓），白细胞 $6.76×10^9$/L，国际标准化比值 1.36（↑），活动度 49%（↓）。腹腔内注射亚甲蓝注射液，观察 T 管引流液未见染色，说明 T 管引流液无腹水渗入，进一步证明 T 管引流液为胆汁液。目前病情好转，停用抗生素，T 管夹闭时间目前每日达 5 ～ 6h。

7. 2018 年 4 月 20 日　患者神志清，精神可，生命体征平稳，自诉无不适。查体同前无特殊。大便色黄，每日 T 管夹闭 10 ～ 15h，今日 T 管引流：390ml，尿量：1760ml，复查化验：血氨 28.6μmol/L，乳酸 1.22mmol/L，血红蛋白 89g/L（↓），血小板 $106×10^9$/L，红细胞 $2.38×10^{12}$/L（↓），白细胞 $5.41×10^9$/L，国际标准化比值 1.27（↑），活动度 54.1%（↓），降钙素原 0.24ng/ml，天冬氨酸氨基转移酶 74U/L（↑），白蛋白 28g/L（↓），胆碱酯酶 1889U/L（↓），碱性磷酸酶 161U/L（↑），直接胆红素 131.3μmol/L（↑），丙氨酸氨基转移酶 31U/L，总胆红素 159.3μmol/L（↑），肌酐 64μmol/L，K^+ 3.6mmol/L，Na^+ 139mmol/L，淀粉酶 48U/L，葡萄糖 4.1mmol/L，总胆固醇 1.58mmol/L（↓），Ca^{2+} 2.03mmol/L（↓），C 反应蛋白 8.9mg/L（↑），甲胎蛋白（电化学发光）68.01ng/ml（↑）。继续目前治疗。

8. 2018 年 4 月 31 日　今日夜班期间患者无明显诱因出现周身明显乏力不适，床旁查看患者精神状态极差，诉恶心不适，呕吐 1 次，为非喷射状、非咖啡色正常胃内容物。查体：脉搏 87 次 / 分，血压 111/76mmHg，应答切题，球结膜无水肿，皮肤、巩膜重度黄染，心、肺未见异常。腹平软，右肋下有一 T 管引流及文氏孔引流，右上腹压痛可疑，移动性浊音阴性，双下肢无水肿。急查血结果回报：血常规：中性粒细胞绝对值 $9.53×10^9$/L（↑），血红蛋白 120g/L（↓），中性粒细胞百分比 78.5%（↑），血小板 $209×10^9$/L，红细胞 $3.19×10^{12}$/L（↓），白细胞 $12.15×10^9$/L（↑），红细胞比容 32.8%（↓），肝功能：天冬氨酸氨基转移酶 210U/L（↑），γ- 谷氨酰基转移酶 78U/L（↑），总蛋白 71g/L，丙氨酸氨基转移酶 108U/L（↑），白蛋白 37g/L，胆碱酯酶 2832U/L（↓），乳酸脱氢酶 241U/L，球蛋白 33g/L，碱性磷酸酶 219U/L（↑），直接胆红素 360.6μmol/L（↑），总胆红素 485.1μmol/L（↑），肾功能：尿素 6.37mmol/L，肌酐 87μmol/L，尿酸 101μmol/L（↓），电解质：Na^+ 113mmol/L（↓），K^+ 3.4mmol/L（↓），Cl^- 82.2mmol/L（↓），凝血：活动度 51.1%（↓），国际标准化比值 1.33（↑），降钙素原 0.977ng/

ml（↑），C 反应蛋白 14.78mg/L（↑），血氨 60.1μmol/L（↑）。急查血中患者白细胞、CRP、降钙素原水平较前有所升高，考虑胆道感染，给予头孢哌酮 / 舒巴坦抗感染治疗。另外，其血 Na^+ 水平极低，结合患者乏力不适，积极补钠治疗后症状缓解。

9. 2018 年 5 月 3 日　患者神志清，精神可，无不适主诉，查体同前无特殊。复查：天冬氨酸氨基转移酶 51U/L（↑），白蛋白 27g/L（↓），胆碱酯酶 2155U/L（↓），直接胆红素 62.4μmol/L（↑），总胆红素 75.2μmol/L（↑），丙氨酸氨基转移酶 20U/L，肌酐 58μmol/L（↓），Na^+ 146mmol/L（↑），K^+ 3.4mmol/L（↓），淀粉酶 39U/L，总胆固醇 2.02mmol/L（↓），Ca^{2+} 2.06mmol/L（↓），活动度 56.3%（↓），降钙素原 0.19ng/ml，血红蛋白 96g/L（↓），中性粒细胞百分比 56.4%，血小板 121×10^9/L。T 管胆汁化验直接胆红素 126.2μmol/L（↑），总胆红素 133.5μmol/L（↑）。患者复查血胆红素下降，凝血功能稳定，胆汁引流液中胆红素明显较前升高，说明病情好转，拟拔除文氏管。

10. 2018 年 5 月 7 日　复查：γ- 谷氨酰基转移酶 51U/L（↑），丙氨酸氨基转移酶 21U/L，天冬氨酸氨基转移酶 48U/L（↑），直接胆红素 52.4μmol/L（↑），总胆红素 69.1μmol/L（↑），白蛋白 31g/L（↓），活动度 51.9%（↓），血红蛋白 100g/L（↓），血小板 116×10^9/L，白细胞 4.70×10^9/L。患者病情好转，安排出院。

11. 出院诊断　①乙型肝炎肝硬化失代偿期；②梗阻性黄疸（胆囊结石、胆管结石）；③腹腔镜下胆囊切除、胆道取石术、T 管引流术；④胆囊炎。

（六）随访

3 个月随访，患者症状基本消失，复查：γ- 谷氨酰基转移酶 51U/L（↑），丙氨酸氨基转移酶 21U/L，天冬氨酸氨基转移酶 48U/L（↑），直接胆红素 52.4μmol/L（↑），总胆红素 69.1μmol/L（↑），白蛋白 31g/L（↓），活动度 51.9%（↓），血红蛋白 100g/L（↓），血小板 116×10^9/L，白细胞 4.7×10^9/L。

【专家评述】

（一）专家 1 点评

1. 水样胆汁一般指肝胆手术后每日胆汁引流量超过 1500ml 达 3000ml 左右，胆汁稀薄呈水样。目前其产生机制还不是十分清楚，通常继发于胆道梗阻解除时。梗阻原因以中、晚期恶性肿瘤导致的进行性梗阻性黄疸为主，恶病质、肝功能分级差（Child 肝功能分级为 B 级以上）的患者容易发生。

2. 目前认为其产生机制可能是因为胆道长期梗阻，导致肝细胞因胆管压力增高受压，肝脏微循环功能障碍，肝细胞、毛细胆管内皮细胞受损肿胀，胆汁浓缩功能减退。同时，不同程度导致毛细胆管炎性水肿，细小胆管壁细胞肿胀，使毛细胆管通透性改变，一旦手术使胆道梗阻因子消除后，胆管内压力急骤降低，水肿渗出液大量由毛细胆管流出，加之术后 T 管引流，肝内胆汁低压虹吸作用很快地引出体外。另一方面，肝脏胆管张力骤然减低，血流量猛增，肝细胞功能代偿性增加，故胆汁分泌异常增多，导致大量稀薄胆汁引流出来。

（二）专家 2 点评

1. 淡黄稀薄水样胆汁于术后 3 ～ 7d 分泌达高峰，并常维持 1 ～ 2 周，才逐渐浓缩减少。大量的胆汁流失，必然导致机体的水电解质紊乱，重要脏器组织的循环灌注不足。在长期梗阻性黄疸所并发的内毒素血症、肾功能损害、营养不良及免疫抑制的病理基础上，极易导致患者肝、肾或肺衰竭死亡。这类患者一般住院时间较长。

2. 出现水样胆汁，应注意排除以下情况：① Oddi 括约肌功能不全致十二指肠液反流或 T 管短臂过长越过胆总管下段引流出胰腺甚至十二指肠液；②如果患者胆道手术未放置 T 管引流，仅留置腹腔引流管，腹腔引流管引出大量水样稀薄胆汁样液体，应排除胆汁性腹水。

3. 对于早期肝功能较差的梗阻性黄疸患者，应争取术前经十二指肠镜行胆道支撑架内引流减黄或 PTCD 引流，待肝功能好转及胆道压力缓解后再行手术取石，避免术后水样胆汁发生。

（三）专家 3 点评

1. 术后水样胆汁处理的关键是术后 7 ～ 14d，要保证胆道引流通畅，早期胆管下段水肿、引流不畅，过早闭管易发生胆瘘。术后 2 ～ 3 周可闭管，注意监测电解质，积极预防以低钠血症为主的水、电解质紊乱，加强营养支持，给予保肝治疗。

2. 水样胆汁处理注意以下几个方面：①静脉补液。输入适量的胆汁平衡液，但注意补液量遵循量出为入的原则。②水样胆汁引流量超过 3500ml/ d 时通过应用生长抑素（善宁）来抑制胃泌素、胰泌素分泌来控制胆汁的过度分泌，减少胆汁的丢失。③回纳胆汁，采用输液式点滴经十二指肠鼻导管回输肠道，速度不宜过快，否则会出现胆汁性腹泻。也可以尝试患者口服部分胆汁，但一般会造成患者口苦、恶心。胆汁回输入肠道，不但有利于水、电解质平衡的维持，还有助于恢复胆汁的肠 – 肝循环及患者的食欲，有助于食物的消化吸收、肠道黏膜的营养及保护和减少肠道细菌易位继发感染。④适时闭管。过早闭管可能出现腹胀、腹痛等反应，甚至出现胆瘘、胆汁性腹膜炎严重并发症。过晚闭管，胆汁丢失时间过长、丢失量大，不利于肝功能的恢复、肠屏障功能的保护，也可导致水、电解质严重失衡，重度酸碱紊乱的发生等。

3. 该例患者为肝衰竭后肝硬化患者，肝脏储备功能差，术后容易出现水样胆汁，肝功能一度恶化，但治疗取得了良好的作用，经验总结在于：第一，对水样胆汁的来源进行了充分的鉴别诊断，排除了肠液及腹水的反流；第二，重视水、电解质的稳定，适时补液治疗；第三，采用逐渐闭管的方法，在患者进食前到进食后 1h 闭管，并逐步延长闭管的时间，观察患者情况，慢慢实现完全闭管；第四，注重保肝支持治疗。

（海军医科大学学员　李佳奇

解放军总医院第五医学中心　游绍莉　朱震宇）

参考文献

代鸿，黄秀川，刘作金，等.2008.梗阻性黄疸术后水样胆汁的处理.重庆医学，（17）：1989–1990.

王健，蔺常瑞，周俊强，等.2007.胆总管切开引流术后水样胆汁 3 例诊治体会.局解手术学杂志，（6）：416.

夏中平，罗世云，闻久辉，等.2011.胆道术后水样胆汁 25 例临床分析.实用医学杂志，（3）：470–472.

赵劲松.2002.胆总管切开引流术后水样胆汁二例诊治体会.腹部外科，（6）：362.

病例 67　一例高黄疸患者的外科治疗

【病例诊治经过介绍】

（一）病例基本情况

患者王某，男，61岁。因"皮肤、巩膜黄染2周"于2016年3月5日入院。

1. 现病史　患者缘于2周前无明显诱因出现皮肤、巩膜黄染，伴皮肤瘙痒，无发热、腹痛、恶心、呕吐等不适，未予以重视。因近2周黄疸症状逐渐加重就诊于辽阳省某医院行腹部超声检查提示肝内外胆管扩张、化验肝功能提示总胆红素明显升高（具体不详），进一步行腹部增强CT扫描提示胆总管远端可疑占位性病变，现为进一步诊治来我院，门诊以"梗阻性黄疸"收入院。自发病以来，精神尚可，食欲正常，睡眠正常，尿呈浓茶色，大便呈陶土样，体重无明显变化。

2. 流行病学史　否认肝炎患者接触史，有输血及血制品史。

3. 既往史　10年前曾出现肝功能异常，诊断为药物性肝损害，经保肝、输血浆等治疗后痊愈，否认病毒性肝炎等传染病病史，否认高血压等病史，否认外伤史，否认手术史，有输血史，否认药物、食物过敏史，预防接种史不详。

4. 个人史　生于原籍，在原籍长大，无长期外地居住史，无疫水、疫源接触史，无放射物、毒物接触史，无有害粉尘吸入史，无吸烟史，既往曾有少量饮酒，近10年已戒除，无冶游史。

5. 婚育史　适龄结婚，配偶健康状况良好，夫妻关系和睦，育1女，健康状况良好。家族史无特殊。

6. 查体　体温37℃，脉搏76次/分，呼吸20次/分，血压114/80mmHg，发育正常，营养良好，体形匀称，自动体位，肝病面容，表情自然，神志清楚，精神好，步态正常，查体合作，语言正常，声音洪亮，对答切题。全身皮肤黏膜重度黄染，腹部平坦，腹壁静脉未见曲张，未见肠型及蠕动波。腹软，无压痛反跳痛，全腹未触及包块。肝脾肋下未触及，肝-颈静脉回流征阴性，胆囊未触及明显异常，墨菲征阴性，双肾未触及。移动性浊音阴性，肝上界位于右锁骨中线上平第5肋间，肝区叩击痛阴性，双侧肾区叩击痛阴性。肠鸣音正常，3次/分，未闻及振水音及血管杂音。

7. 初步诊断　梗阻性黄疸：胆总管下段恶性肿瘤？

（二）入院诊治第一阶段——病因诊断

2016年3月8日，入院化验：WBC $4.93×10^9$/L，N 51.6%，RBC $4.07×10^{12}$/L，Hb 122g/L，PLT $137×10^9$/L，ALT 121U/L，AST 57U/L，GGT 268U/L，ALP 321U/L，DBIL/TBIL 0.77，TBIL 234.4μmol/L，DBIL 181.6μmol/L，ALB 33g/L，CHE 4364U/L，TBA 195μmol/L，LDH 190U/L，A/G 1.27，TG 3.35mmol/L，BUN 4.2mmol/L，CK 67U/L，GLU 6.9mmol/L，PTA 99.8%，PT 10.3s，IgG 20.07g/L（↑），IgM 2.81g/L（↑），肾功能正常。甲、乙、丙、戊型肝炎病毒学标志物均阴性。3月2日于外院查腹部增强CT：低位胆道梗阻，肝内外胆管扩张及胆囊增大，梗阻位于胆总管远端，可疑占位性病变；肝门部小淋巴结影；右肺下叶轻度间质性改

变及双肺底陈旧条索影；冠状动脉分支轻度钙化。肺 CT 示双肺未见明确病变。腹部超声：肝内外胆管扩张，胆囊增大、胆囊壁毛糙，符合肝实质弥漫性损害声像图表现。心电图：窦性心律，正常心电图。腹部增强 MRI：低位胆道梗阻，胆总管及肝内外胆管扩张，考虑胆总管下段占位，胆管癌可能，建议 ERCP 进一步检查；肝实质弥漫性损害表现，肝硬化（请结合临床），脾稍大；肝内多发小斑片状强化影，考虑异常灌注。MRCP：低位胆道梗阻，胆总管及肝内外胆管扩张。

上级医师查房指出：结合目前患者病情及检查结果，考虑低位胆道梗阻（胆管癌可能），拟行手术治疗。

（三）入院诊治第二阶段——手术治疗

2016 年 3 月 16 日，行剖腹探查术、胰十二指肠切除术。

手术过程：麻醉成功后，取仰卧位，常规消毒、铺单。取上腹部反"L"形切口，长约 25cm，切开皮肤后，电刀逐层进腹。贴膜保护切口，探查未见腹水。肝脏形态正常，各叶比例尚正常，边缘锐利，质软，肝脏表面未见明显结节；胆囊肿大，张力增大，约 7cm×6cm×5cm；肝外胆管扩张，胆总管较宽处约 1.4cm；胰腺体积偏小，整体质地坚硬，活动度差，未触及明显突出肿块；肝十二指肠韧带内未见肿大淋巴结，门静脉壁软，肝动脉搏动良好；网膜及肠系膜静脉未见纡曲扩张，脾脏及胃肠胰等其他腹部脏器未探及明显异常。于胆总管前壁切开约 1cm，使用胆道镜探查，胆总管下段可见一明显狭窄段，呈外压性改变，胆管内壁光滑，未见菜花样改变。考虑胰腺疾病压迫胆管下段至梗阻性黄疸可能性大，于胰腺头颈部取组织 2 块及胰体部穿刺组织 1 条送术中冷冻病理，其中块状组织病理回报少许纤维脂肪组织未见肿瘤组织，穿刺条状组织结果提示纤维组织及大量炎症细胞，少数细胞不典型，仅见一个大致正常腺管。因不能完全除外恶性病变，于术中反复向患者家属交代探查情况及冷冻病理检查结果后，患者家属同意继续行胰十二指肠切除。

（四）入院诊治第三阶段——术后恢复及明确诊断

1. 患者术后恢复情况良好，于 2016 年 4 月 3 日出院，共住院 29d。一般情况良好，无不适，饮食、睡眠正常，腹部查体无特殊，带有胰管支架管及空肠造瘘管。术后送血检查 IgG_4 185mg/dl。

2. 病理结果提示：（部分胰）胰腺组织间质及胆总管大量炎症细胞、多量浆细胞浸润，纤维组织增生；胰腺导管黏膜上皮细胞部分脱落，腺体不规则排列，胰岛增大呈筛网状及腺样排列；未见明确神经受侵现象。考虑 IgG_4 相关性胰腺炎及胆总管炎，伴胰岛增生，胰腺周围淋巴结慢性炎症。免疫组化显示：$IgG_4 > 20\%$，$IgG > 20\%$，CA19-9（-），CD10（腺腔+），CD34（血管+），CDX-2（腺体核+），CEA（-），CK19（+），CK7（散+），CgA（+），E-cadherin（+），EGFR（+），EMA（+），Her-2（+），Muc-2（+），Muc-5AC（散+），Muc-6（+），P53（-），LCA（淋巴细胞+），S-100（散+），CK-P（+），Syn（胰岛+）。病理图详见图 67-1。

3. 明确临床诊断：IgG_4 相关性胰腺炎、胆管炎。

（五）随访

2016 年 7 月入院复查：WBC 3.75×10^9/L，Hb 112g/L，PLT 119×10^9/L，ALT 74U/L，AST 47U/L，TBIL 104μmol/L，DBIL 86μmol/L。

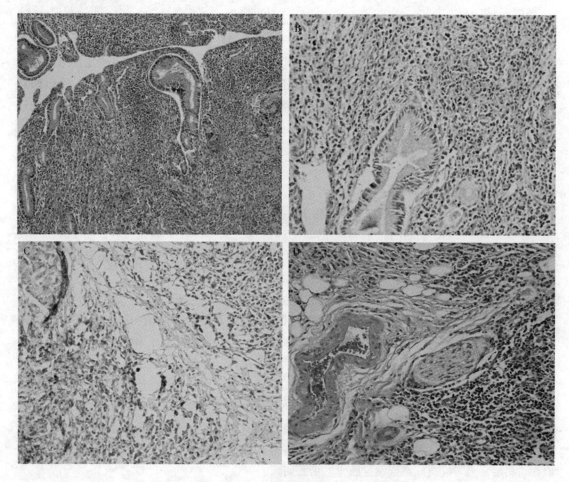

图 67-1 胰腺组织病理

【专家评述】

（一）专家 1 点评

IgG$_4$ 相关性疾病（IgG$_4$-related disease，IgG$_4$-RD）的概念首次由日本学者引入，后逐渐被医学界广泛认可，并于 2010 年被正式命名。这类免疫性疾病是一种与 IgG$_4$ 相关、累及多器官或组织的慢性进行性全身性炎症性疾病，其中肝、胆、胰腺是 IgG$_4$ 相关性疾病最常累及的器官，包括 IgG$_4$ 相关自身免疫性胰腺炎（IgG$_4$ associated-autoimmune pancreatitis，IgG$_4$-AIP）、IgG$_4$ 相关硬化性胆管炎（IgG$_4$-sclerosing cholangitis，IgG$_4$-SC）及 IgG$_4$ 相关自身免疫性肝炎（IgG$_4$-associated autoimmune hepatitis，IgG$_4$-AIH），其主要病理学特征为淋巴浆细胞性炎症及大量 IgG$_4$ 阳性浆细胞浸润，此类疾病可类似恶性疾病及各种原发性疾病。

IgG$_4$-AIP 患者多集中在 50 岁以上的老年男性，是一种慢性纤维炎症性疾病，主要表现为阻塞性、波动性黄疸，胰腺弥漫性或局限性肿大，主胰管不规则性狭窄。目前国际上 IgG$_4$-AIP 的标准是满足以下主要组织学特点即可确诊：①弥漫性密集淋巴浆细胞浸润；②纤维化，形成席纹状；③闭塞性静脉炎。很多时候临床上还以 IgG$_4$/IgG 阳性浆细胞数比例值 > 50％ 来确定 IgG$_4$-RD 的诊断。基于血清 IgG$_4$ 检测的方便性，国际上将血清 IgG$_4$ 检测尤其是那些获得病理学组织较困难的患者作为非常重要的辅助指标，并将 IgG_4 水平 > 1350mg/L 作为参考标准。但是血清 IgG_4 对于诊断 IgG_4-RD 的特异性和敏感性具体是多少，正常参考值是否存在人种差异，国际上缺乏相关报道。

本例患者胰腺组织学检查可见到浆细胞浸润及纤维化，符合病理诊断标准，且血清中 IgG_4 明显升高，因此 IgG_4-AIP 诊断明确。

（二）专家 2 点评

超过 45％的 IgG_4-AIP 患者受累器官并不局限于胰腺，其中最常见的是胆道，可见肝内和肝外胆道狭窄，并引起梗阻性黄疸，因此有学者建议将这类疾病命名为 IgG_4 相关硬化性胆管炎（IgG_4-SC）。IgG_4-SC 的临床表现、生化和胆道造影表现与胰腺癌和胆管癌类似，所以特别容易误诊。而这些疾病仅凭胆管影像学特征来进行鉴别诊断是非常困难的，因此，有关 IgG_4-SC 的新的临床诊断标准于 2012 年做出相关规定：①典型的胆道成像结果；②血清 IgG_4 水平的增高；③其他 IgG_4 相关疾病的存在；④典型的组织病理学特征。另外，激素治疗的有效性可作为一个可选择的额外诊断标准来证实 IgG_4-SC 诊断的准确性。

本例患者就是以梗阻性黄疸为主要临床表现就诊，在术前多个影像学检查结果也均支持梗阻性黄疸（胆管癌可能性大），并没有发现胰腺特殊表现而进行了手术。在术中没有见到恶性病变，却发现胰腺体积和质地有明显变化，行病理检查才最终明确诊断，但患者已经接受了不必要的手术治疗，给其经济和思想上都带来了一定的负担。因此，提示临床医师，如果有类似梗阻性黄疸患者，需要注意患者有无胰腺和胆道同时受累的表现，有无肿瘤标志物阳性，必要时行 IgG_4 检查，做好鉴别诊断，避免误诊。

（三）专家 3 点评

IgG_4-RD 的治疗依赖于糖皮质激素，它是非常有效的。通常在 2 周内临床症状、影像学及血清学指标会明显好转，被认为是本病的首选治疗方法。

1. IgG_4-AIP 患者 90％对激素治疗敏感，通常在 2 周内临床症状、影像学及血清学异常明显好转，还可以改善胰腺外病变，被公认为本病的首选治疗方法。但目前激素治疗的初始用量及维持期限缺乏共识，这有待于更多的循证医学证据。临床上一般应用口服泼尼松 30 ～ 40 g/d 或 0.6mg/（kg·d），起始用量治疗 2 ～ 4 周后，根据临床症状、实验室检查及影像学表现逐渐减量，以每 1 ～ 2 周减少 5mg 为宜，再根据临床表现应用 5mg/d 维持或停药。停药指征：临床症状消失，胰腺 CT 显示胰腺形态、密度正常，血清 IgG_4 正常，胰腺外病变消失。一项多中心大样本研究显示，激素治疗可使 99％的 IgG_4-AIP 患者获得临床缓解，但激素减量或停药后病情复发率达 30％～ 50％。

2. 当然也有一些患者无任何治疗可以自行缓解，本例明确诊断后，曾向患者及其家属交代激素治疗相关事宜，但家属考虑到患者年龄及激素副作用，最终选择应用熊去氧胆酸及保肝治疗，肝功能在随访阶段稳定，也提示有部分 IgG_4 相关性疾病可暂时不应用激素治疗，但到目前为止，有关 IgG_4 相关性疾病自然进程及治疗预后的报道太少，还需要更多的临床研究，从而提高对本病的诊断及治疗水平。

（解放军总医院第五医学中心　金吉春　朱震宇　刘振文）

参考文献

李萍，李永哲. 2014. IgG$_4$ 相关肝胆疾病诊疗进展. 临床肝胆病杂志，30（5）：396-398.

杨丽，杨长青. 2018. IgG$_4$ 相关肝胆胰疾病的发病机制和诊疗研究进展. 胃肠病学，23（5）：277-282.

Culver EL, Sadler R, Simpson D, et al. 2016. Elevated Serum IgG4 Levels in Diagnosis, Treatment Response, Organ Involvement, and Relapse in a Prospective IgG4- Related Disease UK Cohort. Am J Gastroenterol, 111（5）：733-743.

Kamisawa T, Okamoto A. 2006. Autoimmune pancreatitis：proposal of IgG4-related sclerosing disease. J Gastroenterol, 41（7）：613-625.

Khosroshahi A, Wallace ZS, Crowe JL, et al. 2015. International Consensus Guidance Statement on the Management and Treatment of IgG$_4$-Related Disease. Arthritis Rheumatol, 67（7）：1688-1699.

Stone JH, Zen Y, Deshpande V. 2012. IgG4-related disease. N Engl J Med, 366（6）：539-551.

病例 68　意识障碍伴黄疸一例

【病例诊治经过介绍】

（一）病例基本情况

患者刘某，男，18 岁。主因"意识不清 4d 伴黄疸加重 1d"于 2011 年 7 月 4 日入院。

1. 现病史　患者于 2011 年 6 月 27 日因反复咽痛、发热 3d 自服"双氯芬酸钠芬必得"就诊当地医院耳鼻喉科，明确诊断双侧扁桃体肿大，于次日行双侧扁桃体摘除术，术后无异常，其间监测 TBIL 77.2μmol/L，TC 3.9mmol/L，LDL 2.27mmol/L，PTA 88%，ALT 23.4U/L。术后第 4 天（2011 年 7 月 1 日）清晨被发现意识模糊、睡眠增多，下午出现意识不清，呼之不应，非喷射状呕吐 4～5 次，吐出胃内容物，无发热或四肢抽搐，查体神经系统无阳性体征，当地医院予 20% 甘露醇降颅内压、补液，效果不明显。术后第 5 天（2011 年 7 月 2 日）当地医院检查发现双侧 Babinski 征阳性，腰椎穿刺（甘露醇脱水后）脑脊液外观清亮，压力 78mmH$_2$O，脑脊液常规、生化未发现异常，头颅增强 MRI 未见明显异常。术后第 6 天（2011 年 7 月 3 日）开始出现尿失禁伴皮肤黄染明显，监测 TBIL 升高至 88μmol/L，BLA 升高至 221μg/dl，为进一步诊治，以"意识障碍原因待查"收入我院神经内科。

2. 既往史　双侧扁桃体肿大伴反复咽痛 10 余年。

3. 家族史　否认家族中有遗传病、传染病、特殊疾病病史。

4. 入院体格检查　体温 36 ℃，血压 110/70 mmHg，心率 76 次 / 分，律齐，各瓣膜听诊区未闻及病理性杂音。双肺呼吸音清，未闻及明显干、湿啰音，腹软，无包块，肝、脾未触及，肠鸣音正常。双下肢无水肿。我院神经内科专科查体：浅昏迷，GCS 评分 6 分。双侧瞳孔等大等圆，直径约 3 mm，对光反应灵敏，双眼球居中，可见水平浮动，压眶有痛苦表情。其余脑神经相关查体不配合。四肢偶有无目的活动，上、下肢肌力 II 级以上，四肢肌张力低，四肢腱反射低，双侧 Babinski 征阳性，颈软无抵抗。

5. 入院后化验 （7 月 4 日，我院）TBIL 88μmol/L，TC 2.74 mmol/L，LDL 1.73mmol/L，BLA 221μg/dl，PTA 71.3%，PT 14.2s，ALT 23.6U/L。

6. 初步诊断　①意识障碍原因待查；②黄疸原因待查。

（二）入院诊治第一阶段——神经内科诊治

2011 年 7 月 5 日，入院后化验检查：TBIL145.2μmol/L，IBIL 135.2μmol/L，TC 3mmol/L，LDL 2.01 mmol/L，BLA 130μg/dl，PTA 62%，PT 14.6s，ALT 45 U/L；肝炎病毒学检验均为阴性；结核抗体阴性、血乳酸正常。辅助检查：胸部 X 线片、心电图、消化超声、泌尿超声、心脏超声均未见明显异常。（7 月 6 日）脑电图提示（用地西泮后），有时可见 δ 波，以额部为主，各导联少量节律 β 波，未见病理性癫痫波。头颅 MRI 未见明显异常。腹部 CT 未见明显异常。

入院后降颅内压、补液、补充维生素等药物治疗，地塞米松 10mg 入壶，7 月 5 日患者一度意识恢复。鉴于上述检查情况，上级医师查房指示：该病例为罕见病例，与神经内科常见意识障碍病因不符合，尤其患者持续出现黄疸升高，注意请肝病科专科会诊以协助诊治。

（三）病情发展第二阶段——肝病科诊治

1. 2011 年 7 月 6 日　上午 10 时左右出现谵妄，多次给予地西泮静脉推注后症状有所控制，但仍间断反复波动。7 月 7 日中午患者突然出现抽搐伴喉头痉挛，即行气管插管，球囊辅助呼吸，加大甘露醇用量，并给予精氨酸、门冬氨酸鸟氨酸脱氨、还原型谷胱甘肽保肝等对症治疗，生命体征控制尚可。

2. 2011 年 7 月 7 日　肝穿刺病理检查结果回报：肝细胞可见散在脂肪变性，考虑瑞氏综合征。7 月 7 日监测生化：血清 TBIL 129μmol/L，IBIL 122μmol/L，BLA 500μg/dl，PTA 47%，PT 17.5s，ALT 46U/L。神经内科急请我科会诊，经过全面评估，考虑预后不佳，建议继续加强保肝、退黄等对症支持，同时建议神经内科加强专科治疗与护理。7 月 8 日凌晨呈癫痫全面持续状态，反复静脉推注苯二氮䓬类（氯硝西泮等）效果不显，转 ICU 进一步生命支持。

（四）病情发展第三阶段——ICU 诊治

1. 2011 年 7 月 9 日　入 ICU 后，给予呼吸机辅助呼吸下静脉推注中枢镇静药、肌松药、麻醉药等，癫痫发作基本控制，但意识障碍不恢复，并出现尿崩，血压偏低，多巴胺持续静脉滴注维持血压。血清 TBIL 170μmol/L，IBIL 153μmol/L，BLA 311μg/dl，PT 16.8s，ALT 50U/L。

2. 2011 年 7 月 10 日　神经系统全部反射均消失，双侧瞳孔不等大，右∶左为 5mm∶4mm，自主呼吸消失。

3. 2011 年 7 月 11 日　血清 TBIL 178.4μmol/L，IBIL 163μmol/L，BLA 956μg/dl，PTA 35%，PT 21.7s，ALT 73U/L。

4. 2011 年 7 月 13 日　血清 TBIL 97.8μmol/L，IBIL 78μmol/L，BLA 1000μg/dl，ALT 117U/L。

5. 2011 年 7 月 14 日　血清 TBIL 70.6μmol/L，IBIL 45μmol/L，BLA 1000μg/dl，ALT 120U/L。

6. 2011 年 7 月 15 日　血清 TBIL 44.4μmol/L，IBIL 32μmol/L，BLA 1000μg/dl，ALT 177U/L。患者出现呕血，于 18∶30 患者心搏停止、血压测不出，临床死亡。

7. 最后诊断　瑞氏综合征。

【专家评述】

（一）专家 1 点评

1. 瑞氏综合征（Reye syndrome，RS）：是由脏器脂肪浸润所引起的以脑水肿和肝功能障碍为特征的一组症候群，又称脑病合并内脏脂肪变性综合征。1963 年，由 Reye 首先报道，多发生在 6 个月～15 岁的幼儿或儿童，平均年龄 6 岁，成人发病罕见。Reye 综合征常发生于某些急性病毒性传染病以后，目前病因尚不明确，但普遍认为下列因素与 Reye 综合征发病有关，如病毒感染（如流感病毒 A、B 和水痘病毒）、外源性毒素（如黄曲霉素）、水杨酸盐、内在代谢缺陷等，各因素或单独存在或相互协同加重病情进展。发病机制推测为上述发病因素使全身器官特别是脑和肝脏细胞内线粒体受损、活性降低和酶缺陷诱发各种代谢紊乱，进而导致血氨、游离脂肪酸增加，内脏脂肪变性，最终导致脑、心、肝和肾等重要器官发生损害。从 1974—1984 年，在美国每年有 200～550 例小儿患 Reye 综合征，但近年来已很少见，每年不足 20 例，发病年龄一般多在 18 岁以下。我国自 1973 年以来迄今已报道 200 余例，其中约 100 例经尸检证实。与欧美 RS 的临床特点不同，国内报道的病例不一定有病毒感染病史，与阿司匹林也无明显相关，但流感患者服用水杨酸盐导致 Reye 综合征发生的危险性增至 35 倍。

2. 本病的严重程度有明显的个体差异，但一般表现为 2 个阶段：开始常为病毒感染，一般为上呼吸道感染，随后约在第 6 天出现顽固性恶心、呕吐和突发性意识障碍。神志改变可从轻度健忘、嗜睡，到间歇性定向障碍、焦虑，并迅速进入深昏迷状态。表现为进行性反应低下、去皮质和去大脑强直状态、惊厥、肌肉松弛、瞳孔散大固定和呼吸停止，常无局灶神经体征。本病例发病前曾出现发热，有服用双氯芬酸钠、芬必得史。40% Reye 综合征患者肝大，但无黄疸。而本病例发病时黄疸较高，且表现为间接胆红素升高为主，与大多文献报道不一致。本病例表现为昏迷伴高黄疸及凝血功能障碍，极易与急性肝衰竭所致肝性脑病混淆导致误诊及误治。但急性肝衰竭通常转氨酶升高明显，黄疸上升迅速，血氨可不高，肝功能呈进行性恶化，肝浊音界缩小。而 Reye 综合征伴高黄疸者转氨酶仅轻、中度升高，胆红素虽可超过 171μmol/L，但一般 < 300μmol/L 且无动态上升，血氨多升高，昏迷可突然好转或迅速发生脑疝死亡，黄疸及凝血功能障碍可恢复正常，肝浊音界可增大、质地略韧，肝活检电镜检查可明确诊断。本病例胆红素升高以间接胆红素升高为主，考虑可能原因有：葡萄糖醛酸转移酶缺乏；胆红素形成超过肝脏摄取、结合、排泄能力。因起病时即有黄疸，且病情进展迅速，未能争取到时间检查明确，比较遗憾。

（二）专家 2 点评

1. 该病的诊断及鉴别诊断：任何表现为急性脑病和顽固性呕吐伴肝功能异常的患者（在排除重金属和毒素中毒外）都应怀疑到 Reye 综合征。肝组织活检能明确诊断，因而对散发病例和幼儿患者特别有用。根据典型病史、临床表现和相应的实验室检查所见可以做出临床诊断。实验室检查有肝功能转氨酶增高，血胆红素异常，血氨浓度升高，凝血酶原时间延长。脑脊液检查可见颅内压升高。

诊断主要依据为：①急性脑损害。表现为颅内压增高、意识改变及其他中枢和周围性神经损害，而脑脊液常规、生化多正常。②肝损害。表现为 ALT、AST、乳酸脱氢酶及血氨升高，可无黄疸。③高热、白细胞和中性粒细胞升高。④影像学表现。CT 或 MRI 出现脑肿胀或脑积水，肝脏 B 超为脂肪变性。⑤对肝损害无其他合理解释。这些依据均无特异性。诊断的金标准为肝活检的电镜检查。肝组织标本冷冻切片经染色，在光学显微镜下可见整个肝小叶胞质呈均一的泡沫状脂肪浸润。肝标本的电镜观察可见线粒体受损，其程度依临床病情而异，但一般均有糖原消耗，光面内质网增生，过氧化物酶体损伤和线粒体基质肿胀。肝脏组织学异常一般需要 8 ～ 12 周才能恢复。中枢神经系统变化无特异性，常有脑水肿、脑回变平、脑白质肿胀、脑室受压。镜下可见神经和血管周围有清楚的间隙伴有星形细胞肿胀。

2. 本例患者临床表现为脑损害、肝损害、肺损害，并有影像学、病理支持，且排除了颅内感染、中毒和肝炎等疾病，可确诊为 Reye 综合征。但本例肝脏病理为普通常规染色，未行冷冻切片及特殊染色，故病理表现尚不够典型，如果行电镜观察则更有助于诊断。本病例血氨持续明显增高，导致昏迷，考虑原因：肝细胞内鸟氨酸转氨甲酰酶和氨甲酰磷酸合成酶减少，使尿素循环中断，引起血氨增高。鉴别诊断包括其他原因引起昏迷和肝功能异常，例如脓毒血症、超高热（尤其是婴儿）；水杨酸或其他药物或毒物引起的急性脑病，病毒性脑炎或脑膜脑炎和急性肝炎等。肝脏活检在光镜下发现与 Reye 综合征相似病理改变的有妊娠期特发性脂肪变性和四环素肝脏中毒。并发症有水和电解质紊乱、尿崩症、抗利尿激素分泌异常综合征、低血压、心律失常、出血倾向（尤其是胃肠道出血）、胰腺炎、呼吸功能不全及吸入性肺炎等，本病例大多数并发症均出现。

（三）专家 3 点评

1.该病的治疗及预后：早期诊断和及时给予加强支持性护理是治疗的关键；对进展快的或晚期患者积极支持更为重要；观察患者神经、电解质代谢、心血管、呼吸和液体平衡变化；监测血气、血 pH 和血压，气管插管及控制呼吸均为常用措施。保持水、电解质平衡静脉输注含葡萄糖的电解质溶液；降低颅内压甘露醇地塞米松或甘油、换血疗法，血液透析，以苯巴比妥诱导深昏迷；改善凝血补充维生素 K、新鲜血浆；纠正肝性脑病导泻药及肠道不吸收的抗生素、降氨药物。Reye 综合征的预后取决于昏迷的严重程度和进展速度、颅内压增高和血氨增高的程度。通过早期治疗可使病情改善或阻止病情进一步恶化。若有惊厥、弛缓性瘫痪，呼吸暂停等，病死率极高。本病死亡率高，为 30%～100%，存活者预后良好，复发者罕见。神经系统后遗症（如智能迟缓、癫痫、脑神经瘫痪、运动障碍）在那些住院期间发生痉挛或者大脑强直的患者中发生率高达 30%。预防主要是在病毒感染期间不用或少用阿司匹林，我国现将布洛芬和对乙酰氨基酚作为儿童常规解热药，可能有助于减少本病的发生。

2.该患者的首发症状以神经系统表现在前，但经过多学科会诊，且详细询问病史及一系列检查并进行了积极病理检查，使该患者的诊断得以明确，能够结合患者症状并进行多学科联合会诊，对明确诊断起到了很好的作用。由于起病急，病情进展快，给诊断、治疗带来较大难度。治疗措施上如果及时人工肝治疗可能对病情能起到延缓作用，为后续治疗带来时机，可能会改善预后。

（陆军总医院全军肝病中心　任永强　韩聚强　王　帅）

参考文献

Gosalakkal JA, Kamoji V. 2008. Reye Syndrome and Reye-like Syndrome. Pediatr Neuro, 39: 198-200.

Ioi H, Kawaschima H, Nishimata S, et al. 2006. A case of Reye syndrome with rotavirus infection accompanied with high cytokines. J Infect, 52: 124-128.

Karsten Schör.2007. Aspirin and Reye Syndrome. Pediatr Drugs, 9（3）: 195-204.

Mizuguchi M. 2006. Influenza encephalopathy and Reye's syndrome. Nippon Naika Gakkai Zasshi, 95（5）: 1263-1267.

Tihista Jimenez JA, Guergue Irazabal JM, Manrique Celada M. 2002. Refractory epilepsy status in Reye's syndrome in an adult: A case report. Rev Neurol, 35（6）: 528-530.

Wen Y, Guo L, Liu P. 2007. Reye syndrome diagnosis and treatment of 5 cases discussion with display jaundice increase. Clinnical Misdiagnosis and Mistherapy, 3（3）: 45-46.

Yao DF, Huang F. 2005. Mechanisms of liver and brain damnification in Reye's syndrome. Chin J Gastroenterol Hepatol, 6（3）: 324-327.

病例 69　肝脾大、身材矮小一例

【病例诊治经过介绍】

（一）病例基本情况

患者虎某，女，16 岁。主因"发现脾大 14 年，间断腹痛 23d"于 2016 年 4 月 7 日入院。

1. 现病史　患者缘于 14 年前查体发现脾大，肝大不明显，无明显不适，未进一步诊治。2016 年 3 月 15 日无明显诱因出现间断腹痛，伴腹胀、恶心、呕吐 1 次，排稀水样便 2 次，无发热。在河南襄城县某医院行腹部彩色多普勒超声检查：右下腹肠管扩张、腹水、肝体积增大、脾增大。遂于 2016 年 3 月 17 日到河南省某医院住院诊治，查血常规：WBC $5.36×10^9$/L，N 65.1%，Hb 124g/L，PLT $114×10^9$/L。尿常规：尿蛋白、尿胆原、尿胆红素均阳性，余正常。大便常规正常。PT 13.4s，PTA 94.5%。肝功能：ALB 46U/L，GLO 27U/L，BIL 48.4/9.3μmol/L，ALT 114U/L，AST 132U/L，ALP 173U/L，GGT 57U/L，TBA 12.1μmol/L，CHE 6700U/L。甲、乙、丙、丁、戊、庚型肝炎病毒均阴性，CMV、EBV、风疹病毒、柯萨奇病毒、单纯疱疹病毒 IgM 均阴性。红细胞沉降率 14mm/h，免疫球蛋白、补体正常，自身抗体谱阴性。肿瘤标志物无异常。铜蓝蛋白 0.1g/L。超声检查"三尖瓣轻度反流；肝体积大并回声致密增强，脾大，脾静脉增宽；右侧卵巢内囊性回声"。3 月 24 日下腔静脉及肝静脉 MRI 检查怀疑布加综合征，于 3 月 30 日行下腔静脉造影提示下腔静脉血流通畅，但肝脏尾叶压迫下腔静脉，正位显示血流稍狭窄，侧位显示造影剂入右心房顺利，测下腔静脉压力 15cmH_2O。3 月 31 日腹部 CT：肝脾大，脂肪肝，胆囊内沉积物，左肾实质片状高密度影，钙化可能。经保肝及对症治疗 16d，腹痛缓解，肝脾大原因仍不能明确，故于 4 月 7 日来我院以"肝脾大原因待查"收入我科。患者间断鼻出血，近 2 年较频繁，无牙龈出血。此次发病以来精神、食欲可，睡眠正常，轻度尿黄，大便正常，体重无明显变化。

2. 流行病学史　父亲为乙型肝炎病毒携带者，生活在一起，密切接触。无输血及血制品应用史。发病前 3 个月内无不洁饮食史。

3. 既往史　否认结核等其他传染病病史，否认其他慢性病病史，否认外伤和手术史，否认药物和食物过敏史，预防接种史不详。

4. 个人史　生长于原籍，无血吸虫病疫水接触史，无放射物、毒物接触史，否认不良嗜好。月经史：$13\dfrac{4\sim5}{28\sim30}$ 2016-03-25，无痛经史。

5. 家族史　父亲为乙型肝炎病毒携带者，母亲和一个姐姐体健，否认家族中遗传病病史。

6. 查体　体温 36.8℃，脉搏 86 次 / 分，呼吸 20 次 / 分，血压 133/84mmHg，体重：46kg，身高 150cm，身材矮小，身高低于正常儿童平均身高的第二百分位数。营养中等，神志清楚，精神可，智力正常，无特殊面容。全身未见皮疹，巩膜无黄染，肝掌阴性，未见蜘蛛痣，全身浅表淋巴结未触及。心、肺查体无异常。腹部饱满，无压痛、反跳痛，肝右肋下约 3cm，剑突下约 4cm，质中，表面光滑，无触痛，脾左肋下平脐，质中，表面光滑，无触痛。墨菲征阴性，肝脾区无叩击痛，肺肝界位于右锁骨中线第 5 肋间，移动性浊音阴性，肠鸣音正常，双下肢无水肿。神经系统检查无阳性体征。

7. *初步诊断* 肝脾大、身材矮小原因待查：遗传代谢性疾病？

（二）入院诊治第一阶段——病因诊断

1. 2016 年 4 月 9 日 入院后查：血常规、尿常规、大便常规正常；凝血功能：PT 11.9s，PTA 77.9%，INR 1.04；肝功能：ALT 70U/L，AST 110U/L，ALP 180U/L，GGT 56U/L，TBIL 21.9μmol/L，DBIL 7.8μmol/L，TBA 18μmol/L，ALB 41g/L，GLO 23g/L，CHE 5179U/L；肾功能、血糖、电解质均正常；TC 5.30mmol/L，TG 3.02mmol/L，HDL-C 0.41mmol/L，LDL-C 4.25mmol/L；BLA 14.4μmol/L，LA 1.36mmol/L；AFP 1.89ng/ml，铜蓝蛋白 0.16g/L，α_1- 抗胰蛋白酶 4.61g/L；免疫球蛋白、血清蛋白电泳均正常；补体 C3 0.93g/L，补体 C4 0.14g/L，总补体 18U/ml；ESR 5mm/h，CRP 1.0mg/L，RHF 20U/ml，ASO 71U/ml；自身抗体五项、抗中性粒细胞胞浆抗体、自身免疫性肝病确诊试验、抗核抗体谱均阴性；淋巴细胞亚群正常；甲状腺功能、抗甲状腺自身抗体均正常；乙肝五项：抗 -HBs 阳性，余均阴性；抗 -HCV、抗 -HIV、TPHA 均阴性；心电图：窦性心律不齐。X 线胸片：双肺纹理增多，请结合临床；左肺细索条，考虑陈旧病变。腹部彩色多普勒超声：肝脾大（肝脏增大，形态饱满。脾脏肋间厚 67mm，长径 229mm，脾静脉内径 9mm）；肝实质弥漫性损害并肝脂肪浸润。肝脏硬度及脂肪度超声检查：瞬时肝脏弹性（E）：14.4kPa，肝脂肪变（CAP）391dB/m。腹部 MRI：肝实质弥漫性损害表现，肝脾大，建议随访观察。胃镜：非萎缩性胃炎伴胆汁反流，胃窦隆起性病变（外压性可能性大），HP（+）。头颅 CT 未见明确病变。

上级医师查房后指出：根据入院后检查结果及参考院外资料，可基本除外病毒感染、血液病、心脏病、血管疾病、肿瘤和免疫因素导致的肝脾大。患者 2 岁时即发现脾大，先脾大后肝大，伴生长发育落后（身材矮小），同时肝脂肪浸润、血脂高，还是需要重点考虑遗传代谢性疾病，尤其是先天性脂类代谢异常性疾病。铜蓝蛋白 0.16g/L，比正常值略低，注意除外肝豆状核变性的可能。为进一步明确诊断，建议行肝穿刺活检术，外送血尿筛查先天性代谢缺陷性疾病。

2. 2016 年 4 月 12 ~ 19 日 行肝穿刺术，4 月 15 日肝组织病理报告：肝细胞较弥漫性微泡性脂肪变性，少数点灶状坏死，肝窦内大量胞浆泡沫样 Kupffer 细胞，窦周纤维化易见，细纤维间隔形成，汇管区无明显扩大，易见泡沫样巨噬细胞，未见明确界面炎。印象：遗传性代谢性肝病，请临床结合基因学酶学检查进一步确定尼曼 - 匹克病等脂类代谢性肝病，伴肝纤维化，纤维化程度相当于 S_2。免疫组化：CD68（+++）。特殊染色：铜染色（-），PAS（未见异常糖原贮积），铁染色（-）。外送血尿筛查结果回报：先天性代谢缺陷尿筛查无异常，先天性代谢缺陷血筛查未发现特异性脂肪酸代谢异常。

上级医师查房后指出：肝脏病理见肝细胞微泡性脂肪变，可见大量泡沫样 Kupffer 细胞和泡沫样巨噬细胞，提示尼曼 - 匹克病等脂类代谢性疾病。尼曼 - 匹克病常表现为肝脾大、高血脂、肺部间质性病变及外周血一系或多系降低，骨髓涂片可见尼曼 - 匹克细胞，部分患者可伴眼底黄斑部樱桃红斑。可进一步完善肺 CT、骨髓穿刺和眼底检查。4 月 18 日肺 CT：双肺纹理增重，双肺小叶间隔弥漫性明显增厚。气管周围间隙内未见明确肿大淋巴结影。印象：双肺间质性改变，结合临床符合尼曼 - 匹克病改变。4 月 19 日骨髓细胞学检查：形似海蓝组织细胞占 2%，形似尼曼 - 匹克细胞占 1%，建议进一步组化染色以确诊。眼科会诊意见：眼底大致正常，双眼黄斑结构正常，未见眼底樱桃红斑。双肺间质性改变和骨髓可见形似尼曼 - 匹克细胞，支持尼曼 - 匹克病的诊断，因条件所限无法做酶活性测定，遂做基因检测以进一步明确诊断。

3. 2016 年 4 月 20 日　患者双手腕关节 X 线片：双侧腕关节骨质未见明显异常。左侧腕关节骨龄相当于 14 ~ 15 岁。患者身材矮小，16 岁 8 个月，身高仅 150cm，身高低于正常儿童平均身高的第二百分位数，但智力和第二性征发育正常。内分泌科会诊意见：骨骺基本闭合，提示青春期发育基本完成。

4. 2016 年 5 月 13 日　基因检测报告：尼曼 – 匹克病 A 型 / 尼曼 – 匹克病 B 型相关基因 *SMPD1* 外显子区域发现两处杂合突变，突变位点 c.1565A > G 已报道明确致病，突变位点 c.1498T > C 致病性尚不明确。此双杂合突变分别来自于其父母，为复合杂合突变，符合常染色体隐性遗传规律，如此突变为致病性突变，理论上有致病可能。患者一直无神经系统症状，结合其他辅助检查结果，最后明确诊断：尼曼 – 匹克病 B 型。

（三）入院诊治第二阶段——治疗和随访

患者入院后给予六味五灵片、熊去氧胆酸胶囊等保肝降酶对症治疗，4 月 22 日复查血 ALT 55U/L，AST 100U/L，ALP 170U/L，GGT 47U/L，TBIL 20.2μmol/L，DBIL 6.6μmol/L，TBA 39μmol/L，ALB 40g/L，GLO 23g/L，CHE 5181U/L，TC 5.05mmol/L，TG 2.62mmol/L。转氨酶较前下降，血脂较前降低，患者及其家属要求带保肝药出院。6 个月后电话随访：患者一般情况可，肝功能已恢复正常，仍有肝脾大，病情相对平稳。

【专家评述】

（一）专家 1 点评

1. 这是一例典型的尼曼 – 匹克病。患者 2 岁时发现脾大，逐渐进展出现肝大，伴身材矮小、骨龄落后，肝功能异常、脂肪肝、血脂高，双肺间质性改变，肝脏病理和骨髓涂片可见尼曼 – 匹克细胞。但眼底无樱桃红斑，无神经系统症状，最终经基因检测证实 SMPD1 基因复合杂合突变。

2. 尼曼 – 匹克病（Niemann–Pick disease，NPD）是一种罕见病，发病率 0.5/10 万 ~ 1.0/10 万，犹太人中发病率较高，亚洲人发病率最低，是常染色体隐性遗传病。该病是由于基因突变导致鞘磷脂和胆固醇在单核 – 巨噬系统和神经系统中大量沉积，临床表现为肝脾大、中枢神经系统退行性病变。

3. 根据发病年龄、临床表现和分子生物学特征，NPD 分为 A、B、C、D 四型。A 型和 B 型均是由于 *SMPD1* 基因突变导致其编码的酸性鞘磷脂酶活性下降或缺失，造成鞘磷脂降解代谢障碍。C 型和 D 型是由于 *NPC1*（95％）或 *NPC2*（5％）基因突变导致细胞内胆固醇运输障碍，造成胆固醇在细胞内沉积。

4. A 型称为急性神经型，最常见，多在出生后 6 个月前发病，表现为肝脾大、反复肺部感染、进行性神经系统退行性病变，多在 3 岁前死亡。B 型又称慢性非神经型或内脏型，症状最轻，预后最佳，极少甚至没有神经系统病变，表现为肝脾大、高血脂、肺部间质性病变及外周血一系或多系降低，多可存活至成人。C 型可于 1 ~ 2 岁起病，表现为肝脾大、进行性共济失调、行为异常、智能减退及张力障碍，大部分患者于 10 ~ 25 岁死亡。D 型被认为是一种具有加拿大 Nova Scotia 血统的患者类型。

（二）专家 2 点评

1. NPD 诊断的主要依据：①肝脾大；②有或无神经系统损害，有或无眼底樱桃红斑（A 型和 B 型）；③ 骨髓中可找到泡沫细胞；④肺部 X 线呈粟粒样或网格状浸润；⑤肝、脾穿刺或淋巴结活检；⑥有条件可做酸性鞘磷脂酶活性测定（A 型和 B 型）、皮肤成纤维细胞培养 Filinpin 染色发现异常的游离胆固醇沉积（C 型）；⑦基因检测。

2. NPD 病理特点是全身单核 - 巨噬系统和神经系统中有大量的泡沫细胞，这种泡沫细胞又称为尼曼 - 匹克细胞。骨髓细胞学检查或肝、脾活体组织检查找到一定数量的特征性尼曼 - 匹克细胞对 NPD 具有诊断意义。尼曼 - 匹克细胞呈圆形、椭圆形或多角形，细胞直径 20 ～ 90μm，细胞核较小，呈圆形或椭圆形，常偏位，多为 1 个，偶可 2 个。胞质内充满泡沫状脂肪颗粒，呈蜂窝状，经亚甲蓝 - 伊红染色后呈浅蓝色，脂质染色呈阳性反应，PAS 染色及酸性磷酸酶染色均呈阴性或弱阳性，后两者染色法有助于与戈谢病等其他脂质代谢性疾病相鉴别。

3. NPD 应与戈谢病相鉴别，该病亦为溶酶体贮积病，是常染色体隐性遗传性疾病，因葡糖脑苷脂酶活性缺乏导致葡糖脑苷脂在肝、脾、骨骼和中枢神经系统的单核 - 巨噬细胞内蓄积，亦表现为肝脾大、中枢神经系统病变。骨髓中可找到戈谢细胞，戈谢细胞直径 20 ～ 80μm，有丰富胞质，充满交织成网状或洋葱皮样条纹结构，有一个或数个偏心核，PAS 染色及酸性磷酸酶染色呈强阳性。

4. NPD 尚无特异性、疗效确切的治疗方法，以对症治疗为主。如长期服用抗氧化剂，维生素 C、维生素 E 等。脾功能亢进者可行脾切除术。有异体骨髓移植的报道，但均未取得确切的疗效。欧美国家已经批准美格鲁特（Miglustat）治疗 C 型，虽然不能治愈 NPD-C，但能稳定并改善患者的神经系统症状，延缓疾病进展。

（三）专家 3 点评

NPD 属于罕见病，发病率低，临床表现多样，如果对该病缺乏认识和了解极易误诊漏诊，应引起临床重视。对于有明显肝脾大、有或无中枢神经系统病变的患者要高度警惕本病。骨髓细胞学检查是常规诊断 NPD 的主要方法之一，相比肝、脾穿刺或淋巴结活检风险小，可反复不同部位骨髓检查以提高阳性率。另外，随着基因检测技术的不断发展，基因检测可进一步明确诊断。

（解放军总医院第五医学中心　董　漪　王　璞　王福川）

参考文献

胡亚美，江载芳 . 2007. 诸福棠实用儿科学 . 7 版 . 北京：人民卫生出版社，2154-2156.

Desnick JP, Kim J, He X, et al. 2010. Identification and characterization of eight novel SMPDI mutations causing types A and B Niemann-Pick disease. Mol Med, 16（7-8）：316-321.

McGovern MM, Wasserstein MP, Giugliani R, et al. 2008. A prospective, cross-sectional survey study on the natural history of Niemann-Pick disease type B. Pediatrics, 122（2）：341-349.

McGovern MM, Lippa N, Bagiella E, et al. 2013. Morbidity and mortality in type B Niemann-Pick disease. Genet Med, 15: 618-623.

病例 70　长期抗病毒治疗引起全身酸痛一例

【病例诊治经过介绍】

（一）病例基本情况

患者王某，男，57 岁。主因"发现澳抗阳性 10 余年，全身酸痛 3 个月"于 2016 年 3 月 2 日就诊我院。

1. 现病史　2009 年 11 月 7 日首次到解放军总医院第五医学中心就诊，化验：WBC 6.92×10^9/L，N 67.94%，RBC 3.44×10^{12}/L（↓），Hb 125g/L（↓），PLT 256×10^9/L（↑），AST 116U/L，ALP 82U/L，GGT 53U/L，ALB 36g/L（↓），CRE 74μmol/L，CHE 4449U/L（↓），INR 0.95，PTA 90.6%，甲状腺功能正常，乙肝五项：HBsAg、HBeAg、HBcAb 阳性；丙、甲、戊型肝炎抗体均阴性；自身抗体五项阴性。B 超提示：早期肝硬化。开始服用阿德福韦酯抗病毒及六味五灵片降酶治疗，6 个月后停用六味五灵片，6 个月后复查肝功能恢复正常，HBV-DNA 阴转后间断服用复方鳖甲软肝片。3 个月前患者开始出现全身肌肉酸痛，但不影响活动，无感觉异常，未特殊治疗。今日自觉症状明显，为求诊治来我院。

2. 既往史　有乙型肝炎家族史，无饮酒史，余无特殊。

3. 查体　生命体征正常，营养中等，步入病房，自动体位，查体合作。神志清楚，面色正常，未见瘀点、瘀斑，肝掌阳性，未见蜘蛛痣。全身浅表淋巴结未扪及肿大。心、肺未见异常。腹部平，未见腹壁静脉曲张，全腹软，无压痛、反跳痛，肝右肋下未触及，剑突下未触及，墨菲征阴性，脾左肋下未触及，肝上界位于右锁骨中线第 5 肋间，肝、脾、双肾区无叩痛，移动性浊音阴性，双下肢无水肿。四肢活动自如，肌肉无压痛，四肢肌力正常，感觉正常。生理反射存在，病理征未引出。扑翼样震颤阴性。

4. 初步诊断　乙型肝炎肝硬化代偿期。

（二）入院诊治第一阶段——寻找病因

2016 年 3 月 4 日，患者不明原因感全身酸痛不适，无发热、腹痛、腹泻，无咳嗽、咳痰，无四肢感觉异常。入院后复查：WBC 6.12×10^9/L，N 69.2%，Hb 128g/L（↓），PLT 210×10^9/L（↑），P 0.74mmol/L，Ca^{2+} 2.3mmol/L，AST 10U/L，ALT 32U/L，ALP 82U/L，GGT 42U/L，ALB 38g/L（↓），肾功能正常、乙肝五项 1、3、5 阳性、HBV-DNA 阴性。患者血磷降低，不适症状不除外为阿德福韦酯副作用，抗病毒药物由阿德福韦酯更换为恩替卡韦，并建议患者去外院就诊。

（三）入院诊治第二阶段——外院就诊

外院进一步住院检查，经上肢、下肢、盆腔、胸部 X 线检查，发现右侧第 8、左侧第 6、第 10 肋骨形态欠规整；胸腰椎退行性改变；双髋及双膝关节；右侧腓骨上肢陈旧性骨折。

出院诊断：低磷骨软化症（考虑与服用阿德福韦酯相关）。于住院期间给予甘油磷酸钠静脉滴注治疗，出院后口服磷酸盐合剂。建议定期复查血钙、血磷、碱性磷酸酶、PTH、骨生化等。

（四）随访

1. 2016 年 6 月 5 日　患者到我中心复查，全身酸痛症状基本消失。复查：WBC 6.81×10^9/L，Hb 153g/L，PLT 225×10^9/L，HBV-DNA 阴性，AST 30U/L，ALT 29U/L，ALB 42g/L，IBIL 3.8μmol/L，TBIL 13.6μmol/L，CHE 6654U/L（↓），TC 1.89mmol/L（↓），P 0.86mol/L，肾功能正常。B 超提示肝硬化。继续恩替卡韦抗病毒治疗及间断补充磷剂。

2. 最后诊断　①乙型肝炎肝硬化代偿期；②低磷骨软化症（考虑与服用阿德福韦酯相关）。

【专家评述】

（一）专家 1 点评

1. 阿德福韦酯用于慢性乙型肝炎的抗病毒治疗，一般使用时间较长。且阿德福韦酯为口服制剂，患者往往自行购买服用，未按正规复诊，在使用过程中容易疏于关注不良反应。阿德福韦酯长期用药后可出现低磷性骨软化症，表现为多关节疼痛、骨质疏松、骨密度减低，甚至出现骨折等骨关节症状，实验室检查主要表现为低血磷、高碱性磷酸酶（ALP）、高尿磷、低血钙；骨密度检查可提示骨质疏松。该患者在服用阿德福韦酯 5 年后出现全身关节不适，可能在早期未引起发现，以致后期发现时伴有陈旧性骨折可能。

2. 当发现阿德福韦酯副作用明显时首要问题是进行抗病毒药物的更换，该患者更换药物为恩替卡韦，但在更换药物过程中是否需要重叠用药一段时间，防止病毒反弹，目前没有相关证据支持，可参考患者既往用药史及目前副作用严重程度决定更换药物的速度。本例患者因当时症状明显，故立即停药改为恩替卡韦治疗，既避免了药物副作用造成的损伤，又可发挥恩替卡韦强效快速抗病毒治疗的特点，取得了很好的疗效。

（二）专家 2 点评

1. 研究表明，阿德福韦酯能直接对近端肾小管产生毒性作用，导致近曲小管上皮细胞中线粒体的功能显著降低，影响肾小管的重吸收及分泌功能，在临床上表现为急性肾小管坏死，肾小管酸中毒或 Fanconi 综合征等，肾功能减低导致钙磷代谢的紊乱，尤其是磷的代谢，造成低磷血症。机体内磷酸盐的降低导致了骨细胞结构及功能的损害，从而造成了骨软化症。

2. 有研究提示用药的时间与发生低磷血症的例数呈正相关性，用药时间越长，发生低血磷性骨软化症的不良反应越多。另外，还有一些文献报道阿德福韦酯所致低磷软骨症可能与服药的时间、年龄、种族、遗传及饮酒情况有关，然而目前缺乏大样本的研究资料，尚有待更深入的研究。

3. 阿德福韦酯致低血磷性骨软化症的预防：定期监测用药患者的肝肾功能、磷、钙等指标，尤其是用药时间长、肝硬化、肝肾功能有损伤、同时合并糖尿病的老年患者应给予重点监测。用药 6 个月之内应监测肝、肾功能和血常规；用药时间在 6 个月以上的，应重点监测肝、肾功能和肌酸磷酸激酶水平；用药时间在 1 年以上重点监测代谢系统状况、肝肾功能，尤其是骨骼肌肉系统的损害情况，血磷应作为重点检查项目。当患者在服药期间出现骨痛等临床表现时，应该考虑停药，如果因病情需要无法停药时，应行相应的对症治疗措施。如食用含钙磷多的食物、口服中性磷溶液、补钙等。其次加强低血磷性骨软化症相关知识的认识与宣传，加强对医务人员的相关知识培训，让更多的医护人员提高对服用阿德福韦酯患者的警惕，合理用药，早期发现不良反应的症状，及时检测各项相关指标，并做出相应的处理。

（解放军总医院第五医学中心　李东泽　游绍莉）

参考文献

曾彩虹，黄倩，范芸，等 . 2013. 阿德福韦酯相关肾脏损害 . 肾脏病与透析肾移植杂志，22（01）：26-31，56.

翟淑越，谢彦军，王冰洁，等 . 2015. 71 例阿德福韦酯致低血磷性骨软化症的文献分析 . 中国药物警戒，12（05）：290-295，298.

张帅，房舒舒，曹国颖 . 2015. 阿德福韦酯治疗乙肝致低磷血症及骨软化症文献汇总及数据分析 . 中国新药杂志，24（15）：1795-1800.

病例 71　乙型肝炎患者伴周围神经病变三例患者的诊治

【病例诊治经过介绍】

（一）病例基本情况

患者 A，男，47 岁。河南籍，乙型肝炎肝硬化病史 2 年，服用恩替卡韦（ETV）3d 后出现不适，表现为双下肢末端对称性、波动性疼痛、麻木，伴灼热感，呈袜套状分布，2 周后逐渐进展至双膝关节以下，影响夜间睡眠，伴双下肢出汗增多、双下肢远端对称性感觉减退。出现症状 16 周后就诊，间断给予镇痛药物治疗。其间检测肝功能稳定，HBV-DNA 阴性。神经系统检查显示双下肢半自动体位，双侧膝关节活动差，双侧踝反射减退，双下肢肌张力增强，双下肢肌力正常，双下肢存在触痛，双足内侧皮肤可见潮红，双侧腓肠肌压痛，双下肢远端对震动和温度感觉均对称性减退。

患者 B，男，46 岁。安徽籍，乙型肝炎肝硬化病史 5 年，服用 ETV 52 周后出现不适，表现为四肢末端酸痛、麻木，双下肢无力，影响行走，上下楼梯困难。出现症状 1 周后就诊。其间检测肝功能稳定，HBV-DNA 阴性。神经系统检查显示双下肢肌力及肌张力正常，四肢末端触痛，双侧腓肠肌压痛，四肢远端对震动和温度感觉均对称性减退。

患者 C，男，48 岁。内蒙古籍，诊断乙型肝炎肝硬化 3 年，服用 ETV 5 周后出现不适，表现为四肢末端麻木、疼痛、肿胀，四肢末端感觉障碍。出现症状 1 周后就诊。其间检测肝功能稳定，HBV-DNA 阴性。神经系统检查显示四肢肌力正常，四肢肌张力正常，四肢末端触痛，四肢末端肌肉压痛，四肢远端对震动和温度感觉均减退，左上肢和双下肢更为明显。

3 例患者均未合并其他嗜肝病毒感染，未合并自身免疫性、酒精性、药物性、脂肪性肝损害，无神经系统疾病病史，无糖尿病病史，无药物过敏史，无毒物接触史，无输血史。

（二）初步诊断

患者 A，初步诊断为：①乙型肝炎肝硬化；②双下肢疼痛原因待查。

患者 B，初步诊断为：①乙型肝炎肝硬化；②四肢末梢疼痛伴麻木原因待查。

患者 C，初步诊断为：①乙型肝炎肝硬化；②四肢末梢疼痛伴麻木原因待查。

上级医师查房后指出：针对患者肢体疼痛、麻木，需要考虑神经系统疾病，完善神经传导速度、肌电图等相关检查，重点排查肌肉疾病、周围神经病变、吉兰 - 巴雷综合征等疾病。

（三）入院诊治第一阶段——完善相关化验检查

患者 A 化验检查结果：ALT 41U/L，AST 42U/L，TBIL 18.5μmol/L，PT 10.5s，ALB 45g/L，CK 100U/L，乳酸 2.6mmol/L，HBV-DNA（－），HBsAg（＋），HBeAg（＋），HBcAb（＋）。腹部 CT 提示肝硬化。神经传导速度测定显示：双侧腓总神经、左侧胫神经运动传导速度减慢，双侧腓肠神经感觉传导速度减慢（表 71-1）。肌电图正常。

患者 B 化验检查结果：ALT 15U/L，AST 41U/L，TBIL 22.2μmol/L，PT 12.3s，ALB 39g/L，CK 126U/L，乳酸 2.0mmol/L，HBV-DNA（－），HBsAg（＋），HBeAg（＋），HBcAb（＋）。腹部 MRI 提示肝硬化。神经传导速度测定显示，双侧正中神经、尺神经、腓总神经、左侧胫神经末端潜伏期均延长，复合运动单位电位均降低。右侧胫神经末端潜伏期在正常值高限，复合运动单位电位降低。双侧正中神经、桡神经、左侧尺神经感觉传导速度均减慢，感觉神经电位均降低，右侧尺神经感觉传导速度减慢。双侧腓总神经 F 波出现率降低（表 71-1）。肌电图正常。

患者 C 化验检查结果：ALT 12U/L，AST 51U/L，TBIL 12.9μmol/L，PT 11.2s，ALB 29g/L，CK 339U/L，LA 1.8mmol/L，HBV-DNA（-），HBsAg（+），HBeAg（+），HBcAb（+）。腹部 MRI 提示肝硬化。神经传导速度测定显示，双侧腓总神经、左正中神经、左尺神经复合运动单位电位降低，双侧腓总神经 F 波潜伏期延长，左腓总神经 F 波出现率降低（表 71-1）。肌电图正常。

3 例患者自身免疫抗体均为阴性，甲状腺功能正常，血清维生素 B_{12} 和叶酸水平正常，铅、镉等重金属含量均正常。四肢血管超声、X 线胸片、心电图均正常。

表 71-1　患者神经传导速度检测

累及神经	患者 A	患者 B	患者 C
正中神经	-	++	+（左侧）
桡神经	-	++	-
尺神经	-	++	+（左侧）
胫神经	+（左侧）	+（左侧）	-
腓总神经	++	++	++
腓肠神经	++	-	-

"++"代表双侧异常；"+"代表单侧异常

（四）入院诊治第二阶段——完善会诊，对症治疗

1. 三例患者经神经内科会诊，均确诊为周围神经病变，上级医师查房后指示：给予停用 ETV，由于阿德福韦酯（ADV）目前无引起周围神经病变的报道，因此更换为 ADV 抗病毒治疗，给予 B 族维生素、异甘草酸镁、复合辅酶、前列地尔、丹参等药物治疗，针对疼痛给予布洛芬对症治疗，同时安排理疗室给予微波等物理治疗。

2. 最后，三例患者最终均确诊为：①乙型肝炎肝硬化；②周围神经病变。

（五）随访

三例患者分别接受 2～4 年临床随访，随访结果显示，三例患者周围神经病变症状均逐渐改善，恢复时间为 1～5 周，至随访结束时，均未出现症状复发；更改抗病毒方案后，三例患者血清 HBV-DNA 均持续阴性，48 周时 HBeAg 均为阳性，肝功能均无明显波动；三例患者神经传导速度均得到完全恢复，恢复时间为 16～61 周（表 71-2）。三例患者临床疗效均判定为好转。

表 71-2　三例患者治疗及预后

	患者 A	患者 B	患者 C
处理方案	停 ETV，更换为 ADV	停用 ETV，更换为 ADV	停用 ETV，更换为 ADV
症状恢复时间	5 周	4 周	1 周
神经传导速度恢复时间	61 周	52 周	16 周
是否复发	无	无	无
48 周 HBV-DNA	阴性	阴性	阴性
48 周 HBeAg	阳性	阳性	阳性

【专家评述】

（一）专家 1 点评

周围神经病变是一种以四肢远端疼痛、麻木、针刺感及神经传导速度减慢为特征的临床疾病，多伴发于糖尿病，药物副作用、环境毒素、营养缺乏、代谢障碍、酒精中毒和遗传性因素也是常见致病因素，也常伴发肌肉疾病。以往有应用替比夫定（LDT）、拉米夫定（LAM）、抗HIV 药物等核苷（酸）类似物可以导致周围神经病变的报道，LDT 联合干扰素会使周围神经病变发生率增高、症状出现时间缩短、病情更加严重。ETV 具有抗病毒效果好、副作用少、安全性高等特点，是乙型肝炎肝硬化患者抗病毒治疗的一线用药，ALT 自限性升高、头晕、乏力、恶心是其常见的不良反应。ETV 导致周围神经病变及肌肉病变的报道非常罕见，ADV、替诺福韦（TDF）则尚无相关报道。目前，对于核苷（酸）类似物诱发周围神经病变的机制还不清楚，既往研究显示核苷（酸）类似物干扰正常人线粒体及 DNA 聚合酶 γ，出现细胞线粒体 DNA 复制障碍、线粒体数量减少、线粒体 DNA 突变、线粒体氧化应激、肉碱代谢障碍等改变，从而导致周围神经病变、肌肉疾病、乳酸升高等现象发生。

三例患者均为中年男性，均存在乙型肝炎肝硬化基础，可能由于营养状态较差、微量元素缺乏、能量摄入不足、解毒代谢能力下降等因素导致此类患者周围神经受损的易感性增加。3例患者临床表现各异，最短 1 例在应用 ETV 仅 3d 后即出现不适症状，最长 1 例在应用 ETV 后 52 周才出现不适症状，1 例患者以双下肢疼痛为主，2 例患者存在四肢末端麻木、疼痛，1 例患者还出现四肢末端肿胀不适，伴血清肌酸激酶（339 U/L）明显增高。此类患者临床表现可能差异较大，注意与急性炎症性脱髓鞘性多发性神经病、多发性肌炎、重症肌无力、急性脊髓炎、副肿瘤综合征等疾病相鉴别，需要进行神经传导速度和肌电图检测，并与神经专科医师配合确定治疗方案，必要时还可安排神经、肌肉活检明确病理诊断。

（二）专家 2 点评

治疗 ETV 导致的的周围神经病变，第一针对周围神经病变本身进行治疗，第二去除导致周围神经病变的诱因、治疗原发病。针对周围神经病变，可以选用以下药物：增加神经营养与修复神经的药物（如甲钴胺、神经生长因子、单唾液酸神经节苷脂等）、扩张血管及改善微循环药物（如钙离子拮抗药、血管紧张素 Ⅱ-1 型受体拮抗药、血管紧张素转化酶抑制药等）、降低血黏度及抗凝和溶栓药物（如前列腺素 E_1 及其类似物、阿司匹林等）、改善代谢紊乱药物（如肌醇、醛糖还原酶抑制剂等）、抗氧化药物（如 α-硫辛酸、维生素 E 和维生素 C、依达拉奉、谷胱甘肽等）、减轻或缓解疼痛的药物（如非甾体抗炎药、三环类抗抑郁药、抗惊厥药等）、中医药治疗药物（如活血化瘀类中药、丹参注射液、丹红注射液等）、其他治疗（针灸刺络、熏洗足浴）。针对诱因及原发病，及时停用 ETV，但 3 例患者均存在肝硬化基础且 HBeAg 均为阳性，如果长时间停用核苷（酸）类似物会存在 HBV-DNA 反弹、病毒再激活等风险，并可能导致患者病情恶化，甚至诱发 HBV 相关肝衰竭，因此，仍需要接受抗病毒治疗。由于注射干扰素有引发失代偿期肝硬化的风险，并可能导致周围神经病变，LdT 和 LAM 均有诱发周围神经病变的文献报道，因此更换为 ADV 抗病毒治疗是较为稳妥的方案。在治疗过程中 3 例患者血清 HBV-DNA 持续阴性，肝功能稳定，周围神经病变未见复发，证实更换抗病毒治疗有效。随着新型抗病毒药物的上市，为此类患者提供了更多的选择方案。TDF 具有安全性高、耐药性低、抗病毒作用强等特点，且未有导致周围神经病变的报道，尤其适合 HBV-DNA 高载量患者和乙型肝炎病毒耐药患者。新型无环核苷（酸）类似物 Besifovir 已被证实无乳酸蓄积作用，对线粒体代谢亦无影响，其抗病毒作用与恩替卡韦相当，也适用于此类患者，由于病例较早，当时 TDF 尚未上市，目前如有类似病例，可考虑 TDF 等。

　　三例患者在停用 ETV、接受综合治疗后，1 ～ 5 周周围神经病变引起的症状得到完全缓解，且未见复发，说明 ETV 所致周围神经病变可能具有可逆性，可以治愈，而临床随访显示 3 例患者神经传导速度在 16 ～ 61 周才完全恢复，说明患者症状缓解速度与周围神经功能恢复速度不平行，周围神经功能恢复较慢，即使患者不适症状缓解，仍应坚持接受理疗和康复锻炼在内的后续治疗。三例患者中有 2 例出现不适症状后 1 周内即前往医院就诊，另 1 例患者直至 16 周后才前往医院就诊，前 2 例患者的症状缓解时间、周围神经传导速度恢复时间均短于第 3 例患者，说明早期治疗可能有助于缩短周围神经病变的恢复时间。

（三）专家 3 点评

　　诊治过程中医师们不拘泥于肝病和神经疾病本身，积极探索两者间的联系，三例患者通过完善包括神经传导速度、肌电图等在内的检查，在短时间内明确了诊断，体现了该医师团队良好的大局观和发散性临床思维，最终证实 ETV 可以导致乙型肝炎肝硬化患者出现周围神经病变，通过积极治疗，三例患者的神经症状均得到恢复，取得了满意的疗效。我国慢性 HBV 感染患者众多，许多患者接受 ETV 等核苷（酸）类似物抗病毒治疗，临床医师、药师需注意 ETV 可导致周围神经病变等罕见不良反应。一旦出现类似病例，应做到及时诊断、个体化处理，并积极将病例上报至相关部门，最终使患者受益。

（解放军总医院第五医学中心　李　晨　朱　冰）

参考文献

张晓红，吴元凯，曹红，等 . 2012. 恩替卡韦治疗乙型肝炎肝硬化并发周围神经病 3 例 . 中华肝脏病杂志，9（20）：707-708.

Fung L, Seto WK, Lai CL, et al. 2014. Extrahepatic effects of nucleoside and nucleotide analogues in chronic hepatitis B treatment. J Gastroenterol Hepatol, 29（3）: 428-434.

Lange CM, Bojunga J, Hofmann WP, et al. 2009. Severe lactic acidosis during treatment of chronic hepatitis B with entecavir in patients with impaired liver function. Hepatology, 50（6）: 2001-2006.

Xu H, Wang Z, Zheng L, et al. 2014. Lamivudine/telbivudine-associated neuromyopathy: neurogenic damage, mitochondrial dysfunction and mitochondrial DNA depletion. J Clin Pathol, 67（11）: 999-1005.

Yuan K, Guochun W, Huang Z, et al. 2014. Entecavir-associated myopathy: a case report and literature review. Muscle Nerve, 49（4）: 610-614.

病例 72　病毒性肝炎伴心动过缓一例

【病例诊治经过介绍】

（一）病例基本情况

患者李某，男，64 岁。因"乏力、食欲缺乏伴尿黄 17d"于 2015 年 8 月 2 日入院。

1. 现病史　患者劳累数月后于 2015 年 7 月 15 日左右出现乏力、食欲缺乏，伴有尿黄，进食量较平日减少 2/3，尿色如浓茶，未予以重视及诊治。7 月 22 日恶心后呕吐胃内容物 2 次，食欲缺乏进一步加重，就诊于当地医院。化验：TBIL 74.64μmol/L，DBIL 47.27μmol/L，ALT 2529U/L，AST 1405U/L，HCV-RNA $1.81×10^7$copies/ml。腹部超声：肝脏弥漫性病变（符合轻度脂肪肝表现），胆囊切除术后，肝内胆管未见扩张，胆总管上段增宽、下段因气体干扰显示欠清，胰腺头部显示欠满意，胰腺体部、尾部未见明显异常。诊断为丙型病毒性肝炎，给予常规保肝、降酶、退黄治疗（具体不详），效果不佳，加用激素治疗（地塞米松片 1.5mg，每日 1 次）2d，乏力、食欲缺乏、尿黄进一步加重，7 月 31 日复查肝功能：TBIL 328μmol/L，DBIL 181μmol/L，ALT 644U/L，AST 264U/L。8 月 2 日以"丙型肝炎黄疸型"急诊收入我院。

2. 个人史　1980 年曾患黄疸型肝炎，食用"羊肝"、口服"中药"治疗 7d 后痊愈。1999 年前饮酒数十年，每次饮白酒 1 ~ 4 两（合酒精 20 ~ 80g），平均每个月 2 ~ 3 次，1999 年后对酒精过敏，表现为"红色皮疹"，但仍偶少量饮酒。2004 年诊断"原发性高血压 2 级"，目前口服"氯沙坦钾氢氯噻嗪片（海捷亚，1 片，每日 1 次）、苯磺酸氨氯地平（络活喜，5mg，每晚 1 次）"，血压控制尚可，近 5 年偶有心前区针扎样疼痛，行相关检查后诊断"前降支中段肌桥"，曾应用"复方丹参滴丸"。2015 年 6 月诊断为"2 型糖尿病"，未应用降血糖药物，通过生活、饮食方式干预，空腹血糖控制在 6 ~ 7mmol/L，餐后血糖 8 ~ 10mmol/L。2015 年 6 月诊断为"间质性肺炎"，曾应用"可乐必妥、马斯平"治疗 5 日，并口服"乙酰半胱氨酸（富露施，1 片，每日 2 次）"治疗至今。2015 年胃镜提示：慢性非萎缩性胃炎伴胆汁反流，间断口服"铝碳酸镁片"治疗。1999 年因车祸致右侧髋关节骨折，行"右髋关节置换术"。2011 年因"白内障"行双眼"人工晶状体植入术"。2012 年右侧足骨骨折，予以保守治疗。2014 年 3 月因"胆囊结石"行"腹腔镜下胆囊切除术"。

3. 流行病史　无肝炎患者密切接触史。1999 年右侧髋关节置换术中曾输血（具体不详）。病前 6 个月内无输血及血制品史，有牙科治疗史。2014 年 3 月行胆囊切除术前化验抗 -HCV 阴性。病前 3 个月内无不洁饮食史。

4. 入院查体　体温 36.3℃，脉搏 80 次 / 分，呼吸 18 次 / 分，血压 143/98mmHg，体形偏胖，精神尚可，问答切题，定向力、记忆力、计算力正常。皮肤、巩膜重度黄染，未见瘀点、瘀斑，肝掌阳性，颈胸部毛细血管扩张，前胸可见数枚蜘蛛痣。全身浅表淋巴结未扪及增大。心、肺未触及异常。腹部饱满，未见腹壁静脉曲张，全腹软，无压痛、反跳痛，肝右肋下未触及、剑突下未触及，墨菲征阴性，脾左肋下未触及，肝上界位于右锁骨中线第 5 肋间，肝、脾、双肾区无叩痛，移动性浊音阴性，肠鸣音 5 次 / 分，不亢进。双下肢无水肿。生理反射存在，病理征未引出。扑翼样震颤阴性。

5. 辅助检查　血常规示 WBC 12.13×10^9/L，N 71.5%，PLT 182×10^9/L，RBC 4.77×10^{12}/L，Hb 145g/L；肝功能：TBIL 230.2μmol/L，DBIL 183.6μmol/L，ALT 517U/L，AST 205U/L，ALP 157U/L，GGT 90U/L，ALB 31g/L，CHE 4780U/L，TBA 180μmol/L，K^+ 3.3mmol/L，Na^+ 134mmol/L，Ca^{2+} 3.24mmol/L，P 0.66mmol/L。凝血功能正常；AFP 245.7ng/ml；丙肝抗体阳性，HCV-RNA 6.096×10^4U/ml，丙肝病毒分型 1b 型；乙肝抗原抗体五项：HBsAb（+），其余阴性，HBV-DNA < 40U/ml；甲、戊型肝炎抗体均阴性。心电图：窦性心律，房性期前收缩，ST 改变（轻度）。腹部超声：肝实质回声增粗（肝实质损害请结合临床）、稍增强（轻度脂肪肝）。胆囊切除术后。泌尿系超声：左肾囊肿。肺 CT：①左下肺钙化灶；②双肺胸膜下肺间质纤维化改变，请结合临床。

6. *初步诊断*　①丙型病毒性肝炎（重度）；②药物性肝损害；③乙型肝炎病毒既往感染；④高血压病；⑤白内障术后；⑥髋关节置换术后；⑦胆囊切除术后。

（二）入院诊治第一阶段——保肝治疗病情好转

2015 年 8 月 2 日入院后积极给予异甘草酸镁、门冬氨酸钾镁、还原型谷胱甘肽、多烯磷脂酰胆碱、丁二磺酸腺苷蛋氨酸、熊去氧胆酸胶囊、水飞蓟宾葡甲胺片、人血白蛋白、血浆、复方氨基酸胶囊、维生素 K_1 等保肝、降酶、退黄、对症支持治疗。患者肝功能逐渐好转，HCV-RNA 定量自行下降，8 月 13 日化验 HCV-RNA 定量 < 100U/ml。

（三）入院诊治第二阶段——肝外病情变化

1. 2015 年 8 月 7 日　患者出现心前区针扎样刺痛，持续约 2min 可自行缓解，无放射痛，无胸闷、多汗等，心率 38～52 次 / 分，监测心肌酶、心电图，并经心内科会诊，无急性冠脉综合征客观依据，给予吸氧等对症治疗。

2. 2015 年 8 月 11 日　患者未再出现心前区不适，仍持续心动过缓，心率持续在 40～50 次 / 分，并有乏力、倦怠、消沉，逐渐出现反应迟缓，记忆力下降，步态不稳，持物不牢，语无伦次。测血钙 3.68mmol/L，血磷 0.62mmol/L，反复出现低钾血症。追问病史自诉既往化验血钙多次升高。

上级医师查房后指出：行甲状腺及甲状旁腺相关检查。行甲状旁腺激素测定（增强化学发光）171.5pg/ml。甲状腺超声：甲状腺右侧叶低回声结节（建议定期复查），甲状腺右侧叶下极后方低回声结节（考虑甲状旁腺，腺瘤 / 增生？请结合临床进一步检查）。骨密度检测骨量重度减少。诊断原发性甲状旁腺功能亢进症，普外科会诊认为有手术指征，但考虑到当时肝功能不全，不能耐受手术。给予补液、利尿及应用鲑鱼降钙素抑制破骨细胞活性、降钙等治疗。

（四）入院诊治第三阶段——肝病病情反复

2015 年 8 月 26 日　在持续保肝、降酶治疗期间，患者胆红素下降减缓，转氨酶在下降过程出现反弹，8 月 19 日复查 HCV-RNA 定量转阳，7.6×10^3U/ml，并逐渐升高，24 日复查 HCV-RNA 1.669×10^7U/ml，8 月 25 日起开始口服索非布韦抗 -HCV 治疗。

（五）病情发展第四阶段——综合治疗

1. 按上述方法综合治疗后复查血钙下降，心率回升至正常。抗病毒治疗 3d 后，8 月 28 日复查 HCV-RNA 定量 < 100U/ml，9 月 6 日复查 HCV-RNA 定量 < 15U/ml，肝功能基本正常，患者乏力、反应迟钝、持物不稳、语无伦次等症状逐渐消失，9 月 8 日出院。

2. 最后诊断：①急性丙型病毒性肝炎；②原发性甲状旁腺功能亢进症。

（六）随访

出院后定期随访 HCV-RNA 始终低于 15U/ml，索非布韦服用 12 周后停用，未出现复发。

9月8日出院入综合医院外科行甲状旁腺切除术。术后先后多次在我院复查甲状旁腺激素、钙、磷、钾、肝功能均正常。

【专家评述】

（一）专家1点评

1. 急性丙型肝炎患者的慢性化率高达50%～90%，因此对此类患者应积极处理。针对急性HCV患者何时开始抗病毒治疗目前观点尚不统一。部分学者认为若伴有ALT升高，无论有无临床症状均应抗病毒治疗。而其他学者建议每4周复查1次HCV-RNA定量，对发病12周后HCV-RNA仍持续阳性者才考虑抗病毒治疗。约50%的急性HCV感染者可自发清除病毒，本例患者入院后在未抗病毒治疗的情况下，HCV-RNA定量自行下降，一度下降至检测限以下，肝功能恢复亦较顺利，但HCV-RNA转阴后不久，即再次转阳并快速反弹至较高水平，同时转氨酶随之反弹，胆红素下降速度减慢，为防止病情进一步恶化，及时予以抗病毒治疗后，病毒阴转，肝功能顺利恢复正常。

2. 在直接抗病毒药物（DAAs）上市之前，聚乙二醇化干扰素联合利巴韦林（PR）方案仍是我国现阶段HCV感染者抗病毒治疗的主要方案，但患者年龄大，肝损伤重，基础疾病多，无法应用干扰素及利巴韦林抗病毒治疗，故选择无干扰素的DAAs方案。按照欧美经验，HCV-RNA基因型为1b型的无肝硬化患者，可选择索非布韦（Sofosbuvir）400mg，每日1次加达卡他韦（daclatasvir）60mg，每日1次，或索非布韦（Sofosbuvir）400mg和雷迪帕韦（ledipasvir）90mg复合片剂（Gilead公司生产的Harvoni）1片，每日1次，疗程均为12周。国外数据显示，初治患者采用前一方案，总体持续病毒学应答（SVR）率为95%～100%，而采用后一方案总体SVR率为93%～99%。鉴于当时药物可获得性及价格因素，经与患者商量选择单用索非布韦400mg，每日1次。用药3d后复测HCV-RNA即低于检测下限，且应用12周停药后随访48周HCV-RNA始终低于检测下限。可见对于急性丙型肝炎的DAAs抗病毒治疗或可应用单药或可缩短疗程提供了一个案例，但尚需进一步研究。

3. 患者主病诊断明确为丙型病毒性肝炎，结合1999年有输血史、查体可见慢性肝病体征（肝掌、蜘蛛痣）及ALB下降等，最初考虑慢性可能性大。但2014年3月曾化验抗-HCV阴性，且HCV-RNA定量在未抗病毒治疗的情况下自行阴转，故考虑HCV急性感染。慢性肝病体征考虑与乙型肝炎既往感染及饮酒有关。同时，本次急性起病还有劳累、药物等诱因。患者年龄较大，在乙型肝炎病毒既往感染、酒精性肝损害等基础上重叠HCV急性感染，肝损伤程度较重，有发展为肝衰竭可能。本例患者经积极保肝、降酶、退黄、对症支持等治疗，肝功能得以顺利恢复。

（二）专家2点评

1. 原发性甲状旁腺功能亢进症（primary hyperparathyroidism，PHPT），简称原发甲旁亢，系甲状旁腺组织原发病变致甲状旁腺激素（parathyroid hormone，PTH）分泌过多，导致的一组临床症候群，包括高钙血症、肾钙重吸收和尿磷排泄增加、肾结石、肾钙质沉积症等，病理以单个甲状旁腺腺瘤最常见，少数为甲状旁腺增生或甲状旁腺癌。PHPT可累及机体的多个系统，病情程度不同，临床表现轻重不一，故表现复杂多样。有的仅以乏力、易疲劳、食欲缺乏等非特异性症状为主。典型表现则主要是骨骼与泌尿系统的变化，可表现为反复的泌尿系结石、骨吸收病变，以及消化性溃疡、急性胰腺炎等。还可表现为神经精神症状，高钙血症患者可出现淡漠、烦躁、反应迟钝、记忆力减退、幻觉、躁狂、昏迷等中枢神经系统症状。患者易出现四肢疲劳、肌无力，主要表现为四肢近端为主的肌力下降。此外，部分患者可伴有糖代谢异常，表现为糖耐量异常、糖尿病或高胰岛素血症，出现相应临床症状。本病实验室检查特点为高血钙、低血磷、高尿钙、高 PTH 血症，其中血钙及 PTH 水平是诊断的主要依据。PHPT 的诊断包括定性和定位诊断。常用的定位诊断方法有甲状旁腺超声、放射性核素扫描及 CT 或者 MRI。超声及放射性核素扫描作为常规检查手段，基本满足需求，但对异位甲状旁腺诊断率较低。外科手术为唯一有效的治疗方法，可达到 95%～98% 的治愈率和极低的并发症。

2. 本例患者入院后化验发现高钙、低磷血症，逐渐加重，直至出现显著心动过缓，并有倦怠、消沉、反应迟缓、肌力减弱，追溯病史近数年外院检测血钙始终偏高，一直被忽略。考虑到原发性甲状旁腺功能亢进症可能，行甲状旁腺激素测定、甲状腺超声检查、骨密度检测后得到证实。手术治疗后症状明显改善，指标恢复正常。

3. 急性病毒感染后机体可能会出现一系列反应，病毒可能会侵犯全身各个系统，但是急性丙型肝炎病毒感染一元化解释患者出现的一系列症状和高钙血症、低磷血症等不合适。该病例出现血钙异常多年，但是住院期间才出现严重心动过缓等心脏表现，丙型肝炎病毒感染可能只是一个诱发或者加重因素。

（三）专家 3 点评

通过本病的诊治，我们认为：①老年丙型病毒性肝炎重叠其他肝炎病毒感染、乙醇、药物等因素时往往病情较重，应给予高度重视，密切监测，积极治疗，防止发展为肝衰竭。②急性丙型肝炎患者应密切监测 HCV-RNA 定量变化情况及肝功能恢复情况，必要时应及时抗病毒治疗，以免慢性化或重症化。③DAAs 的应用大大提高了抗 -HCV 治疗的 SVR 率及患者的耐受性，缩短了疗程。④PHPT 的临床表现多种多样，极易发生误诊或漏诊，临床医师应加强对该病的认识，尽量提高诊断正确率，对于已确诊患者应尽早行手术治疗，尽可能改善患者预后和生活质量，预防和减少严重并发症的发生。

（解放军总医院第五医学中心　吉英杰　张海燕　张文瑾）

参考文献

黄清丰，吕晶，翟雪雁，等 .2014. 甲状旁腺功能亢进手术方式分析 . 医学信息，（21）：469.

邱平，唐明薇，梅希，等 . 原发性甲状旁腺功能亢进症七例误诊分析及文献复习 .2015. 临床误诊误治，（8）：17-20.

中华医学会肝病学分会 .2016. 丙型肝炎防治指南 2015 年更新版 . 实用肝脏病杂志，（04）：521-538.

中华医学会骨质疏松和骨矿盐疾病分会，中华医学会内分泌分会代谢性骨病分组 .2014. 原发性甲状旁腺功能亢进症诊疗指南 . 中华骨质疏松和骨矿盐疾病杂志，（3）：187-198.

Afdhal N, Reddy KR, Nelson DR, et al. 2014. Ledipasvir and sofosbuvir for previously treated HCV genotype 1 infection. N Engl J Med, 370（16）:1483-1493.

Afdhal N, Zeuzem S, Kwo P, et al. 2014. Ledipasvir and sofosbuvir for untreated HCV genotype 1 infection. N Engl J Med, 370（20）: 1889-1898.

Kowdley KV, Gordon SC, Reddy KR, et al. 2014. Ledipasvir and sofosbuvir for 8 or 12 weeks for chronic HCV without cirrhosis. N Engl J Med, 370（20）: 1879-1888.

Sulkowski MS, Gardiner DF, Rodriguez-Torres M, et al. 2014. Daclatasvir plus sofosbuvir for previously treated or untreated chronic HCV infection. N Engl J Med, 370（3）: 211-221.

病例 73 肝炎合并皮下结节一例

【病例诊治经过介绍】

（一）病例基本情况

患者温某，女，47 岁。因"发现 HCV 抗体阳性 7 个月余"于 2015 年 8 月 13 日入院。

1. 现病史 缘于 2014 年 12 月 22 日于解放军总院海南分院体检发现：丙型肝炎病毒抗体阳性，HCV–RNA 3.27×10^6/ml，肝功能轻度异常（ALT 85U/L，AST 60U/L，TBIL 正常）；腹部超声提示"肝内实质回声增粗，增强，胆囊壁不光滑，双肾泥沙样结石"。诊断：慢性丙型病毒性肝炎。予以保肝治疗后好转出院。2015 年 2 月 10 日就诊于我院，化验：RBC 3.9×10^{12}/L，WBC 3.8×10^9/L，Hb 110g/L（↓），N 1.71×10^9/L（↓），PTA 100.6%，ALB 39g/L，ALT 25U/L，DBIL 1.7μmol/L，HCV–RNA 5.982×10^6U/ml，丙肝病毒分型 2a。*IL28b* 基因多态性分析 C/C 型。乳腺超声"双侧乳导管扩张；双侧乳腺多发低回声结节（考虑 BI–RADS Ⅲ级）"。甲状腺超声：甲状腺右侧叶不均质回声结节，双颈部淋巴结肿大。内分泌科诊断亚临床甲状腺功能减退，给予"左甲状腺素钠"替代治疗。给予保肝、聚乙二醇 a–2b 联合利巴韦林抗病毒治疗。经治疗 3 月 10 日复查 HCV–RNA 阴性，诊断：慢性丙型病毒性肝炎、亚临床甲状腺功能减退、乳腺结节、甲状腺结节。病情好转出院，出院后继续抗病毒治疗。此次为复查来我院，门诊以"慢性丙型病毒性肝炎"收入我科。

2. 既往史 10 年前有丰胸凝胶"英吉尔法勒"植入术史。无伤寒、结核、猩红热等传染病病史，无心、脑、肺、肾等脏器慢性病病史，否认外伤史，无药物及食物过敏史。

3. 个人史、流行病学史、婚育史、月经史、家族史 无特殊。

4. 查体 生命体征平稳，神志清楚，面色晦暗，皮肤、巩膜无黄染，未见瘀点、瘀斑，肝掌阳性，未见蜘蛛痣。耳前、颈部、腋窝、双侧腹股沟可扪及多个大小不等肿大淋巴结，最大约 1cm×1cm 大小，活动度可，无压痛。头颅正常，无畸形，左侧颞部、右侧腰背部可扪及数个大小不等硬结，无压痛。心、肺未见异常。腹部平，未见腹壁静脉曲张，全腹软，无压痛、反跳痛，肝右肋下未触及，剑突下未触及，墨菲征阴性，脾左肋下未触及，肝上界位于右锁骨中线第 5 肋间，肝、脾、双肾区无叩痛，移动性浊音阴性，双下肢无水肿。生理反射存在，病理征未引出。扑翼样震颤阴性。

5. 初步诊断 ①慢性丙型病毒性肝炎；②亚临床甲状腺功能减退；③乳腺结节；④甲状腺结节；⑤皮下结节待查。

（二）入院诊治第一阶段——初步排查

1. 2015 年 8 月 15 日 患者无特殊不适，化验：WBC 4.27×10^9/L，Hb 106g/L（↓），N 71.4%（↑），PLT 222×10^9/L，ALT 19U/L，DBIL 2.1μmol/L，TBIL 6.9μmol/L，CHE 7333U/L，ALB 39g/L，TBA 17μmol/L（↑），INR 0.84，PTA 106.9%，HCV–RNA < 100U/ml，梅毒螺旋体抗体（雅培发光）28.82s/co（↑），丙肝抗体（强生化学发光）32.9s/co，非小细胞肺癌相关抗原 21–1 4.79ng/ml（↑），甲状腺功能正常。腹部超声：慢性肝损害（肝实质弥漫性损害结合

临床）。

上级医师查房指出：患者既往住我院明确诊断为慢性丙型病毒性肝炎，警惕有无肝硬化及肝占位病变，尽快完善影像学检查。患者既往亚临床甲状腺功能减退减诊断明确，此次复查甲状腺功能正常，继续内分泌科随诊及定期监测甲状腺功能。患者多发淋巴结肿大，伴随左颞部及右侧腰背部皮下结节，完善浅表淋巴结、乳腺超声等浅表组织彩色多普勒超声，如无穿刺禁忌，可进一步完善淋巴结活检，明确性质。

2. 2015 年 8 月 20 日　甲状腺超声：甲状腺右侧叶不均质回声结节（建议定期复查）；双颈部淋巴结增大（建议复查）。乳腺超声：双乳腺体及后方肌层内多发不规则无回声（结合病史考虑假体植入术后表现）；右乳后方肌层内混杂回声（考虑假体机化可能）；双侧腋下淋巴结可见。妇科超声：子宫多发实性结节（考虑肌瘤可能，大者黏膜下肌瘤可能性大，建议定期复查）。心电图：窦性心律，房性期前收缩。外科会诊考虑查体左乳可触及多个增生结节，质软偏中，左颞部、左侧腹股沟可触及淋巴结，建议左侧颞部、腰背部、左乳部穿刺活检，病理后随诊。超声检查提示：乳腺结节考虑为假体植入术后改变，淋巴结良性可能。

上级医师查房后指出：患者多发皮下结节，目前结节性质不清，结合患者 10 年前丰胸凝胶植入史，目前考虑不除外结节为凝胶游走所致，患者目前无结节穿刺禁忌证，结合外科会诊意见，可安排尽快行结节穿刺活检。

（三）入院诊治第二阶段——获取病理，最终确诊

1. 2015 年 8 月 21 日　行局部麻醉下腰部包块活检术。

2. 2015 年 8 月 22 日　浅表组织超声：左侧背部肩胛区内侧皮下软组织内可见 2mm×1.7mm 强回声，CDFI 示未见明确血流信号。右侧臀部外侧皮下软组织内可见 9mm×3mm 强回声，后伴声影，CDFI 示未见明确血流信号。右侧下肢小腿中段皮下软组织脂肪层内可见 3mm×1.5mm 强回声，后伴声影，CDFI 示未见明确血流信号。左侧下肢小腿中段皮下软组织脂肪层内内可见多发强回声，较大约 3mm×1.4mm，后伴声影，CDFI 示未见明确血流信号。以上所检查部位软组织内异常回声（结合病史考虑良性异物可能）。乳腺 MRI：双侧乳腺假体植入后，假体破溃不除外，请结合临床。左侧乳腺内下象限结节影，考虑良性病变可能，建议随访。

3. 2015 年 8 月 25 日　结节病理：脂肪坏死钙化结节。

上级医师查房指出：病理活检提示组织坏死，结合患者既往有丰胸凝胶"英吉尔法勒"植入史，并查阅相关文献丰胸凝胶注射后相关并发症的报道，考虑患者多发结节与其丰胸凝胶皮下流动刺激组织增生坏死及钙化有关，建议其于外院整形科就诊。患者现丙型肝炎抗病毒治疗半年，取得快速病毒学应答，效果较好，且没有肝硬化表现，足疗程后可以停药，注意复查观察有无复发。

4. 最后诊断　①慢性丙型病毒性肝炎；②亚临床甲状腺功能减退；③双侧乳腺结节（乳腺假体植入后）；④子宫结节（肌瘤可能性大）；⑤甲状腺结节；⑥皮下结节（乳腺假体游走）。

（四）随访

2016 年 3 月 15 日，患者干扰素联合利巴韦林治疗停药后 6 个月，在当地随访，HCV-RNA 阴性，肝功能正常，皮下结节因并未影响患者生活，患者未到其他医院诊治。

【专家评述】

（一）专家 1 点评

聚丙烯酰胺水凝胶（polyacryamide hydrogel，PAHG）是无色透明的凝胶状聚合物，由聚丙烯酰胺注射用水按照一定的比例配制而成。1997 年底，该产品从乌克兰引入我国，命名为"英吉尔法勒"。1999 年，国产医用聚丙烯酰胺水凝胶批准上市，由于其操作简单、不开刀、无手术瘢痕，痛苦少，所以该产品曾一度被视为良好的组织填充物，被广泛应用于整形美容外科领域，特别在隆乳术中得到了大量的应用。但是随着时间的推移，出现了大量并发症，而且存在注射容易、取出困难等问题。2006 年国家食品药品监督管理局停止了该产品的生产和使用。聚丙烯酰胺水凝胶注射隆乳的并发症包括：硬块或硬结、无菌性炎症、胸大肌炎、双侧乳房不对称、橡皮泥样改变、疼痛、感染、乳房破溃、渗漏、哺乳期乳腺炎、上肢活动受限、非切口处乳房皮肤穿孔、注射聚丙烯酰胺水凝胶移位、包裹硬化等，有些患者数种并发症共存。水凝胶移位均表现为隆乳后外形轮廓失去对称性，水凝胶注射超出乳房后间隙，移位于原设计注射部位以外，形成皮下或随体位移动的包块，甚至出现远处转移，如腋下、前臂移位等。

（二）专家 2 点评

国产医用聚丙烯酰胺水凝胶注射后的皮下结节表现为单发或多发，位于皮下、乳腺间或胸大肌下，直径 0.5～3.5cm，表面光滑，压痛，发现时间为术后 7～90d。发生硬结的原因可能是注射过程中随乳腺后间隙内压力不断上升，凝胶有向压力较低的区域扩展的趋势，甚至可能突破乳腺后间隙的范围，而分布至皮下或乳腺组织内，因周围组织致密而形成凝胶结节。单侧注射量过大也是造成硬结的一种原因。此外，错误的注射层次亦是结节形成的原因，如注射到乳腺内、胸大肌内等。术后一旦发现有硬结形成，可用 5ml 注射器向结节内注射生理盐水，直到结节外的纤维囊壁破裂或穿刺破裂，用手指按压结节，促使该产品弥散，结节消失，必要时可抽出部分凝胶后按压及按摩，促进结节消失。

该患者既往在我院明确诊断为慢性丙型病毒性肝炎，应用干扰素联合利巴韦林抗病毒治疗效果较好，此次入院发现多发皮下结节，结节性质不定，临床医师能够仔细询问病史，并积极完善相关检查查阅相关文献，运用超声、MRI 及穿刺活检等各项辅助检查及时做出诊断，为患者的下一步治疗提供了方向。

（解放军总医院第五医学中心　王海波　田　华）

参考文献

黄以添，魏明 . 2004. 奥美定注射隆乳术后的并发症及其防治 . 华夏医学，（3）：427-428.

李伟，郭秋香，韩海艳，等 . 2013. 超声对皮下结节诊断价值 . 中国医学创新，10（01）：82-83.

病例 74　肝脾进行性肿大一例

【病例诊治经过介绍】

（一）病例基本情况

患者李某，男，29 岁，农民。因"纳差、腹胀、尿黄 20 余天"于 2010 年 5 月 6 日入院。

1. **现病史**　患者自诉于 2010 年 4 月 15 日无明显诱因出现进食减少，进食后感上腹部饱胀不适，伴尿黄，无畏寒、发热，无乏力、厌油，无恶心、呕吐，无腹痛、腹泻，无胸闷、心悸，无咳嗽、咳痰。于 4 月 26 日在当地医院查血常规：WBC 9.95×10^9/L，L 68.3%，Hb 154g/L，PLT 18×10^9/L。肝功能：TBIL 61.1μmol/L，DBIL 46.5μmol/L，ALT 106U/L，AST 79U/L，ALP 364U/L，GGT 149U/L，TP 65g/L，ALB 43g/L。凝血常规正常，乙型肝炎 HBcAb 阳性，抗 HAV-IgM 阴性、抗 HEV-IgM 阴性，抗 HCV-IgG 阴性，上腹部彩色多普勒超声"肝大（右斜径 17.0cm）、脾大（12.3cm×5.3cm）、胆囊壁毛糙"。诊断未明，给予"天晴甘平、茵栀黄、利可君"等治疗，症状无好转，自觉尿黄、肤黄加重。于 5 月 6 日来院就诊，以"黄疸查因"收入院。起病以来，患者精神、睡眠可，无皮肤瘙痒及白陶土样大便，体重下降约 3kg。

2. **既往史、婚姻史、个人史、家族史**　无特殊。

3. **查体**　体温 36.3℃，脉搏 77 次/分，呼吸 20 次/分，血压 106/60mmHg，体重 60kg。精神可，全身皮肤及巩膜重度黄染，未见蜘蛛痣，肝掌阴性。两侧腹股沟可触及多个黄豆大小的淋巴结，质中，无压痛，活动可。鼻腔通畅，咽无充血，扁桃体无肿大。颈软，颈静脉无怒张，甲状腺无肿大。心、肺听诊未见异常。腹部平坦，无腹壁静脉显露，剑突下压痛，无反跳痛，肝右肋下缘平脐，质软，表面光滑无压痛，脾肋下约 5cm 处可触及，质软无触痛，肝浊音界存在，肝脾双肾区无叩击痛，移动性浊音阴性。脊柱四肢无畸形，各关节无红肿，活动自如，双下肢无水肿。

4. **初步诊断**　肝功能异常待查：病毒性肝炎？细菌感染？肿瘤相关疾病？

（二）入院诊治第一阶段——完善检查，对症治疗

1. **2010 年 5 月 10 日**　入科后给予还原型谷胱甘肽、甲硫氨酸维 B_1、前列地尔等护肝、退黄等对症支持治疗。完善常规检查：血常规示 WBC 5.21×10^9/L，LY 74.5%，Hb 128 g/L，PLT 13×10^9/L，肝功能：TBIL 194.7μmol/L，DBIL 173.5 μmol/L，ALT 34U/L，AST 51U/L，ALP 332U/L，GGT 107U/L，ALB 33.6g/L，肾功能、电解质、心肌酶谱、血清淀粉酶、凝血常规正常，血脂常规 HDL 0.15 mmol/L，抗 HAV-IgM、抗 HEV-IgM、乙肝两对半、抗 HCV-IgG、HCV 抗原、丁肝抗原、丁肝抗体、巨细胞病毒抗体、EB 病毒抗体、梅毒抗体、HIV 抗体均阴性，自身免疫性肝病相关抗体：AMA、ANA、抗 -LKM、ASMA 均阴性，抗中性粒细胞胞质抗体及自身抗体 15 项均阴性，抗链球菌 O 抗原 25U/ml，类风湿因子 20U/ml，铜蓝蛋白 51.3 mg/dl，血清铜 39.6μmol/L，AFP 1.27μg/ml，甲状腺功能五项正常，免疫球蛋白：IgA 0.89g/L，IgM 0.46g/L，

IgG 9.45g/L，尿常规：胆红素（+）。上腹部彩色多普勒超声：肝巨大（右斜径24.6cm）、肝实质回声致密增强，脾大（厚径5.2cm）、脾门静脉稍增宽，门静脉血流速度减低，胆囊壁毛糙。上腹部增强CT：肝脾大，以肝大明显，肝脏密度降低，腹膜后淋巴结不大，少量腹水。上腹部磁共振及胰胆管造影：肝、脾大，其内信号未见异常改变，肝内外胆管无扩张，未见负性充盈缺损影，腹腔内少量积液。眼科会诊：双眼前后节未见异常，未见K-F环。

2. 2010年5月11日　患者症状无改善。复查血常规：WBC 9.39×10^9/L，L 77.6%，Hb 113g/L，PLT 15×10^9/L。上级医师查房指出，根据患者入院后各种检查，基本排除常见肝病，因肝脾大，血小板极低，淋巴细胞比例升高，不排除血液肿瘤可能，已行骨髓穿刺检查，追查骨髓细胞学检查报告，并申请科内疑难病例讨论。

（三）入院诊治第二阶段——骨髓活检，确定诊断

1. 2010年5月12日　科内进行疑难病例讨论，认为患者有两个主要特点：一是肝脏短期内迅速增大，并无肝静脉血管和胆管阻塞依据；二是患者淋巴细胞比例一直明显升高；综合考虑淋巴瘤等血液系统疾病可能性大，如骨髓穿刺细胞学检查未能明确诊断，建议行骨髓活检协助诊断。

2. 2010年5月13日　因患者骨髓细胞学检查未能明确诊断，再次行骨髓穿刺及骨髓活检术。

3. 2010年5月18日　患者第二次骨髓检查结果回报提示：急性淋巴细胞白血病（ALL）。请血液科会诊建议转科治疗，患者及其家属拒绝转血液科进一步治疗，要求出院。未进一步随访。

【专家评述】

（一）专家1点评

1. 该患者青年男性，既往无肝病病史，以"纳差、腹胀、尿黄"为主要症状，起病急，病程短，最主要的特点是肝脾进行性增大，尤其是肝，20d内肝右斜径由17.0cm增大至24.6cm。

2. 常见引起肝脏急性增大的原因主要有：①胆道梗阻。该患者肝脏进行性增大，黄疸进行性升高，以直接胆红素升高为主，ALP、GGT明显升高，尿胆原阴性，ALT、AST基本正常，需要重点排除胆道梗阻可能。但患者上腹部彩色多普勒超声、增强CT及磁共振胰胆管造影均未见肝内外胆管梗阻扩张，不支持诊断。②血流梗阻。上腹部增强CT示肝脏密度降低，少量腹水，不排除肝淤血可能，但患者无右心衰竭病史、症状及体征，上腹部增强CT检查未见肝静脉及相应下腔静脉阻塞等布加综合征征象及门静脉反流等肝动静脉瘘征象，患者无服用"特殊中草药"等可引起肝窦阻塞综合征相关病史，不支持诊断。③肝脏感染性病变。常见肝炎病毒感染一般很少引起肝脏如此进行性增大，患者无血吸虫等疫水接触史，无畏寒、发热等急性感染症状，上腹部彩色多普勒超声、增强CT及磁共振检查未见明显感染病灶，不支持诊断。④血液浸润性病变。包括血液病肝浸润和其他转移性肿瘤。该患者相关检查未发现原发肿瘤病灶，血常规示白细胞中淋巴细胞比例明显升高，血小板明显减少，不太符合由脾功能亢进所致，需重点排除血液性疾病可能，尤其是淋巴瘤或淋巴细胞白血病可能。本例患者先后2次行骨髓穿刺和1次骨髓活检才确诊为急性淋巴细胞白血病。说明不能单纯一次骨髓穿刺无明显异常就排除血液病可能，必要时需反复多部位骨穿或骨髓活检。⑤肝淀粉样变性。多见于男性，主要临床表现为乏力，进行性肝脾大，肝功能变化以ALP、GGT升高为主，主要依靠肝穿刺病理观察到淀粉样物质沉积导致刚果红染色阳性。因考虑该患者肝脏进行性增大明显，肝包膜短期内明显拉撑，血小板明显减少，常规经皮经肝活检存在极大出血风险，因此未行肝穿刺。如果有条件可行经颈静脉肝活检将更有利于明确诊断。

（二）专家 2 点评

1. 血液病肝浸润情况：白血病髓外浸润是白血病常见并发症，尤其多发于急性淋巴细胞白血病、急性粒细胞白血病和急性单核细胞白血病。白血病细胞比实体瘤更容易进入血液和浸润非造血组织器官，尤其是肝脏。急性淋巴细胞白血病与急性非淋巴细胞白血病的肝脏浸润率分别为 75％和 40％，尸检发现肝受累者比例高达 90％左右。肝病理可见大量幼稚淋巴细胞浸润肝窦与汇管区，但没有胆道或肝细胞损伤的组织学证据。

2. 白血病细胞浸润导致肝损害的机制主要为白血病细胞浸润堵塞肝窦导致肝组织局部缺血坏死，浸润小胆管致胆管炎症、堵塞等。所以其临床表现主要为肝脾大和梗阻性黄疸，但程度不一。肝功能可正常，或炎症程度较重胆红素明显升高。部分还可浸入血管，形成癌栓或使血液处于高凝状态形成血栓而继发布加综合征，这种情况以急性早幼粒细胞白血病多见。

3. 恶性血液病肝脏浸润超声及 CT 等影像学检查主要表现为多发性低密度小病灶，少数为单发病灶，增强无强化或轻度强化。

本病例就是抓住患者短期内肝脾进行性增大，血常规以淋巴细胞为主两条线索，快速两次骨髓穿刺检查明确诊断。提示医师对非常见肝病，需仔细分析化验结果，寻找蛛丝马迹，明确事实真相。

（解放军第一六九医院感染科　周友乾　任　彬　尹凤鸣）

参考文献

何纲，丁佩佩. 2011. 以肝脏损害为首发表现的急性白血病肝功能及临床特点分析. 中国医师杂志，13（12）：1649-1651.

洪秀理，张可杰，鹿全意. 2010. 以黄疸为首发症状的急性髓系白血病 1 例. 福建医药杂志，32（2）：179.

刘莎，吴敏，金志斌，等. 2016. 恶性血液病肝脏浸润形成占位性病变的超声和 CT 表现. 临床肿瘤学杂志，21（1）：61-65.

Cemeu TB, Phillips DL. 2005. Chemotherapy Dosing with Elevated Liver Function Test Results in Acute Leukemia. The Annals of Pharmacotherapy, 39: 1752-1754.

Lee JY, Lee WS, Jung MK. 2007. Acute myeloid leukemia presenting as obstructive jaundice caused by granulocytic sarcoma. Gut Liver, 1: 182-185.

Siddique MN Popalzai M, Aoun N. 2011. Precursor B-cell acute lymphoblastic leukemia presenting as obstructive jaundice：a case report. Journal of Medical Case Reports, 5: 269.

病例75 乏力、纳差伴神志不清一例

【病例诊治经过介绍】

（一）病例基本情况

患者，谢某，男，59岁，农民，因"乏力、纳差5d，意识障碍12h"于2016年5月3日01：26由平车推送入科。

1. 现病史 患者儿子代诉。患者于2016年4月28日起无明显诱因出现全身乏力、进食减少、厌油，偶有恶心、呕吐、呕吐物为胃内容物，无头痛、头晕、发热、畏寒、腹痛、腹泻、咳嗽、咳痰等症状。于5月2日约10：00到当地诊所给予输注葡萄糖液体，约13：00突然出现神志不清、呼之不应、多汗，口腔外可见白色泡沫样物质流出，无抽搐、皮疹及皮肤溃疡等，遂到当地人民医院急诊科就诊，行头颅CT检查未见明显异常，考虑为"酒精性肝炎、肝性脑病"，并给予对症治疗（具体用药不详），仍神志不清。为进一步诊治，故来我院急诊就诊。急诊查肝功能：TBIL 106.9μmol/L，DBIL 78.8μmol/L，ALT 278U/L，AST 864 U/L，余正常；电解质：Cl⁻ 88mmol/L，余正常；肾功能：BUN 19.3mmol/L，CRE 171μmol/L，UA 1095μmol/L；GLU 12.4mmol/L；淀粉酶正常；血常规：WBC $14.1×10^9$/L，PLT $90×10^9$/L；上腹部、头颅及胸部CT：胰尾部体积稍增大，胰尾部周围脂肪间隙絮状稍高密度影；腹水；脂肪肝；双肺渗出性病变；左侧第6肋骨陈旧性骨折；脑萎缩。以"肝性脑病"收住我科。起病以来，患者精神欠佳，大、小便正常，体重减轻5kg。

2. 个人史 有吸烟史，约40年，每日约40支，饮酒40年，白酒每日500g，余无特殊。

3. 既往史、婚育史、家族史 均无特殊。

4. 体格检查 体温36.2℃，呼吸20次/分，脉搏140次/分，血压100/60mmHg，发育正常，营养中等，查体欠合作，神志不清，呈浅昏迷状，压眶有反应，全身皮肤、巩膜重度黄染，未见蜘蛛痣及肝掌、皮疹、瘀点、瘀斑，浅表淋巴结未触及。头颅五官发育正常无畸形，颜面部无水肿，球结膜稍充血、无水肿，双瞳孔等大等圆（直径约5mm）、对光反应稍迟钝。颈静脉无怒张，颈软无抵抗，甲状腺不肿大。双肺、心脏听诊未见异常。腹部平坦，腹壁静脉无曲张，未见胃肠型及蠕动波，腹软，按压无痛苦表情，肝、脾肋下未触及，移动性浊音阳性，肝、双肾区叩击无痛苦表情，肠鸣音正常。双下肢无水肿。脊柱四肢无畸形，各关节活动自如。双上肢肌张力增高，双下肢肌张力正常，肱二头肌反射、肱三头肌反射正常，扑翼性震颤试验患者不配合，双侧膝反射、跟腱反射正常，双侧Hoffmann征、Babinski征及Kernig征阴性。

5. 入院初步诊断 ①神志不清查因：肝性脑病？韦尼克脑病？酒精戒断综合征？②肝炎肝硬化失代偿期合并急性肾损害、电解质紊乱、肺部感染、血糖升高；③脑萎缩；④脂肪肝；⑤左侧第6肋骨陈旧性骨折。

（二）入院诊治经过

1. 2016年5月3日 12：00入院检查。心电图：窦性心动过速；偶发房性期前收缩；T波低平；下壁异常QS。血常规：WBC $14.1×10^9$/L，N 81.3%，PLT $88×10^9$/L；肝功能：TBA

50.0μmol/L，TBIL 98.2μmol/L，DBIL 73.2μmol/L，ALT 251U/L，AST 778U/L，ALP 140U/L，GGT 1375U/L，电解质：Cl$^-$ 87mmol/L，余正常，肾功能：BUN 19.3mmol/L，CRE 171μmol/L，GLU 11.4mmol/L，UA 1059μmol/L，凝血功能：INR 1.37；3P 试验阴性；CRP 8.67mg/dl，PCT 0.91ng/ml；BLA 99.3μmol/L；甲状腺功能亢进五项：FT$_3$ 2.49pmol/L，TSH 0.1553μU/ml；血脂：TG 2.42mmol/L；心肌酶：乳酸脱氢酶 420U/L，肌酸激酶同工酶 33U/L，肌红蛋白 344.0ng/ml，血、尿淀粉酶均正常；AFP、梅毒、丙肝、HIV 抗体均阴性；HBV-M：HBcAb（+），余阴性；动脉血气分析：pH 7.49，氧分压 120mmHg，二氧化碳分压 23mmHg，碳酸氢离子浓度 17.3mmol/L，标准碳酸氢盐 21.0mmol/L，全血碱剩余 –4.2mmol/L。尿常规：隐血（++），蛋白质（++），尿胆原（+），胆红素（++），酮体（++），红细胞 35/μl，结晶 8/μl。

上级医师查房，诊断为酒精性肝炎，考虑合并肝性脑病、急性肾损害、心肌炎、肺部感染，给予左氧氟沙星抗感染，还原型谷胱甘肽护肝，门冬氨酸鸟氨酸降血氨，醒脑静醒脑，门冬氨酸钾镁及调节水、电解质平衡、补充血容量等对症支持治疗。鉴于患者存在多器官功能损害，指示开展多学科会诊。

2. 2016 年 5 月 3 日 16：30 经我院多科会诊，意见为患者目前肝肾功能、心肌等损害，考虑与患者长期大量饮酒有关，出现神志不清、浅昏迷，考虑长期饮酒致 Wernick 脑病可能，不排除肝性脑病、酒精戒断症状，进一步完善头颅 MRI 检查，以鉴别诊断。予以大剂量补充维生素 B$_1$ 治疗（200mg 静脉滴注，每日 3 次），因患者无球结膜水肿、颈静脉怒张等，肾功能损害考虑血容量不够，未给予脱水、利尿。加大补液量，余治疗继前，注意密切观察患者神志改变和尿量情况。

3. 2016 年 5 月 3 日 18：00 患者神志逐渐恢复清楚，能正确回答问题，定向力、理解力正常，诉偶有腹部不适、呃逆。入科后尿量为 1900ml，心率降至 100 次 / 分，血压 117/69mmHg。

4. 2016 年 5 月 4 日 辅助检查回报：血常规示 WBC 11.41×10^9/L，N 84.2%，Hb 104g/L，PLT 53×10^9/L；生化：TBA 94.0μmol/L，TBIL 95.7μmol/L，DBIL 69.7μmol/L，ALT 240U/L，AST 584U/L，ALB 32.8g/L，K$^+$ 3.3mmol/L，BUN 10.8mmol/L，CRE 99.0μmol/L，GLU 7.4mmol/L；PCT 1.04ng/ml；BLA 69.2μmol/L；LDH 469U/L；BNP 117.90pg/ml；肌酸激酶同工酶 26U/L、肌红蛋白 98.0ng/ml；甲、戊型肝炎抗体阴性；考虑患者经大剂量补充维生素 B$_1$ 后神志好转，改维生素 B$_1$ 为 200mg 静脉滴注，每日 1 次。

5. 2016 年 5 月 6 日 辅助检查回报：腹部彩色多普勒超声示轻度脂肪肝，腹水（57mm），余胆、胰、脾、双肾均正常。心电图：左心房负荷重；高度顺钟，心肌劳损倾向。心脏彩色多普勒超声：心动过速，左心室顺应性减退，收缩功能测值正常。头颅 MRI+DWI 弥散成像检查：腔隙性脑梗死；脑萎缩。电子胃镜：食管静脉曲张（重度），反流性食管炎，萎缩性胃炎伴肠化？十二指肠球部溃疡（S）。中段尿细菌培养：无菌生长。痰真菌涂片未找到真菌。痰细菌涂片找到 G$^-$ 杆菌、G$^+$ 球菌。痰细菌培养：无致病菌生长。

6. 2016 年 5 月 8 日 患者食欲较前好转，神志清楚，精神、睡眠可。查体：神志清楚，全身皮肤、巩膜中度黄染，心率正常。复查血常规：WBC 11.96×10^9/L，N 57.4%，RBC 2.83×10^{12}/L，Hb 105g/L，PLT 140×10^9/L；肝功能：TBA 31μmol/L，TBIL 68.9μmol/L，DBIL 52.2μmol/L，ALT 137U/L，AST 129U/L，ALB 32.1g/L，ALP 289U/L，GGT 1203U/L；电解质：Na$^+$ 134.0mmol/L，Ca^{2+} 2.03mmol/L；血脂常规：HDL 0.75mmol/L；心肌酶：LDH 270U/L；CRP 10mg/dl；PCT 0.94ng/ml；BLA 59.8μmol/L；肾功能、血糖均正常。患者症状好转，强烈要求

出院。

7. 出院诊断　①酒精性肝炎肝硬化失代偿期合并韦尼克脑病、肝性脑病、食管静脉曲张（重度）、肺部感染、急性肾损害、中毒性心肌炎、电解质紊乱、低蛋白血症；②贫血；③脑萎缩；④腔隙性脑梗死；⑤十二指肠球部溃疡；⑥脂肪肝；⑦萎缩性胃炎；⑧反流性食管炎；⑨左侧第 6 肋骨陈旧性骨折。

（三）随访

患者出院 1 年余，多次电话随访，患者表示未再饮酒，也未再出现类似症状。

【专家评述】

（一）专家 1 点评

1. 病例分析：患者中老年男性，有长期大量饮酒史。近期出现乏力、纳差、意识障碍，病程短，我院行头颅 CT 及 MRI 考虑脑萎缩、腔隙性脑梗死。肝功能重度损害，电解质紊乱，血氨升高，白细胞升高。腹部彩色多普勒超声及 CT 示脂肪肝、腹水，胃镜示食管静脉重度曲张，酒精性肝硬化失代偿期诊断明确。其出现神志不清首先需考虑肝性脑病，高蛋白饮食、便秘、电解质紊乱常为其诱因，但该患者无类似诱因。而且该患者在补液治疗过程中突然出现神志不清、呼之不应、多汗，与肝性脑病表现似乎不相符。而且影像学检查肝脏形态尚可，无肝脏明显缩小、肝叶比例失衡、肝裂增宽等，提示患者肝硬化并不非常严重，在当地医院考虑肝性脑病予以对症治疗效果欠佳，因此脑病不能以单纯肝性脑病解释。

2. 该病例已通过头颅 CT 检查及神经科查体基本除外脑血管意外，尚需完善上腹部增强 CT、磁共振及血管成像，排除血管异常门静脉分流型肝性脑病可能；该患者还需排除药物过敏可能，患者家属诉输液为盐水和糖水，考虑过敏可能性不大。

3. 该患者还需要排除低血糖反应和酒精戒断综合征可能，但患者输液补充葡萄糖过程中出现上述症状，低血糖反应可能性不大，入院查血糖升高，神志无好转，也不支持低血糖反应。酒精戒断综合征分早期戒断症状和晚期戒断症状。早期患者会出现躯体症状，如厌食、恶心、呕吐、出汗、心悸、高血压、睡眠障碍，并伴有焦虑、抑郁；一般发生在停止饮酒后 6 ~ 36h。晚期患者会出现癫痫、认知障碍、震颤谵妄等严重症状。该患者病初有乏力、纳差、恶心、呕吐，继而出现多汗、神志不清、口吐白沫等癫痫样症状，伴有心率增快，不排除有酒精戒断综合征可能。但酒精戒断综合征精神障碍主要为自主功能亢进及失眠，常伴有双上肢甚至四肢、全身抖动，症状呈持续性，该患者呈浅昏迷，无四肢抖动，考虑可能性不大。

4. 鉴于患者长期大量饮酒，进食少，近期进食进一步减少伴恶心、呕吐，输液过程中突然出现意识障碍、多汗、心率增快，考虑韦尼克脑病可能性更大，予以大剂量补充维生素 B_1 诊断性治疗后患者神志转清，支持诊断。

（二）专家 2 点评

1. 韦尼克脑病（Wernicke's encephalopathy，WE）：是一种因维生素 B_1 缺乏引起的中枢神经系统代谢性脑病。各种能造成体内维生素 B_1 缺乏的原因均可导致 WE。最常见于慢性酒精中毒，其他非酒精中毒性病因包括：长期偏食，纳差，呕吐，急性胰腺炎，长期胃肠外营养等。具体发病机制尚未完全明确，目前主要考虑为维生素 B_1 缺乏造成三羧酸循环障碍，影响体内能量代谢，脑能量代谢减少，局部乳酸中毒，谷氨酸受体神经毒性作用，血 - 脑屏障破坏等。主要临床症状为精神意识障碍、眼球运动障碍和共济失调"三联征"。但仅有 $10\% \sim 16\%$ 的患者具有典型"三联征"，19% 的患者不具备其中任何症状。其他不典型症状包括纳差、低血压、低体温、心动过速、癫痫及听力逐渐丧失。如治疗不及时，病情进行性加重，可出现高热、肌张力增高、舞蹈样运动障碍，严重的记忆损害、幻觉、妄想、虚构。因此，WE 诊断率低，误诊及漏诊率高，严重影响患者的预后。

2. 如患者具有上述基础病因，出现典型的眼部体征、共济失调、精神意识障碍"三联征"可临床诊断为 WE。对于仅有单一或不同症状组合时考虑疑诊，应行头颅 MRI 检查，如有特征性损害（第三、四脑室旁，导水管周围，乳头体，四叠体，丘脑为常见受累部位，上述部位可见 T_1 加权像上呈低信号，T_2 加权像上呈对称性高信号，FLAIR 序列上呈明显高信号）即可明确诊断；或予以维生素 B_1 治疗后出现戏剧性转归，也可证实诊断。由于糖类的分解需要消耗 B 族维生素，酒精、腹泻等影响患者胃肠道对维生素 B 吸收，此时静脉输注葡萄糖可耗竭 B 族维生素的最后储备，从而诱发急性 WE。

3. 本例患者就是在静脉补充葡萄糖后出现精神障碍、癫痫发作样症状，予以大剂量补充维生素 B_1 后症状明显好转，支持诊断。所以，在任何情况下，对酗酒、慢性食欲缺乏和吸收不良者需要胃肠外补充葡萄糖，应同时予以补充维生素及微量元素，注意水、电解质平衡等。

4. WE 临床极易漏诊、误诊，且该病如果不能早期诊断、立即救治，病情会进行性加重，以致昏迷、死亡；而如果能及时救治，治疗方法简单，效果显著，临床医师需提高警惕。

5. 该病例遗憾之处在于没有进行血液维生素 B_1 的测定。

（解放军第一六九医院感染科　周友乾　阳　薇　尹凤鸣）

参考文献

文锦，李辉华.2013. 酒精戒断综合征的临床研究进展. 南昌大学学报（医学版），53（9）：90-93.

熊新英，王国相.2006. 重视韦尼克脑病的早期诊断. 中国综合临床，22（9）：794-796.

岳伟，张丽，安瑛，等.2012. 长期饮酒者出现意识障碍的病因学分析. 中国全科医学，35：4105-4106.

展玉涛，孙洪强.2014. 酒精戒断综合征的治疗. 中华消化病与影像杂志（电子版），4（3）：149-151.

周露玲，杨琴.2016. 韦尼克脑病的诊治进展. 现代医药卫生，32（8）：1173-1176.

Pamela T, Luciana C, Daniele R. 2017. Delayed diagnosis of Wernicke encephalopathy with irreversible neural damage after subtotal gastrectomy for gastric cancer: A case of medical liability? Int J Surg Case Rep, 30: 76-80.

Sushree SB, Sarada PS. 2015. Neuropsychological functioning in Wernicke's encephalopathy. Ind Psychiatry J. 24（1）：99-103.

病例 76　多浆膜腔积液一例

【病例诊治经过介绍】

（一）病例基本情况

患者徐某，男，59岁，汉族，已婚，主因"间断腹胀、双下肢水肿1年，加重2个月"于2010年4月19日入院。

1. 现病史　缘于2009年4月无明显诱因出现腹胀、双下肢水肿，当时进食可，尿量正常，于甘肃省人民医院就诊，化验血常规、肝功能基本正常，乙肝五项示HBsAb阳性，余阴性。腹部B超示"轻度脂肪肝；右肾结石"。未进一步诊治，仍间断腹胀、双下肢水肿。2010年2月因腹胀加重，于兰州市某医院住院，查肝功能：TP 61.9g/L，ALB 37g/L，GLO 24.9g/L，BIL 24.2/6.5μmol/L，ALT 20U/L，AST 19U/L，ALP 75U/L，GGT 16U/L，TBA 5.2μmol/L；血常规：WBC $2.37×10^9$/L，NE 57%，RBC $4.18×10^{12}$/L，Hb 130g/L，PLT $100×10^9$/L。HBsAg阳性。B超示：肝大、肝脏弥漫性病变；门静脉内径增宽；脾大；腹水；胆囊壁增厚。心脏彩色多普勒超声提示：中等量心包积液。腹部CT提示：脾脏增大，脾静脉增宽，脾功能亢进？心包积液；少量腹水。胃镜示：轻度食管静脉曲张；慢性萎缩性胃炎。给予保肝、利尿等治疗（具体不详）后症状好转出院。出院后继续服用葡醛内酯片、盐酸普萘洛尔、和络舒肝胶囊、氢氯噻嗪片、螺内酯片及枸橼酸钾颗粒。自觉腹胀、乏力，现为进一步诊治入我科。自发病以来精神饮食可，睡眠差，无发热，尿量尿色正常，近1年体重下降20kg。

2. 流行病学史　无肝炎患者密切接触史。病前半年内无输血及血制品应用史。病前3个月内无不洁饮食史。

3. 既往史　自2002年始经常腹泻，自服多种药物，效果不好，2009年6月因腹泻输液治疗（具体药物不详）后出现皮肤瘙痒，持续至今，无鼻衄及牙龈出血。

4. 家族史　父母已故，父亲死于"贲门癌"，母亲死于"肺气肿"，否认家族传染病病史及遗传病病史。

5. 查体　体温37.4℃，脉搏80次/分，呼吸18次/分，血压110/60mmHg。营养中等，步入病房，自动体位，查体合作。神志清楚，精神好，应答切题，定向力、记忆力、计算力正常。面色晦暗，全身皮肤有色素沉着，毛发稀疏，皮肤、巩膜无黄染，未见瘀点、瘀斑，肝掌阳性，未见蜘蛛痣。全身浅表淋巴结未扪及增大，双侧乳腺较一般增大。双肺呼吸音清，未闻及干、湿啰音，心浊音界稍扩大，心率80次/分，律齐，各瓣膜听诊区未闻及杂音。腹部饱满，未见腹壁静脉曲张，全腹软，无压痛、反跳痛，肝右肋下未触及，剑突下未触及，墨菲征阴性，脾肋下可触及，甲乙线7cm，甲丙线10cm，质中，无触痛，肝上界位于右锁骨中线第5肋间，肝、脾、双肾区无叩痛，移动性浊音阳性，肠鸣音5次/分。双下肢中度水肿。膝、跟腱反射存在，Babinski征未引出。扑翼样震颤阴性。

6. 初步诊断　肝硬化原因待定，失代偿期合并腹水，肝炎肝硬化？自身免疫性肝硬化？特发性门静脉高压症？遗传代谢性肝病？

（二）入院诊治经过

1. 2010 年 4 月 22 日　化验血常规：WBC 3.81×10^9/L，NE 41%，RBC 3.45×10^{12}/L，Hb 104g/L，PLT 59×10^9/L；肝功能：ALT 6U/L，AST 10U/L，ALP 72U/L，GGT 10U/L，BIL 20.1/9.4μmol/L，TBA 4μmol/L，TP 54g/L，ALB 28g/L，GLO 27g/L，CHE 1880U/L；PT 12.4s，PTA 83%；心肌酶谱、肾功能、血糖、血脂、电解质无明显异常；自身抗体五项及自身抗体九项均阴性；病原学指标：HBV-M 示抗 -HBs、抗 -HBc 阳性，余阴性；抗 -HCV 阴性；甲状腺功能五项：FT_3 2.2pmol/L，FT_4 10.74pmol/L，T_3 0.8nmol/L，T_4 53nmol/L，TSH 4.48μU/ml；免疫球蛋白：IgA 8.49g/L，IgG 6.55g/L，IgM 1.16g/L；红细胞沉降率、铜蓝蛋白正常；尿常规无明显异常。腹部 B 超：肝实质弥漫性病变、脾大、腹水；门脾静脉扩张；侧支循环开放。心脏彩色多普勒超声：二尖瓣少量反流；心包积液；左心室舒张功能稍减低。腹部 MRI 回报：肝实质弥漫性损害，脾大，食管静脉曲张；双肾小囊肿；心包积液；双侧胸腔少许积液。

上级医师查房后指出：暂诊断腹水，心包积液，胸腔积液，贫血，甲状腺功能减低。给予常规保肝利尿，纠正贫血，补充白蛋白等治疗。

2. 2010 年 4 月 25 日　白蛋白上升至 30g/L，但腹水消退缓慢，并逐渐出现肾功能异常，CRE 161μmol/L，BUN 14mmol/L，UA 628μmol/L；自觉皮肤瘙痒明显，间断有低热伴四肢皮肤麻木，以四肢远端为主。进一步检查甲状腺功能：FT_3 2.1pmol/L，FT_4 8.53pmol/L，T_3 0.8nmol/L，T_4 45.3nmol/L，TSH 3.9μIU/ml；ESR 40mm/h。

全科讨论回顾前一阶段诊治结果，并追问病史总结患者目前特点：①肝脾大。②腹水、心包积液。③近 3 年毛发脱落、阳痿、乳腺发育，皮肤瘙痒，全身皮肤见色素沉着。近 15d 偶有复视，入院后又出现四肢皮肤麻木症状。④红细胞沉降率快。入院后发现甲状腺功能减低，肝功转氨酶及胆红素正常。高度怀疑 POEMS 综合征。

3. 2010 年 5 月 11 日　行骨髓穿刺检查：骨髓增生明显活跃；G：E=8.44：1，粒、红系增生明显活跃，细胞形态未见明显异常；巨核细胞可见，血小板散在可见。5 月 12 日家属由特快专递提供其 2009 年 6 月于甘肃省某医院住院期间病历，当时化验甲状腺功能正常，促黄体生成素、雌二醇高于正常。

4. 2010 年 5 月 14 日　血清免疫固定电泳回报：M 蛋白为 IgA λ 型。基本确立 POEMS 综合征诊断。

5. 2010 年 5 月 13 日　患者出现发热，行腹腔穿刺检查提示腹膜炎，给予抗感染、腹水超滤等治疗，腹膜炎好转，腹水有所消退，但肾功能损伤仍明显，5 月 20 日复查肾功能：UREA 28.9 mmol/L，Cre 257μmol/L，UA 858μmol/L。5 月 27 日转外院血液科继续治疗。

6. 最后诊断　① POEMS 综合征合并腹水、心包积液、贫血、甲状腺功能减退、胸腔积液、肾功能不全、自发性细菌性腹膜炎；②双肾结石；③双肾囊肿。

【专家评述】

（一）专家 1 点评

1. POEMS 综合征分别在 1956 年由 Crow 和 1968 年由 Fukase 提出，又被称为 Crow-Fukase 综合征，是一种少见的与浆细胞病有关、伴或不伴有多发骨髓瘤的多系统病变，常伴有神经、内分泌、血液、消化、皮肤、肾脏等多系统损害的病症。1980 年美国 Bardwik PA 等将其主要特征概括为：多发性神经病（polyneur opathy）、脏器肿大（organomegaly）、内分泌病（endocr inopathy）、M 蛋白（mprotein）和皮肤改变（skinchanges），集英文之首字母，命名为 POEMS 综合征。

2. POEMS 综合征目前的发病机制尚不清楚，目前研究结果提示可能与以下因素有关：①B 细胞克隆性增殖导致单克隆免疫球蛋白升高及免疫因素导致 POEMS 综合征；②细胞因子作用：炎症细胞因子和血管内皮生长因子（VEGF）等作用；③自身免疫作用；④病毒感染，如人类疱疹病毒 8 型、EB 病毒等；⑤其他如长期接触有毒的化学物质也可能与本病发生有关。

3. POEMS 综合征的诊断标准：目前常用 2003 年 Dispenzieri 等提出的标准。主要指标：①多发性神经病变；②单克隆浆细胞增生病变。次要指标：①硬化性骨病变；②巨淋巴结增殖症（Castleman 病）；③脏器肿大（肝、脾、淋巴结）；④水肿（外周水肿、胸腔积液或腹水）；⑤内分泌病变（肾上腺、甲状腺、垂体、性腺、甲状旁腺、胰腺）；⑥皮肤改变（色素沉着、多毛、多血症、血管瘤、白甲）；⑦视盘水肿。需要 2 个主要诊断标准和 1 个次要诊断标准可以确诊 POMES 综合征。2007 年 Dispenzieri 又提出了新的诊断标准，加入了血清或血浆血管内皮生长因子（VEGF）作为诊断指标，但是由于目前尚无标准的 VEGF 测定标准，国内医院也没有开展 VEGF 测定，因此，目前仍以 2003 年标准作为主要的 POMES 综合征诊断标准。

（二）专家 2 点评

1. 本病例符合 POMES 综合征的依据有：①周围神经病变，主要表现为四肢远端皮肤麻木；②血清免疫固定电泳回报，M 蛋白为 IgAλ 型，存在单克隆浆细胞增生病变证据；③多浆膜腔积液（腹腔、胸腔、心包积液）；④脏器肿大（肝、脾）；⑤内分泌改变（甲状腺功能减退，性腺功能障碍）；⑥皮肤改变（色素沉着）。符合 2003 年 Dispenzieri 标准的 2 项主要标准，4 项次要标准，可以诊断 POMES 综合征。

2. 本病为少见病，突出表现为多浆膜腔积液，所以开始入院时集中关注浆膜腔积液的原因，因患者存在腹水，低蛋白血症，肝脾大，门静脉内径宽，食管静脉轻度曲张，很容易诊断为肝硬化合并腹水。对于神经系统体征及血液系统改变开始关注不够，但在诊治过程中发现肝功能除合成功能（白蛋白，胆碱酯酶）降低外，其他酶学及胆红素指标均正常，影像学没有提供足够的肝硬化证据，排除了病毒、药物、酒精、自身免疫等常见因素，并逐渐发现患者同时合并神经、内分泌、血液等多个系统的病变，进而通过进一步的检查，并结合多学科会诊意见，最后明确了 POMES 综合征的诊断，拓宽了诊断思路。对于临床医师来说，详细询问病史，系统查体，关注主要症状以外的可疑其他系统改变，可以提高本病的诊断率，尤其是出现多个系统累及疾病，应该注意排除 POMES 综合征的诊断。

3. 目前，国内有个案报道，POMES 综合征消化系统的累及不仅表现为肝脾大，而且有食管静脉曲张和胃黏膜弥漫性充血水肿，也有少数病例并发食管静脉曲张破裂出血，经内镜下套扎治疗后复查食管曲张静脉消失。

4. 关于 POMES 综合征的治疗，由于其具体的病因尚不十分明确，目前没有特效的治疗方法，以综合治疗为主。常见的治疗药物有皮质激素和烷化剂。有报道单用激素治疗的有效率为 15%。常用的治疗方案是美法伦联合泼尼松，有报道症状改善率可达到 40%。有应用三苯氧胺（Tamoxifen）20 ～ 30mg/d 治疗对激素和免疫抑制药无效者，取得较好疗效。有报道大剂量化疗联合自体外周血干细胞移植对治疗 POMES 综合征有一定的疗效，但患者仍存在复发的风险。

（解放军总医院第五医学中心　王建军　赵　平）

参考文献

Crow RS. 1956. Peripheral neuritis in myelomatosis. Br Med J, 12: 802.

Dispenzieri A. 2007. POEMS syndrome. Blood Rev, 21: 285–299.

Fukase M, Kakimatsu T, Nishitani H, et al. 1969. Report of a case of solitary plasmacytoma in the abdomen presenting with polyneuropathy and endocrinological disorders. Clin Neurol, 9: 657.

病例 77 间断腹痛伴肝功能异常一例

【病例诊治经过介绍】

（一）病例基本情况

患者李某，女，13岁。主因"间断腹痛伴肝功能异常6个月"于2009年2月19日入院。

1. **现病史** 患者6个月前因发热自服"对乙酰氨基酚（扑热息痛）"4片后体温降至正常，但开始出现轻度中上腹疼痛，按压后可缓解，伴乏力、腹胀、便秘、鼻出血，在当地医院怀疑"阑尾炎"，查：WBC 3.6×10^9/L，N 64.6%，RBC 3.09×10^{12}/L，Hb 82g/L，PLT 100×10^9/L，TBIL 33.8μmol/L，DBIL 23.8μmol/L，ALT 408U/L，AST 448U/L，GGT 491U/L，CHE 4625 U/L；甲、乙、丙、戊型肝炎病毒均阴性；抗 CMV-IgM、抗 EBV-IgM 阴性；铜蓝蛋白、红细胞沉降率正常；抗核抗体、抗双链 DNA 抗体阴性。腹部B超示：肝脏轻度弥漫性改变；脾脏胰腺无异常。骨髓穿刺：巨核细胞轻度产板不良伴缺铁。诊断：肝炎综合征；缺铁性贫血。给予保肝、抗感染治疗15d，腹痛缓解出院。此后腹痛每15d到1个月发作1次，逐渐加重，发作时伴全身肌无力、烦躁不安，每次查血常规及肝功能均明显异常。为进一步诊治来我院，门诊以"肝功能异常原因待查"收入我科。自发病以来，精神一般，饮食可，尿黄明显，大便干燥，每2～3天一次，睡眠正常。体重无明显变化。

2. **流行病学史** 否认肝炎患者密切接触史，无输血及血制品应用史。发病前3个月内无不洁饮食史。

3. **既往史** 无"结核、伤寒"等其他传染病病史，否认其他慢性病病史。无手术和外伤史。对某种药物过敏，但具体不详。按规定预防接种。

4. **个人史** 生长于原籍，生长发育同正常同龄儿童，无长期外地居住史，无血吸虫病疫水接触史，无特殊饮食嗜好。月经未至。

5. **家族史** 父母体健，否认家族中遗传病病史。

6. **查体** 体温36.7℃，脉搏92次/分，呼吸20次/分，血压120/68mmHg，发育正常，营养中等，神志清楚，精神可，贫血貌。全身皮肤黏膜无出血点，巩膜轻度黄染，肝掌阴性，未见蜘蛛痣。心、肺查体无异常。腹部平软，未见腹壁静脉曲张，全腹无压痛、反跳痛，肝右肋下6cm，剑突下4cm，质硬，表面光滑，无触痛。墨菲征阴性，脾左肋下未触及，肝上界位于右锁骨中线第5肋间，肝脾区无叩痛，移动性浊音阴性，肠鸣音正常，双下肢无水肿。神经系统查体无阳性体征。

7. **初步诊断** 肝功能异常原因待查：非嗜肝病毒性肝炎？自身免疫性肝病？药物性肝损害？血液系统疾病？遗传代谢性疾病？

（二）入院诊治第一阶段——病因诊断

1. **2009年2月22日** 入院后辅助检查。血常规：WBC 2.64×10^9/L，N 35%，RBC 3.02×10^{12}/L，Hb 77g/L，PLT 58×10^9/L，RET 2%；肝功能：TP 71g/L，ALB 43g/L，GLO

28g/L，BIL 28.1/15.2μmol/L，ALT 287U/L，AST 488U/L，GGT 329U/L，TBA 21μmol/L、CHE 4692U/L；凝血功能 PT 14.3s，PTA 66%；ESR 38mm/h；AFP 正常；尿常规：UBG（+），LEU （+），余未见异常；大便常规正常；心肌酶、肾功能、电解质、血脂、血糖均正常；铜蓝蛋白 0.42g/L；HBV-M、抗-HCV 均阴性，抗 CMV-IgM 阴性，抗 CMV-IgG 阳性，抗 EBV-IgM 阴性。心电图、X 线胸片未见异常。腹部彩色多普勒超声：肝脾大，腹水（少量）。送血到协和医院查自身抗体：抗核抗体（+）1：160，余均为阴性；血清铜氧化酶吸光度 0.25。

上级医师查房后指出：患者因腹痛在当地医院检查发现肝功能异常、血象偏低，给予保肝抗感染治疗后效果不佳，仍间断腹痛伴肝功能异常，病因不明。结合外院及我院检查结果，考虑病因：①甲、乙、丙、戊型肝炎病毒均阴性，病毒性肝炎可除外。外院及我院查抗 CMV-IgM、抗 EBV-IgM 均阴性，基本可除外常见的非嗜肝病毒性肝炎。②外院查抗核抗体、抗双链 DNA 抗体阴性，但协和医院查抗核抗体（+）1：160，我院查红细胞沉降率增快，不能除外自身免疫性肝病的可能。③患者发病前有因发热口服扑热息痛史，不能除外药物性肝损害的可能，但不能完全解释病情。④既往外院行骨髓穿刺未提示特殊的血液系统疾病，入院后 B 超提示脾大，考虑血象偏低尤其血小板降低与脾功能亢进有关。⑤外院及我院查铜蓝蛋白正常，协和医院查血清铜氧化酶吸光度亦正常，肝豆状核变性的可能性不大，但需进一步排除其他遗传代谢性疾病的可能。下一步建议积极完善相关检查，外送尿筛查先天性代谢缺陷性疾病，待病情好转后可行肝穿刺检查进一步明确诊断。

2. 2009 年 2 月 27 日　患者入院后 1 周开始出现间断腹痛，以中上腹绞痛为主，发作时伴全身肌无力、烦躁。无发热、恶心、呕吐、尿频、尿急、尿痛、腹泻等不适。查体：全腹软，无肌紧张。上腹部轻度压痛，无反跳痛，墨菲征阴性，麦氏点无压痛和反跳痛，肠鸣音正常。多次查血白细胞及中性粒细胞无明显升高，予以奥美拉唑、山莨菪碱后疼痛仍不能完全缓解。胃镜检查：食管、胃、十二指肠球部均未见明显异常。腹部 X 线片未见肠梗阻征象，复查腹部 B 超同前无变化。详细追问病史，患者有长期便秘史约 10 年，大便每 2～3 天一次。考虑腹痛可能与此有关，间断予乳果糖保留灌肠，嘱其改变饮食习惯，进食软食、易消化食物，保持大便通畅，但仍间断腹痛。为除外外科疾病，请外科住院总会诊，会诊意见：无外科疾病指征，建议进一步查腹部 CT。腹部 CT 检查：肝脾大；胆囊炎；腹腔淋巴结肿大；双肾结石？考虑胆囊炎，予头孢美唑、奥硝唑抗感染 1 周后效果不佳。考虑腹痛可能与患者原发病有关，在对症治疗腹痛缓解期行肝穿刺活检术以明确病因。

3. 2009 年 3 月 2 日　北京儿童医院先天性代谢缺陷尿筛查报告：此次尿的检查结果，除了发现双羧酸的尿中排泄有轻微增高之外，未发现其他异常代谢产物。我院肝病理回报：亚急性药物性肝损害（对乙酰氨基酚等解热镇痛类药物可能性大）并肝内胆管束及毛细胆管胆汁淤积及稠密胆栓形成，损伤靶部位主要为肝内胆管束及胆汁排泌不畅并纤维化形成，纤维化程度相当于 S_3。

上级医师查房后指出：我院肝病理提示亚急性药物性肝损害，但停药后及保肝降酶治疗效果不佳，且患者间断腹痛，发作时伴有全身肌无力、烦躁，相关检查未能明确腹痛原因，药物性肝损害不能完全解释病情。故建议将肝病理片送外院病理科会诊。

4. 2009 年 3 月 4 日　病理专家阅病理片后会诊意见：肝细胞及 Kupffer 细胞中可见有折光性黑棕色颗粒，纤维组织增生明显，考虑"肝性"卟啉病，肝纤维化已发展至肝硬化程度。上级医师查房后分析：肝细胞及 Kupffer 细胞中可见有折光性黑棕色颗粒，考虑卟啉病，提示了诊断方向，建议到协和医院进一步行卟啉病相关检查。协和医院查细胞内锌卟啉：39μg/gHb（≤ 3），尿卟啉为阳性，尿标本阳光下暴晒 30min 后呈棕红色。结合患者长期便秘、间断腹痛，腹痛发作时伴全身肌无力、烦躁不安，支持急性间歇性卟啉病的诊断。

5. 最后诊断　急性间歇性卟啉病。

（三）入院诊治第二阶段——治疗与随访

1. 2009 年 3 月 9 日，入院后给予复方甘草酸苷、还原型谷胱甘肽、复方茵陈、维生素 K_1 等保肝降酶、退黄、改善凝血等对症支持治疗，3 月 9 日复查血常规：WBC 4.45×10^9/L，N 51 %，RBC 3.06×10^{12}/L，Hb 78.0g/L，PLT 84×10^9/L。PT 13.1s，PTA 76 %。肝功能：BIL 34.4/20.5μmol/L，ALT 239U/L，AST 684U/L，GGT 354U/L，ALB 43g/L，GLO 32g/L，CHE 4163U/L，TP 75g/L。凝血功能较前好转，但肝功能较前无明显改善。因明确诊断急性间歇性卟啉病，患者父母要求出院到协和医院进一步诊治。

2. 2009 年 7 月，患者因病情突然加重抢救无效去世。

【专家评述】

（一）专家 1 点评

这是一例典型的急性间歇性卟啉病。发病前有明确诱因，因发热服对乙酰氨基酚。间断腹痛，发作时伴全身肌无力、烦躁不安神经系统症状，长期便秘。肝功能异常，全血细胞下降。肝脏病理会诊提示肝细胞及 Kupffer 细胞中可见有折光性黑棕色颗粒。协和医院查细胞内锌卟啉偏高，尿卟啉阳性，尿 PBG 照射试验阳性，支持急性间歇性卟啉病。遗憾的是因条件所限未行基因检测以进一步明确。

1. 卟啉病是由血红蛋白合成过程中各种酶基因的遗传编码突变引起血红蛋白生成障碍的一类先天代谢性疾病，血红蛋白合成障碍致卟啉或卟啉前体过度产生并在组织中蓄积，出现各种临床症状。8 种特异酶的缺陷产生 8 种类型的卟啉病，其中急性间歇性卟啉病（acute intermittent porphyria，AIP）最为常见。

2. AIP 是常染色体显性遗传，其缺陷酶是卟胆原脱氨酶（porphobilinogen deaminase，PBGD），位于染色体 11q24 上 *PBGD* 等位基因发生突变，导致患者肝细胞、红细胞内卟胆原脱氨酶活性仅为正常人 50 %，使卟胆原（PBG）转为尿卟啉原途径受阻，同时由于负反馈作用，δ - 氨基 -γ- 酮戊酸（aminolevulinic acid，ALA）合成酶活性增强，最终 PBG 和 ALA 在体内蓄积，引起典型临床表现。临床症状多在青春期出现，女性多见，发作呈间歇性。发作前常有诱因，如月经、妊娠、药物（乙醇、巴比妥类、磺胺类、雌激素）、热量摄入不足、感染、应激等。

3. 临床表现：腹痛、神经精神症状及棕红色尿"三联征"。①腹痛：是最常见也是最早出现的症状，主要为发作性、程度不同的腹部绞痛，疼痛部位不定，可放射至背部或腰部或外生殖器，持续时间长短不一，常伴便秘、腹胀、恶心、呕吐及肠梗阻征象，肠鸣音可降低。易被误诊为"肠梗阻""阑尾炎"等急腹症。②神经精神症状：多种多样，常出现在腹痛之后或同时，但也有以神经精神症状为首发症状或唯一症状者。可以表现为周围神经病变：四肢疼痛、痛觉减退或麻木感、肌无力，甚至四肢松弛性瘫痪。自主神经症状：80 % 患者出现心动过速，也可出现高血压、出汗、烦躁不安、震颤。中枢神经系统症状：抽搐、意识障碍、呼吸麻痹，此外抗利尿激素分泌失调综合征致低钠血症亦常见。精神症状：失眠、焦虑、烦躁、兴奋、幻觉、谵妄等。③棕红色尿：发病时尿如葡萄酒色，呈棕红色或赤褐色，有时尿刚排出时颜色正常，但是经日晒、加酸或加热后可以转成红色。

（二）专家 2 点评

1. 辅助检查　①尿 PBG 照射试验：发作时大量 PBG 和 ALA 由尿中排出，刚排出尿色正常，经过一段时间，尤其在阳光暴晒后 PBG 转变为尿卟啉或粪卟啉，尿色渐加深呈葡萄酒色，在 Wood 光照射下尿卟啉显有红色荧光。② PBG 定性试验（Watson-Schwartz 试验）：阳性反应是尿色由黄色变为樱桃红色，有特异性，对诊断较有意义，并可检出无症状的基因携带者。③尿中 PBG 和 ALA 定量：可比正常人增加 100 倍以上，在间歇期虽然减少，但比正常人仍高。④肝病理：在紫外光照射下几乎每例活检组织都可看到红色荧光，镜检肝细胞及 Kupffer 细胞中可见针状的双折光卟啉结晶，长度约相当于肝细胞核，卟啉结晶最好在未染色的石蜡切片上用偏光显微镜观察。⑤基因检测：是诊断该病的金标准，基因的突变类型多样，目前已经确定 300 多种突变类型。⑥并发神经系统损害患者的 MRI 表现具有一定的特征性，表现为两侧额叶、顶叶、枕叶皮质及皮质下白质小斑片样长 T_1、长 T_2 信号影，FLAIR 像病变呈较高信号。病变常为多发、对称性分布。⑦此外发作时还可见肝功能异常，ALT、AST、胆汁酸升高。电解质紊乱，如低钠血症、低钾血症、低钙血症。

2. 诊断　对反复发作找不到原因的腹部绞痛患者，伴有神经精神症状，尿放置后呈葡萄酒色者应考虑本病。取新鲜尿做 Watson-Schwartz 试验即可诊断。若有服用巴比妥类、氨基比林或磺胺类药物后致病情加重的病史，更有助于诊断。基因检测是诊断的金标准。

（三）专家 3 点评

1. AIP 目前尚无根治性治疗手段，如能早期诊断、注意防治，预后不一定很差，长期反复发作及有神经症状者预后不良。对明确诊断的患者，注意避免各种诱发因素是防治的重要原则。发作时可输血红素，能够缩短病程、减轻症状，可以防止周围神经瘫痪呼吸麻痹引起死亡的危险，是抢救危重急性 AIP 的有效方法。高糖饮食或输注高糖可以抑制 ALA 合成酶活性，能使轻症患者完全缓解症状，但对重症者作用有限。其他主要是对症支持治疗，积极纠正低钠血症、保肝、镇痛、控制血压和心率、通便和营养支持。该患者尽管明确诊断 AIP，但出院后病情反复发作，没有条件输注血红素，确诊 4 个月后死亡。

2. AIP 发病率低，临床表现复杂多样且缺乏特异性，故极易误诊和漏诊。所以临床工作要注意 AIP 的发病特点："急性""间歇性"发作，主要临床表现是胃肠道和神经系统症状，腹痛是最常见也是最早期出现的症状，85%～95% 的患者急性发作时出现腹痛，故对于腹痛患者在除外常见病因如溃疡病、胆道胆囊疾病、肠梗阻及急性阑尾炎后需要考虑到本病。另外，该病例最终能明确诊断，得益于经验丰富的肝病病理专家的会诊，指明了诊断方向。所以对于疑难病例的病理报告需要结合临床，必要时多家医院会诊。

（解放军总医院第五医学中心　李爱芹　董　漪　朱世殊）

参考文献

Alfadhel M, Saleh N, Alenazi H, et al. 2014. Acute intermittent porphyria caused by novel mutation in HMBS gene，misdiagnosed as cholecystitis. Neuropsychiatric Disease and Treatment, 12（10）：2135-2137.

Bissell DM, Lai JC, Meister RK, et al. 2015. Role of delta-aminolevulinic acid in the symptoms of acute porphyria. Am J Med, 128（3）：313-317.

Bonkovsky HL, Maddukuri VC, Yazici, et al. 2014. Acute porphyrias in the USA: features of 108 subjects from porphyrias consortium. Am J Med, 127（12）：1233-1241.

Marsden JT, Rees DC. 2014. Urinary excretion of porphyrins, porphobilinogen and δ-aminolaevulinic acid following an attack of acute intermittent porphyria. J Clin Pathol, 67（1）：60-65.

Mumoli N, Vitale J, Cei M.2014. Images in emergency medicine. Acute intermittent porphyria. Ann Emerg Med, 63（2）：267-273.

Puy H, Gouya L, Deybach JC. 2010. Porphyrias. Lancet, 375（9718）：924-937.

Susa S, Daimon M, Kato T, et al. 2013. A novel G168X mutation and a recurrent 730-731delCT mutation of the porphobilinogen deaminase gene in Japanese patients with acute intermittent porphyria. Blood Cells Mol Dis, 51（2）：130-131.

Tracy JA, Dyck PJ. 2014. Porphyria and its neurologic manifestations. Handb Clin Neurol, 120: 839-849.

病例 78　肝硬化伴腹泻患者一例

【病例诊治经过介绍】

（一）病例基本情况

患者姜某，女，63岁。因"乏力腹胀3年，加重伴腹泻20余天"于2018年1月1日入院。

1. 现病史　患者缘于2014年起自觉乏力、全身不适，腹胀，在当地医院中医科服用中草药治疗（用药不详），治疗后效果不明显。2017年11月15日出现呕吐、腹泻，水样便，每天7～8次，自诉无发热、腹痛等不适，在当地医院给予输液后腹泻有所好转。3d后自觉腹胀、胸闷、憋气，且渐加重，于12月25日去东港某中医院就诊。化验：乙肝表面抗原、乙肝核心抗体阳性。肝功能：ALT 49U/L，AST 71U/L，ALP 329U/L，ALB 27g/L，TBIL 40μmol/L，DBIL 18μmol/L，PT 21s，INR 1.75。腹部超声示：肝硬化、脾大，少量腹水，右侧胸腔积液。心脏超声示：左心房大，左心室舒张功能减退。肺部CT示：右肺中叶不张，不除外占位性病变，右侧胸腔积液，心脏增大，不除外心力衰竭。给予保肝、降酶、利尿等治疗有所好转，为进一步诊治于今日来我院就诊，门诊以"乙型肝炎肝硬化失代偿期"收入我科。

2. 既往史　冠心病病史20余年，高血压病史10余年，未用药，最高血压200/100mmHg，无"伤寒、结核、猩红热"等传染病病史，无"脑、肺、肾"等脏器慢性病病史，无手术外伤史，无药物及食物过敏史。预防接种史不详。

3. 流行病学史　有"肝炎"患者密切接触史，其姐姐为乙型肝炎患者，生活在一起，密切接触。发病前6个月内无输血及血制品应用史，发病后曾输血浆。发病前3个月内有不洁饮食史（家属诉患者经常食用冰箱长期储存食物）。

4. 个人史　生于原籍，无血吸虫病疫水接触史，无放射性物质、毒物接触史，无烟酒嗜好。无冶游史。

5. 查体　体温38.1℃，脉搏88次/分，呼吸20次/分，血压117/75mmHg，营养中等，步入病房，自动体位，查体合作。神志清楚，精神差，应答切题，定向力、记忆力、计算力正常。面色晦暗，皮肤、巩膜轻度黄染，未见瘀点、瘀斑，肝掌阳性，未见蜘蛛痣。全身浅表淋巴结未扪及增大。心律齐，三尖瓣区可闻及收缩期杂音。右下肺呼吸音弱，未闻及干、湿啰音。腹部饱满，未见腹壁静脉曲张，全腹软，有压痛、无反跳痛，肝右肋下未触及，剑突下未触及，墨菲征阴性，脾左肋下约2cm可触及，肝上界位于右锁骨中线第5肋间，肝、脾、双肾区无叩痛，移动性浊音可疑阳性，双下肢中度水肿。生理反射存在，病理征未引出。扑翼样震颤阴性。

6. 初步诊断　①乙型肝炎肝硬化失代偿期，慢性肝衰竭合并腹水、胸腔积液、腹膜炎？②肠道感染；③高血压；④冠心病。

（二）入院诊治第一阶段——保肝抗炎治疗

2018年1月1日入院后化验：BLA 47.9μmol/L（↑），PTA 38.8%（↓），INR 1.53（↑），ALT 49U/L（↑），AST 88U/L（↑），ALB 23g/L（↓），CHE 1969U/L（↓），TBIL 26.3μmol/L（↑），DBIL 14.3μmol/L（↑），WBC 2.42×10⁹/L（↓），N 37.34%（↓），Hb 112g/L（↓），

PLT $51×10^9$/L（↓）、乙肝表面抗原（+）、乙肝 e 抗原（+）、乙肝核心抗体（+）、乙肝病毒核酸定量（cobas）$6.41×10^6$U/ml。大便常规示：颜色 / 性状黄稀便、虫卵阴性、大便 WBC 满视野 /HP、大便红细胞 15～20/HP、吞噬细胞阴性。腹部 MR 示：肝左右叶交界结节，建议密切随访观察（1～3 个月）除外肝硬化结节早期癌变；肝硬化、多发硬化结节（DN），脾大，少量腹水；脾静脉曲张，脾 – 肾分流，附脐静脉开放；余动脉期肝内异常强化，考虑血流异常灌注或 DN 结节；胆囊炎。肝囊肿，双肾囊肿；右侧胸腔积液，右肺下叶局限性不张。

根据患者慢性肝病病程表现及化验检查，乙型肝炎肝硬化慢性肝衰竭诊断明确。因为腹水及胸腔积液量较少，无法行腹腔穿刺及胸腔穿刺检查明确腹水、胸腔积液感染情况，但鉴于患者发热、腹泻、腹痛、腹膜刺激征，考虑存在原发性腹膜炎、肠道感染，给予头孢美唑抗感染。同时给予常规保肝、补蛋白、利尿等治疗。体温第 2 天恢复正常，腹泻好转。

（三）入院诊治第二阶段——感染风波再起

1. 2018 年 1 月 4 日　中午再次出现发热，体温最高 39.1℃，伴畏寒、寒战，无腹胀腹痛，无腹泻。查体：双肺呼吸音清，未闻及干、湿啰音，腹软，无压痛、反跳痛，墨菲征阴性，移动性浊音阴性。患者在抗感染过程中出现再次发热寒战，考虑不除外败血症，升级为头孢哌酮 /舒巴坦抗感染治疗。经治疗后，患者体温仍波动在 38～39℃。

2. 2018 年 1 月 7 日　患者仍有高热，体温最高 39℃，无腹痛、腹泻、咳嗽、咳痰。化验：BLA 45.5μmol/L（↑），WBC $3.87×10^9$/L，N 60.2%，RBC $3.14×10^{12}$/L（↓），Hb 109g/L（↓），PLT $55×10^9$/L（↓），PCT 0.24ng/ml，PT 17.2s（↑），INR 1.51（↑），PTA 42.1%（↓），TBIL 32.5μmol/L（↑），DBIL 18.3μmol/L（↑），ALB 27g/L（↓），CHE 1664U/L（↓），CRP 19.4mg/L（↑），大便培养：常规培养非致病菌生长。检验科回报 1 月 4 日血培养报为 G⁻ 杆菌，诊断明确：败血症，经验性加用替考拉宁抗感染。

（四）入院诊治第三阶段——出现中枢神经系统变化

1. 2018 年 1 月 9 日　近 2 日体温仍较高，今日患者体温 39.4℃，畏寒，无寒战，无腹痛、腹泻症状，出现计算力、记忆力下降，不能配合回答问题，扑翼样震颤可疑阳性，肢体存有不自主运动。给予灌肠、门冬氨酸鸟氨酸等脱氨治疗处理后神志略有恢复。诉头痛，无恶心、呕吐。查体：颈项强直，巴宾斯基征阴性，克氏征阴性，布氏征阴性，扑翼样震颤阴性。化验：BLA 正常。检验科血培养鉴定回报：产单核李斯特菌。

上级医师查房指出：患者出现神志改变，但 BLA 不高，且按常规肝性脑病处理后病情无缓解，结合其有脑膜刺激症状，考虑存在脑膜炎。根据细菌鉴定结果，停用舒普深及替考拉宁改为美罗培南（2.0g，8h 1 次）、磺胺甲噁唑 4 片 8h 一次，抗感染治疗。行腰椎穿刺术，脑脊液压力 220mmH₂O，未找到细菌、未见隐球菌、未见抗酸杆菌。脑脊液常规：透明度微浑，潘迪试验阳性，细胞总数 $375×10^6$/L，白细胞总数 $375×10^6$/L，多核细胞 45%，单核细胞 55%。支持诊断：化脓性脑膜炎。继续给予美罗培南、磺胺甲噁唑联合抗感染治疗。1 月 10 日体温恢复正常，神志很快恢复，未再出现发热。

2. 2018 年 1 月 25 日　患者一般情况好，无发热、恶心、呕吐。神志清楚，抗生素应用 2周后停药，病情好转出院。

3. **最后诊断**　①乙型肝炎肝硬化失代偿期，慢性肝衰竭，合并腹水、胸腔积液、原发性腹膜炎、低蛋白血症、电解质紊乱；②肠道感染；③败血症；④化脓性脑膜炎；⑤高血压病；⑥冠心病。

（五）随访

患者出院后，电话随访体温一直正常，肝功能稳定。

【专家评述】

（一）专家 1 点评

本患者为乙型肝炎肝硬化失代偿期，长期有乏力不适症状，虽然胆红素没有明显升高，但凝血功能较差，因此存在慢性肝衰竭表现，这与其一直没有接受正规抗病毒及保肝治疗有一定关系。本次发病最主要原因是出现了肠道感染，最终明确为产单核李斯特菌感染。

李斯特菌尤其是产单核李斯特菌（listeria monocytogeces，LM）是人畜共患病的重要病原体，容易在新生儿、孕妇、老年人或免疫缺陷人群中感染。有文献报道，感染后病死率可高达30%。LM 具有嗜冷特性，冰箱内长期储存的尤其是奶及奶制品、肉制品、水产品和水果蔬菜等是最容易受到污染的食物。本例患者为慢性肝衰竭患者，免疫功能较差，又喜食冰箱内长期存放的食物，是 LM 感染的高危人群。

（二）专家 2 点评

LM 感染后主要引起食物中毒，轻者为一般胃肠炎症状，重症者主要表现为败血症、脑膜炎、神经症状等，这是李斯特菌病较高致死率的重要原因。因为 LM 有嗜神经性，约60%的患者累及中枢神经系统，尤以脑膜炎多见，也可脑实质受累，尤以面神经及动眼神经最易受累。临床表现如头痛、意识改变、癫痫发作等。因此，LM 是淋巴瘤、器官移植或使用糖皮质激素者发生脑膜脑炎的常见病原体。

（三）专家 3 点评

针对 LM 的治疗首选大剂量青霉素或者氨苄西林（剂量 > 6.0g/d，疗程为 2～3 周，免疫缺陷患者可延长至 4～6 周）。部分患者由于青霉素过敏或者基础疾病的关系，可选用复方磺胺甲噁唑片、利福平或氟喹诺酮类抗菌药物。

应该注意的是，LM 对头孢菌素类抗菌药物有稳定的天然耐药性，因此本患者在入院后应用头霉素类效果不佳，经验性升级为加酶的第三代头孢后仍然效果不好。待细菌培养鉴定回报后提示为 LM，换用美罗培南联合磺胺类药物后，体温很快好转，脑膜炎症状改善。

本例患者是一例经常进食冰箱内冷藏食物感染李斯特菌后引起肠道感染，并累及中枢神经系统的典型病例，提示临床医师，对于免疫功能较差的肝病患者，需要结合临床表现与流行病学特征，了解产单核李斯特菌的特殊性，选择合适的治疗方案对患者的转归有重要意义。

（解放军总医院第五医学中心　王海波　吕　飒）

参考文献

宋鹏，司延芳，师传帅，等 . 2017. 系统性红斑狼疮并发产单核细胞李斯特菌脑膜炎 1 例报道 . 重庆医科大学学报，（12）：1572-1574.

赵霞，刘玉茹，黄少平，等 . 2018. 北京市房山区孕妇饮食卫生行为及单增李斯特菌病高危食品食用情况 . 首都公共卫生，（02）：81-84.

Armstrong RW, Fung PC. 1993. Brainstem encephalitis （rhombencephalitis） due to Listeria monocyto-genes: case report and review. Clin Infect Dis, 16（5）: 689-702.

病例 79   妊娠合并肝损害及血小板下降一例

【病例诊治经过介绍】

（一）病例基本情况

患者王某，女，28 岁。主因"停经 35^{+5} 周，血压升高 1d"于 2016 年 2 月 20 日入院。

1. **现病史**   患者既往月经规律，5 ～ 7d/30d，末次月经 2015 年 6 月 10 日，推算预产期 2016 年 3 月 21 日。患者 2016 年 1 月 12 日门诊规律复查。血常规：WBC 11.4×10^{12}/L，Hb 128g/L，PLT 136×10^9/L，肝功能正常。2 月 16 日再次复诊，门诊化验结果提示：WBC 9.44×10^{12}/L，Hb 131g/L，PLT 134×10^9/L，ALT 34U/L，AST 49U/L；2 月 20 日复查：PLT 81×10^9/L，ALT 45U/L，AST 63U/L；血压 142/95mmHg，休息后复测血压为 166/99mmHg，无下腹坠胀，无阴道出血及流液等不适，为进一步检查及治疗，门诊以："①子痫前期（重度）；②孕 1 产 0，妊娠 35^{+5} 周头位；③低蛋白血症；④慢性乙型病毒性肝炎 HBeAg 阳性（轻度）"收入院。孕期精神尚可，食欲正常，睡眠正常，大、小便正常，体重增加 19kg。

2. **流行病学史**   无肝炎患者密切接触史。病前 6 个月内无输血及血制品应用史，病前 3 个月无不洁饮食史。既往史：18 岁发现乙型肝炎，定期复查肝功能正常，B 超检查未见异常，诊断为"乙型肝炎病毒携带者"，未行任何治疗。否认"高血压、糖尿病、肾炎、心脏病、肺病"等病史。2015 年 7 月在外院行输卵管造影，磺胺类药物过敏，否认食物过敏史。余无特殊。

3. **月经婚育史**   适龄结婚，丈夫体健。平时月经规律，末次月经时间 2015 年 6 月 10 日，G_1P_0。

4. **个人史**   生于原籍，无血吸虫病疫水接触史，无烟酒嗜好，无冶游史。家族史无特殊。

5. **查体**   体温 36.3℃，脉搏 78 次 / 分，血压 149/80mmHg，身高 164cm，体重 68.4kg，BMI 25.43kg/m^2。发育正常，营养中等，神清，精神欠佳，面色萎黄，皮肤、巩膜重度黄染，未见瘀点、瘀斑，肝掌阴性，未见蜘蛛痣。全身浅表淋巴结未扪及增大。心、肺未见异常。肝脾未触及增大，腹部无压痛、反跳痛、肌紧张，移动性浊音阴性，双下肢无水肿。扑翼样震颤阴性。专科查体：宫高 29cm，腹围 96cm，胎心率 140 次 / 分，未足月未行内诊。

6. **初步诊断**   ①子痫前期（重度）；②G_1P_0，宫内妊娠 35^{+5} 周，头位；③低蛋白血症；④慢性乙型病毒性肝炎 HBeAg 阳性（轻度）。

（二）入院诊治第一阶段——病因诊断

1. **复习患者病史**   2016 年 1 月 2 日产科超声：双顶径 8.26cm，头围 29.39cm，腹围 26.93cm，羊水指数 11.6cm。估计胎儿体重 1729g，胎盘位于前壁，分级：Ⅰ级。S/D 1.76。提示：晚期妊娠，单胎头位。

2. **2016 年 2 月 20 日**   患者体温正常，轻度恶心，无呕吐。血压波动在 120 ～ 149/78 ～ 98mmHg。查体：腹部稍紧张，压痛不明显，双下肢轻度水肿。血常规：WBC 10.33×10^9/L（↑），Hb 129g/L，PLT 83×10^9/L（↓）；急诊生化：ALT 45U/L（↑），AST 64U/L（↑），DBIL 1.5μmol/L，TBIL 7.2μmol/L，ALB 27g/L（↓），CRE 98μmol/L（↑），BUN 8.49mmol/L（↑），GLU 5.3mmol/L，LDH 310U/L，UA 624μmol/L，Na$^+$ 137mmol/L，K$^+$ 5.0mmol/L；凝血：PTA 116.7%，PT 9.4s（↓）；急诊尿常规：蛋白（+++++）。给予常规保肝降酶药物治疗。

3. 2016 年 2 月 21 日 患者体温正常，血压波动在 120 ～ 150/75 ～ 105mmHg，自觉腹部不适，不剧烈。查体：腹部稍紧张，轻度压痛，双下肢轻度水肿。复查血常规：WBC 10.52×10⁹/L（↑），Hb 130g/L，PLT 77×10⁹/L（↓）；肝功能：ALT 38U/L（↑），AST 58U/L（↑），DBIL 1.8μmol/L，TBIL 7μmol/L，ALB 26g/L（↓），BUN 8.53mmol/L（↑），CRE 88μmol/L（↑），Na⁺ 135mmol/L，K⁺ 4.8mmol/L，LDH 302U/L，UA 659 μmol/L。HBV-DNA 9.8×10⁴U/L，HBsAg、HBeAg、HBcAb 阳性，甲、丙、戊型肝炎病毒学标志物阴性。肝脏 B 超提示肝回声增粗，其余未见异常。

上级医师查房指出：患者 2d 前产检发现血压升高，尿蛋白阳性，血小板进行性下降，转氨酶轻度升高，LDH 升高，尿酸升高，腹部轻度压痛，符合 HELLP 综合征诊断，妊娠 35⁺⁶ 周，血小板及转氨酶等指标呈继续恶化趋势，不宜继续待产，短期内无法经阴道分娩，拟行剖宫产终止妊娠。

（三）入院诊治第二阶段——治疗

1. 2016 年 2 月 21 日 行急诊子宫下段剖宫产术，脐带扭转，新生儿出生体重 2250g，阿普加评分 1min 7 分（呼吸、肤色、肌张力各扣 1 分），5min 8 分（肤色、肌张力各扣 1 分），10min 8 分（肤色、肌张力各扣 1 分）。术后予解痉、镇静、降压、促进子宫收缩、保肝等治疗。

2. 2016 年 2 月 24 日 术后复查血常规：WBC 15.18×10⁹/L（↑），N 71.3%（↑），Hb 107g/L（↓），RBC 3.45×10¹²/L（↓），PLT 127×10⁹/L；肝功能：TBIL 6.2μmol/L，DBIL 1.7μmol/L，ALT 22U/L，AST 33U/L，ALB 26g/L（↓）。

3. 最后诊断 ① HELLP 综合征；② G₁P₀，宫内妊娠 35⁺⁶ 周枕右前位剖宫产；③早产；④脐带扭转；⑤球拍状胎盘；⑥新生儿轻度窒息；⑦低蛋白血症；⑧慢性乙型病毒性肝炎 HBeAg 阳性，轻度；⑨轻度贫血；⑩早产儿；⑪低出生体重儿。

（四）随访

术后第 3 天复查血小板正常、乳酸脱氢酶正常（图 79-1，图 79-2），肝功能正常。术后第 6 天体温、血压、血象等均正常，子宫复旧好，母儿平安出院。

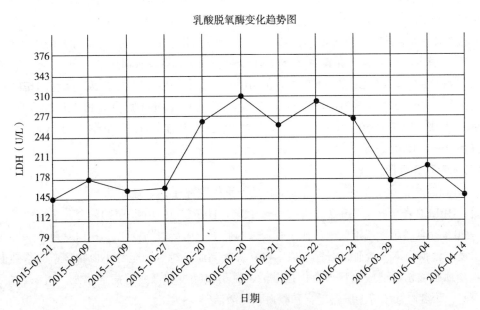

乳酸脱氧酶变化趋势图

图 79-1 乳酸脱氢酶变化趋势

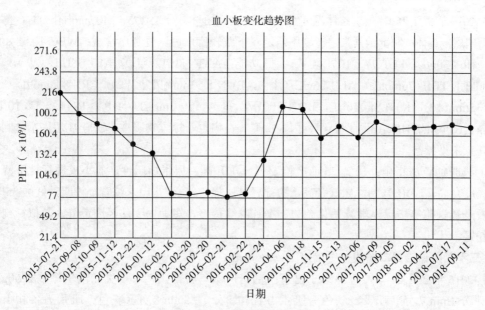

图 79-2 血小板变化趋势

【专家评述】

（一）专家 1 点评

1. HELLP 综合征（the syndrome of hemolysis, elevated liver enzymes, and low platelet count, HELLP）是 1982 年，Weinstein 取溶血、肝酶升高、血小板减少的英文第一个字母命名。本病非典型、多样化、进展快，早期易漏诊或误诊，在妊娠妇女中发病率 0.5%～ 0.9%，孕产妇病死率 0%～ 24%，围生儿死亡率 10%～ 60%，本病 70% 发生于分娩前，30% 发生于分娩后。

2. 本病可表现为乏力、右上腹痛、恶心、呕吐、水肿、体重增加、高血压、蛋白尿、黄疸、头痛、全身出血倾向、DIC。患者 90% 有右上腹痛或上腹部肌紧张、轻压痛，部分患者有显著的体重增加和水肿，本病也可以没有任何阳性体征。

3. 根据 1999 年美国 Tennessee 大学制定的实验室诊断标准：①外周血涂片见变形红细胞，网织红细胞增多，血清总胆红素 ≥ 20.5μmol/L，乳酸脱氢酶 ≥ 600U/L，以上任何一次异常提示溶血；② ALT > 70U/L；③ PLT < $100×10^9$/L。以上 3 项全部符合为完全性 HELLP 综合征，其中任 1 项或 2 项异常为部分性 HELLP 综合征。Mississippi 则根据 PLT 计数将 HELLP 分为三级：Ⅰ级，PLT ≤ $50×10^9$/L；Ⅲ级，$50×10^9$/L < PLT ≤ $100×10^9$/L；Ⅳ级，$100×10^9$/L < PLT ≤ $150×10^9$/L。

（二）专家 2 点评

1. HELLP 与子痫前期的关系　HELLP 是严重的先兆子痫，还是另一种特殊疾病，目前尚不清楚。HELLP 在子痫前期中发病率 2%～ 12%，HELLP 中 10%～ 20% 合并子痫前期，也有 15%～ 20% 没有高血压或蛋白尿，或仅有轻微的血压或尿蛋白的变化。HELLP 基本病理变化为血管内皮细胞损伤继发微血管血栓形成，可在妊娠高血压综合征全身小血管痉挛的基础上，微血管内皮细胞损伤，造成血管内血小板激活、血小板减少和微血管病性溶血，组织缺血缺氧，使肝、心、胎盘血管床等多脏器受损和凝血系统激活。

2.妊娠期特发性肝损害 子痫前期、HELLP综合征、妊娠急性脂肪肝（AFLP）、妊娠剧吐、妊娠期肝内胆汁淤积症是一组特发于妊娠时期的具有肝损伤表现的疾病。表现为肝细胞性肝损害或胆汁淤积性肝损害等。其中子痫前期、HELLP综合征和AFLP同属肝细胞性肝损害，这三种疾病存在着相似的临床表现与病理改变，国内外学者研究发现子痫前期、HELLP综合征及AFLP患者肝脏病理组织学检查都可见到不同程度的肝细胞脂肪浸润，与脂肪酸氧化缺陷患者存在着相似的病理改变。

（三）专家3点评

1.根据2015年妊娠期高血压疾病指南提出妊娠达34周，诊断HELLP综合征后24～48h终止妊娠；妊娠24～34周无子痫前期的单纯HELLP，知情同意下可观察。治疗措施包括积极的控制血压、解痉、镇静、合理使用糖皮质激素等，此外，多学科的合作包括血浆置换，肝移植等可改善发生严重并发症患者的预后。

2.本病处理原则同其他妊娠期特发性疾病，终止妊娠能迅速改善症状和获得治愈，故密切观察进展迅速的病情和实验室检查的变化，快速、准确地做出诊断，果断、适时地终止妊娠，并做出有效应对急重症的措施，是降低HELLP综合征危害的关键环节。本例患者能获得较好的预后及HELLP综合征未出现明显的症状及体征，分析都源于尽早地处置与治疗。

3.该患者为HBV携带者，病程中突然出现肝功能异常、血小板下降，容易考虑为乙型肝炎发作，但该患者HBV-DNA复制为中度，既往肝功能、血常规正常，B超未见特殊异常。最关键一点是妊娠晚期患者，伴随出现高血压、蛋白尿、LDH升高、血小板下降等，从一元论及临床角度分析，首先应该考虑HELLP综合征并及时救治。该患者经治疗肝功能恢复正常，也进一步证实肝炎发作可能性小。

（解放军总医院第五医学中心 尹迎辉 刘利利 王 玫）

参考文献

康苏娅，周丽屏，汪云.2018.HELLP综合征期待治疗时间的探讨.国际妇产科学杂志，45（1）：46-50.

魏青，宋淑荣，李倪.2017.血浆置换在产后HELLP综合征治疗中的作用.重庆医学，46（34）：4799-4801.

杨孜，于欢，韩怡炜.2015.妊娠期特发性肝损害与脂肪酸氧化代谢障碍.妇产与遗传（电子版），5（2）：1-4.

杨孜，张为远.2015.妊娠期高血压疾病诊治指南（2015）.中华妇产科杂志，50（10）：206-213.

伊海英，李银凤.2017.HELLP综合征10例临床分析.医学综述，23（22）：4571-4575.

Westbrook RH, Dusheiko G, Williamson C. 2016. Pregnancy and liver disease. J Hepatol, 64（4）：933-945.

病例 80　一例肝包虫患者的诊治

【病例诊治经过介绍】

（一）病例基本情况

患者涂某，男，14 岁。因"发现肝占位 3 年"于 2016 年 1 月 20 日入院。

1. 现病史　患者缘于 2013 年 3 月学校组织体检超声检查发现肝内占位，考虑"肝包虫病"，患者无特殊不适，规律口服当地配发"阿苯达唑混悬液" 1 年。患者无腹胀、纳差，无发热、恶心、呕吐等不适症状。2015 年 11 月月底 B 超发现肝占位，建议患者住院治疗，现患者为求进一步诊治来我院，门诊以"肝包虫"收入我科。患者自发病以来，精神尚可，食欲正常，睡眠正常，大、小便正常，体重无明显变化。

2. 流行病学史　否认肝炎患者接触史，无输血及血制品史。

3. 既往史　否认"肝炎、结核、伤寒"等传染病病史，否认"高血压、糖尿病、冠心病"等病史，否认外伤史，否认手术史，否认输血史，否认药物、食物过敏史，按常规预防接种。

4. 个人史　生于牧区，在牧区长大，无长期外地居住史，无放射物、毒物接触史，无饮酒史，无吸烟史，无冶游史。

5. 查体　体温 35.9℃，脉搏 64 次 / 分，呼吸 24 次 / 分，血压 100/65mmHg，身高 128cm，体重 26.9kg，BMI 16.41kg/m^2，腹部平坦，腹壁静脉未见曲张，未见肠型及蠕动波。腹软，无明显反跳痛，肝脾肋下未触及，肝 – 颈静脉回流征阴性，胆囊未触及增大，墨菲征阴性，双肾未触及。移动性浊音阴性，肝上界位于右锁骨中线上平第 5 肋间，肝区叩击痛阳性，肠鸣音正常，3 次 / 分，未闻及振水音及血管杂音。

（二）入院诊治第一阶段——病因诊断

2016 年 1 月 21 日，入院检查：WBC 7.19×10^9/L，Hb 152g/L，N 57.44 %，PLT 257×10^9/L，PTA 72.5 ％，ALT 34U/L，AST 37U/L，ALB 42g/L，CHE 9230U/L，LDH 189U/L，TBIL 7.7μmol/L，AFP 0.776ng/ml，包虫病特异性抗体检测阳性、HBsAg 阳性、丙肝抗体阴性。腹部彩色多普勒超声：肝内多发不均质回声团。结合病史考虑肝包虫，Ⅳ型可能；副脾。腹部增强 CT 示肝内多发占位及腹腔结节，结合病史，考虑肝包虫。血管成像示肝动、静脉及门静脉未见异常。盆腔 CT 未见明显异常。结合长期牧区居住史，肝包虫诊断明确，完善术前准备，排除手术禁忌，予以安排手术治疗。

（三）入院诊治第二阶段——手术治疗

1. 2016 年 1 月 28 日，在全身麻醉下行剖腹探查术、左半肝切除术、肝 S$_6$ 段包虫切除、胆囊切除术。手术经过：全身麻醉成功后，取仰卧位，常规消毒、铺单。取右肋缘下斜切口，长约 20cm，逐层进腹。保护切口，探查见腹腔内无腹水，肝脏色暗红，边缘锐利，质软，表面光滑。胆囊大小正常，囊壁无水肿，囊壁周围与网膜轻度粘连。肉眼可见肝包虫位于左肝及肝 S$_6$ 段，肝左外叶明显萎缩，左外叶包虫大小约 5cm×4cm，质地稍硬，囊实性，边界欠清，与肝门部关系紧密，肝 S$_6$ 段包虫约 7cm×5cm，部分突出肝表面，成灰白色，囊实质，肝内界线欠清。大网膜及腹内其他脏器和盆腔未见明显异常。行肝 S6 段切除、胆囊切除、左半肝切除术。

2. 术后转入 ICU 治疗，生命体征平稳，未诉不适。术后急查回报：血常规示 Hb 131g/L，NE 94.4 ％，PLT 314×10^9/L，RBC 4.49×10^{12}/L，WBC 32.57×10^9/L；生 化：AST 550U/L，BUN 5mmol/L，ALT 353U/L，CRE 56μmol/L，Na^+ 142mmol/L，ALB 35g/L，K^+ 4mmol/L，DBIL 27.2μmol/L，TBIL 41.1μmol/L；凝血功能：APTT 26s，PTA 72.5％，PT 12.4s，INR 1.08。术后心电监测生命体征平稳；给予头孢米诺钠预防感染；余常规给予止血、抑酸、保肝、静脉营养等治疗。严密观察患者生命体征及腹腔引流液变化，并注意出入量平衡及保护肝、肾功能。

3. 2016 年 1 月 29 日，患者全天病情平稳，未诉特殊不适。晨起体温 37℃，心率 104 次 / 分，血压 125/70mmHg，呼吸 25 次 / 分。昨日出入量：总出量 690ml，总入量 884ml，尿量 590ml；右肝上腹腔引流液 20ml，淡血性，颜色较昨日变浅。化验检查结果回报：血常规示 Hb 118g/L，N 90％，PLT 266×10^9/L，RBC 4.11×10^{12}/L，WBC 18.37×10^9/L；凝血：APTT 31.4s，PTA 65.6％，PT 13.1s，INR 1.14；生化示：CRE 46μmol/L，BUN 3.46mmol/L，Na^+ 137mmol/L，K^+ 3.7mmol/L，BLA 31.8μmol/L，ALB 34g/L，DBIL 44.1μmol/L，TBIL 58.5μmol/L，CRP 60.4mg/L。引流液逐渐减少，颜色变浅，血常规示白细胞较前下降，但仍高于正常值，继续目前抗感染治疗，监测血常规白细胞及体温变化情况，必要时升级抗生素，经外科医师看过患者后，要求转回外科继续治疗。

（四）入院诊治第三阶段——术后病情变化

1. 2016 年 1 月 30 日   患者精神、饮食弱，主诉腹部切口疼痛，全天最高体温 37.5℃，未进食，未排气、排便。查体生命体征稳定，心、肺听诊无异常，腹部压痛及反跳痛阳性，腹部切口敷料包扎固定好，切口换药见对合良好，无异常渗出。腹腔引流管固定好，引流液呈淡红色，肝断面引流液 110ml，色浑浊；右肝上腹腔引流液 40ml。监测血象：Hb 114g/L，PLT 212×10^9/L，RBC 3.98×10^{12}/L，WBC 16.51×10^9/L；肝功能：GGT 91U/L，DBIL 35μmol/L，ALT 462U/L，AST 301U/L，ALB 40g/L，TBIL 51.7μmol/L。留取肝断面引流液行胆红素测定示总胆红素 73.2μmol/L。诊断：胆瘘。术后血象增高，继续加强抗感染治疗，继续给予保肝支持治疗，拔除胃管，嘱患者可少量进清流食，观察有无不适。目前腹腔引流液颜色浑浊，密切关注，观察有无明确胆瘘出现。

2. 2016 年 1 月 31 日   患者一般状况尚可，全天最高体温 37.1℃，主诉腹部切口疼痛可忍受，腹部压痛、反跳痛阴性，进半流食无不适，未排气、排便。查体生命体征稳定，腹部切口敷料包扎固定好，表面干燥无渗出。右肝上腹腔引流液 5ml，肝断面引流液 20ml，淡黄色。给予行床旁超声检查：双侧胸腔未探及明确液性暗区。下腹肠间隙腹水 14mm；肝右叶胆管未见明显扩张。检查印象：腹水（少量）。血象：Hb 112g/L，NE 84.7％，PLT 244×10^9/L，RBC 3.89×10^{12}/L，WBC 11.95×10^9/L；肝功能：GGT 80U/L，DBIL 17μmol/L，ALT 327U/L，AST 130U/L，ALB 40g/L，TBIL 26.4μmol/L。血象仍偏高，继续给予头孢米诺钠抗感染治疗，加强保肝支持。腹腔引流液呈淡黄色，给予密切观察引流量。嘱患者适当行床上、床旁活动，鼓励患者咳嗽、咳痰，注意切口保护。

3. 2016 年 2 月 2 日   患者精神、饮食良好，主诉腹部不适，全天最高体温 37.8℃，进食良好，有排气、排便。查体：生命体征稳定，心、肺听诊无异常，腹部压痛、反跳痛阴性，腹部切口敷料包扎固定好，切口换药见对合良好，无异常渗出。腹腔引流管固定好，肝断面引流液呈淡黄色，右肝上腹腔引流液 470ml，肝断面引流液 10ml。监测血象示：Hb 114g/L，NE

84.3%，PLT 281×10^9/L，RBC 3.9×10^{12}/L，WBC 11.83×10^9/L；肝功能：GGT 267U/L，DBIL 44.5μmol/L，ALT 736U/L，AST 649U/L，ALB 37g/L，TBIL 56.2μmol/L。

术后病理报告：①（肝 S_6 段、左半肝）肝包囊虫病（细粒棘球蚴）。背景肝组织汇管区轻度慢性炎。免疫组化：HBsAg（-），HBcAg（-），mum-1（+），CK7/CK19 示：小胆管未见增生。②慢性胆囊炎。血象继续增高，腹腔引流液为淡黄色，今日给予调整抗生素，改用注射用头孢哌酮钠舒巴坦钠，观察血象变化。给予预约行腹部 CT 检查，观察术后腹部情况，了解术区有无明确积液。嘱患者少食多餐，多下床活动。

4. 2016 年 2 月 5 日　患者精神状况差，全天最高体温 37.1℃，主诉上腹部不适，进食可，大、小便如常。查体生命体征稳定，心、肺听诊无明显异常，腹部切口常规换药愈合良好，腹腔引流管固定好，右上腹引流呈淡黄色，腹部压痛、反跳痛阳性。腹部 CT 检查：肝包虫切除术后改变，与 2016 年 1 月 14 日 CT 片比较，术区积液；胆囊未见确切显示；双侧少量胸腔积液并双肺膨胀不全。腹部超声检查：肝前及肝左、右叶液性回声。行床旁超声定位穿刺，于腹水上方分别行腹部穿刺置管，引流出黄色液体。

5. 2016 年 2 月 13 日　患者一般状况良好，全天最高体温 36.7℃，未诉有特殊不适，下床活动可，进食量少，有排气、排便。查体生命体征稳定，心、肺听诊未闻及明确异常，腹部平软，压痛、反跳痛消失，切口敷料包扎固定好。腹腔引流管通畅，右肝下腹腔引流液 120ml，右上腹腔引流 170ml。监测血象：Hb 110g/L，NE 75.7%，PLT 386×10^9/L，RBC 3.97×10^{12}/L，WBC 9.16×10^9/L；肝功能：GGT 75U/L，ALT 44U/L，ALB 36g/L，DBIL 8.5μmol/L，TBIL 10.8μmol/L，目前血象已下降，肝功能较前好转，给予减少静脉补液量，嘱患者加强饮食，多下床活动。

6. 2016 年 3 月 8 日　患者未诉特殊不适，饮食及大、小便良好。查体：生命体征平稳，心、肺听诊未闻及明确异常，腹部平坦，无明显压痛及反跳痛，肠鸣音良好，腹部切口愈合良好，腹肌无紧张，无局限性包块、隆起。复查腹部超声：肝包虫切除术后；肝右叶混合回声（考虑术后改变可能，建议复查）。予以拔除腹腔置管。给予办理出院休养。嘱患者院外定期监测肝功能及腹部超声。院外清洁饮食，适当活动。

7. 最后诊断　①肝包虫病合并术后胆漏；②慢性胆囊炎；③慢性病毒性乙型肝炎。

（五）随访

术后半年随访病情稳定，未见复发表现。

【专家评述】

（一）专家 1 点评

1. 包虫病是棘球绦虫的幼虫寄生于人体内所致的一种人兽共患寄生虫病。我国有囊型包虫病和泡型包虫病两种，分别由细粒棘球绦虫幼虫（棘球蚴）和多房棘球绦虫幼虫（泡球蚴）寄生于人体组织器官所致，主要寄生部位为肝脏，以囊型包虫病居多，称为囊型肝包虫病。本病流行于畜牧区，多见于我国西北地区。目前该病的治疗手段主要有手术、药物及免疫预防治疗，其中以手术治疗为主。

2. 目前认为肝包虫病术后并发症高的主要原因在于外囊残腔的存在。通过长期临床实践，多数学者已逐渐认识到完整切除包虫囊肿是根治包虫病的最好方法，肝切除术可根治包虫病。近年来，随着肝脏外科特别是肝叶切除技术的发展，有研究者认为肝切除治疗肝包虫囊肿应尽可能缩小切除的肝组织，进而提出了肝包虫囊肿完整切除术。国内彭心宇等在以肝切除技术为基础的肝包虫外囊完整切除术的基础上，创立了一种名为"肝包虫外膜内完整摘除术"的术式。此术式具有并发症少、创伤小、操作简单、根治性治疗等优点。肝移植是近年来新开展的根治性手术，主要用于治疗肝泡型棘球蚴病。Koch 等报道肝泡型棘球蚴病患者肝移植后 5 年生存率为 71%，无复发的 5 年生存率可达 85%。此外，对于包虫病外科处理失败或多次手术导致肝衰竭者也可考虑行肝移植术。

（二）专家 2 点评

1. 该病例诊断明确，选择手术治疗恰当，但术后恢复不理想，因胆漏引起。在临床上，造成术后胆漏情况的原因有很多：①胆管缝合过松；②胆管缝合发生撕裂；③手术操作不当导致胆管损伤；④感染导致胆漏；⑤胆管解剖变异导致了术后炎症、粘连、损伤等引起胆漏。如果未得到及时治疗会导致严重腹膜炎的发生，伴有发热、恶心、疼痛等症状，甚至出现中毒性休克。早期的治疗能明显提高治愈率。

2. 肝脏手术胆漏预防及处理措施：①在手术操作过程中动作要轻柔，防止对肝胆管造成损伤；②在进行手术过程中对于可疑的管道要进行结扎；③操作者要熟悉解剖结构，有丰富的专业经验和临床基础，操作规范，并定期对操作者进行专业知识培训，提高其综合技能；④关闭手术中的创面，防止发生感染；⑤术后胆漏与手术操作、切口消毒、胆管保护等因素相关，手术过程需注意胆管切口的综合管理，降低胆漏发生率；⑥加强术后对病情的严密观察，早期诊断，及时处理才能取得好的疗效。值得注意的是，有研究显示，采用非手术方式治疗胆漏的患者在治愈时间上远远短于手术方式治疗的患者，因此在可能情况下应尽量通过腹腔引流管或二次穿刺方式将胆汁引流，而非再次手术处理，当然也要结合病情确定。

3. 结合影像学及病理结果，该患者囊型包虫病诊断明确，手术方式选择合理，因包虫侵邻胆道，术中存在胆道损伤，虽然进行了细致的胆道修补，但术后仍出现了胆漏，同时因病情恢复欠佳，医师严密观察引流液的颜色并对引流液进行检测，及时诊断胆漏，经过及时的置管通畅引流，患者得以恢复出院，但患者住院时间明显延长，值得注意。

（解放军总医院第五医学中心　李　佳　朱震宇　皋月娟）

参考文献

阿依甫汗·阿汗，吐尔干艾力，邵英梅，等 . 2009. 肝包虫病的外科治疗现状 . 肝胆外科杂志，17（1）：13–14.

阿布力米提·阿木提 . 2012. 肝胆外科手术后胆漏的原因及防治分析 . 中国社区医师（医学专业），11（14）：134–136.

巴桑顿珠，罗亦刚，黄磊，等 . 2013. 肝囊型包虫病内囊摘除术与外囊完整剥除术的对比研究 . 中华普通外科杂志，28（7）：526–528.

豆夏仁 . 2012. 肝胆外科手术后胆漏的原因及防治探析 . 中外医疗，10（1）：88–90.

刘丽波，付京 . 2014. 肝胆外科手术后胆漏的原因分析及防治对策 . 白求恩医学杂志，13（2）：123–125.

母齐鸣，廖波，王刚，等 . 2013. 手术治疗肝包虫病 137 例分析 . 实用医院临床杂志，10（4）：135–137.

王琦，刘清，武向鹏，等 . 2012. 46 例肝包虫病患者合并术后胆漏的临床分析 . 宁夏医科大学学报，34（6）：641–642.

宇荣林. 2014. 肝胆外科手术后并发胆漏临床原因分析及处理对策. 中国医学工程，12（1）：99-102.

张亚飞，陆宏伟，吉鸿，等. 2015. 肝包虫病治疗的研究进展. 中国普外基础与临床杂志，22（2），162-165.

Nunnari G, Pinzone MR, Gruttadauria S, et al. 2012. Hepatic echinococcosis：clinical and therapeutic aspects. World J Gastroenterol, 18（13）：1448-1458.

Wang H, Liu QY, Wang ZM, et al. 2012. Clinical outcomes of ex vivo liver resection and liver autotransplantation for hepatic alveolar echinococcosis. J Huazhong Univ Sci Technol：Medical Sciences, 32（4）：598-600.

疾病确诊目录